MANUAL CLÍNICO DE TRANSTORNOS DA ALIMENTAÇÃO

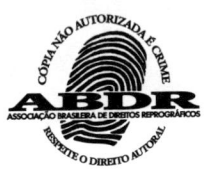

Y13m Yager, Joel.
Manual clínico de transtornos da alimentação / Joel Yager, Pauline S. Powers ; tradução: Celeste Inthy. – Porto Alegre : Artmed, 2010.
496 p. ; 21 cm.

ISBN 978-85-363-2166-0

1. Psiquiatria – Transtornos alimentares. I. Título.
II. Powers, Pauline S.

CDU 616.89-008.441.42

Catalogação na publicação: Renata de Souza Borges CRB-10/1922

MANUAL CLÍNICO DE TRANSTORNOS DA ALIMENTAÇÃO

Joel Yager, M.D.
Professor and Vice-Chair for Education and Academic Affairs,
University of New Mexico School of Medicine, Albuquerque, New Mexico;
Professor Emeritus, Department of Psychiatry and Biobehavioral Sciences,
David Geffen School of Medicine, University of California at Los Angeles

Pauline S. Powers, M.D.
Professor of Psychiatry and Behavioral Medicine,
Department of Psychiatry and Behavioral Medicine
College of Medicine, Health Sciences Center,
University of South Florida, Tampa, Florida

Tradução:
Celeste Inthy

Consultoria, supervisão e revisão técnica desta edição:
Ana Luiza Galvão
*Médica Psiquiatra. Especialista pela Universidade Federal do
Rio Grande do Sul (UFRGS) e Associação Brasileira de Psiquiatria (ABP).
Membro-fundador do Grupo de Estudos e Assistência em Transtornos
Alimentares (GEATA) do CEAPIA, Porto Alegre, RS. Professora convidada
do Programa de Residência Integrada em Saúde Mental do Hospital
Psiquiátrico São Pedro, RS.*

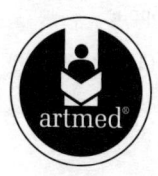

2010

Obra originalmente publicada sob o título
Clinical Manual of Eating Disorders
ISBN 978-1-58562-270-2

First published in the United States by American Psychiatric Publishing, Inc., Washington, D.C. and London, UK.
Copyright © 2007. All rights reserved.

Capa
Henrique Chaves Caravantes
Preparação do original
Ana Luisa Gampert Battaglin
Leitura final
Ivaniza O. de Souza
Editora Sênior – Biociências
Cláudia Bittencourt
Projeto gráfico e editoração eletrônica
Armazém Digital® Editoração Eletrônica – Roberto Vieira

Reservados todos os direitos de publicação, em língua portuguesa, à
ARTMED® EDITORA S.A.
Av. Jerônimo de Ornelas, 670 – Santana
90040-340 Porto Alegre RS
Fone: (51) 3027-7000 Fax: (51) 3027-7070

É proibida a duplicação ou reprodução deste volume, no todo ou em parte, sob quaisquer formas ou por quaisquer meios (eletrônico, mecânico, gravação, fotocópia, distribuição na Web e outros), sem permissão expressa da Editora.

SÃO PAULO
Av. Angélica, 1091 – Higienópolis
01227-100 São Paulo SP
Fone: (11) 3665-1100 Fax: (11) 3667-1333

SAC 0800 703-3444

IMPRESSO NO BRASIL
PRINTED IN BRAZIL

Colaboradores

Kelly C. Allison, Ph.D.
Research Assistant Professor and Co-Director of Education, Weight and Eating Disorders Program, University of Pennsylvania School of Medicine, Philadelphia, Pennsylvania

Arnold E. Andersen, M.D.
Professor, Department of Psychiatry, University of Iowa College of Medicine, Iowa City, Iowa

Tracy M. Anthony, M.D.
Staff Psychiatrist, The Oaks Treatment Center, Austin, Texas

Stephanie L. Berg, M.D.
Assistant Clinical Professor of Psychiatry, Department of Psychiatry, University of Iowa College of Medicine, Iowa City, Iowa

Nancy L. Cloak, M.D.
Staff Psychiatrist, MDSI Physicians, Inc., Portland, Oregon

Michael J. Devlin, M.D.
Associate Director, Eating Disorders Research Unit, New York State Psychiatric Institute, New York, New York

Kamryn T. Eddy, M.A.
Doctoral Candidate in Clinical Psychology, Center of Anxiety and Related Disorders, Boston University, Boston, Massachusetts

Juli A. Goldfein, Ph.D.
Research Scientist IV, Eating Disorders Research Unit, New York State Psychiatric Institute, New York, New York

Katherine A. Halmi, M.D.
Professor of Psychiatry, Weill Cornell Medical College; Director, Eating Disorder Program, New York Presbyterian Hospital-Westchester Division, White Plains, New York

David B. Herzog, M.D.
Director, Eating Disorders Unit, Child Psychiatry Service, Massachusetts General Hospital; Professor of Psychiatry (Pediatrics), Harvard Medical School, Boston, Massachusetts

Colaboradores

Allan S. Kaplan, M.Sc., M.D., FRCPC
Loretta Anne Rogers Chair in Eating Disorders, Toronto General Hospital; Vice-Chair for Research and Professor of Psychiatry, University of Toronto, Toronto, Ontario, Canada

Daniel le Grange, Ph.D.
Associate Professor, Department of Psychiatry, University of Chicago, Chicago, Illinois

James D. Lock, M.D., Ph.D
Professor, Department of Psychiatry and Behavioral Sciences, Stanford University, Stanford, California

James E. Mitchell, M.D.
Chester Fritz Professor and Chair, Department of Clinical Neuroscience, University of North Dakota School of Medicine and Health Sciences; President and Scientific Director, Neuropsychiatric Research Institute, Fargo, North Dakota

Tricia Myers, Ph.D.
Assistant Professor, Department of Clinical Neuroscience, University of North Dakota School of Medicine and Health Sciences; Research Scientist, Neuropsychiatric Research Institute, Fargo, North Dakota

Sarah Noble, M.D.
Resident in Psychiatry, University of Toronto, Toronto, Ontario, Canada

Pauline S. Powers, M.D.
Professor of Psychiatry and Behavioral Medicine, College of Medicine, Health Sciences Center, University of South Florida, Tampa, Florida

James L. Roerig, Pharm.D.
Associate Professor, Department of Clinical Neuroscience, University of North Dakota School of Medicine and Health Sciences; Research Scientist, Neuropsychiatric Research Institute, Fargo, North Dakota

Lori A. Sansone, M.D.
Staff Psysician (Family Medicine), Wright-Patterson Air Force Base, Dayton, Ohio

Randy A. Sansone, M.D.
Professor, Departments of Psychiatry and Internal Medicine, Wright State University School of Medicine, Dayton, Ohio; Director of Psychiatry Education, Kettering Medical Center, Kettering, Ohio

Alexia Spanos
Research Assistant, Eating Disorders Research Unit, New York State Psychiatric Institute, New York, New York

Kristine J. Steffen, Pharm. D.
Assistant Professor, Department of Clinical Neuroscience, University of North Dakota School of Medicine and Health Sciences; Research Scientist, Neuropsychiatric Research Institute, Fargo, North Dakota

Lorraine Swan-Kremeier, Ph.D.
Assistant Professor, Department of Clinical Neuroscience, University of North Dakota School of Medicine and Health Sciences; Research Scientist, Neuropsychiatric Research Institute, Fargo, North Dakota

Ron A. Thompson, Ph.D.
Psychiatrist, Private Practice, Bloomington Center for Counseling and Human Development, Bloomington, Indiana

Joel Yager, M.D.
Professor and Vice-Chair for Education and Academic Affairs, University of New Mexico School of Medicine, Albuquerque, New Mexico; Professor Emeritus, Department of Psychiatry and Biobehavioral Sciences, David Geffen School of Medicine, University of California at Los Angeles

Kathryn J. Zerbe, M.D.
Professor of Psychiatry and Obstetrics and Gynecology; Vice Chair for Psychotherapy and Director of Outpatient Services, Department of Psychiatry, Oregon Health Sciences University; Trainig and Supervising Analyst, Oregon Psychoanalytic Institute, Portland, Oregon

DECLARAÇÃO DE CONFLITO DE INTERESSES

Os autores a seguir declaram conflito de interesses:

Kelly C. Allison, Ph.D.
Recebe direitos autorais do livro *Overcoming Night Eating Syndrome: A Step-by-Step Guide to Breaking the Cycle*, por Allison, Stunkard e Thier, mencionado no seu capítulo.

Nancy L. Cloak, M.D.
Ações da Pfizer.

James D. Lock, M.D., Ph.D.
Recebe direitos autorais do livro *Treatment Manual for Anorexia Nervosa: A Family-Based Approach*, por Lock, le Grange, Agras et al., mencionado no seu capítulo.

James E. Mitchell, M.D.
Apoio financeiro: Eli Lilly, Pfizer.

Pauline S. Powers, M.D.
Apoio financeiro: Astra-Zeneca (a autora é pesquisadora em um estudo duplo-cego, placebo-controlado da quetiapina na anorexia nervosa com suporte financeiro).

James L. Roerig, Pharm. D.
Apoio financeiro: Eli Lilly, Corcept Therapeutics; *Palestrante*: Bristol-Myers Squibb.

Os autores a seguir declaram inexistência de conflito de interesses:

Arnold E. Andersen, M.D.
Tracy M. Anthony, M.D.
Stephanie L. Berg. M.D.
Michael J. Devlin, M.D.
Kamryn T. Eddy, M.A.

Juli A. Goldfein, Ph.D.
Katherine A. Halmi, M.D.
David B. Herzog, M.D.
Allan S. Kaplan, M.Sc., M.D., FRCPC
Daniel le Grange, Ph.D.
Tricia Myers, Ph.D.
Sarah Noble, M.D.
Lori A. Sansone, M.D.
Randy A. Sansone, M.D.
Alexia Spanos
Kristine J. Steffen, Pharm. D.
Loraine Swan-Kremeier, Ph.D.
Ron A. Thompson, Ph.D.
Joel Yager, M.D.
Kathryn J. Zerbe, M.D.

Este livro é dedicado às nossas famílias,
aos nossos pacientes e às suas famílias.

Prefácio

Este manual clínico foi elaborado a partir da terceira edição do American Psychiatric Association's "Practice Guideline for the Treatment of Patients With Eating Disorders", publicado em junho de 2006. Vários leitores sugeriram que os médicos que tratam pacientes com transtornos da alimentação seriam beneficiados com discussões mais detalhadas dos vários componentes da avaliação e do tratamento desse transtorno. Para realizar essa tarefa gratificante, convidamos os membros do grupo de trabalho que validou as diretrizes de tratamento, além de vários outros especialistas, para fornecerem discussões com o objetivo de ajudar os médicos a compreender melhor como lidar com os pacientes e familiares que procuram por ajuda. Em consequência, a maior parte do livro aborda o diagnóstico, a avaliação e os tratamentos dos pacientes com anorexia nervosa, bulimia nervosa e transtorno da alimentação sem outra especificação, em particular o transtorno da compulsão alimentar periódica.

Além da elaboração das seções dedicadas às diretrizes de tratamento, vários capítulos também examinam os tópicos relacionados que não foram contemplados nas diretrizes: em especial, a alimentação noturna e as síndromes relacionadas, a obesidade e o controle do peso em relação aos medicamentos psiquiátricos, os aspectos psiquiátricos da cirurgia bariátrica e o tratamento dos pacientes com transtornos da alimentação crônicos, intratáveis.

Também solicitamos aos colaboradores que empregassem as diretrizes de tratamento como ponto de partida para suas apresentações. Quando adequado, pedimos que casos clínicos fossem apresentados como formas de ancorar as discussões relacionadas à tomada de decisão concreta exigida no cuidado clínico. Em relação a esse aspecto, o leitor encontrará exemplos clínicos espalhados pelos capítulos. Pedimos que técnicas e estratégias específicas fossem descritas, embora saibamos que as apresentações integrais e detalhadas de como conduzir terapias elaboradas estejam além do objetivo deste manual. Acreditamos que os leitores considerarão o material e as discussões proveitosos, e agradecemos seus comentários para garantir que as futuras edições contemplem essas questões da forma mais útil possível.

Joel Yager, M.D.
Pauline S. Powers, M.D.

Sumário

1. Diagnóstico, epidemiologia e curso clínico dos
transtornos da alimentação 19
David B. Herzog e Kamryn T. Eddy

Anorexia nervosa 20

Bulimia nervosa 30

Transtorno da alimentação sem outra especificação 39

Conclusão 47

Referências 47

2. Avaliação e determinação das abordagens
iniciais para o tratamento de pacientes
com transtornos da alimentação 51
Joel Yager

Avaliação do paciente 51

Avaliação da família 64

Escolha das abordagens e do local iniciais de tratamento 65

Referências 78

Apêndice: Questionário para transtornos
da alimentação (EDQ) Versão 9.0 81

3. Transtornos da alimentação e comorbidades psiquiátricas: prevalência e modificações no tratamento 103
Randy A. Sansone e Lori A. Sansone

Prevalência dos transtornos do Eixo I e do Eixo II em pacientes com transtornos da alimentação 103

Modificações no tratamento para pacientes com comorbidade de transtorno psiquiátrico e transtorno da alimentação 111

Conclusão 133

Referências 134

4. Tratamento da anorexia nervosa no âmbito hospitalar: internação integral e parcial 139
Katherine A. Halmi

Internação hospitalar integral para anorexia nervosa: critérios de inclusão 140

Tratamento da anorexia nervosa no âmbito hospitalar 143

Hospitalização parcial para a anorexia nervosa 149

Referências 151

5. Tratamento da anorexia nervosa no âmbito ambulatorial 153
Allan S. Kaplan e Sarah Noble

Objetivos do tratamento 155

Abordagens psicossociais para o tratamento ambulatorial da anorexia nervosa 158

Abordagens terapêuticas para o tratamento ambulatorial da anorexia nervosa 165

Curso e prognóstico: indicações para hospitalização e tratamento do paciente crônico 170

Referências 172

6. Tratamento familiar dos transtornos da alimentação 176
James D. Lock e Daniel le Grange

Por que os familiares são alvo de tratamento 176

Tratamento familiar para anorexia nervosa em adolescentes 179

Sumário **15**

Tratamento familiar para adultos com anorexia nervosa 188
Terapia familiar para bulimia nervosa e para
transtorno da alimentação sem outra especificação 189
Suporte empírico para a terapia familiar
nos transtornos da alimentação 190
Tendências futuras na terapia familiar
para os transtornos da alimentação 193
Referências 194

7. Tratamento da bulimia nervosa 198
James E. Mitchel, Kristine J. Steffen e James L. Roerig

Sintomas-alvo e objetivos do tratamento 199
Questões de nutrição 200
Abordagens psicossociais 200
Medicamentos e outros tratamentos somáticos 201
Ensaios clínicos combinando TCC e farmacoterapia 211
Estudos de tratamento sequencial 212
Estudos de manutenção 215
Monitoramento e acompanhamento 215
Referências 216

8. Tratamento dos transtornos da alimentação
sem outra especificação 221
*Michael J. Devlin, Kelly C. Allison, Juli A. Goldfein
e Alexia Spanos*

Transtorno da compulsão alimentar periódica 222
Síndrome do comer noturno e outras
síndromes de alimentação noturna 234
Outras síndromes dos TASOE 246
Referências 247

9. Aspectos psiquiátricos da cirurgia bariátrica 252
James E. Mitchell, Lorraine Swan-Kremeier e Tricia Myers

Visão geral dos procedimentos da cirurgia bariátrica 253
Aspectos psiquiátricos em pacientes candidatos
à cirurgia bariátrica 260

Sumário

Resultados psicossociais da cirurgia bariátrica 264
Avaliação psicológica para a cirurgia bariátrica 267
Controle psicológico 272
Referências 276

10. Alterações no peso relacionadas a medicamentos: influência no tratamento de pacientes com transtornos da alimentação 280
Pauline S. Powers e Nancy L. Cloak

Fisiologia da regulação do peso 282
Medicamentos que alteram o peso 283
Medicações que alteram o peso e o transtorno da alimentação 295
Recomendações clínicas 303
Referências 305

11. Terapia cognitivo-comportamental para os transtornos da alimentação 313
Joel Yager

Distorções cognitivas e comportamentos mal-adaptativos nos transtornos da alimentação 314
Seleção de pacientes para a TCC 317
Aplicando a TCC em pacientes com transtornos da alimentação 318
Quando a TCC é insuficiente ou ineficaz 325
Referências 330

12. Manejo psicodinâmico dos transtornos da alimentação 332
Kathryn J. Zerbe

Aspectos-chave da psicoterapia psicodinâmica 334
Considerações psicodinâmicas adicionais 343
O desenvolvimento da pesquisa psicodinâmica: implicações para mudanças terapêuticas 352
Conclusão 355
Referências 357

13. Transtornos da alimentação em populações especiais: comorbidades clínicas e condições difíceis ou raras 362
Stephanie L. Berg e Arnold E. Andersen

Diabete melito 363
Gravidez 367
População de faixa etária atípica 372
Homens com transtornos da alimentação 378
Além dos limites restritos do diagnóstico da anorexia nervosa 381
Referências 382

14. Os atletas e os transtornos da alimentação 385
Pauline S. Powers e Ron A. Thompson

Papel do ambiente atlético na predisposição dos atletas para os transtornos da alimentação 385
Identificação e avaliação dos transtornos da alimentação nos atletas 390
Critérios de avaliação para participação esportiva de pacientes sintomáticos 395
Tratamento de atletas com transtornos da alimentação 401
Prevenção dos transtornos da alimentação em atletas 406
Conclusão 408
Referências 409
Apêndice: Atletas estudantes e os transtornos da alimentação: um guia para os pais 413

15. Considerações culturais nos transtornos da alimentação 414
Tracy M. Anthony e Joel Yager

Epidemiologia dos transtornos da alimentação nas populações não brancas 416
Imagem corporal e comportamento alimentar e dietético nas mulheres não brancas 416
Transtornos da alimentação em homens não brancos 425
Tendências internacionais no comportamento alimentar e dietético 425

Avaliação dos transtornos da alimentação considerando
os aspectos culturais 426
Tratamento dos transtornos da alimentação para pacientes
não brancos 430
Conclusão 432
Referências 432

16. Tratamento de pacientes com transtornos da alimentação crônicos e refratários 435
Joel Yager

Cronicidade da doença 435
Ausência de resposta e resistência ao tratamento 440
Objetivos terapêuticos 444
Conduta psiquiátrica 447
Avaliação e tratamento da família 452
Escolha do local de tratamento 452
Medicamentos e outros tratamentos somáticos 454
Considerações legais, éticas e humanísticas 459
Aspectos de contratransferência e seu manejo 462
Decisão clínica compassiva para pacientes refratários 463
Referências 468

Índice 473

1

Diagnóstico, epidemiologia e curso clínico dos transtornos da alimentação

David B. Herzog, M.D.
Kamryn T. Eddy, M.A.

Os transtornos da alimentação são problemas graves que ocorrem com frequência entre mulheres na fase final da adolescência e nas adultas jovens. Eles podem ser crônicos e recorrentes, em geral associados a comorbidade psiquiátrica e a sequelas médicas. Entre os transtornos da alimentação, a anorexia nervosa e a bulimia nervosa têm recebido grande atenção nas pesquisas nas últimas décadas, sendo que outros transtornos da alimentação clinicamente importantes, como o transtorno da compulsão alimentar periódica (TCAP), também são estudados. Embora existam características comuns entre os transtornos da alimentação (p. ex., a preocupação com alimentos, peso e forma), há diferenças significativas na apresentação clínica que variam de acordo com o tipo do transtorno. Por exemplo, tanto a anorexia nervosa quanto a bulimia nervosa são caracterizadas pelo desejo de magreza; entretanto, a anorexia nervosa é caracterizada por extrema perda de peso, distorção da imagem corporal e por um medo exagerado de ganhar peso, já a característica central da bulimia nervosa são episódios de compulsão alimentar periódicos e os comportamentos compensatórios dentro da faixa normal de peso. Desde o início do século XIX a comunidade médica reconhece a anorexia nervosa como um diagnóstico. Já a bulimia nervosa não foi formalmente considerada como um diagnóstico clínico até a descrição de Russell em 1979. Além disso, hoje, o TCAP está identificado no *Manual diagnóstico e estatístico de transtornos mentais*, 4ª

Edição, Texto Revisado (DSM-IV-TR; American Psychiatric Association, 2000), como uma categoria temporária, carecendo de mais pesquisas. Neste capítulo, são descritos os critérios diagnósticos, as características clínicas, a epidemiologia e os resultados longitudinais dos transtornos da alimentação.

ANOREXIA NERVOSA

Diagnóstico

Critérios diagnósticos

De modo geral, a anorexia nervosa começa na adolescência e com frequência persiste até a vida adulta. Os pacientes perdem peso porque restringem a ingestão de alimentos e exercitam-se em excesso, e um subgrupo também induz o vômito após as refeições e abusa do uso de laxantes, diuréticos ou pílulas dietéticas. A Tabela 1.1 contém os critérios do DSM-IV-TR para o transtorno.

O DSM-IV-TR faz distinção entre os dois tipos da anorexia nervosa – o restritivo e a compulsão alimentar periódica/purgativo – com base na presença ou ausência de sintomas bulímicos. Pacientes com o tipo compulsão alimentar periódica/purgativo apresentam maior probabilidade de impulsividade comórbida, incluindo transtorno de uso abusivo de substâncias, transtorno da personalidade do grupo B, instabilidade do humor e tendência ao suicídio, do que aqueles com o tipo restritivo (American Psychiatric Association, 2000). Além disso, podem desenvolver complicações médicas mais graves resultantes dos comportamentos de compulsão alimentar/purgativa associados ao baixo peso.

São inúmeras as questões sobre a validade dos critérios diagnósticos para a anorexia nervosa; por exemplo, justifica-se um diagnóstico ou uma abordagem de tratamento diferente para os pacientes com sintomas de anorexia nervosa que satisfazem quase por completo todos os critérios diagnósticos? A necessidade do critério de amenorreia é em particular polêmica, uma vez que um subgrupo de pacientes de baixo peso continua a menstruar, e o curso e o resultado nesse subgrupo diferem um pouco do curso e do resultado nos pacientes com amenorreia. O consenso sugere que os pacientes que apresentam a maioria dos critérios-chave explícitos da anorexia nervosa devem ser diagnosticados com esse transtorno e tratados de maneira adequada.

Tabela 1.1
Critérios diagnósticos DSM-IV-TR para a anorexia nervosa

A. Recusa de manter o peso corporal no padrão normal ou discretamente acima em relação à idade e à altura (p. ex., perda de peso levando à manutenção do peso corporal abaixo de 85% do esperado; ou falha no ganho de peso esperado durante o período de crescimento, levando à perda do peso corporal, abaixo de 85% do esperado).
B. Medo exagerado de ganhar peso ou de ficar gordo, mesmo estando abaixo do peso.
C. Distorção na percepção do peso ou da forma corporal, influência excessiva do peso ou da forma corporal na autoavaliação, ou negação da gravidade do atual peso corporal baixo.
D. Nas mulheres pós-menopausa, com amenorreia, isto é, ausência de pelo menos três ciclos menstruais consecutivos (uma mulher é considerada com amenorreia quando seus períodos ocorrem apenas após hormônio, p. ex., administração de estrogênio).

Descrição do tipo:

Restritivo: durante episódio atual de anorexia, a pessoa não está envolvida de forma regular com o comportamento de compulsão alimentar periódica ou purgativa (i. e., vômitos autoinduzidos ou uso inadequado de laxantes, de diuréticos ou de enema).

Compulsão alimentar periódica/purgativo: durante episódio atual de anorexia, a pessoa está envolvida de forma regular com o comportamento de compulsão alimentar periódica ou purgativa (i. e., vômitos autoinduzidos ou uso inadequado de laxantes, de diuréticos ou de enema).

Fonte: Extraída, com permissão, de American Psychiatric Association: *Diagnostic and Statistical Manual of Mental Disorder*, 4ª Edição, Texto Revisado. Washington, DC., American Psychiatric Association, 2000.

São decisivas as pesquisas sobre a utilidade clínica da distinção entre pacientes com anorexia nervosa e aqueles com variantes subliminares do transtorno. Além disso, os pesquisadores e médicos têm observado que os transtornos da alimentação clinicamente significativos podem estar presentes em crianças e adolescentes, mesmo na ausência de critérios diagnósticos estabelecidos (Golden et al., 2003).

Por isso, alguns desses estudiosos sugerem a redução do limiar para a intervenção em crianças e adolescentes, principalmente porque as consequências físicas do transtorno da alimentação podem ser em especial prejudiciais ou irreversíveis durante os períodos de desenvolvimento (Golden et al., 2003). Além disso, os sintomas bulímicos comuns entre os pacientes com anorexia nervosa e a incerteza de como classificar aqueles que oscilam entre a anorexia nervosa e a bulimia nervosa são outros desafios para as pesquisas futuras.

Características clínicas

Apresentação física

É comum os pacientes adolescentes terem aparência mais jovem do que sua idade cronológica, sendo que aqueles com anorexia nervosa crônica podem aparentar mais idade. A caquexia e a atrofia torácica são aparentes. De modo geral, a pele é seca e amarelada devido à carotenemia; os sinais físicos incluem bradicardia, hipotensão, lanugo, alopecia e edema. A autoindução de vômitos ocasiona erosão dental e lesões na superfície dorsal da mão.

As pessoas com esse transtorno podem se queixar de intolerância ao frio, tontura, constipação e desconforto abdominal. Apesar da subnutrição, costumam ser hiperativas; a letargia pode indicar desequilíbrio de fluidos e eletrólitos, desidratação, comprometimento cardiovascular ou depressão grave.

Complicações clínicas

A anorexia nervosa está associada a inúmeras complicações clínicas significativas secundárias à inanição. Nos pacientes com episódios de compulsão alimentar periódica/purgativo, essas complicações também podem ser secundárias aos sintomas bulímicos (ver Tabela 1.2).

As anormalidades eletrocardiográficas (p. ex., voltagem baixa, bradicardia, inversões da onda-T, depressão do segmento ST e arritmias) são comuns e, em geral, normalizam com a realimentação. Outros problemas cardíacos, como prolongamento dos intervalos QT, lesões do miocárdio e arritmias, secundários ao desequilíbrio eletrolítico, podem ser fatais. As sequelas endócrinas incluem amenorreia secundária ao hipogonadismo induzido pela inanição, hipotireoidismo, redução nos níveis dos hormônios do crescimento (fator de crescimento do tipo insulina) e redução dos níveis séricos de leptina (ver, p. ex., Misra Miller et al., 2004), sendo que na maioria dos casos, os níveis hormonais aumentam com a recuperação do peso. Os problemas esqueléticos estão relacionados às complicações endócrinas; reduções na densidade mineral óssea ocorrem em várias áreas esqueléticas na maioria das mulheres com anorexia nervosa, levando a osteopenia e osteoporose (Grinspoon et al., 2000). Embora a densidade óssea melhore com o ganho de peso, é comum a persistência da osteopenia. Além disso, as mulheres com esse transtorno podem apresentar infertilidade, partos prematuros e outras complicações perinatais (Wolfe, 2005).

Tabela 1.2
Complicações clínicas da anorexia nervosa

Cardíaca	Voltagem baixa, bradicardia, inversões da onda-T, depressão do segmento ST, arritmias Intervalos QT prolongados, lesão do miocárdio, arritmias
Endócrina	Amenorreia, hipotireoidismo Redução na proteína ligadora do hormônio do crescimento, no fator de crescimento insulina símile e nos níveis séricos da leptina.
Esquelética	Redução na densidade mineral óssea, resultando em osteopenia ou osteoporose
Reprodutiva	Infertilidade, partos prematuros, complicações perinatais
Gastrintestinal	Motilidade gástrica reduzida, esvaziamento gástrico lento, constipação
Renal	Nitrogênio ureico sanguíneo elevado, poliúria, edema periférico (durante a realimentação)
Neurológica	Redução no volume de substância cinzenta, aumento do fluido sulcal cerebrospinal
Hematológica	Anemia, leucopenia, trombocitopenia

Os achados laboratoriais podem incluir anormalidades de eletrólitos, em especial hipocalemia. São comuns as complicações gastrintestinais, como constipação, motilidade gástrica reduzida e esvaziamento gástrico retardado e alguns pacientes relatam pancreatite. Níveis elevados de nitrogênio ureico sanguíneo podem ocasionar anormalidades renais resultantes da desidratação; também pode ocorrer a poliúria relacionada à secreção inadequada de vasopressina. Em geral, cerca de 20% das pacientes apresentam edema periférico durante a amamentação. Anemia branda, leucopenia e trombocitopenia são frequentes, mas costumam reverter com a realimentação. As anormalidades neurológicas podem incluir redução no volume de substância cinzenta e aumento no volume de fluido sulcal cerebrospinal, que persistem após a recuperação.

Apresentação psicológica

De forma prototípica, pacientes com anorexia nervosa apresentam grave distorção da imagem corporal, distúrbios interoceptivos e distimia. O afeto é restrito e os pacientes demonstram capacidade mínima para *insight*, em geral secundária à preocupação com alimento, peso e forma, induzida pela inanição. A comorbidade de Eixo I é comum e com frequência inclui depressão maior e transtornos de ansiedade, mas também é prevalente o transtorno do uso abusivo de substâncias. Em relação à personalidade, eles podem ser obsessivos, interpessoalmente inseguros, perfeccionistas, intolerantes com o afeto negativo, rígidos controladores dos impulsos, indecisos para com sua identidade, competitivos e experimentar um aumento do senso de responsabilidade pessoal e de culpa (Strober, 2004; Westen e Harnden-Fischer, 2001). Um subgrupo de pacientes, em especial aqueles com sintomas de episódios de compulsão alimentar periódica/purgativo, também pode demonstrar comportamentos impulsivos e de autoagressão. Em geral, experimentam também conflitos em relação às tarefas da maturação emocional e sexual, à separação e individualização e ao medo de serem controlados. As condições comórbidas e suas implicações no tratamento são discutidas em detalhes no Capítulo 3 ("Transtornos da alimentação e comorbidade psiquiátrica: prevalência e modificações no tratamento") deste livro.

Diagnóstico diferencial

Os distúrbios físicos, incluindo diabete melito, colite, doença da tireoide, doença inflamatória intestinal, doenças pépticas, doença de Addison, distúrbios da motilidade intestinal, como acalasia, e tumores cerebrais, todos podem causar sintomas clínicos comuns àqueles da anorexia nervosa, por isso deverão ser avaliados e sua possibilidade descartada. Além disso, os transtornos de conversão, esquizofrenia e transtornos do humor estão entre aqueles que podem manifestar perda de peso e compulsão alimentar ou purgativa.

Epidemiologia

A pesquisa epidemiológica dos transtornos da alimentação é limitada, em especial no que se refere à prevalência entre os adolescentes, nos quais o transtorno é observado com frequência. Tomando-se como base uma população de grande expressividade e dados de arquivos, a ocorrência da anorexia nervosa ao longo da vida é estimada em 1% (para revisão, ver Hoek, 2002). Dados de dois estudos recentes de uma população significativa, um deles nos Estados Unidos e outro na Escandinávia, revelaram taxas de prevalência ao longo da vida de 0,9 e de 1,2% para mulheres, e de 0,3 e de 0,29% para homens (Bulik et al., 2006; Hudson et al., 2007). A pesquisa sugere que a ocorrência da anorexia nervosa aumentou nos últimos anos (Keel e Klimp, 2003). Cerca de 90 a 95% dos pacientes anoréxicos são mulheres; embora os homens apresentem uma menor probabilidade de desenvolver esse transtorno, a apresentação dos sintomas é similar àquela das mulheres. O início da anorexia nervosa varia desde a pré-adolescência até a fase adulta, com picos bimodais aos 13 a 14 e 17 a 18 anos. O surgimento da anorexia nervosa na fase pré-puberdade pode estar associada a um perfil mais grave, e o início do quadro na adolescência está associado a um prognóstico melhor do que aqueles que iniciam na fase pré-puberdade e adulta.

Mesmo sendo mais predominante nas sociedades industrializadas, em que o alimento é abundante e o perfil-padrão corporal é o esbelto, estão faltando pesquisas sistemáticas da prevalência cultural cruzada da anorexia nervosa. Algumas evidências sugerem que mulheres que imigraram para países mais industrializados, oriundas de países em que a ocorrência desse transtorno é baixa, podem ter maior risco à medida que assimilam o padrão corporal esbelto. Dessa forma, alguns dados sugerem que a apresentação dos sintomas pode diferir na cultura cruzada; por exemplo, o critério cognitivo (p. ex., fobia de ser gordo) não parece estar presente em alguns países da Ásia (Hsu e Lee, 1993). As questões da cultura cruzada e da etnia nos transtornos da alimentação estão descritas em detalhes no Capítulo 15 ("Considerações culturais nos transtornos da alimentação") deste livro.

Nos Estados Unidos, a prevalência da anorexia nervosa varia de acordo com a etnia e a situação socioeconômica, embora a minoria das mulheres mais jovens, de maior peso, bem aculturadas, que se identificam mais com os "valores da classe média branca", possa apresentar maior risco, quando comparada com outras minorias (Crago et al., 1996). Mesmo considerando conflitantes os achados das pesquisas, de modo geral a anorexia nervosa tende a ser menos comum entre as mulheres afro-americanas do que entre as brancas, hispânicas e sino-americanas.

Etiologia

São várias as perspectivas sobre a patogênese desse transtorno, sendo que o quadro mais abrangente envolve uma combinação de fatores biológicos, psicossociais e socioculturais no seu início.

Fatores biológicos

Estudos de base populacional com gêmeos e amostras clínicas sugerem influência genética e de meio ambiente não compartilhado significativa na sintomatologia anoréxica. Os estudos com famílias sugerem que a anorexia nervosa é significativamente mais comum nos parentes biológicos de pacientes-índice com transtornos da alimentação do que na população em geral, sendo que um dos estudos indica risco relativo para o transtorno em parentes do sexo feminino de 11,3 (Strober et al., 2000; para revisão, ver Strober e Bulik, 2002). Além disso, um recente estudo genético multicêntrico apresentou evidências iniciais da presença de um lócus de suscetibilidade no cromossomo 1p (Grice et al., 2002).

Neuroquimicamente, a inanição, por si só, produz alterações no funcionamento do hipotálamo e do metabolismo, e a anorexia nervosa está mais associada às alterações nos sistemas noradrenérgico, serotonérgico, dopaminérgico e neurotransmissor de opioides, bem como com as alterações nos neuromoduladores, como o hormônio de liberação de corticotrofina. Sob certas circunstâncias, a epinefrina e a serotonina derivadas do hipotálamo podem induzir a perda do apetite, enquanto que a norepinefrina aumenta a ingestão de alimentos. Os níveis desajustados da serotonina nas mulheres com anorexia nervosa, os quais persistem após a recuperação, sugerem que esse neurotransmissor contribui para o desenvolvimento do transtorno (p. ex., Frank et al., 2004).

Além disso, as pessoas com anorexia nervosa apresentam padrões de paladar e respostas sensoriais anormais em relação aos alimentos altamente calóricos, os quais podem continuar depois da recuperação do peso.

Prevalência e indicadores demográficos da anorexia nervosa

Prevalência ao longo da vida de 1%.
As mulheres representam 90 a 95% das pessoas que apresentam anorexia.
Picos bimodais de idade de início aos 13 a 14 e 17 a 18 anos.
Maior prevalência nos países industrializados, onde o alimento é abundante e o ideal de corpo esbelto é preponderante.
Ocorre em diferentes níveis socioeconômicos e etnias; um pouco menos comum nas populações afro-americanas do que nas brancas, hispânicas e sino-americanas.
A apresentação dos sintomas pode diferir em outras culturas.

Fatores psicológicos

Características da personalidade, incluindo a restrição emocional, o perfeccionismo e a rigidez, podem representar fatores de risco para o desenvolvimento da anorexia nervosa (p. ex., Fairburn et al., 1999; Westen e Harnden-Fischer, 2001). Durante os períodos de estresse e transição, as pessoas com essas tendências de personalidade, que são por temperamento adversas às mudanças súbitas, podem se refugiar na estrutura e na rigidez (por meio de domínios múltiplos, incluindo o alimento), proporcionando um sentimento familiar de segurança. A adolescência marcada pela mudança física e social representa um desses períodos de intenso risco; ao mesmo tempo que fornece alívio nas mudanças físicas e emocionais e nas demandas associadas à adolescência, a anorexia nervosa causa debilidade física e emocional; esse dilema confere ao transtorno tudo que há de mais difícil para o paciente renunciar (Strober, 2004).

A partir de uma perspectiva psicodinâmica, a anorexia nervosa resulta na tentativa da pessoa de resolver os conflitos intrapsíquicos, em que os sintomas alimentares são compreendidos como uma manifestação comportamental de conflito emocional. Esses conflitos, com frequência, relacionam-se a questões de separação-individuação e de controle. As famílias de indivíduos com anorexia nervosa têm sido descritas como emaranhadas e superprotetoras e com ausência de intimidade e resolução apropriada de conflitos (Minuchin et al., 1978). A teoria dos sistemas familiares postula que os conflitos internos estão relacionados à dinâmica familiar, que para os indivíduos com anorexia nervosa pode ser caracterizada pela ausência de intimidade, excesso de envolvimento, superproteção, rigidez e falta de resolução de conflitos. Nessas formulações, o papel do paciente é desviar a atenção do conflito familiar iminente; os sintomas servem como força estabilizadora para a família. À medida que continua a perder peso, torna-se altamente dependente e inseparável da família. De acordo com Minuchin, nessas famílias o cuidado excessivo pareceu minar os esforços da criança na separação; as tentativas de autoexpressão da criança foram negligenciadas.

Fatores socioculturais

A anorexia nervosa é muito mais prevalente nas mulheres do que nos homens e tende a surgir na época da maturação sexual, em torno da primeira menstruação e da puberdade. Os pesquisadores atribuem essa ocorrência às pressões culturais mais intensas sobre as mulheres em relação à magreza, uma vez que na cultura Ocidental é comum esta ser retratada como pré-requisito para o sucesso e para a beleza, e para as diferenças na socialização entre meninas e meninos. As meninas são incetivadas para valores "femininos" de esposa, incluindo servir aos outros, cuidar dos relacionamentos e ser interdependente, já os meninos são treinados para serem autônomos, autoconduzidos e sistema-orientados em seus relacionamentos. À medida que a cultura moderna transforma os modelos tradicionais da definição do papel feminino, pelo incentivo das meninas para serem mais autônomas, autoconduzidas e sistema-orientadas, elas contraem conflitos graves relacionados à identidade feminina. Para alguns estudiosos, a anorexia nervosa pode ser uma resposta a essas pressões complexas da socialização.

Populações de alto risco

As pessoas que participam de atividades que exigem uma grande atenção ao peso e aparência, como balé, corrida de longa distância, ginástica, patinação no gelo e modelo, apresentam maior risco para anorexia nervosa. Outros grupos suscetíveis incluem as mulheres com doenças crônicas, como fibrose cística, diabete e espinha bífida, e transtornos do humor, em especial a depressão; as mulheres com profissões que requerem altos padrões de conquista; e homens homossexuais.

Curso e prognóstico

Recuperação e recaída

De modo geral, os primeiros sintomas se manifestam na adolescência; o início na fase da meia vida é raro (American Psychiatric Association, 2000). Apesar de o curso do transtorno variar, é comum ser marcado pela cronicidade e pela recaída. O curso e prognóstico da anorexia nervosa são estudados em uma pesquisa longitudinal de grande expressividade. Uma abrangente metanálise de 119 estudos, considerando 5.590 pacientes anoréxicos, indicou que no período de seguimento a longo prazo (até 29 anos; na prática 5 a 10 anos), menos da metade dos pacientes sobreviventes conseguiu recuperação total, um terço melhorou, mas apresentou os sintomas do transtorno da alimentação por um período prolongado, e um quinto permaneceu doente crônico (Steinhausen, 2002). Mesmo entre aqueles que obtêm recuperação total, é aceitável que até um terço tenha recaída.

Ainda nessa pesquisa, achados bem antigos sugerem resultados mais favoráveis. Em um estudo prospectivo de 10 a 15 anos de adolescentes em tratamento ambulatorial para anorexia nervosa, três quartos deles satisfizeram os critérios para recuperação total, embora o tempo médio de recuperação tenha sido em torno de cinco anos pós-tratamento (Strober et al., 1997). Essa e outra pesquisa sugerem que o tratamento precoce dos adolescentes anoréxicos prognostica um resultado favorável. Indicadores gerais de recuperação incluem peso corporal mais elevado e menor tempo de duração do episódio ao iniciar tratamento e características atípicas (p. ex., ausência de sintomas cognitivos, incluindo medo de ganhar peso e distorção da imagem corporal) (ver p. ex., Herzog et al., 1999).

Mudança de diagnóstico

A maioria dos pacientes com anorexia nervosa está comprometida com o comportamento de compulsão alimentar e purgação durante o curso do transtorno; por isso, é comum a evolução do diagnóstico anorexia nervosa do tipo restritiva para o tipo compulsão alimentar periódica/purgativo ou para bulimia nervosa, em especial dentro dos primeiros cinco anos da doença (Eddy et al., 2002; Tozzi et al., 2005).

Mortalidade

Ao que parece, a anorexia nervosa apresenta alta taxa de mortalidade dentre os transtornos psiquiátricos. Apesar dos avanços nos métodos de diagnóstico e tratamento, o prognóstico dessa doença não melhorou no século XX (Steinhausen, 2002). A taxa de mortalidade para as mulheres doentes, de 0,56% ao ano, é 12 vezes mais elevada do que para aquelas da mesma faixa etária da população em geral (Sullivan, 1995). A taxa de suicídio também é elevada, um estudo demonstrou um aumento de 57 vezes na morte por suicídio entre as pessoas com anorexia nervosa (Keel et al., 2003). Estudo de seguimento de 11 anos de mulheres com transtornos da alimentação relatou a taxa de mortalidade de 7,4% para aquelas com anorexia nervosa, sendo quatro dos 10 óbitos por suicídio (Franko et al., 2004; Keel et al., 2003). Em uma pesquisa de 14 estudos de seguimento, Herzog e colaboradores (1998) concluíram que 24% dos óbitos relatados foram por suicídio. Entre os fatores observados para prognosticar o óbito nas mulheres com esse transtorno estão: níveis séricos baixos anormais de albumina e baixo peso no início de tratamento, funcionamento social empobrecido, maior período de duração da doença, compulsão alimentar e purgativa, uso abusivo de substâncias comórbidas e transtornos afetivos comórbidos (Keel et al., 2003). Apesar de os óbitos serem com frequência por suicídio, é comum também serem por inanição e parada cardíaca. No entanto, de modo geral, a causa exata dos óbitos é duvidosa.

BULIMIA NERVOSA

Diagnóstico

Critérios diagnósticos

É comum a bulimia nervosa iniciar no final da adolescência ou no início da vida adulta em pessoas que estão com peso normal ou discretamente elevado, podendo, também, iniciar após período de dieta. Esse transtorno é caracterizado pela compulsão alimentar periódica (i.e., ingestão de grande quantidade de alimento e a sensação de perda do controle sobre o comportamento alimentar), comportamentos compensatórios e cognições relacionados. Os comportamentos compensatórios são usados para agir em oposição aos efeitos de uma compulsão alimentar

---

Curso e resultado da anorexia nervosa

A recuperação total é obtida por < 50%, 33% melhoram e 20% permanecem doentes crônicos conforme sugerido pela pesquisa longitudinal.
A recaída ocorre em 33% daqueles que se recuperam.
O prognóstico é melhor para as pessoas tratadas na adolescência.
Indicadores da recuperação incluem maior peso corporal na ingestão, menor duração do tempo da doença e características atípicas.
Aproximadamente 50% das pessoas com anorexia desenvolverão sintomas bulímicos.
Taxa de mortalidade de 0,56% ao ano, e taxa-padrão de mortalidade de 12.
Causas comuns de óbito incluem suicídio e falha cardíaca.

e podem incluir vômitos autoinduzidos; uso inadequado de laxantes, diuréticos e enema; jejum e excesso de exercícios. Os critérios do DSM-IV-TR para bulimia estão relacionados na Tabela 1.3.

O DSM-IV-TR faz distinção entre os dois tipos da bulimia nervosa – purgativo e não purgativo – com base no comportamento compensatório presente. A maioria dos pacientes apresenta o tipo purgativo (i. e., comportamentos compensatórios, incluindo vômitos e uso de diuréticos ou laxantes). Embora as pessoas com bulimia apresentem mais de um tipo de comportamento compensatório, 80 a 90% praticam vômitos autoinduzidos (American Psychiatric Association, 2000). Os pacientes com bulimia do tipo purgativo tendem a ter mais comorbidade psiquiátrica e médica do que aqueles com o tipo não purgativo.

Tabela 1.3
Critérios diagnósticos DSM-IV-TR para a bulimia nervosa

A. Episódios recorrentes de compulsão alimentar periódica caracterizados por:
1. alimentação em curtos períodos de tempo (p. ex., período de duas horas), porção de alimento maior do que a maioria das pessoas comeria em um período similar de tempo e sob circunstâncias similares
2. sensação de perda do controle da ingestão durante o episódio (p. ex., sensação de que não pode parar de comer ou de controlar o que ou o quanto está comendo)

B. Comportamento compensatório recorrente inadequado para evitar o ganho de peso, como vômitos autoinduzidos, uso incorreto de laxantes, diuréticos, enema ou outros medicamentos; jejum ou excesso de exercícios.
C. Compulsão alimentar e comportamentos compensatórios ocorrem, em média, pelo menos duas vezes por semana por três meses.
D. Autoavaliação é influenciada em excesso pela imagem corporal e pelo peso.
E. O transtorno não ocorre com exclusividade durante os episódios de anorexia.

Tipo específico:
Tipo purgativo: durante o episódio recorrente de bulimia nervosa, a pessoa está em constante envolvimento com a autoindução de vômitos ou o uso inadequado de laxantes, diuréticos ou enema
Tipo não purgativo: durante o episódio recorrente de bulimia, a pessoa apresenta outros comportamentos compensatórios inadequados, como jejum ou excesso de exercícios, mas não está constantemente envolvida na autoindução de vômitos ou uso inadequado de laxantes, diuréticos ou enema

Fonte: Extraída, com permissão, de American Psychiatric Association: *Diagnostic and Statistical Manual of Mental Disorders*, 4ª Edição, Texto Revisado. Washington, DC, American Psychiatric Association, 2000.

São várias as questões sobre a validade dos critérios diagnósticos para a bulimia nervosa. Alguns pesquisadores defendem que o critério de frequência "regular" para a compulsão alimentar e para os comportamentos compensatórios são arbitrários, que é inútil a distinção entre as pessoas que têm comportamentos de compulsão alimentar/purgativo duas ou mais vezes por semana e aquelas com comportamentos uma vez por semana. Além disso, embora a compulsão alimentar seja sempre reconhecida como uma característica da definição da bulimia nervosa, estudos recentes sugerem que as pessoas envolvidas com a purgação sem compulsão alimentar objetiva apresentam psicopatologia, que as associa com familiaridade às pessoas com bulimia nervosa. Pesquisa sobre essas questões nosológicas está sendo realizada e provavelmente constará na próxima edição do *Manual diagnóstico e estatístico de transtornos mentais*.

Características clínicas

Apresentação física

É comum que os pacientes com bulimia nervosa estejam dentro de uma faixa de peso saudável, embora um subgrupo esteja acima do peso ou obesos. Eles podem queixar-se de edema periférico, inchaço, fraqueza, fadiga e problemas dentários. Edema facial e peliose, calosidade ou escoriações na área dorsal das mãos desenvolvem-se secundariamente à autoindução de vômitos.

Complicações clínicas

A bulimia nervosa está associada a uma série de complicações clínicas. Essas complicações são, com frequência, secundárias à purgação, mas também podem estar relacionadas à subnutrição e à compulsão alimentar periódica (ver Tabela 1.4).

A purgação por meio do vômito e o uso inadequado de laxantes ou diuréticos resulta em complicações ácido-básicas e eletrólitos, incluindo hipocalemia, arritmias, fragilidade muscular, tetania e alcalose metabólica (Lasater e Mehler, 2001). O uso do xarope de ipeca para induzir o vômito pode levar à miopatia musculoesquelética ou mesmo à cardiomiopatia fatal. As taxas de prolapso da válvula mitral são elevadas em pacientes com bulimia nervosa. Os problemas gastrintestinais secundários à purgação também são comuns. A autoindução do vômito

Tabela 1.4
Complicações clínicas da bulimia nervosa

Cardíaca	Hipocalemia, arritmias, debilidade muscular, tetania e alcalose metabólica (secundários à purgação por vômito/laxantes) Miopatia musculoesquelética e cardiomiopatia (secundários ao uso do xarope de ipeca)
Gastrintestinal	Esofagite, dor no peito, dispepsia, doença do refluxo gastroesofágico, ruptura do esôfago, hérnias de hiato e esôfago de Barrett (secundários aos vômitos) Síndrome do intestino irritável, melanose *coli* e colo atônico ou catártico (secundários ao uso abusivo de laxantes)
Oral/dental	Erosão do esmalte dos dentes, retração de gengiva Inchaço da glândula parótida, hipertrofia da glândula salivar, elevação nos níveis séricos de amilase
Reprodutiva	Infertilidade Risco de aborto espontâneo, cesariana, nascituro abaixo do peso e depressão pós-parto

pode induzir os distúrbios esofágicos, incluindo esofagite, dor no peito, dispepsia, doença do refluxo gastroesofágicos, ruptura do esôfago, hérnia de hiato e esôfago de Barrett; pacientes que abusam do uso de laxantes podem desenvolver a síndrome do intestino irritável, melanose *coli* e colo atônico ou catártico. Embora a constipação ocorra quando os laxantes são descontinuados, é comum remitir em três semanas e responder bem ao exercício, à ingestão de fluidos e ao aumento da ingestão de fibras. As complicações orais secundárias à regurgitação crônica do conteúdo do ácido gástrico, em geral, incluem erosão do esmalte dos dentes e retração da gengiva. O inchaço da glândula parótida, devido à hipertrofia da glândula salivar (sialadenose), e os níveis séricos de amilase elevados estão quase sempre presentes, e ambos remitem quando cessa a purgação. Além disso, embora um histórico de bulimia nervosa não pareça impactar a capacidade das mulheres de engravidar, quando ativa, a bulimia pode aumentar o risco de aborto espontâneo, cesariana, nascituro abaixo do peso e depressão pós-parto (p. ex., Franko et al., 2001).

Apresentação psicológica

As pessoas com bulimia nervosa preocupam-se com alimentação, peso e forma e tendem a ter insatisfação acentuada com o corpo e humor depressivo. Em geral, os pacientes com esse transtorno são menos reprimidos e mais conscientes dos seus sentimentos do que aqueles com anorexia nervosa. Eles podem demonstrar *insight* e sentimentos articulados e precipitadores associados ao ciclo da compulsão alimentar periódica/purgativa, e com frequência demonstram vergonha em relação aos comportamentos bulímicos. A comorbidade de Eixo I é comum e inclui transtornos do humor, de ansiedade e por uso de substância. Quase metade dos pacientes com bulimia relata um histórico de vida com transtorno do humor ou de ansiedade, com depressão, com fobia social; e o transtorno obsessivo-compulsivo, em especial, é bastante comum. Uma minoria significativa também relata histórico de vida com transtornos do uso abusivo de substância, sendo o alcoolismo o mais comum. Em termos de personalidade, esse tipo de paciente manifesta uma série de traços, entre eles o perfeccionismo, a confusão de identidade, impulsos instáveis, autoestima baixa, culpa e vergonha. Um subgrupo de pacientes com bulimia pode ser caracterizado como multi-impulsivo, ou que apresenta desajustes por meio de domínios múltiplos, por exemplo, alimentação, afeto, funcionamento interpessoal e sexualidade. Aqueles com estilos de personalidade instável são mais propensos a apresentar transtornos do uso abusivo de substância comórbidas, transtornos do Grupo B de Eixo II, autodestruição e autoagressão, e cleptomania (Herzog et al., 1999). Uma consideração completa dessas condições comórbidas e suas implicações no tratamento encontra-se no Capítulo 3 deste livro.

Diagnóstico diferencial

Na realização da avaliação médica e psiquiátrica é importante considerar que uma série de condições pode produzir características similares aos sintomas da bulimia nervosa. Os transtornos neurológicos, que interferem na regulagem do apetite e os comportamentos de alimentação, incluindo tumores cerebrais (p. ex., da hipófise ou do hipotálamo), e as síndromes como a de Kleine-Levin ou Klüver-Bucy precisam ser descartados, assim como os transtornos gastrintestinais (p. ex., má absorção, úlceras, enterite) e as condições hormonais relacionadas à subnutrição e ao hipometabolismo (p. ex., doença adrenal, diabete melito, disfunção da hipófise, hiperparatireoidismo). As doenças psiquiátricas, como o transtorno da depressão maior e o transtorno da personalidade *borderline*, podem ser caracterizadas pela desregulagem do apetite e pela compulsão alimentar periódica, ou podem ser comórbidas com a bulimia nervosa. Quando a compulsão alimentar periódica/purgativo existe apenas no contexto da anorexia nervosa, não é atribuído o diagnóstico de bulimia nervosa.

Epidemiologia

O trabalho epidemiológico na bulimia nervosa é limitado. As pesquisas de amostras populacionais indicam uma taxa de prevalência desta de 1 a 4,2% (American Psychiatric Association, 2000), embora as estimativas sejam mais altas em certos subgrupos de populações, incluindo mulheres universitárias. A pesquisa sugere que ela teve sua ocorrência reduzida nos últimos anos (p. ex., Keel et al., 2006). Dados do recente estudo National Comorbidity Survey Replication sugerem prevalência de 1,5% para mulheres e de 0,5% para homens (Hudson et al., 2007).

Da mesma forma que a anorexia nervosa, quase 90 a 95% dos pacientes com bulimia nervosa são mulheres (Hoek, 2002). O início tende a ser um pouco mais tardio do que na anorexia, ocorrendo no final da adolescência e início da vida adulta, e pode coincidir com transições importantes (p. ex., do ensino médio para a faculdade) ou com algum estresse psicossocial. As atitudes e comportamentos bulímicos estão disseminados pelos grupos étnicos e raciais, mas a bulimia parece ser tão comum entre as mulheres brancas quanto nas hispano-americanas e menos comum entre as mulheres afro-americanas (Crago et al., 1996; Striegel-Moore et al., 2003).

Etiologia

A patogênese da bulimia nervosa, assim como da anorexia nervosa, é considerada multifatorial, envolvendo fatores biológicos, psicológicos e socioculturais.

Fatores biológicos

O papel dos fatores biológicos e genéticos no desenvolvimento da bulimia tem merecido atenção considerável desde a última década. A alta taxa de concordância de gêmeos monozigóticos comparada com gêmeos dizigóticos para bulimia sustenta o modelo biológico. As estimativas hereditárias para esse transtorno nos dois estudos variam de 31 a 83% (ver Strober e Bulik, 2002, para revisão). Além disso, os parentes de primeiro grau dos pacientes com bulimia apresentam taxas mais elevadas de transtornos da alimentação do que os pacientes-controle. Embora seja improvável que a pesquisa identifique um único gene para prognosticá-la, os achados preliminares sugerem que existem ligações significativas entre a presença da bulimia nervosa e o cromossomo 10p (Bulik et al., 2003a, 2003b).

Entre outras sustentações para os fatores biológicos citamos o modelo de restrição dietética da bulimia, que sugere que a restrição dietética induzida pelo paciente leva à compulsão alimentar periódica. Os neurotransmissores, incluindo a serotonina, desempenham um papel no apetite na saciedade, na seleção dos alimentos e nos padrões de alimentação, os quais podem estar bloqueados nos pacientes com bulimia nervosa. Achados adicionais apontam elevações no neuropeptídeo Y e no peptídeo YY, indutores do apetite, nesses pacientes. Os níveis de colecistoquinina, um hormônio associado à experiência da saciedade e descontinuação do comportamento alimentar, tendem a ser baixos em algumas pessoas com bulimia nervosa; a interrupção desses sistemas neuronais parece estar relacionada com ela (para revisão, ver Bailer e Kaye, 2003).

Fatores psicológicos

As pessoas com bulimia nervosa apresentam perfeccionismo, instabilidade emocional, impulsividade, autodestruição, autoestima baixa difusa, aversão a conflitos e medo do abandono – todos representam fatores de vulnerabilidade preditivos dos sintomas bulímicos emergentes. Em geral, o perfeccionismo é caracterizado pelo pensamento dicotômico, em que algo ou alguém pode ser tão bom quanto tão mau. Esse tipo de pensamento pode estar relacionado com a alteração bulímica entre a dieta rígida e a compulsão alimentar periódica; quem está sob dieta rígida pode ter dificuldade de manter sua ingestão limitada e, acreditando ter falhado, come em exagero (Polivy e Herman, 1993). Ao mesmo tempo, falhar na adesão a sua dieta e estar envolvido na compulsão alimentar periódica leva o paciente a sentir-se fora do controle e com sua autoestima e eficácia mais baixas. Para recuperar o senso de controle e elevar sua autoestima, ele abrevia o ciclo da dieta.

Outra hipótese é que a compulsão alimentar periódica/purgativa serve como estratégia reguladora para o enfrentamento das emoções

Manual clínico de transtornos da alimentação 37

Prevalência e indicadores demográficos da bulimia nervosa
Prevalência ao longo da vida de 1 a 4,2%. As mulheres representam 90 a 95% das pessoas que apresentam bulimia nervosa. As pessoas atingidas são tipicamente adolescentes e adultos jovens. Menos comum em afro-americanas comparadas com as brancas e hispano-americanas.

negativas (Polivy e Herman, 1993). Em relação a isso, tanto a superalimentação quanto a purgação são atitudes de autodestruição, que refletem a emoção internalizada do paciente (p. ex., raiva), a qual não deseja exteriorizar. Como na anorexia nervosa, os sintomas da bulimia são estratégias de enfrentamento ineficazes consonantes com o estilo da personalidade do paciente e simultaneamente resultam em deterioração física.

Em geral, os familiares das pessoas com bulimia são marcados por conflitos, por exigências demasiadas, pela dependência e pela falta de coesão. Os distúrbios no funcionamento familiar, especialmente na relação díade mãe-filho, são comuns, levando a incorporar rompimentos e padrões de personalidade associados. Os achados de um estudo expressivo baseado na comunidade indicaram que os problemas parentais, incluindo pouco contato pais-filho e altas expectativas parentais, bem como dificuldades destes com o álcool, são fatores de risco para a bulimia nervosa (Fairburn et al., 1997). Contudo, é frequente a natureza da relação entre a inconstância da disfunção familiar e os sintomas bulímicos ser obscura em relação à direção. Histórico de abuso sexual também é um fator de risco adicional.

Fatores socioculturais

O aumento da prevalência desse transtorno nos países industrializados sustenta a importância dos fatores socioculturais na sua patogênese. Imagens da beleza ideal difundidas pela mídia inundam a sociedade Ocidental e são irreais para a maioria das mulheres; mulheres com um histórico infantil de sobrepeso e obesidade são mais propensas à bulimia (p. ex., Fairburn et al., 1997). Com o tempo, a apresentação dessas imagens irreais leva à internalização de um padrão corporal esbelto e à insatisfação corporal associada, ambas indicam sintomas de dieta e bulimia (para revisão, ver Stice, 2002). Além disso, a pesquisa transcultural reconhece que essa exposição aos padrões de beleza ocidental influencia o desenvolvimento da patologia do transtorno da alimentação. É provável que a confluência de múltiplos fatores psicológicos, biológicos e socioculturais prognostique o desenvolvimento da bulimia. Essas questões são abordadas em detalhes no Capítulo 15 deste livro.

Populações de alto risco

Em virtude da etiologia exposta anteriormente, um subgrupo de pessoas pode ser mais propenso para o desenvolvimento desse transtorno. Esses grupos de risco podem incluir pessoas envolvidas em atividades em que o peso e a aparência sejam importantes (p. ex., balé, corrida de longa distância, luta romana); pessoas com determinadas condições físicas, como diabete melito insulino-dependente; e homens homossexuais.

Curso e prognóstico

Recuperação e recaída

O curso longitudinal da bulimia nervosa é variável, mas, como na anorexia nervosa, pode ser crônico e com recaídas (para revisão, ver Keel e Mitchell, 1997). Pesquisas longitudinais sugerem que quase metade dos pacientes com bulimia terá recuperação total do transtorno da alimentação em 5 a 12 anos de acompanhamento, mas um terço deles continuará tendo recaídas (p. ex., Herzog et al., 1999). Um subgrupo de pessoas com essa doença receberá terapia cognitivo-comportamental, que demonstra eficácia clínica, sendo que metade delas conseguirá recuperação total e a maioria dos remanescentes terá melhora dos sintomas. Uma pequena parcela de pacientes ainda apresentará bulimia nervosa. Ao que tudo indica, uma duração mais prolongada da doença, histórico de tentativas de tratamento malsucedidas, uso abusivo de substâncias comórbida e transtornos da personalidade do Grupo B são indicadores de um resultado insatisfatório para os pacientes com bulimia.

Mudança do diagnóstico

Conforme observado anteriormente, até 50% dos pacientes com anorexia nervosa desenvolvem sintomatologia de bulimia; a evolução de bulimia para anorexia é menos provável (p. ex., Tozzi et al., 2005).

Mortalidade

Em contraste às altas taxas de mortalidade nos pacientes com anorexia nervosa, a mortalidade parece não ser elevada entre aqueles com bulimia nervosa (Nielsen et al., 1998). Uma revisão de 88 estudos demonstrou uma taxa de mortalidade bruta de 0,3% no acompanhamento longitudinal, embora os autores tenham sido avisados de que essa descoberta pode estar subestimada em virtude do tempo de acompanhamento variável (seis meses a 10 anos) e do baixo índice de apuração do acompanhamento cruzado (Keel e Mitchell, 1997).

TRANSTORNO DA ALIMENTAÇÃO SEM OUTRA ESPECIFICAÇÃO

Características diagnósticas

O transtorno da alimentação sem outra especificação (TASOE) é uma categoria diagnóstica usada para descrever pessoas com transtornos da alimentação clinicamente significativos, as quais não se enquadram nas categorias definidas específicas da anorexia nervosa e da bulimia nervosa. É um grupo diagnóstico comparativamente grande e heterogêneo; quase metade das pessoas encaminhadas para tratamento dos transtornos da alimentação na comunidade satisfaz os critérios de TASOE (Fairburn e Bohn, 2005), e este parece ser em especial comum entre os adolescentes. Um subgrupo consiste de pessoas cuja apresentação dos sintomas enquadra-se por completo na anorexia nervosa ou na bulimia nervosa, mas está fora dessas classificações com base em um critério (p. ex., amenorreia, frequência da compulsão alimentar periódica/purgativo). Outros exemplos são aquelas que praticam o ato de mastigar e o

> **Curso e resultado da bulimia nervosa**
>
> A recuperação total é obtida por 50% dos pacientes, e uma minoria permanece cronicamente doente, conforme sugerido pela pesquisa longitudinal.
> A recaída ocorre para 33% dos pacientes que se recuperam.
> Tratamento cognitivo-comportamental está associado à melhora do sintoma e à recuperação.
> Indicadores de resultado insatisfatório incluem duração mais prolongada da doença, histórico de tentativas malsucedidas de tratamento, uso abusivo de substância comórbido e transtornos da personalidade do Grupo B.
> A evolução do diagnóstico de bulimia para anorexia é rara.

de cuspir e as que com frequência alimentam-se à noite. Exemplos de TASOE constam dos critérios diagnósticos DSM-IV-TR (Tabela 1.5).

Independentemente da prevalência do TASOE – em particular na comparação com a prevalência da anorexia e da bulimia – existe escassez de pesquisas sobre a epidemiologia, o curso e o resultado desse grupo diagnóstico heterogêneo. Dentro da categoria TASOE, o único grupo de apresentação de sintomas que recebe significativa atenção é o transtorno da compulsão alimentar periódica.

Transtorno da compulsão alimentar periódica (TCAP)

Critérios diagnósticos

Embora as descrições do fenômeno clínico da compulsão alimentar periódica na ausência de comportamentos compensatórios sejam de meio século atrás, o TCAP não foi reconhecido de maneira regulamentada até 1994. O DSM-IV (American Psychiatric Association, 1994) apresentou o TCAP como um exemplo específico dentro da categoria heterogênea TASOE. Como um diagnóstico provisório, o TCAP recebeu pesquisa e atenção clínica significativas durante a última década e o DSM-IV-TR propõe os critérios de pesquisa para a conclusão do diagnóstico (ver Tabela 1.6).

O TCAP é caracterizado pela compulsão alimentar periódica recorrente (i. e., ingestão de grande quantidade de alimentos com expe-

Tabela 1.5
Critérios diagnósticos DSM-IV-TR para o transtorno da alimentação sem outra especificação (TASOE)

A categoria TASOE destina-se aos transtornos da alimentação que não satisfazem os critérios para qualquer transtorno específico da alimentação. São exemplos:
1. Mulheres com todos os critérios para anorexia nervosa satisfeitos, exceto para aquelas com menstruação regular.
2. Todos com critérios para anorexia nervosa satisfeitos, exceto para aqueles cujo peso atual está dentro da faixa normal, independentemente da perda significativa de peso.
3. Todos com critérios para bulimia nervosa satisfeitos, exceto para aqueles cuja compulsão alimentar periódica e mecanismos compensatórios inadequados ocorram em uma frequência menor do que duas vezes por semana ou para uma duração menor do que três meses.
4. Uso regular de comportamento compensatório inadequado pela pessoa de peso corporal normal depois de comer pequenas porções de alimentos (p. ex., vômitos autoinduzidos depois do consumo de dois biscoitos).
5. Mastigação e ato de cuspir repetidos, exceto o de engolir grandes porções de alimentos.
6. Transtorno da compulsão alimentar periódica: episódios recorrentes de compulsão alimentar periódica na ausência do uso regular de comportamentos compensatórios inadequados, característicos da bulimia (ver Tabela 1.6 para critérios da pesquisa sugeridos).

Fonte: Extraída, com permissão, de American Psychiatric Association: *Diagnostic and Statistical Manual of Mental Disorders*, 4ª Edição, Texto Revisado. Washington, DC, American Psychiatric Association, 2000.

riência subjetiva de perda do controle do ato de comer) e pela angústia acentuada na ausência dos comportamentos compensatórios regulares, as quais caracterizam a bulimia nervosa. Os episódios de compulsão alimentar podem estar associados a um grupo de sintomas, incluindo a ingestão mais rápida do que o normal, comer até sentir total desconforto, ingerir grandes porções na ausência de fome física, alimentar-se escondido devido ao constrangimento pela superalimentação, e o sentimento de repulsa, depressão ou culpa após a ingestão. O fenômeno da compulsão alimentar periódica nos pacientes com TCAP é similar aos comportamentos bulímicos, mas há diferenças. Na bulimia os episódios de compulsão alimentar periódica representam lacunas no supercontrole, no contexto da restrição dietética em geral, no TCAP a compulsão alimentar periódica tende a ocorrer no contexto de padrões alimentares geralmente errôneos e da superalimentação (Wilfley et al., 2000).

Tabela 1.6
Critérios diagnósticos DSM-IV-TR de pesquisa para o transtorno da compulsão alimentar periódica (TCAP)

A. Episódios recorrentes de compulsão alimentar periódica caracterizados por:
   1. alimentação em curtos períodos de tempo (p. ex., período de duas horas), porção de alimento maior do que a maioria das pessoas comeria em um período similar de tempo e sob circunstâncias similares
   2. sensação de perda do controle da alimentação durante o episódio (p. ex., sensação de que não pode parar de comer ou de controlar o que ou o quanto está comendo)
B. Os episódios de compulsão alimentar periódica estão associados a três (ou mais) dos seguintes fatores:
   1. comer muito mais rápido do que o normal
   2. comer até a sensação desconfortável de satisfação total
   3. comer grandes porções de alimentos quando não está faminto
   4. comer sozinho por se sentir constrangido pelo quanto está comendo
   5. sentir-se insatisfeito consigo, deprimido ou muito culpado depois de uma superalimentação
C. Angústia acentuada em relação à compulsão alimentar periódica
D. A compulsão alimentar periódica ocorre, em média, pelo menos, dois dias na semana por seis meses
   Nota: O método para determinar a frequência difere daquele usado para a bulimia nervosa; pesquisas futuras devem orientar se o método preferido para estabelecer o limiar da frequência é o de computar o número de dias em que a compulsão ocorre ou o de computar o número de episódios de compulsão alimentar.
E. A compulsão alimentar periódica não está associada ao uso regular de comportamentos compensatórios inadequados (p. ex., purgação, jejum, exercícios em excesso) e não ocorre com exclusividade durante o curso da anorexia nervosa ou da bulimia nervosa.

Fonte: Extraída, com permissão, de American Psychiatric Association: *Diagnostic and Statistical Manual of Mental Disorders*, 4ª Edição, Texto Revisado. Washington, DC, American Psychiatric Association, 2000.

Características clínicas

Apresentação clínica

Em geral, quem apresenta TCAP está acima do peso ou obeso; embora o transtorno possa ocorrer nas pessoas com peso normal, ele é mais observado nas que estão acima do peso/obesas. É comum as pessoas que apresentam quadros clínicos terem um histórico de flutuações de peso acentuados e repetidos esforços infrutíferos no controle do peso.

Complicações clínicas

O TCAP está associado ao sobrepeso e à obesidade, e ambos estão relacionados a uma série de problemas ligados à saúde, bem como ao aumento da mortalidade. As complicações clínicas do sobrepeso e da obesidade incluem hipertensão, dislipidemia, diabete do tipo 2, doença cardíaca coronariana, acidente vascular cerebral, doença da vesícula biliar, osteoartrite, apneia do sono, problemas respiratórios e câncer (p. ex., endometrial, mama, colo). Além disso, o TCAP vem sendo associado ao aumento do risco de saúde, independentemente do índice de massa corporal (p. ex., Bulik et al., 2003a). Em um grande estudo de base populacional com gêmeos, obesos com TCAP tenderam a ter aumento nos problemas de saúde e, de forma significativa, demonstraram insatisfação com sua saúde (Bulik et al., 2003b).

Apresentação psicológica

Assim como as pessoas com anorexia e bulimia nervosa, aquelas com TCAP preocupam-se com peso e forma relacionados e supervalorizam estes na autovaloração. Os pacientes com TCAP, em geral, apresentam autoaversão, insatisfação com o peso e forma corporal, frustração em relação a sua incapacidade de controlar a ingestão, afeto disfórico, preocupações somáticas e sensitividade interpessoal (American Psychiatric Association, 2000). Tanto a qualidade de vida psicossocial quanto física estão comprometidas nas pessoas com TCAP; entretanto, ainda não está claro o quanto a qualidade de vida é insatisfatória por causa do TCAP, além do sobrepeso associado. Para alguns pacientes, a compulsão alimentar periódica é disparada pelo humor disfórico e ocasiona alívio da tensão; outros descrevem uma experiência de dissociação e "dormência" enquanto comem compulsivamente. É comum a comorbidade de Eixo I incluir transtorno depressivo e de ansiedade. Os padrões de personalidade não estão bem-delineados, mas há sugestões de que pacientes com TCAP exibem traços de impulsividade e transtornos do Grupo B e do Grupo C de Eixo II elevados (p. ex., Marcus et al., 1996).

Embora a apresentação do transtorno da alimentação seja similar em homens e em mulheres, eles estão mais propensos a terem transtornos de Eixo I (em particular um histórico de vida de dependência de substância), quando comparados com as mulheres, e estas estão mais propensas do que aqueles de apresentar compulsão alimentar periódica em resposta aos disparadores emocionais (Tanofsky et al., 1997).

Diagnóstico diferencial

Ao fazer um diagnóstico diferencial do TCAP, os médicos devem considerar outros transtornos médicos e psiquiátricos. Os transtornos neurológicos que impactam a regulagem do apetite e dos comportamentos alimentares e as síndromes associadas à hiperfagia, como Kleine-Levin ou Prader-Willi, precisam ser descartados, assim como os psiquiátricos, como a bulimia nervosa e o transtorno da depressão maior. No TCAP – em contraste à bulimia – a compulsão alimentar ocorre na *ausência* de comportamentos compensatórios recorrentes (p. ex., purgação, excesso de exercícios, jejum). Embora os pacientes com TCAP possam, às vezes, fazer uso de comportamentos compensatórios, estes não ocorrem com "regularidade", que é definida como uma média de duas vezes por semana. Além disso, em regra, os episódios de superalimentação estão associados ao transtorno da depressão maior; entretanto, não são caracterizados pelo senso de perda do controle da ingestão.

Epidemiologia

A pesquisa epidemiológica do TCAP começou apenas na década passada e ainda é considerada preliminar (para revisão, ver Striegel-Moore e Franko, 2003). Uma limitação dessa pesquisa inicial é que a maioria dos estudos da prevalência, com base na comunidade TCAP, usou muito mais amostras convenientes do que representativas; outra desvantagem é que a avaliação desse transtorno, na maioria das vezes, é realizada por meio de questionários de autorrelatos em vez de entrevistas.

Independentemente dessas limitações, ela indica que o TCAP é de forma significativa mais prevalente do que a anorexia ou a bulimia. As taxas de prevalência baseadas nas amostras de comunidade são estimadas entre 0,7 e 4%. Os dados de um estudo recente de grande porte, National Comorbidity Survey, sugerem que a prevalência ao longo da vida desse transtorno é de 3,5% para as mulheres e de 2% para os homens (Hudson et al., 2007). Dentro de populações específicas, em especial aquelas que buscam tratamento para a perda de peso, as taxas de prevalência são consideravelmente mais elevadas, estimadas entre 20 e 30% (p. ex., Spitzer et al., 1992, 1993).

Em relação às características demográficas, diferente da anorexia nervosa e da bulimia nervosa, o TCAP parece afetar uma população mais diversa; a proporção de mulheres para homens é estimada em 3:2 (Spitzer et al., 1992, 1993). A prevalência do TCAP não parece ter diferença significativa por etnia. A pesquisa gera relatos conflitantes sobre a prevalência deste em um período da vida, alguns estudos indicam taxas de ocorrência comparáveis em populações de adultos jovens e de adultos mais velhos e outros sugerem que ela diminui depois dos 25 anos. Variáveis demográficas, incluindo situação socioeconômica e pesquisa transcultural não foram examinadas.

É notório o fato de que poucas pessoas com TCAP apresentam uma história de anorexia nervosa ou bulimia nervosa.

Etiologia

A pesquisa sobre a etiologia do TCAP é limitada. Estudo preliminar sugere que o sobrepeso e a obesidade são fatores de risco para o desenvolvimento da compulsão alimentar periódica e do TCAP. Um estudo longitudinal de base populacional de gêmeos demonstrou fatores de risco genéticos únicos e compartilhados para o desenvolvimento da obesidade e da compulsão alimentar periódica; os pesquisadores descobriram significativa hereditariedade para obesidade e uma hereditariedade moderada para a compulsão alimentar periódica, com uma correlação genética modesta entre os traços (Bulik et al., 2003a). Os achados do estudo contrariam a noção de que a obesidade causa compulsão alimentar periódica ou vice-versa.

As variáveis psicossociais, incluindo uma história de embaraços ou ameaças, abusos físicos ou sexuais e discriminação, são em maior número nas pessoas que desenvolvem TCAP. Além disso, uma história infantil de sobrepeso, de superalimentação/compulsão alimentar familiar, desavença familiar e de demandas paternas altas, pode ser fator de risco (Striegel-Moore et al., 2005).

Prevalência e demografia do transtorno da compulsão alimentar periódica

Pesquisa existente limitada ao *status* diagnóstico provisório.
Prevalência de 0,7 a 4% com base em amostras da comunidade.
Prevalência de 20 a 30% entre as pessoas que buscam tratamento para perda de peso.
Proporção de 3:2 de mulheres para homens.
Prevalente em diferentes etnias.

A dieta parece não desempenhar um papel etiológico no desenvolvimento do TCAP. A maioria das pessoas com esse transtorno relata o início da compulsão alimentar periódica antes do início da dieta, e apenas uma minoria relata depois da dieta – uma ordem de início que contrasta com a rota desta para a compulsão alimentar periódica na bulimia nervosa.

Pelo que consta, o TCAP é mais prevalente entre determinadas populações clínicas, incluindo pessoas com diabete do tipo 2.

Curso e prognóstico

Recuperação e recaída

No momento, as pesquisas longitudinais sobre o curso e o resultado do TCAP são limitadas, mas sugere que o diagnóstico é frágil. Os achados de um estudo prospectivo de mulheres de uma comunidade com essa doença sugeriram que em cinco anos de acompanhamento, menos de um quinto da amostra ainda apresentava sintomas do transtorno da alimentação clinicamente significativos (Fairburn et al., 2000). É notório que a taxa de obesidade paralela na amostra aumentou durante o período de acompanhamento (de 21 para 39%); por isso, a obesidade paralela pode ser um resultado de saúde importante a ser avaliado além do TCAP. Além disso, um estudo prospectivo de seis meses da comunidade deste demonstrou que nesses meses de acompanhamento metade dos pacientes que permaneceu no estudo ainda satisfazia os critérios para TCAP; entretanto, um terço da amostra inicial saiu do estudo, e por isso a validade externa foi limitada (Cachelin et al., 1999). Todos esses achados sugerem que esse transtorno pode não ser um diagnóstico seguro.

Pesquisa sobre pessoas com TCAP, que receberam tratamento, também demonstrou bons resultados na maioria dos casos e que a recaída é menos provável do que na anorexia e na bulimia nervosas.

Curso e resultado do transtorno da compulsão alimentar periódica
Dados relacionados ao curso e resultados (com base em pesquisa limitada) são inconsistentes. Alguns sugerem que o TCAP pode não ser um diagnóstico seguro.

Mudança do diagnóstico

A mudança do diagnóstico de TCAP para bulimia ou anorexia parece rara, com base na pesquisa prospectiva limitada existente na área (Cachelin et al., 1999; Fairburn et al., 1999, 2000).

CONCLUSÃO

Os transtornos da alimentação são condições que ameaçam a vida e que estão no primeiro plano da atenção pública desde as últimas décadas. A importante colaboração de pesquisadores clínicos de todas as disciplinas é necessária para maior compreensão do diagnóstico, da patogênese e do tratamento desses transtornos.

REFERÊNCIAS

American Psychiatric Association: Diagnostic and Statistical Manual of Mental Disorders, 4th Edition. Washington, DC, American Psychiatric Association, 1994

American Psychiatric Association: Diagnostic and Statistical Manual of Mental Disorders, 4th Edition, Text Revision. Washington, DC, American Psychiatric Association, 2000

Bailer UF, Kaye WH: A review of neuropeptide and neuroendocrine dysregulation in anorexia and bulimia nervosa. Curr Drug Targets CNS Neurol Disorcl 2:53-59, 2003

Bulik CM, Sullivan PF, Kendler KS: Genetic and environmental contributions to obesity and binge eating. Int J Eat Disord 33:293-298, 2003a

Bulik CM, Sullivan PF, Wade TD, et al: Twin studies of eating disorders: a review. Int J Eat Disord 27:1-20, 2003b

Bulik CM, Sullivan PF, Tozzi F, et al: Prevalence, heritability and prospective risk factors for anorexia nervosa. Arch Gen Psychiatry 63:305-312, 2006

Cachelin FM, Striegel-Moore RH, Elder KA, et al: Natural course of a community sample of women with binge eating disorder. Int J Eat Disord 25:45-54, 1999

Crago M, Shisslak CM, Estes LS: Eating disturbances among American minority groups: a review. Int J Eat Disord 19:239-248, 1996

Eddy KT, Keel PK, Dorer DJ, et al: A longitudinal comparison of anorexia nervosa subtypes. Int J Eat Disord 31:191-201, 2002

Fairburn CG, Bohn K: Eating disorder NOS (EDNOS): an example of the troublesome "not otherwise specified" (NOS) category in *DSM-IV.* Behav Res Ther 43:691-701, 2005

Fairburn CG, Welch SL, Doll HA, et al: Risk factors for bulimia nervosa: a community-based case-control study. Arch Gen Psychiatry 54:509-517, 1997

Fairburn CG, Cooper Z, Doll HA, et al: Risk factors for anorexia nervosa: three integrated case-control comparisons. Arch Gen Psychiatry 56:468-476, 1999

Fairburn CG, Cooper Z, Doll HA, et al: The natural course of bulimia nervosa and binge eating disorder in young women. Arch Gen Psychiatry 57:659-665, 2000

Frank GK, Bailer UF, Henry S, et al: Neuroimaging studies in eating disorders. CNS Spectr 9:539-548, 2004

Franko DL, Blais MA, Becker AE, et al: Pregnancy complications and neonatal outcomes in women with eating disorders. Am J Psychiatry 158:1461-1466, 2001

Franko DL, Keel PK, Dorer DJ, et al: What predicts suicide attempts in women with eating disorders? Psychol Med 34:843-853, 2004

Golden NH, Katzman DK, Kreipe RE, et al: Eating disorders in adolescents. Position paper of the Society for Adolescent Medicine. J Adolesc Health 33:496-503, 2003

Grice DE, Halmi KA, Fichter MM, et al: Evidence for a susceptibility gene for anorexia nervosa on chromosome 1. Am J Hum Genet 70:787-792, 2002

Grinspoon S, Thomas E, Pitrs S, et al: Prevalence and predictive factors for regional osteopenia in women with anorexia nervosa. Ann Intern Med 133:790-794, 2000

Herzog DB, Keller MB, Lavori PW: Outcome in anorexia nervosa and bulimia nervosa: a review of the literature. J Nerv Ment Dis 176:131-143, 1988

Herzog DB, Dorer DJ, Keel PK, et al: Recovery and relapse in anorexia and bulimia nervosa: a 7.5 year follow-up study. J Am Acad Child Adolesc Psychiatry 38:829-837, 1999

Hoek HW: Distribution of eating disorders, in Eating Disorders and Obesity: A Comprehensive Handbook. Edited by Fairburn CG, Brownell KD. New York, Guilford, 2002, pp 233-237

Hsu LK, Lee S: Is weight phobia always necessary for a diagnosis of anorexia nervosa? Am J Psychiatry 150:1466-1471, 1993

Hudson JI, Hiripi E, Pope HG Jr, et al: The prevalence and correlates of eating disorders in the National Comorbidity Survey Replication. Biol Psychiatry 61:348-358, 2007

Keel PK, Klump KL: Are eating disorders culture-bound syndromes? Implications for conceptualizing their etiology. Psychol Bull 129:747-769, 2003

Keel PK, Mitchell JE: Outcome in bulimia nervosa. Am J Psychiatry 154:313-321, 1997

Keel PK, Dorer DJ, Eddy KT, et al: Predictors of mortality in eating disorders. Arch Gen Psychiatry 60: 179-183, 2003

Keel PK, Heatherton TF, Dorer DJ, et al: Point prevalence of bulimia nervosa in 1982, 1992, and 2002. Psychol Med 3:119-127, 2006

Lasater LM, Mehler PS: Medical complications of bulimia nervosa. Eat Behav 2:279-292, 2001

Marcus MD, Wing RR, Ewing L, et al: Psychiatric disorders among obese binge eaters. Int J Eat Disord 9:69-77, 1996

Minuchin S, Rosman BL, Baker L: Psychosomatic Families: Anorexia Nervosa in Context. Cambridge, MA, Harvard University Press, 1978

Misra Miller KK, Almazan C, et al: Hormonal and body composition predictors of soluble leptin receptor, leptin, and free leptin index in adolescent girls with anorexia nervosa and controls and relation to insulin sensitivity. J Clin Endocrinol Metab 89:3486-3495, 2004

Nielsen S, Moller-Madsen S, Isager T, et al: Standardized mortality in eating disorders a quantitative summary of previously published and new evidence. J Psychosom Res 44:413-434,1998

Polivy J, Herman CP: Etiology of binge eating: psychological mechanisms, in Binge Eating. Edited by Fairburn CG, Wilson GT. New York, Guilford, 1993, pp 173-205

Russell G: Bulimia nervosa: an ominous variant of anorexia nervosa. Psychol Med 9:429-448, 1979

Spitzer RL, Devlin MJ, Walsh BT, et al: Binge eating disorder: a multisite field trial of the diagnostic criteria. Int J Eat Disord 11:191-203, 1992

Spitzer RL, Yanovski SZ, Wadden T, et al: Binge eating disorder: its further validation in a multisite study. IntJ Eat Disord 13:137-153, 1993

Steinhausen HC: The outcome of anorexia nervosa in the 20th century. Am J Psychiatry 159: 1284-1293,2002

Stice E: Risk and maintenance factors for eating pathology: a meta-analytic review. Psychol Bull 128:825-848, 2002

Striegel-Moore RH, Franko DL: Epidemiology ofbinge eating disorder. Int J Eat Disord 34(suppl):Sl9-S29,2003

Striegel-Moore RH, Dohm FA, Kraemer HC, et al: Eating disorders in white and black women. Am J Psychiatry 160:1326-1331, 2003

Striegel-Moore RH, Fairburn CG, Wilfley DE, et al: Toward an understanding of risk factors for binge-eating disorder in black and white women: a communiry-based case-control study. Psychol Med 35:907-917, 2005

Strober M: Managing the chronic, treatment-resistant patient with anorexia nervosa. Int J Eat Disord 36:245-255, 2004

Strober M, Bulik CM: Genetic epidemiology of eating disorders, in Eating Disorders and Obesity: A Comprehensive Handbook. Edited by Fairburn CG, Brownell KD. New York, Guilford, 2002, pp 238-242

Strober M, Freeman R, Morrell W: The long-term course of severe anorexia nervosa in adolescents: survival analysis of recovery, relapse, and outcome predictors over 10-15 years in a prospective study. Int J Eat Disord 22:339-360, 1997

Strober M, Freeman R, Lampert C, et al: Controlled family study of anorexia nervosa and bulimia nervosa: evidence of shared liability and transmission of parcial phenotypes. Am J Psychiatty 157:393-401, 2000

Sullivan PF: Mortality in anorexia nervosa. Am J Psychiatry 152:1073-1074, 1995

Tanofsky MB, Wilfley DE, Spurrell EB, et al: Comparison of men and women with binge eating disorder. Int J Eat Disord 21:49-54, 1997

Tozzi F, Thornton LM, Klump KL, et al: Symptom fluctuation in eating disorders: correlates of diagnostic crossover. Am J Psychiatry 162:732-740, 2005

Westen D, Harnden-Fischer J: Personality profiles in eating disorders: rethinking the distinction between Axis I and Axis II. Am J Psychiatry 158:547-562, 2001

Wilfley DE, Schwartz MB, Spurrell EB, et al: Using the Eating Disorder Examination to identify the specific psychopathology of binge eating disorder. Int J Eat Disord 27:259-269, 2000

Wolfe BE: Reproductive health in women with eating disorders. J Obstet Gynecol Neonatal Nurs 34:255-263, 2005

2

Avaliação e determinação das abordagens iniciais para o tratamento de pacientes com transtornos da alimentação

Joel Yager, M.D.

Este capítulo revisa a avaliação inicial e os processos de tomada de decisão em relação ao plano de tratamento para os pacientes com transtornos da alimentação. Os critérios diagnósticos para estes, descritos no Capítulo 1 ("Diagnóstico, epidemiologia e curso clínico dos transtornos da alimentação") deste livro, até o momento, são familiares para o clínico geral. Entretanto, a avaliação abrangente do paciente vai além da simples constatação da presença dos critérios diagnósticos de acordo com a última edição do *Manual diagnóstico e estatístico de transtornos mentais* (DSM). Além disso, muitos daqueles que não satisfazem os critérios específicos constantes no DSM para anorexia ou bulimia, cujas condições recaem em uma categoria ampla de transtorno da alimentação sem outra especificação (TASOE), ainda sofrem um grau considerável de deficiência e, em geral, apresentam um resultado bem similar àquele dos pacientes que se enquadram nessas entidades especificamente definidas (Garfinkel et al., 1996; Woodside et al., 2001).

AVALIAÇÃO DO PACIENTE

Primeiro, deve ser esclarecido que para pacientes mais jovens, que ainda vivem na casa dos pais, e para muitos outros que ainda estão bastante envolvidos com seus familiares, a avaliação médica abrangente requer a participação dos membros da família e, às vezes, de outros familiares indiretos (Lock, 2002). Segundo, é comum que ela seja um esforço de equipe, envolvendo psiquiatra, pediatra, hebiatra, médico de família, clínico geral ou um profissional em saúde de cuidados primários, em geral, um nutricionista; e, às vezes, outros profissionais da área da saúde treinados em psicologia, assistência social e/ou enfermagem, dependendo das circunstâncias, da disponibilidade profissional e do conjunto de habilidades característico. Terceiro, a avaliação médica abrangente dos pacientes com transtornos da alimentação, em regra, requer um período de tempo superior a uma hora, em particular se for uma criança ou um adolescente cuja família também esteja incluída no processo de avaliação. De modo geral, o quadro clínico é complexo, com várias condições médicas e psiquiátricas comórbidas, estados motivacionais ambivalentes e envolvimento de situações familiares e sociais. Concluir o histórico e todos os fenômenos característicos associados requer não apenas várias entrevistas como também certo tempo e confiança, antes que todas as características importantes surjam e possam ser analisadas e inseridas no contexto.

Quando um paciente com um transtorno da alimentação é encaminhado por outros profissionais em saúde, o psiquiatra deve obter o máximo de informações sobre ele e suas circunstâncias antes da primeira entrevista clínica.

Quando psiquiatras forem os primeiros profissionais a examinar o paciente, devem verificar o quanto estão qualificados e preparados para fazer uma avaliação abrangente e assumir o trabalho e certificar-se de encaminhar o paciente e seus familiares a outros profissionais que possam complementar esta abordagem que é multidisciplinar.

Sempre que possível e quando as consultas são marcadas com antecedência, os profissionais responsáveis solicitam aos pacientes e a seus familiares que previamente preencham questionários de avaliação e os tragam na primeira entrevista clínica. Muitos médicos consideram esse tipo de questionário e o histórico ferramentas úteis de avaliação (p. ex., o Questionário para transtornos da alimentação [atualmente EDQ 9.0 de James Mitchell, M.D., e colaboradores]). (O EDQ 9.0 consta deste capítulo como apêndice). Em geral, os pacientes que preenchem essa ferramenta têm a sensação positiva de que, independentemente de outros aspectos do histórico psiquiátrico e da sintomatologia a serem considerados, o médico está objetivando as questões do transtorno da alimentação, que são bastante específicas e relevantes, com uma propriedade que os médicos de saúde mental despreparados jamais terão para avaliar com profundidade. Os psiquiatras e seus colaboradores devem avaliar com cuidado a história recente do paciente – a "história do episódio atual" – junto com quatro aspectos importantes que precisam constar no plano de tratamento: estado físico e nutricional; comportamentos alimentares e transtorno da alimentação – comportamentos relacionados; crenças interiores e atitudes associadas ao transtorno da alimentação; e sintomatologia psiquiátrica comórbida. Assim como em toda preparação de bons históricos, os sinais e os sintomas específicos devem ser dispostos em termos de tempo (acesso inicial e curso) e verificados para o seguinte:

- Intensidade e duração dos sinais e sintomas, com avaliações quantitativas sempre que possível
- Sequência, agrupamento ou cascata de sinais e sintomas
- Correlação da apresentação inicial e do curso com a presença de fatores precipitantes, estressores externos ou eventos desencadeantes
- Quando e de que forma esses sintomas produziram dificuldades subjetivas e dificuldades com pessoas significativas
- Esforços de compensação e de autocorreção, caso haja algum
- Resultados
- Circunstâncias específicas que motivaram a primeira consulta clínica do paciente

Para pacientes com esses transtornos, essas questões iniciais, em regra, começam com discussões sobre o desenvolvimento primário: temperamento; sinais e sintomas de ansiedade ou instabilidade de humor na infância; perfeccionismo; traços obsessivos e/ou compulsivos; atitudes incomuns, ideias superestimadas e padrões comportamentais em relação à alimentação e aos exercícios; e preocupações com a aparência. Aspectos específicos de perfeccionismo associados à vulnerabilidade para transtornos da alimentação incluem presença de comportamentos ritualizados e de asseio em proporções incomuns, determinados por regras (Anderluh et al., 2003). Eventos a princípio observados, às vezes, reconhecidos pelos pacientes e seus familiares apenas em retrospectiva, podem incluir mudanças aparentemente inócuas, como tornar-se vegetariano ou mais restritivo em relação aos padrões de alimentação do que a família e os colegas; passar muito tempo enfeitando-se e mirando-se no espelho; e desenvolver o que poderá, às vezes, ser um intenso desejo cultivado de fazer dieta e de perder peso. Uma série de eventos ao longo da vida, normativos ou não, esperados ou indesejados e inesperados, estresse fisiológico e pressão dos colegas estão associados ao início dos transtornos da alimentação, com pouquíssimas especificidades demonstradas. Entretanto, quanto mais elevado o número e a intensidade dos estressores, maior a probabilidade de ocorrer algum tipo de colapso pessoal. Dependendo da vulnerabilidade temperamental individual, o momento, a intensidade e a cronicidade dos vários fatores da vida, como pressões intra e extrafamiliares, conflitos, pretextos, negligência, abuso, provocações, perdas, desapontamentos, pressão dos colegas e assim por diante, ocasionam graus distintos de angústia, de respostas de enfrentamento adaptativas e/ou mal-adaptativas, e, finalmente, expressões cognitivo-emocionais e comportamentais de enfrentamento adaptadas de forma inadequada e psicopatológica.

Cuidar da segurança do paciente deve ser o primeiro fato a ser considerado, dando-se atenção especial a ideação, planos e intenções de tentativas suicidas, bem como a comportamentos de autodestruição impulsivos e compulsivos. A avaliação para suicídio é de especial importância nos pacientes com transtornos de uso abusivo de álcool e/ou substâncias comórbidas. Além disso, mesmo entre aqueles que não são suicidas em potencial, a percepção de que esse transtorno está vinculado à vida pode ser menor do que nos pacientes sem transtornos da alimentação (Bachar et al., 2002).

Estado físico

É importante determinar com que idade o paciente começou a se afastar da curva de crescimento anterior – quando, por que e sob que circunstâncias ele deixou de ganhar o peso apropriado? A utilização de um quadro de crescimento de valores-padrão para as populações pediátricas pode possibilitar a identificação dos pacientes que não ganham peso daqueles que apresentam retardo no crescimento (Golden, 2003a); esses quadros estão disponíveis nos Centros de Controle e Prevenção de Doenças.

Além da obtenção do histórico minucioso, um membro da equipe de tratamento deve medir o peso e a altura e, durante o curso do tratamento, deve continuar a medir o peso de forma constante, sob condições similares – por exemplo, na mesma hora do dia, após evacuação e com o paciente usando roupas similares. Além disso, a determinação do peso e da altura e o cálculo do índice de massa corpórea (IMC) têm recebido mais atenção tanto nas pesquisas quanto na prática clínica. O IMC é calculado com a fórmula peso em quilogramas dividido pela altura ao quadrado, em metros, e é especialmente útil para os adultos. Adultos com um IMC <18,5 são considerados abaixo do peso. Nas crianças e adolescentes, emprega-se o IMC ajustado à idade. Crianças e adolescentes com IMC abaixo do quinto percentil da idade são considerados abaixo do peso. É importante lembrar que o IMC é um cálculo baseado apenas na altura e peso e não fornece nenhuma outra medida da composição corpórea, exceto nos casos extremos que, em geral, ele não é útil para a estimativa do estado nutricional da pessoa. Massa muscular anormal, estado da estrutura corporal, constipação, fluidos corporais e outros fatores influenciam a relevância do IMC (Chanoine et al., 2002; Lear et al., 2003). Além disso, há debates relevantes na comunidade científica sobre as faixas apropriadas do IMC para os vários grupos étnicos. Entre as mulheres caucasianas, por exemplo, a faixa do IMC saudável pode ser mais alta do que em alguns grupos de asiáticas (ver Yates et al., 2004).

Para pacientes que não querem saber seu peso, adotar essa imposição pode ser aceitável no início, mas assim que possível eles devem saber o seu peso verdadeiro, objetivando verificações reais, e dessa forma as discussões iniciais poderão incluir orientações sobre seus respectivos pesos ideais. O momento da avaliação inicial do peso é ideal para perguntar sobre a altura máxima que o paciente teve, seu menor peso (com a altura atual), a trajetória do seu peso ao longo dos últimos anos, seu peso desejado (tanto da perspectiva "emocional" quanto da perspectiva da "lógica e saúde"), e o peso que ele gostaria de estabelecer para ter boa saúde.

O médico deve perguntar sobre o início e o padrão da menstruação. Se elas cessaram, quando isso aconteceu, e qual o peso e o padrão alimentar da paciente na época da parada da menstruação. Se ela usa comprimidos anticoncepcionais ou outros agentes que possam distorcer a avaliação da menstruação normal.

Descobrir sinais e sintomas físicos associados requer a avaliação das suas inúmeras formas de manifestação, com especial atenção às características sistêmicas da saúde insatisfatória, como fraqueza, fadiga, aumento da intolerância ao frio e outras queixas não especificadas. Em relação a todos esses aspectos, em regra, os familiares são observadores mais perspicazes do que o próprio paciente a respeito do declínio do curso do estado anterior de bem-estar. É muito comum o relato de poucos sintomas nos consultórios médicos e também pode haver poucos sinais físicos óbvios. Entretanto, as anormalidades ocultas (p. ex., dos ossos, coração e cérebro) podem ser significativas mesmo na ausência de sintomas, de sinais e de anormalidades nos resultados dos testes laboratoriais de rotina.

A Tabela 2.1 relaciona testes laboratoriais iniciais relevantes que o médico clínico ou psiquiatra devem obter e monitorar. De modo geral, a ação clínica mais importante é a observação das características mais simples e mais básicas, como alterações nos sinais vitais, na taxa e ritmo cardíacos, no pulso ortostático e na pressão sanguínea, na aparência física geral (incluindo evidência de subnutrição e desidratação), aparência e edema da pele, sinais óbvios de dentição precária e sinais físicos de comportamentos de autodestruição. Essas características são de fácil observação e avaliação e são as mais relatadas. Os médicos devem estar atentos para alterações no peso, na pressão sanguínea, no pulso, em outros parâmetros cardiovasculares e nos comportamentos que podem provocar declínio físico e colapso. Devem agir com rapidez nesses casos para evitar situações clínicas adversas e cronicidade. Também deve ocorrer encaminhamento a um exame odontológico, quando indicado pelo histórico.

Os achados das anormalidades observadas nos testes laboratoriais padrão são importantes não apenas para a avaliação médica e para o plano de tratamento, mas também como motivadores para os pacientes ambivalentes. Em especial, os achados de anormalidades cardíacas limítrofes (reveladas no eletrocardiograma ou ecocardiograma [Ramacciotti et al., 2003]) e de deficiências na densidade óssea (indicativas de osteopenia ou de osteoporose, avaliadas pela densitometria óssea) (Golden, 2003b) podem servir a vários diagnósticos clínicos.

Comportamentos do transtorno da alimentação

A avaliação dos comportamentos do transtorno da alimentação deve incluir o seguinte:

- Restrição, evitação e alterações nos padrões de alimentação (qualidade e quantidade)
- Padrões de exercícios
- Comportamentos compensatórios, como episódios de compulsão alimentar periódica
- Purgação por autoindução de vômitos, por uso de laxantes, enema ou uso de diuréticos

- Padrões de mastigar e cuspir os alimentos sem engolir
- Uso de remédios prescritos, sem receitas, complementares-
-alternativos
- Uso de remédios para emagrecer ilícitos ou drogas ilícitas

Outros comportamentos, em especial de natureza compulsiva ou impulsiva, que parecem ter aumentado ao longo do curso do transtorno da alimentação devem ser definidos. Fazer uma refeição junto com o paciente ou observar uma refeição (às vezes com seus familiares também) pode fornecer informações úteis, permitindo ao médico observar as dificuldades que ele apresenta para comer determinados alimentos, ansiedades que surgem no curso de uma refeição e rituais em relação aos alimentos que se sente compelido a executar (p. ex., cortar, separar ou misturar).

Em relação aos padrões de alimentação, uma descrição bastante específica e registros do que o paciente comeu no dia, nos últimos dias e há algumas semanas é essencial e pode ser esclarecedora. Obter um relatório detalhado de um dia ou usar um calendário como base ajuda a obter informações específicas, em particular em relação à ingestão observada. Por exemplo, se um paciente com padrões de alimentação altamente restritivos decidiu tornar-se um "vegetariano radical" ou deixou de comer proteína nas últimas semanas, as deficiências nutricionais ocorrem de forma rápida, incluindo deterioração dos músculos e do cérebro. O desenvolvimento de padrões altamente restritivos e de autoprivação da alimentação, em regra, é acompanhado por acentuadas alterações no comportamento social. De modo geral, evitar as refeições em família ou com os amigos é motivo de preocupações, à medida que se observa um isolamento social maior.

O exercício além do nível saudável pode começar de forma gradual e progredir até horas por dia de atividades físicas compulsivas. Em alguns estudos, a compulsão por exercícios parece ser o primeiro sintoma a surgir e, de forma genérica, o último a desaparecer após a recuperação do paciente (Kron et al., 1978). Essa compulsão pode estar associada ao andar contínuo e à inquietação, até mesmo a uma incapacidade de permanecer sentado. Às vezes, os donos de cães caminham com seus animais até que estes demonstrem fraqueza.

Quase sempre, para a maioria dos pacientes, os episódios de compulsão alimentar periódica são fáceis de ser quantificados em termos de frequência, intensidade, duração, disparadores, situações e consequências. No caso da presença de episódios de compulsão alimentar

Tabela 2.1
Testes laboratoriais sugeridos para os pacientes com transtornos da alimentação

Testes	Indicação

Análises básicas
Estudo químico do sangue
  Eletrólitos séricos
  Nitrogênio ureico no sangue
  Creatinina sérica (interpretações devem incorporar avaliações do peso)
  Hormônio estimulante da tireoide (TSH), se indicado T_4, T_3 livres
Contagem completa de células sanguíneas, incluindo taxa diferencial e de sedimentação eritrocitária
Aspartato aminotransferase, alanina aminotransferase, fosfatase alcalina
Urinálise
	Para todos os pacientes com transtornos da alimentação

Análises adicionais
Componente C3[a] do sistema complemento
Estudo químico do sangue
  Cálcio sérico
  Magnésio sérico
  Fósforo sérico
  Ferritina sérica
Eletrocardiograma
Urina de 24h para depuração da creatinina[b]
	Para pacientes subnutridos e gravemente sintomáticos. O magnésio sérico deverá ser obtido antes do início da administração de determinados medicamentos, se o QTc for prolongado. *Nota*: Durante a realimentação no hospital, o potássio, magnésio e fósforo séricos devem ser testados durante cinco dias e depois, por pelo menos, três vezes na semana por três semanas.

Avaliações para osteopenia e osteoporose Densitometria óssea Estradiol sérico em mulheres Testosterona sérica em homens	Para pacientes com amenorreia de duração superior a seis meses

(*continua*)

Tabela 2.1
Testes laboratoriais sugeridos para os pacientes com transtornos da alimentação (*continuação*)

Testes	Indicação
Avaliações não rotineiras	
Triagem para substâncias	Para pacientes com suspeita de uso abusivo de substâncias, em especial aqueles com anorexia nervosa, tipo compulsão alimentar periódica/purgativo, ou bulimia nervosa
Amilase sérica (fracionamento de isoenzima da glândula salivar, se disponível, para descartar envolvimento do pâncreas)	
Hormônio luteinizante, hormônio folículo-estimulante; gonadotropina coriônica humana-beta (bHCG) e prolactina	Para pacientes no peso normal e com amenorreia persistente
Imagens de ressonância magnética cerebral (IRM) e tomografia computadorizada (TC)	Para pacientes com déficits cognitivos significativos, com outros sinais neurológicos leves, de curso contínuo, ou outras características atípicas
Sangue oculto nas fezes pelo método guaiac	Para pacientes com suspeita de sangramento gastrintestinal
Fezes e urina para presença de bisacodil, emodina, aloe-emodina, ruibarbo	Para pacientes com suspeita de uso abusivo de laxantes

Nota. T_3 = tri-iodotironina; T_4 = tiroxina
[a] Alguns especialistas recomendam o uso rotineiro do componente C3 do sistema complementar como um indicador sensível que pode revelar deficiências nutricionais mesmo quando os resultados de outros testes laboratoriais são aparentemente normais (Nova et al., 2004; Wyatt et al., 1982).
[b] Boag e colaboradores, 1985. *Nota*: a depuração da creatinina deve ser calculada usando-se equações que envolvam superfície corporal com base nas avaliações do peso e da altura.
Fonte: Adaptada, com permissão, do "Practice Guideline for the Treatment of Patients With Eating Disorders, Third Edition". American Psychiatric Association. *American Journal of Psychiatry* 163 (7-suppl):4-54, 2006. Copyright 2006, American Psychiatric Association.

periódica, quando ele começou? Antes disso, o paciente foi gordo ou obeso? Ela parece ser uma nova compulsão sem sobrepeso evidente, nas situações de frustração, ou nos períodos pré-menstruais, ou associada ao início do uso de pílulas anticoncepcionais? Assim como os episódios de compulsão alimentar periódica, os comportamentos de purgação, em geral, são relativamente fáceis de serem caracterizados e quantificados. Se houver purgação, quais são as circunstâncias? Em alguns pacientes com anorexia nervosa, a purgação ocorre na ausência de compulsão alimentar periódica, como um ritual de purificação ou de esvaziamento do trato gastrintestinal de qualquer conteúdo, ou depois da ingestão de pequeníssimas porções de alimentos proibidos. A purgação requer que o paciente autoinduza o vômito, ou ele é capaz de "purgar automaticamente" com uma relativa facilidade de induzir eructações? Ele consome grandes porções de líquidos e induz repetidos episódios de vômitos para assegurar-se do esvaziamento?

Perguntar a eles sobre outras formas de comportamentos compensatórios para controlar o peso e humor, além daqueles mencionados anteriormente, e sobre o uso de várias substâncias pode revelar outras adaptações comportamentais, como mastigar e cuspir grandes porções de alimentos, o que o faz experimentar o gosto dos alimentos enquanto reduz a ingestão calórica.

A avaliação dos comportamentos do transtorno da alimentação é mais bem realizada se em conjunto com a avaliação dos desencadeadores iniciais (p. ex., é bem provável que circunstâncias ambientais e sociais revelem autossentimentos negativos ou episódios de compulsão alimentar periódica) e das consequências ou dos resultados desses comportamentos.

Crenças centrais e atitudes associadas aos transtornos da alimentação

A estruturação cognitiva dos transtornos da alimentação, apoiado nas estruturas emocionais cognitivas firmemente determinadas, é essencial para a compreensão atual dos transtornos da alimentação e do tratamento. Pela perspectiva cognitiva, essas ideias precisam ser caracterizadas por quando e como surgiram e em termos de fontes internas, familiares, amigos e mídia, de difusão, de intensidade emocional e de grau de sujeição inevitável com que elas são mantidas. Até que ponto a pessoa pode retroceder e examinar essas ideias de forma objetiva e considerar que podem ser falsas ou não confiáveis? Qual o poder que elas têm sobre o indivíduo? Também é de auxílio avaliar os fatores contínuos de reforço que sustentam ou desafiam essas convicções. Os transtornos cognitivos são a base para vários métodos psicoterapêuticos, incluindo a terapia cognitivo-comportamental, a entrevista motivacional e a terapia psicodinâmica. Ao avaliar a cognição, os médicos devem avaliar não apenas as cognições em si, mas também as metacognições (o que o paciente pensa sobre suas crenças), como e por que elas surgiram, qual a sua origem, seu grau de credibilidade, até onde se adaptam e se encaixam nas crenças primárias mais abrangentes e mais profundas, nos valores pessoais e sociais, na espiritualidade e na religião, e nas atitudes existenciais. Um percentual relativamente elevado de pacientes com transtorno da alimentação lembra-se de eventos inócuos específicos, em regra, pequenos, que por outro lado serviram de "gatilhos" de uma avalanche de pensamentos e de comportamentos relacionados ao transtorno da alimentação. Em geral, esses eventos foram comentários bem-intencionados de familiares, professores e/ou amigos em relação à aparência, para os quais ele reagiu com sentimentos de vergonha, humilhação e com a determinação de fazer dieta. Exemplos de comentários inocentes são: "De fato, você não quer esse sorvete – acabará gorda como eu e sua mãe"; "Na verdade, essa camiseta ficaria melhor se você perdesse um pouco do abdome"; e "Acho que você nadaria melhor se perdesse alguns quilos".

As crenças centrais desses transtornos focam a imagem corporal, o peso e o *self*. A avaliação do *self* é comparável a como alguém percebe seu sucesso ou insucesso na conquista de objetivos impossíveis de serem conseguidos, perfeccionistas, relacionados à imagem e ao peso corporal. Em geral, esses objetivos estão baseados em ideais superestimados em relação a pureza, perfeição ou atração e nas suposições incorretas sobre a fisiologia e a saúde (p. ex., "Você nunca poderá ficar muito magro"; "Qualquer gordurinha a mais é ruim"; "É péssimo ficar com o estômago e os intestinos vazios"). A falta de sucesso em alcançar os padrões perfeccionistas autoimpostos, em geral, resulta em avaliações autodepreciativas (p. ex., "Estou muito gorda"; "Estou feia"; "Se eu ficar muito pesada, ficarei desprezível, nada atraente, um desastre"; "Se eu comer um pouquinho ganharei meio quilo"; "Qualquer coisa que coma logo vira uma gordura que todo mundo nota"; "Se eu segurar a pele e entre os dedos houver qualquer quantidade de tecido, é evidente que estou muito gorda").

Embora o conteúdo dessas convicções possa ser compreendido em termos de cultura, atitudes familiares e pressão dos colegas, suas características estruturais são mais reconhecidas como formas de manter com rigidez as convicções centrais e os processos do pensamento inflexíveis, que variam desde ideias de supervalorização e fervor religioso até ilusões evidentes. A força desses padrões de pensamentos inabaláveis e ajustados de forma inadequada pode ter raízes temperamentais e reforçadas pelas circunstâncias biológicas individuais, algumas delas exacerbadas pelos efeitos fisiológicos da desnutrição, semi-inanição e exercícios excessivos, em um ciclo de *feedback* positivo vicioso.

Para alguns pacientes, essas ideias de supervalorização e os comportamentos compulsivos resultantes, referentes à alimentação e aos exercícios, apresentam uma qualidade de natureza diferente, egodistônica – eles se sentem obrigados por algo externo, como se uma força dominadora arrebatasse suas mentes e corpos. Eles mantêm a capacidade de refletir sobre o que está acontecendo e podem manter objetividade suficiente para perceber que devem lutar contra essas tendências destrutivas. São capazes de saber que existe algo de errado com sua avaliação e convicções sobre seu próprio peso e imagem corporal.

Em contrapartida, alguns sentem desde o início – ou podem vir a sentir por meio da autodecepção e das várias tentativas de alinhamento interno da atitude e do comportamento impelidos pela dissonância cognitiva – que eles próprios preservam esses valores e desejam se comportar dessa forma. Esses pacientes têm autoimagens distorcidas em relação ao seu peso e forma, mas acreditam totalmente que suas percepções e avaliações são precisas. Identificam-se de maneira intensa com suas crenças e comportamentos – e, na verdade, retiram seu senso interior do *self* e da identidade dessas crenças e comportamentos, mesmo que essas formas perversas de alimentação, exercícios e purgação os prejudiquem de forma inevitável ou mesmo os levem ao óbito. Essas pessoas carecem da capacidade de refletir e relutam contra os esforços empregados na tentativa de mudança dos próprios pensamentos sobre eles e sobre seus comportamentos.

Essas diferenças têm implicações clínicas importantes. Esses pacientes, identificados de maneira intensa com seus transtornos, cujos "*selves*" estão enraizados nessas atitudes e comportamentos, que repelem as sugestões de que eles têm problemas ou de que deveriam mudar, constituem os chamados pacientes típicos. Suas crenças assumem uma qualidade quase ilusória. A partir da perspectiva da análise motivacional, na maioria dos casos eles parecem estar no estágio "pré-contemplativo" ou em "rejeição". É bastante improvável que essas pessoas procurem tratamento por conta própria ou que se comprometam a realizar um tratamento com facilidade e o mais provável é que necessitem de reforços externos e de intervenções estruturadas, às vezes, para salvar suas vidas. Essas pessoas que podem conceber o fato de que têm um problema – que suas atitudes e comportamentos podem ser problemáticos e indicativos de psicopatologia – são os chamados pacientes atípicos (Strober et al., 1999). A partir de uma perspectiva de análise motivacional, em geral, eles estão no estágio "contemplativo" e mais bem-preparados para tomar atitudes pessoais de combate aos seus transtornos da alimentação. Estão mais propensos a procurar e permanecer no tratamento, de perceber e refletir sobre suas cognições irracionais e distorcidas e sobre seus desejos compulsivos com maior objetividade. O prognóstico tende a ser um pouco melhor para esses pacientes do que para os "típicos".

Comorbidade de condições psiquiátricas e clínicas

A comorbidade de condições psiquiátricas e clínicas mais comuns estão detalhadas no Capítulo 3 ("Comorbidade dos transtornos da alimentação e psiquiátricos: prevalência e modificações no tratamento") e no Capítulo 13 ("Transtornos da alimentação em populações especiais: comorbidades médicas e condições difíceis ou raras") deste livro, por isso não serão abordadas aqui com profundidade. É o bastante dizer que a presença de condições psiquiátricas comórbidas de Eixo I e de Eixo II é mais a regra do que a exceção para os indivíduos com esses transtornos e que as decisões de tratamento inicial, na maioria das vezes, derivam da presença, da natureza, da intensidade e da gravidade dessas comorbidades, além dos próprios transtornos da alimentação. As condições de Eixo I que mais sobressaem são os transtornos do humor (em especial os de depressão maior, os distímicos e os bipolares I e II), o transtorno de ansiedade generalizada, o transtorno de pânico, o transtorno obsessivo-compulsivo, o transtorno de estresse pós-traumático e os transtornos relacionados ao consumo de álcool e de drogas. Os transtornos de Eixo II incluem, na maioria das vezes, os transtornos da personalidade do Grupo C (evitação e obsessividade) e do Grupo B (narcisismo, histriônico e *borderline*) (Halmi et al., 1991). As condições clínicas mais evidentes são observadas apenas no início da semi-inanição e subnutrição graves e crônicas (Herzog et al., 1997; Mehler e Krantz, 2003). A avaliação deve incluir perguntas sobre sinais e sintomas das condições concomitantes (p. ex., quando começaram, sua associação temporal com o início e o curso dos transtornos da alimentação) e sobre o histórico do tratamento delas, incluindo medicamentos que possam ter auxiliado ou exacerbado o curso do transtorno.

AVALIAÇÃO DA FAMÍLIA

É necessário que a família seja avaliada sob todos os aspectos, como a história familiar do transtorno da alimentação e de outros transtornos psiquiátricos (p. ex., informações sobre a vulnerabilidade genética e a transmissão familiar que possam ser usadas para direcionar o tratamento); um histórico familiar do desenvolvimento e da dinâmica para revelar os padrões dos pais e a ambiência familiar; e uma avaliação dos atuais recursos da família, intenções, estilos de interação, responsabilidades e comprometimentos que possam habilitar o médico a determinar se a família pode ser encaminhada ao serviço de tratamento, ou se o tratamento ou o retorno ao ambiente familiar será mais difícil.

O médico deve inicialmente investigar evidências de história familiar para transtornos da alimentação e outros transtornos psiquiátricos (p. ex., alcoolismo, transtornos do uso abusivo de substâncias e obesidade), em parentes de primeiro grau e os descendentes, e também tentar encontrar parentes não biológicos que possam ter sido modelos de padrão de comportamento.

A avaliação do histórico dinâmico familiar envolve avaliação dos padrões dos pais, incluindo evidência de negligência; abuso psicológico-emocional, físico ou sexual; estilos de comunicação familiar; padrões estruturais familiares; influências intergerações; fatores-base auxiliadores e nocivos das influências dos descendentes afastados da família central; e atitudes dos familiares em relação a alimentação, exercícios e aparência. Nessa avaliação, é essencial não articular teorias que impliquem em culpa ou que permitam aos familiares responsabilizarem uns aos outros. Não há evidências que provem que eles *causem* transtornos da alimentação. Além disso, familiares culpados prejudicam seu bem-estar psicológico e, em geral, prejudicam seus desejos, sua boa vontade e a capacidade de ajudar os pacientes e de participar ativa e construtivamente no tratamento e recuperação destes.

Por fim, é importante identificar os estressores familiares, cuja melhora pode facilitar a recuperação (Lock, 2002), e as interações especiais com o paciente em relação aos assuntos do transtorno da alimentação. É importante avaliar o quanto a atitude dos familiares em relação ao paciente é leal, devotada e encorajadora; de culpa, ressentimentos e críticas; ou de indicação clara de desistência por esgotamento. Essas informações ajudam o médico a determinar até que ponto o plano de tratamento inicial e o de longo prazo poderão contar com o envolvimento e a participação dos familiares para a verdadeira ajuda ao paciente, no que se refere a lidar com a alimentação e outros comportamentos, bem como a propiciar um ambiente seguro para a recuperação e para o apoio adicional prático e emocional (Yager, 1982).

Na avaliação de pacientes jovens, é importante envolver não apenas os pais, mas também, sempre que indicado, profissionais da escola, técnicos esportivos e outras pessoas que trabalham de forma rotineira com a criança ou o adolescente.

ESCOLHA DAS ABORDAGENS E DO LOCAL INICIAIS DE TRATAMENTO

Abordagem inicial para a conduta psiquiátrica

A conduta psiquiátrica inicial inclui uma faixa abrangente de ações que o psiquiatra executa ou assegura a todos os pacientes com transtornos da alimentação em combinação com outras modalidades específicas de tratamento. Essa conduta inicia com o estabelecimento de uma aliança terapêutica, que é aperfeiçoada pelos comentários e comportamentos enfáticos, considerações positivas, segurança e apoio (McIntosh et al., 2005). É de grande ajuda fornecer material educativo, incluindo livros de autoajuda, informações da comunidade e recursos de Internet (Myers et al., 2004), além de aconselhamentos diretos ao paciente e familiares, quando estes estiverem envolvidos. Os recursos selecionados para eles são apresentados na Tabela 2.2.

Dependendo das variações nas qualificações profissionais, treinamento e nível de conforto das pessoas, da disponibilidade de outros profissionais em saúde com experiência e qualificações para o tratamento de indivíduos com transtornos da alimentação e da estrutura de programas locais, o psiquiatra pode assumir um papel de liderança, participando de uma equipe informal ou de um programa estruturado, ou colaborando com o orientador da equipe por intermédio de outros profissionais em saúde, incluindo outros médicos ou psicólogos. Em geral, profissionais de várias áreas colaboram no cuidado do paciente, por exemplo, os nutricionistas com especialização em transtornos da alimentação, em regra, prestam aconselhamento nutricional; terapeutas fazem psicoterapia familiar, individual ou de grupo, incluindo terapia

Tabela 2.2
Livros de autoajuda e recursos de Internet sobre os transtornos da alimentação

Livros de exercícios orientados para a terapia cognitivo-comportamental

Agras WS, Apple RF: *Overcoming Eating Disorders: A Cognitive-Behavioral Treatment for Bulimia Nervosa*. New York, Oxford University Press, 1997 (disponível tanto para pacientes quanto terapeutas)

Cash TF: *The Body Image Workbook: An 8-Step Program for Learning to Like Your Looks*. Oakland, CA, New Harbinger Publications, 1997

Fairburn C: *Overcoming Binge Eating*. New York, Guilford, 1995

Goodman LJ, Villapiano M: *Eating Disorders: The Journey to Recovery Workbook*. Oxford, UK, Brunner-Routledge, 2001 (livro de exercícios do cliente)

Schmidt U, Treasure J: *Getting Better Bit(e) by (Bit(e): A Survival Kit for Sufferers of Bulimia Nervosa and Binge Eating Disorder*. Hillsdale, NJ, Lawrence Erlbaum, 1993

Villapiano M, Goodman LJ: *Eating Disorders: Time for Change: Plans, Strategies, and Worksheets*. Oxford, UK, Brunner-Routledge, 2001 (livro de exercícios para o terapeuta)

Outros livros considerados úteis para os pacientes e os familiares

Bulik CM, Taylor N: *Runaway Eating: The 8-Point Plan to Conquer Adult Food and Weight Obsessions*. Emmaus, PA, Rodale Books, 2005

Ellis A, Abrams M, Dengelegi L: *The Art and Science of Rational Eating*. Fort Lee, NJ, Barricade Books, 1992

Hall L: Full Lives: *Women Who Have Freed Themselves From Food and Weight Obsessions*. Carlsbad, CA, Gurze Books, 1993

Lock J, LeGrange D: *Help Your Teenager Beat an Eating Disorder*. New York, Guilford, 2005

Michel DM, Willard SG: *When Dieting Becomes Dangerous*. New Haven, CT, Yale University Press, 2003

Walsh BT, Cameron VL: *If Your Child Has an Eating Disorder: An Essential Resource for Parents*. New York, Guilford, 2005

Zerb K: The Body Betrayed: *A Deeper Understanding of Women, Eating Disorders and Treatment*. Carlsbad, CA, Gurze Books, 1995

Livros considerados úteis para os homens

Andersen AE, Cohn L, Holbrook T: *Making Weight: Men's Conflicts With Food, Weight, Shape and Appearance*. Carlsbad, CA, Gurze Books, 2000

Recursos de Internet para os profissionais da área da saúde

Academy for Eating Disorders (http://www.aedweb.org)

(continua)

Tabela 2.2
Livros de autoajuda e recursos de Internet sobre os transtornos da alimentação *(continuação)*

Recursos de Internet para pacientes, familiares e profissionais

National Eating Disorders Association (http://www.nationaleatingdisorders.org)
National Association of Anorexia Nervosa and Associated Disorders (http://www.anad.org)
http://www.edreferral.com
http://www.something-fishy.or (um site de assuntos advocatícios bem-monitorado)

Fonte: Adaptada, com permissão, do "Practice Guideline for the Treatment of Patients With Eating Disorders, 3ª Edição". American Psychiatric Association. *American Journal of Psychiatry* 163 (7-suppl):4-54, 2006. Copyright 2006, American Psychiatric Association.

cognitivo-comportamental; e outros médicos especialistas e dentistas devem ser consultados para o manejo das complicações clínicas e odontológicas agudas e em curso.

Embora uma série de modelos diferentes de conduta seja usada em pacientes adultos com transtorno da alimentação, não existe qualquer dado sobre sua eficácia comparativa. Os psiquiatras que escolhem lidar com as questões médicas gerais e psiquiátricas devem ter tido treinamento adequado e experiência, bem como contar com ajuda médica apropriada para tratar as complicações clínicas associadas aos transtornos da alimentação. Alguns programas costumam organizar modelos de controle do tratamento para equipe interdisciplinar (referidos como *controle descentralizado*), nos quais um psiquiatra cuida das exigências administrativas e médicas gerais, prescreve os medicamentos conforme a necessidade, e recomenda intervenções específicas direcionadas para as cognições perturbadas, padrões alimentares e comportamentos inadequados de redução do peso. Nesses modelos, outros médicos providenciam psicoterapia individual e/ou de grupo (p. ex., psicoterapia cognitivo-comportamental, psicoterapia psicodinâmica, terapia familiar). Para essa metodologia funcionar com eficácia, todos os profissionais devem manter comunicação assídua e aberta e respeito mútuo, para reduzir ao máximo a possibilidade de o paciente distanciar os membros da equipe (i. e., "separar" a equipe) (Garcia de Amusquibar, 2000; Joy et al., 2003).

Para as crianças e adolescentes, a *abordagem de equipe* é o tratamento recomendado (Golden et al., 2003). Esse método interdisciplinar é baseado no controle dos assuntos médicos gerais, como nutrição, ganho de peso, exercícios e padrões de alimentação, realizado pelos profissionais de cuidados médicos gerais (p. ex., especialistas em clínica geral, pediatras, hebiatras e nutricionistas), e no controle dos assuntos psiquiátricos, realizado pelos psiquiatras (Golden, 2003b; Kreipe e Yussman, 2003). Em circunstâncias normais, os psiquiatras podem estar qualificados para agir como terapeutas primários dos cuidados médicos genéricos.

Quando um paciente é tratado por uma equipe interdisciplinar no âmbito ambulatorial, a comunicação entre os profissionais é essencial, de forma que cada um esteja ciente do que é esperado dele e do que os outros estão fazendo. Por exemplo, no controle por equipe de pacientes ambulatoriais com anorexia nervosa, um profissional deve ser designado para monitorar com frequência o peso, para que essa função essencial não seja omitida inadvertidamente do tratamento.

Escolha do local inicial do tratamento

Os detalhes sobre como tratar em locais diferentes estão sugeridos ao longo deste livro. Aqui, apresentamos considerações em relação à escolha do local mais apropriado para o tratamento. Os serviços disponíveis variam de acordo com os níveis do cuidado ambulatorial (onde o paciente poderá receber cuidado psiquiátrico; cuidado médico geral; aconselhamento nutricional; orientação individual, de grupo e/ou familiar; e aconselhamento e/ou psicoterapia realizados por uma rede formal ou informal de profissionais em saúde), por meio de programas ambulatoriais intensivos, de programas residenciais e hospitalizações parciais, de instituições com tratamento intensivo para pacientes internados (em que as consultas médicas gerais de subespecialidades estão realmente disponíveis). Em virtude de os programas especializados não estarem disponíveis em todos os lugares, e já que as considerações financeiras são, com frequência, significativas, pode ser difícil ter acesso ao tratamento, e o psiquiatra e outros profissionais podem ser solicitados a intervir de maneira administrativa com as companhias de seguro em nome dos pacientes e familiares.

Na determinação do nível inicial de cuidado ou da mudança para um nível de cuidado diferente, é importante considerar muito mais a condição física geral, circunstâncias psicológicas, comportamentais e sociais do paciente do que simplesmente um ou mais parâmetros físicos, como o peso corporal. O peso (em relação ao peso individual ideal estimado e à taxa de perda deste), função cardíaca e estado metabólico são os parâmetros *físicos* mais importantes para determinar a escolha do local, mas os parâmetros psicossociais também são relevantes. A admissão ou permanência em um nível intensivo de cuidado (p. ex., hospitalização) poderá ser necessária quando o acesso a um nível menos intensivo (p. ex., hospitalização parcial) não for possível, por falta de recursos ou por razões geográficas.

Em geral, os pacientes adultos, que pesam menos do que 85% do peso ideal individual estimado apresentam dificuldade considerável de ganhar peso sem um programa bem estruturado. É importante enfatizar que esses *pesos ideais estimados de forma individual* não são simplesmente retirados de uma tabela-padrão da seguradora. Mais do que isso, o peso ideal estimado para uma determinada pessoa deve ser estabelecido pelos médicos desta, com base nas considerações do histórico, incluindo o quadro de crescimento do paciente (Golden, 2003a) e, para as mulheres, o peso na fase saudável do retorno da menstruação e da ovulação (que pode ser mais elevado do que na época em que a menstruação e a ovulação foram interrompidas).

Os programas bem-estruturados, incluindo o cuidado dos pacientes internados, podem ser médica e psiquiatricamente necessários para os que estão acima dos 85% do seu peso ideal individual estimado. Os fatores que sugerem hospitalização incluem:

- Declínio rápido ou persistente da ingestão oral
- Declínio no peso corporal, independentemente das intervenções muito intensivas disponibilizadas no tratamento ambulatorial ou nas hospitalizações parciais
- Conhecer o peso de quando a instabilidade anterior ocorreu
- Presença de estressores adicionais que possam interferir na capacidade do paciente de comer
- Grau de negação e resistência do paciente em relação a participar do seu próprio cuidado em locais menos supervisionados
- Problemas psiquiátricos comórbidos evidentes, que, em regra, merecem hospitalização por livre iniciativa

Uma vez que a perda de peso é grave o suficiente para levar à hospitalização médica imediata, o tratamento pode ser menos eficaz, a realimentação acarretar riscos maiores e o prognóstico pode ser mais problemático do que quando a intervenção é realizada de forma prematura. Já que os déficits do volume da substância cinzenta cortical resultam da subnutrição e persistem mais propriamente após a realimentação inicial do que a posterior (Lambe et al., 1997), as intervenções podem ser importantes para reduzir os efeitos persistentes dessas deficiências fisiológicas. Por isso, a hospitalização deve ocorrer *antes* do início da instabilidade clínica, manifestada pelas anormalidades nos sinais vitais (p. ex., hipotensão ortostática acentuada com um aumento na pulsação de 20 bpm ou uma queda na pressão sanguínea de 20 mmHg na posição em pé, ou bradicardia abaixo de 40 bpm, taquicardia acima de 110 bpm, ou incapacidade de manter a temperatura corporal interna), achados físicos, ou testes laboratoriais.

Muitas crianças e adolescentes, cuja perda de peso, quando rápida, pode não ser tão grave quanto nos pacientes adultos, requerem tratamento hospitalar, visto que há maior probabilidade de desenvolvimento de anormalidades fisiológicas. O tratamento hospitalar precoce pode ser necessário para evitar efeitos potencialmente irreversíveis no crescimento e desenvolvimento físicos. As crianças desidratam com rapidez porque se recusam a ingerir água e alimentos, acreditando que estes as farão engordar. Considerando o tamanho da criança, as perdas de peso podem ser relativamente menores, mas resultam em um perigo fisiológico maior.

Embora grande parte dos casos de bulimia nervosa não complicada não exija hospitalização, as indicações para a internação incluem sintomas graves de incapacidade, que não responderam às experiências adequadas de tratamento ambulatorial, complicação clínicas graves (p. ex., anormalidades metabólicas, hematemese, alterações nos sinais vitais, vômitos incontroláveis), suicídio, transtornos psiquiátricos que justificariam a internação do paciente independentemente do diagnóstico de transtorno da alimentação, e dependência ou uso abusivo de álcool ou drogas.

As intervenções legais, incluindo hospitalização involuntária e tutela, podem ser necessárias para visar à segurança do paciente que reluta em procurar tratamento, mas cujas condições médicas gerais são ameaçadoras à vida (Appelbaum e Rumpf, 1998; Russell, 2001; Watson et al., 2000).

A decisão de internar em uma unidade psiquiátrica *versus* médica geral ou adolescente/pediátrica depende do estado clínico geral e psiquiátrico do paciente, da competência e conhecimento da unidade psiquiátrica e das equipes médicas gerais, e da disponibilidade de programas adequados para tratar os problemas médicos gerais e psiquiátricos dele.

Algumas evidências sugerem que os pacientes internados em instituições especializadas nesses transtornos apresentam melhores resultados do que aqueles tratados em clínicas gerais, cujas equipes não são especializadas e não têm experiência no tratamento de transtornos da alimentação (Palmer e Treasure, 1999). Os resultados dos programas de hospitalização parcial especializados em transtornos da alimentação estão bastante correlacionados com a intensidade do tratamento. Os programas mais bem-sucedidos os envolvem pelo menos cinco dias por semana, oito horas por dia, e os programas de hospitalização parcial devem estar estruturados para oferecer pelo menos esse nível de cuidado (Olmsted et al., 2003).

Os pacientes que estão visivelmente abaixo do peso corporal ideal e apresentam alta motivação para cumprir o tratamento, com familiares cooperadores e sintomas de duração breve, podem ser beneficiados por tratamento ambulatorial, mas apenas se forem monitorados com cuidado e se os familiares compreenderem que uma hospitalização integral poderá ser necessária caso o progresso não seja evidente em poucas semanas. O monitoramento cuidadoso inclui a pesagem, pelo menos, uma vez por semana (em geral, duas a três vezes por semana) logo após o paciente evacuar e este deve vestir o mesmo tipo de roupa (p. ex., avental hospitalar, roupa de ginástica padrão). Naqueles que praticam a purgação, os eletrólitos séricos devem ser monitorados de forma rotineira. Pode também haver necessidade de a densidade urinária específica, os sinais vitais ortostáticos e a temperatura oral serem monitoradas periodicamente.

As orientações sugeridas para a escolha da unidade de tratamento inicial são fornecidas na Tabela 2.3.

Embora os pacientes tratados no âmbito ambulatorial possam permanecer com seus familiares e continuar a frequentar a escola ou o trabalho, esses interesses não devem, por si só, ter prioridade sobre a segurança e o tratamento adequado de um transtorno com melhora rápida ou de um transtorno não responsivo, para o qual o tratamento hospitalar pode ser necessário. A escolha da equipe específica, dos métodos

Tabela 2.3
Orientações sobre níveis de cuidados para os pacientes com transtornos da alimentação

Características	Nível de cuidado[a]				
	Nível 1: Ambulatorial	Nível 2: Ambulatorial intensivo	Nível 3: Hospitalização parcial (cuidado ambulatorial por tempo integral)[b]	Nível 4: Centro de tratamento residencial	Nível 5: Hospitalização
Estado clínico	Clinicamente estável enquanto um monitoramento médico mais abrangente, conforme definido nos níveis 4 e 5, não for necessário			Clinicamente estável enquanto fluidos intravenosos, nutrição via tubo nasogástrico e testes laboratoriais múltiplos diários não forem necessários	*Para adultos*: taxa cardíaca < 40 bpm; pressão sanguínea < 90 a 60 mmHg; glicose <60 mg/dL; potássio <3 mEq/L; desequilíbrio eletrolítico; desidratação; ou comprometimento hepático, renal ou cardiovascular que necessite de tratamento agudo. Diabete melito controlado de forma insatisfatória.

Estado clínico (continuação)				*Para crianças e adolescentes:* taxa cardíaca em 40s; alterações na pressão sanguínea ortostática (>20 bpm aumento na taxa cardíaca ou >10 queda de 20 mmHg); pressão sanguínea abaixo de 80/50 mmHg; hipocalemia,[c] hipofosfatemia ou hipomagnesemia.
Tendência suicida[d]	Se houver presença de tendência suicida, o nível de risco pode exigir internação para monitoramento e tratamento			Plano específico de alto risco ou i intenção; a internação também é indicada para os pacientes com ideias suicidas, ou depois de uma tentativa de suicídio ou tentativa abortada, dependendo da presença ou ausência de outros fatores moduladores de risco suicida.

(continua)

Tabela 2.3
Orientações sobre níveis de cuidados para os pacientes com transtornos da alimentação (*continuação*)

Características	Nível de cuidado[a]				
	Nível 1: Ambulatorial	**Nível 2: Ambulatorial intensivo**	**Nível 3: Hospitalização parcial (cuidado ambulatorial por tempo integral)[b]**	**Nível 4: Centro de tratamento residencial**	**Nível 5: Hospitalização**
Peso dentro do percentual corporal saudável (para crianças, um fator determinante adicional é a taxa da perda de peso)[e]	Em geral >85% Ver texto para discussão sobre o peso	Em geral >80% Ver texto para discussão sobre o peso	Em geral >80% Ver texto para discussão sobre o peso	Em geral >85% Ver texto para discussão sobre o peso	Em geral >85%. Ver texto para discussão sobre o peso. Redução aguda do peso com recusa de alimentação mesmo que não esteja abaixo de <85% do peso corporal ideal[f].
Motivação para a recuperação, incluindo cooperação, *insight* e habilidade para controlar os pensamentos obsessivos	Satisfatória a boa	Satisfatória	Parcial; preocupado com pensamentos intrusivos repetitivos[g] por mais de 3 horas ao dia; cooperativo	Insatisfatória a satisfatória; preocupado com pensamentos intrusivos repetitivos[g] 4 a 6 horas por dia; cooperação com o tratamento altamente estruturado	Muito insatisfatória a insatisfatória; preocupação com pensamentos intrusivos repetitivos[g], não cooperativo com o tratamento ou cooperativo apenas em ambiente altamente estruturado

Transtornos comórbidos (uso abusivo de substâncias, depressão, ansiedade)	Presença de condição comórbida influencia a escolha do nível de cuidado.			Existência de qualquer transtorno psiquiátrico que exija hospitalização.
Estrutura necessária para alimentação/ganho de peso	Autossuficiente	Autossuficiente	Necessidade de estrutura para ganho de peso	Necessidade de supervisão em todas as refeições ou restringe a alimentação	Necessidade de supervisão durante e depois das refeições ou nutrição nasogástrica/ especial.
Habilidade para controlar o exercício compulsivo	Capaz de controlar; controla o exercício compulsivo por meio do autocontrole	Raras indicações para níveis mais elevados de cuidado. Estrutura externa necessária além do autocontrole para evitar a prática de exercícios compulsivos pelo paciente		

(continua)

Tabela 2.3
Orientações sobre níveis de cuidados para os pacientes com transtornos da alimentação (*continuação*)

Características	Nível de cuidado[a]				
	Nível 1: Ambulatorial	Nível 2: Ambulatorial intensivo	Nível 3: Hospitalização parcial (cuidado ambulatorial por tempo integral)[b]	Nível 4: Centro de tratamento residencial	Nível 5: Hospitalização
Comportamento purgativo (laxantes e diuréticos)	Pode reduzir bastante a purgação em instituições não estruturadas; nenhuma complicação clínica significativa, como anormalidades eletrocardiográficas ou outras, sugerindo a necessidade de hospitalização			Pode pedir e usar o apoio de outros ou empregar as habilidades cognitivas e comportamentais para inibir a purgação	Necessidade de supervisão durante e depois das refeições e nos banhos. Incapacidade de controlar os múltiplos episódios diários de comportamento purgativo que são graves, persistentes e incapacitantes, independentemente das experiências de tratamento ambulatorial, mesmo que os resultados dos testes laboratoriais de rotina não revelem anormalidades metabólicas óbvias.

Estresse ambiental	Outros capazes de propiciar apoio emocional e prático e estrutura adequados	Outros capazes de propiciar pelo menos apoio e estrutura limitados	Conflito familiar grave, problemas ou ausência, tornando-se incapaz de receber tratamento estruturado em casa, ou morar sozinho sem o sistema de apoio adequado.
Disponibilidade de tratamento/situação de vida	Morar perto do local de tratamento	Morar perto do local de tratamento	Muito distante para morar em casa.

[a] Em geral, um determinado nível de cuidado deve ser considerado para os pacientes que satisfazem um ou mais critérios desse nível em particular. Essas orientações não são absolutas e sua aplicação requer opinião médica.
[b] Este nível de cuidado é mais eficaz se administrado por pelo menos oito horas por dia, cinco dias por semana. Está provado que uma administração inferior é menos eficaz.
[c] O potássio corporal total pode estar abaixo, se o valor do potássio sérico estiver normal, se o paciente estiver desidratado. Por isso, a determinação da densidade urinária específica concomitante pode ajudar na avaliação para desidratação.
[d] A determinação de risco suicida é um julgamento clínico complexo, conforme determinado pela maioria das instituições de tratamento adequado para pacientes com risco suicida. Os fatores como condições médicas, psicose, uso abusivo de substâncias e outros sintomas ou síndromes psiquiátricos concomitantes; apoio psicossocial; comportamentos suicidas anteriores; adesão ao tratamento; e a qualidade do relacionamento médico-paciente existente podem, todos, ser relevantes e estão descritos em detalhes no "Practice Guideline for the Assessment and Treatment of Patients With Suicidal Behaviors" (2003) da American Psychiatric Association
[e] Embora esta tabela relacione percentuais de peso corporal ideal em relação aos níveis de cuidado sugeridos, eles são apenas estimativas e não correspondem aos percentuais baseados nos valores-padrão para a população como um todo. Para qualquer pessoa, as diferenças na compleição e estrutura corporais e outras variáveis fisiológicas podem resultar em diferenças significativas comparadas com o que constitui um peso corporal saudável em relação ao "padrão". Para outros, um peso corporal ideal pode ser 110% do valor-padrão para a população, considerando que para outras pessoas ele pode ser 98%. As diferenças fisiológicas de cada pessoa devem ser avaliadas e consideradas.
[f] O nível do peso nunca deve ser utilizado como o único critério para alta. Muitos pacientes precisam de internação hospitalar mesmo com peso mais alto e não devem ser automaticamente dispensados apenas porque conseguiram um certo nível de peso, exceto se todos os demais fatores forem considerados de maneira apropriada. Ver texto para detalhes.
[g] As pessoas podem vivenciar esses pensamentos como coerentes com suas próprias crenças interiores (nesse caso elas parecem ser egossintônicas e "superestimarem") ou como pensamentos repetitivos indesejados e egodistônicos, compatíveis com a fenomenologia do transtorno obsessivo-compulsivo clássico.

Fonte: Adaptada e modificada de Lavia et al., 1998. Adaptada, com permissão, do "Practice Guideline for the Treatment of Patients With Eating Disorders, 3ª Edição". American Psychiatric Association. *American Journal of Psychiatry* 163 (7-supl):4-54, 2006. Copyright 2006, American Psychiatric Association.

terapêuticos, do uso ou não de medicamentos e os vários elementos do plano de tratamento ambulatorial são mencionados em vários capítulos deste livro (ver Capítulo 5, "Tratamento da anorexia nervosa no âmbito ambulatorial", Capítulo 6, "Tratamento familiar dos transtornos da alimentação", e Capítulo 11, "Terapia cognitivo-comportamental para os transtornos da alimentação").

REFERÊNCIAS

Anderluh MB, Tchanturia K, Rabe-Hesketh S, et al: Childhood obsessive-compulsive personality traits in adult women with eating disorders: defining a broader eating disorder phenotype. Am J Psychiatry 160:242-247, 2003

Appelbaum PS, Rumpf T: Civil commitment of the anorexic patient. Gen Hosp Psychiatry 20:225-230, 1998

Bachar E, Latzer Y, Canetti L, et al: Rejection of life in anorexic and bulimic patients. Int J Eat Disord 31:43-48, 2002

Boag F, Weerakoon J, Ginsburg J, et al: Diminished creatinine clearance in anorexia nervosa: reversal with weight gain. J Clin Pathol 38:60-63, 1985

Chanoine JP, Yeung LP, Wong AC, et al: Immunoreactive ghrelin in human cord blood: relation to anthropometry, leptin, and growth hormone. J Pediatr Gastroenterol Nutr 35:282-286, 2002

Garcia de Amusquibar AM: Interdisciplinary team for the treatment of eating disorders. Eat Weight Disord 5:223-227, 2000

Garfinkel PE, Lin E, Goering P, et al: Should amenorrhoea be necessary for the diagnosis of anorexia nervosa? Evidence from a Canadian community sample. Br J Psychiatry 168:500-506, 1996

Golden NH: Eating disorders in adolescence and their sequelae. Best Pract Res Clin Obstet Gynaecol 17:57-73, 2003a

Golden NH: Osteopenia and osteoporosis in anorexia nervosa. Adolesc Med 14:97-108, 2003b

Golden NH, Katzman DK, Kreipe RE, et al: Eating disorders in adolescents: position paper of the Society for Adolescent Medicine. J Adolesc Health 33:496-503, 2003

Halmi KA, Eckert E, Marchi P, et al: Comorbidity of psychiatric diagnoses in anorexia nervosa. Arch Gen Psychiatry 48:712-718, 1991

Herzog W, Deter HC, Fiehn W, et al: Medical findings and predictors of long-term physical outcome in anorexia nervosa: a prospective, 12-year follow-up study. Psychol Med 27:269-279, 1997

Joy EA, Wilson C, Varechok S: The multidisciplinary team approach to the outpatient treatment of disordered eating. Curr Sports Med Rep 2:331-336, 2003

Kreipe RE, Yussman SM: The role of the primary care practitioner in the treatment of eating disorders. Adolesc Med 14:133-147, 2003

Kron L, Katz JL, Gorzynski G, et al: Hyperactivity in anorexia nervosa: a fundamental clinical feature. Compr Psychiatry 19:433-440, 1978

Lambe EK, Katzman DK, Mikulis DJ, et al: Cerebral gray matter volume deficits after weight recovery from anorexia nervosa. Arch Gen Psychiatry 54:537-542, 1997

Lear SA, Toma M, Birmingham CL, et al: Modification of the relationship between simple anthropometric indices and risk factors by ethnic background. Metabolism 52:1295-1301, 2003

Lock J: Treating adolescents with eating disorders in the family context: empirical and theoretical considerations. Child Adolesc Psychiatr Clin N Am 11:331-342, 2002

McIntosh VV; Jordan J, Carter FA, et al: Three psychotherapies for anorexia nervosa: a randomized controlled trial. Am J Psychiatry 16:741-747, 2005

Mehler PS, Krantz M: Anorexia nervosa medical issues. J Womens Health (Larchmt) 12:331-340, 2003

Myers TC, Swan-Kremeier L, Wonderlich S, et al: The use of alternative delivery systems and new technologies in the treatment of patients with eating disorders. Int J Eat Disord 36:123-143, 2004

Nova E, Lopez-Vidriero I, Varela O, et al: Indicators of nutritional status in restricting-type anorexia nervosa patients: a 1-year follow-up study. Clin Nutr 23:1353-1359, 2004

Olmsted MP Kaplan AS, Rockert W: Relative efficacy of a 4-day versus a 5-day day hospital program. Int J Eat Disord 34:441-449, 2003

Palmer RL, Treasure J: Providing specialised services for anorexia nervosa. Br J Psychiatry 175:306-309, 1999

Practice guideline for the assessment and treatment of patients with suicidal behaviors. Am J Psychiatry 160 (11, suppl):1-60, 2003

Practice guideline for the treatment of patients with eating disorders, third edition. Ametican Psychiatric Association. Am J Psychiatry 163 (7, suppl):4-54, 2006

Ramacciotti CE, Coli E, Biadi O, et al: Silent peticardial effusion in a sample of anorexic patients. Eat Weight Disord 8:68-71, 2003

Russell GF: Involuntary treatment in anorexia nervosa. Psychiatr Clin North Am 24:337-349, 2001

Sttober M, Freeman R, Morrell W: Atypical anorexia nervosa: separation from typical cases in course and outcome in along-term prospective study. IntJ Eat Disord 25: 135-142, 1999

Watson TL, Bowers WA, Andersen AE: Involuntary treatment of eating disorders. Am J Psychiatry 157:1806-1810, 2000

Woodside DB, Garfinkel PE, Lin E, et al: Comparisons of men with full or partial eating disorders, men without eating disorders, and women with eating disorders in the community. Am J Psychiatry 158:570-574, 2001

Wyatt RJ, Farrell M, Berry PL, et al: Reduced alternative complement pathway control protein levels in anorexia nervosa: response to parenteral alimentation. Am J Clin Nutr 35:973-980, 1982

Yager J: Family issues in the pathogenesis of anorexia nervosa. Psychosom Med 44:43-60, 1982

Yates A, Edman J, Aruguete M: Ethnic differences in BMI and body/self-dissatisfaction among Whites, Asian subgroups, Pacific Islanders, and African-Americans. J Adolesc Health 34:300-307, 2004

APÊNDICE: Questionário para transtornos da alimentação (EDQ), Versão 9.0

INSTRUÇÕES: Por favor, marque o círculo que melhor se aplica a sua situação.

A. Informações demográficas

1. Sexo: ○ Feminino ○ Masculino

2. Idade atual: _____ anos

   Data de nascimento:

   □□ / □□ / □□□□

3. Raça (escolha apenas um)
   - ○ Branca
   - ○ Afro-americana
   - ○ Americana nativa
   - ○ Hispânica
   - ○ Asiática
   - ○ Outra (favor especificar) _____

4. Estado civil (escolha apenas um)
   - ○ Solteiro(a)
   - ○ Casado(a) (primeiro casamento)
   - ○ Divorciado(a) ou viúvo(a) e no momento casado(a)
   - ○ Relação monogâmica, vive com o(a) parceiro(a) (mas não é casada[o])
   - ○ Relação monogâmica, não vive com o(a) parceiro(a)
   - ○ Divorciado e no momento não está casado(a)
   - ○ Viúvo(a) ou divorciado(a) e no momento não está casado(a)

5. Dados profissionais
   - ○ Assalariado, horário integral
   - ○ Assalariado, horário parcial
   - ○ Estudante, horário integral
   - ○ Estudante, horário parcial
   - ○ Trabalha em casa
   - ○ Desempregado
   - ○ Outro (especificar) _____

B. Histórico de peso

1. Peso atual:

   □□□ kg

2. Altura atual:

   □ m □□ cm

3. Peso desejado:

   □□□ kg

4. Peso máximo (sem gravidez) desde os 18 anos de idade:

   Peso   **Idade**

   □□□ kg na □□ anos

5. **Menor peso desde os 18 anos de idade:**

   Peso   **Idade**

   □□□ kg na □□ anos

6. Peso máximo entre os 12 e os 18 anos:

   Peso   **Altura**

   □□□ kg com □ m □□ cm

   na idade de

   ○ 12 ○ 13 ○ 14 ○ 15 ○ 16 ○ 17

7. Menor peso entre os 12 e os 18 anos:

   Peso   **Altura**

   □□□ kg com □ m □□ cm

   na idade de

   ○ 12 ○ 13 ○ 14 ○ 15 ○ 16 ○ 17

8. No seu peso atual, você acha que está:
   - ○ Extremamente magro
   - ○ Moderadamente magro
   - ○ Discretamente magro
   - ○ Peso normal
   - ○ Levemente acima do peso
   - ○ Moderadamente acima do peso
   - ○ Extremamente acima do peso

9. Você tem medo de ganhar peso?
   - ○ Não
   - ○ Pouco
   - ○ Moderado
   - ○ Muito
   - ○ Extremamente

(Continua)

EDQ 9.0 Copyright© 2004, autorizado pelo The Neuropsychiatric Research Institute.

(*Continuação*)

10. Qual o grau de <u>insatisfação</u> com a proporção do seu corpo?
    ○ Nenhum
    ○ Baixo
    ○ Moderado
    ○ Muito elevado
    ○ Extremamente elevado

11. Com que importância seu peso e imagem corporais afetam a maneira como você se vê como pessoa?
    ○ Nenhuma importância
    ○ Pouca importância
    ○ Moderada importância
    ○ Muita importância
    ○ Extrema importância

12. Quanto você se acha gordo hoje?
    ○ Não me acho gordo
    ○ Discretamente gordo
    ○ Gordo
    ○ Muito gordo
    ○ Extremamente gordo

13. **Por favor, indique na escala abaixo como se sente em relação às diferentes áreas do seu corpo.**
    (Preencha o círculo que melhor corresponda a cada parte do seu corpo)

	(a) Rosto	(b) Braços	(c) Ombros	(d) Tórax	(e) Estômago	(f) Cintura	(g) Quadril	(h) Nádegas	(i) Coxas
Extremamente positivo	○	○	○	○	○	○	○	○	○
Moderadamente positivo	○	○	○	○	○	○	○	○	○
Levemente positivo	○	○	○	○	○	○	○	○	○
Neutro	○	○	○	○	○	○	○	○	○
Levemente negativo	○	○	○	○	○	○	○	○	○
Moderadamente negativo	○	○	○	○	○	○	○	○	○
Extremamente negativo	○	○	○	○	○	○	○	○	○

14. Na média, quantas vezes você se pesa?
    ○ Nunca
    ○ Menos de uma vez por mês
    ○ Mensalmente
    ○ Várias vezes por mês
    ○ Semanalmente
    ○ Várias vezes por semana
    ○ Diariamente
    ○ 2 ou 3 vezes ao dia
    ○ 4 ou 5 vezes ao dia
    ○ Mais de cinco vezes ao dia

C. Comportamento dietético

1. Na média, quantas refeições importantes você faz por dia?
   ☐☐

2. Na média, quantos lanches você faz por dia?
   ☐☐

3. Na média, quantos dias por semana você come após as refeições?

   Café da manhã: ☐ dias por semana   *Almoço*: ☐ dias por semana   *Jantar*: ☐ dias por semana

4. Você tenta evitar certos alimentos para influenciar sua imagem ou peso corporais?
   ○ Sim (especificar): _____
   ○ Não

5. Já fez dieta, restringiu sua ingestão de alimentos e/ou reduziu as quantidades ou tipos de alimentos ingeridos para controlar seu peso?
   ○ Sim
   ○ Não (vá à seção D "COMPORTAMENTO DA COMPULSÃO ALIMENTAR PERIÓDICA.")

6. Com que idade você fez dieta, restringiu sua ingestão de alimentos e/ou reduziu a quantidade ou os tipos de alimentos ingeridos para *controlar* seu peso pela primeira vez?

   ☐ anos de idade

7. Com que idade você fez dieta, restringiu sua ingestão de alimentos e/ou reduziu a quantidade ou os tipos de alimentos ingeridos para *perder* peso pela primeira vez?

   ☐ anos de idade

(*Continua*)

EDQ 9.0 Copyright© 2004, autorizado pelo The Neuropsychiatric Research Institute.

(*Continuação*)

8. No último ano, quantas vezes começou uma dieta que durou mais de três dias?
☐☐☐ vezes

9. No último ano, quantas vezes começou uma dieta que durou menos de três dias?
☐☐☐ vezes

10. Indique suas formas preferidas de fazer dieta (marque todas que se aplicam).
○ Saltar refeições
○ Jejum total por 24 horas ou mais
○ Restrição de carboidratos
○ Restrição de doces/açúcar
○ Redução de gorduras
○ Redução da porção
○ Mais exercícios
○ Redução de calorias
○ Outras: _____

11. De qual dos seguintes tratamentos ou tipos de tratamento, para os problemas da alimentação e de peso, você participou?

(a) Dietas supervisionadas:*	Sim	Não	Caso afirmativo, com que idade	Peso no início	Peso no final
Vigilantes do Peso®	○	○			
Jenny Craig®	○	○			
NutriSystem®	○	○			
Optifast®	○	○			
Procal®	○	○			
Nutramed®	○	○			
Dieta líquida de proteínas	○	○			
Outras: _____	○	○			

(b) Medicação para obesidade:	Sim	Não	Caso afirmativo, com que idade	Peso no início	Peso no final
Fentermina	○	○			
Fenfluramina	○	○			
Xenical (Orlistat®)	○	○			
Sibutramina (Meridia®)	○	○			
Topiramato (Topamax®)	○	○			
Wellbutrin (Bupropiona®)	○	○			
Pílulas dietéticas vendidas sem prescrição (especificar):	○	○			
Gonadotrofina coriônica humana (HCG)	○	○			
Outras _____	○	○			

(c) Psicoterapia para problemas da alimentação, perda de peso ou ganho de peso	Sim	Não	Caso afirmativo, com que idade	Peso no início	Peso no final
Modificação no comportamento	○	○			
Psicoterapia individual	○	○			
Psicoterapia de grupo	○	○			
Hipnose	○	○			
Outras: _____	○	○			

EDQ 9.0 Copyright© 2004, autorizado pelo The Neuropsychiatric Research Institute.

(*Continua*)

* N. de R.T.: Algumas dessas dietas não existem no Brasil.

(*Continuação*)

(d) Psicoterapia para transtorno da alimentação:	Sim	Não	Caso afirmativo, com que idade	Peso no início	Peso no final
Psicoterapia cognitivo-comportamental individual	○	○			
Psicoterapia cognitivo-comportamental em grupo	○	○			
Psicoterapia interpessoal	○	○			
Aconselhamento nutricional	○	○			
Outros: _____					

(e) Medicação para problemas da alimentação/peso:	Sim	Não	Caso afirmativo, com que idade	Peso no início	Peso no final
Fluoxetina (Prozac®)	○	○			
Desipramina (Norpramin®)	○	○			
Paroxetina HCl (Paxil®)	○	○			
Sertralina HCl (Zoloft®)	○	○			
Citalopram (Celexa®)	○	○			
Fluvoxamina (Luvox®)	○	○			
Naltrexona (Trexan®)	○	○			
Escitalopram (Lexapro®)	○	○			
Quetiapina (Seroquel®)	○	○			
Olanzapina (Zyprexa®)	○	○			
Risperidona (Risperdal®)	○	○			
Outras: _____					

(f) Grupos de autoajuda:	Sim	Não	Caso afirmativo, com que idade	Peso no início	Peso no final
Bulímicos Anônimos	○	○			
Comedores compulsivos	○	○			
Anoréxicos Anônimos	○	○			
Outros: _____	○	○			

(g) Procedimentos cirúrgicos:	Sim	Não	Caso afirmativo, com que idade	Peso no início	Peso no final
Lipossucção	○	○			
Bypass gástrico	○	○			
Gastroplastia com banda	○	○			
Outra cirurgia intestinal (especificar):	○	○			
Balão gástrico/balão intragástrico	○	○			
Outros: _____	○	○			

(*Continua*)

EDQ 9.0 Copyright© 2004, autorizado pelo The Neuropsychiatric Research Institute.

Manual clínico de transtornos da alimentação **85**

(*Continuação*)

12. Por favor, registre suas dietas mais importantes que resultaram *em uma perda de peso de 4,5 kg ou mais*

	Idade na época da dieta	Peso no início da dieta	Quantidade de kg perdidos	Tipo de dieta
(1)				
(2)				
(3)				
(4)				
(5)				
(6)				
(7)				
(8)				
(9)				
(10)				

13. Alguma vez você apresentou sintomas físicos ou emocionais significativos durante a tentativa de perder peso ou após a perda de peso?

    ○ Sim   ○ Não

    Caso afirmativo, descreva os sintomas e sua duração, se eles o fizeram interromper o programa de perda de peso, e se eles o fizeram procurar ajuda profissional.

Problema	Ano	Duração (semanas)	Abandono do programa de perda de peso Sim	Não	Tipo de ajuda profissional, se existente
			○	○	
			○	○	
			○	○	
			○	○	

D. Comportamento da compulsão alimentar periódica

1. Alguma vez você teve um episódio de compulsão alimentar periódica caracterizado por:
   (a) Alimentar-se, em período específico de tempo (p. ex., em um período de duas horas), com uma quantidade de alimento definida como sendo maior do que a maioria das pessoas comeria no mesmo período de tempo?

   ○ Sim   ○ Não

   (b) Uma sensação de falta de controle da alimentação durante o episódio (p. ex., sentimento de que não pode parar de comer ou controlar o que ou quanto está comendo)?

   ○ Sim   ○ Não

   Caso negativo para (a) ou (b), vá à seção E "COMPORTAMENTO DO CONTROLE DO PESO".

2. Por favor, indique na escala abaixo que *características* dos sintomas a seguir fazem ou fizeram parte da sua *compulsão alimentar*.

		Nunca	Raramente	Às vezes	Com frequência	Sempre
(a)	Sentimento de que não posso parar de comer ou controlar o que ou quanto eu como	○	○	○	○	○
(b)	Comer muito mais rápido do que o normal	○	○	○	○	○
(c)	Comer até se sentir completamente desconfortável	○	○	○	○	○
(d)	Comer grandes porções de alimentos sem sentir fome física	○	○	○	○	○
(e)	Comer sozinho porque fico constrangido pela quantidade que como	○	○	○	○	○
(f)	Sentimento de decepção comigo mesmo, depressão ou muita culpa após a superalimentação	○	○	○	○	○
(g)	Sentimento de muita angústia em relação à compulsão alimentar	○	○	○	○	○

(*Continua*)

EDQ 9.0 Copyright© 2004, autorizado pelo The Neuropsychiatric Research Institute.

(*Continuação*)

3. Quantos anos você tinha quando a compulsão alimentar periódica começou?

    ☐☐ anos de idade

5. Qual a sua altura e peso nessa época?

    Peso   Altura
    ☐☐☐ kg   com   ☐ m ☐☐ cm

4. Quando a compulsão alimentar periódica começou a ocorrer em bases regulares, em média pelo menos duas vezes por semana?

    ☐☐ anos de idade

6. Por quanto tempo você teve problemas com a compulsão alimentar periódica (com ou sem compulsão alimentar agora)?

    Dia   Meses   Anos
    ☐☐   ☐☐   ☐☐

E. Comportamento do controle do peso

1. Alguma vez você autoinduziu vômitos após comer, para eliminar o alimento consumido?
    ○ Sim   ○ Não (vá à questão 8)
2. Quantos anos você tinha quando induziu vômitos pela primeira vez?

    ☐☐ anos de idade
3. Quantos anos você tinha quando induziu vômitos pela primeira vez em bases regulares (em média pelo menos duas vezes por semana)?

    ☐☐ anos de idade
4. Quanto tempo durou sua autoindução aos vômitos?

    Dia   Meses   Anos
    ☐☐   ☐☐   ☐☐
5. Alguma vez você tomou algum xarope de ipeca para controlar seu peso?
    ○ Sim   ○ Não
6. Quantos anos você tinha quando tomou xarope de ipeca pela primeira vez

    ☐☐ anos de idade
7. Por quanto tempo você usou xarope de ipeca para controlar seu peso?

    Dia   Meses   Anos
    ☐☐   ☐☐   ☐☐
8. Alguma vez você usou laxantes para controlar seu peso ou "livrar-se do alimento ingerido"?

    ○ Sim   ○ Não (vá à questão 13)

9. Quantos anos você tinha quando usou laxante para controlar o peso pela primeira vez?

    ☐☐ anos de idade

10. Quantos anos você tinha quando usou laxante para controlar o peso pela primeira vez (em bases regulares, na média pelo menos duas vezes por semana)?

    ☐☐ anos de idade

11. Por quanto tempo você usou laxante para controlar o peso?

    Dia   Meses   Anos
    ☐☐   ☐☐   ☐☐

12. Qual o tipo e a quantidade de laxante que você usou? (Indicar todos os tipos que se aplicam e o maior número usado por dia)

			Número máximo por dia							
	Sim	Não	1	2	3	4	5	6 – 10	11 – 20	>20
Ex-Lax®	○	○	○	○	○	○	○	○	○	○
Correctol®	○	○	○	○	○	○	○	○	○	○
Metamucil®	○	○	○	○	○	○	○	○	○	○
Colace®	○	○	○	○	○	○	○	○	○	○
Dulcolax®	○	○	○	○	○	○	○	○	○	○
Leite de Magnésia Phillips®	○	○	○	○	○	○	○	○	○	○
Senokot®	○	○	○	○	○	○	○	○	○	○
Perdiem®	○	○	○	○	○	○	○	○	○	○
Fleet®	○	○	○	○	○	○	○	○	○	○
Outros (especificar): _____	○	○	○	○	○	○	○	○	○	○

(*Continua*)

EDQ 9.0 Copyright© 2004, autorizado pelo The Neuropsychiatric Research Institute.

(*Continuação*)

13. Alguma vez você usou diuréticos (comprimidos para eliminação de líquidos) para controlar seu peso?

    ○ Sim   ○ Não (vá à questão 18)

14. Quantos anos você tinha quando usou diuréticos para controlar o peso pela primeira vez?

    ☐☐ anos de idade

15. Quantos anos você tinha quando usou diuréticos para controlar o peso (em bases regulares, na média pelo menos duas vezes por semana)?

    ☐☐ anos de idade

16. Por quanto tempo você usou diuréticos para controlar o peso?

    Dia   Meses   Anos
    ☐☐   ☐☐   ☐☐

17. Quais os tipos e as quantidades de diuréticos que você usou? (Indicar todos os tipos que se aplicam e o maior número usado por dia)

(a) Diuréticos de venda livre	Sim	Não	Número máximo por dia										
			1	2	3	4	5	6	7	8	9	10	>10
Aqua-Bam®	○	○	○	○	○	○	○	○	○	○	○	○	○
Diurex®	○	○	○	○	○	○	○	○	○	○	○	○	○
Midol®	○	○	○	○	○	○	○	○	○	○	○	○	○
Pamprin®	○	○	○	○	○	○	○	○	○	○	○	○	○
Outros (especificar):	○	○	○	○	○	○	○	○	○	○	○	○	○

(b) Diuréticos com prescrição	Sim	Não	Número máximo por dia										
			1	2	3	4	5	6	7	8	9	10	>10
	○	○	○	○	○	○	○	○	○	○	○	○	○
	○	○	○	○	○	○	○	○	○	○	○	○	○

18. Alguma vez você usou pílulas dietéticas para controlar seu peso?

    ○ Sim   ○ Não (Por favor, vá à questão 22)

19. Quantos anos você tinha quando usou pílulas dietéticas para controlar o peso?

    ☐☐ anos de idade

20. Por quanto tempo você usou pílulas dietéticas para controlar o peso?

    Dia   Meses   Anos
    ☐☐   ☐☐   ☐☐

21. Quais os tipos e as quantidades de pílulas dietéticas que você usou **no último mês**? (Indicar todos os tipos que se aplicam e o maior número usado por dia)

(a) Medicamento de venda livre	Sim	Não	Número máximo por dia										
			1	2	3	4	5	6	7	8	9	10	>10
Dexatrim®	○	○	○	○	○	○	○	○	○	○	○	○	○
Dietac®	○	○	○	○	○	○	○	○	○	○	○	○	○
Acutrim®	○	○	○	○	○	○	○	○	○	○	○	○	○
ProTrim®	○	○	○	○	○	○	○	○	○	○	○	○	○
Ma huang	○	○	○	○	○	○	○	○	○	○	○	○	○
Efedrina	○	○	○	○	○	○	○	○	○	○	○	○	○
Crômio	○	○	○	○	○	○	○	○	○	○	○	○	○
Sementes de Guaraná	○	○	○	○	○	○	○	○	○	○	○	○	○
Garcínia Camboja	○	○	○	○	○	○	○	○	○	○	○	○	○
Cafeína	○	○	○	○	○	○	○	○	○	○	○	○	○
Outros (especificar):	○	○	○	○	○	○	○	○	○	○	○	○	○

(*Continua*)

EDQ 9.0 Copyright© 2004, autorizado pelo The Neuropsychiatric Research Institute.

(Continuação)

(b) Com prescrição	Sim	Não	Número máximo por dia										
			1	2	3	4	5	6	7	8	9	10	>10
	○	○	○	○	○	○	○	○	○	○	○	○	○
	○	○	○	○	○	○	○	○	○	○	○	○	○

22. Durante todo o ÚLTIMO MÊS, qual foi a frequência média com que você apresentou os seguintes comportamentos? (Marque apenas uma opção para cada comportamento)

	Nunca	Uma vez por mês ou menos	Várias vezes ao mês	Uma vez por semana	Duas vezes por semana	Três a seis vezes por semana	Uma vez ao dia	Mais de uma vez ao dia
Compulsão alimentar periódica (Conforme definida na Página 5, D.1.)	○	○	○	○	○	○	○	○
Vômitos	○	○	○	○	○	○	○	○
Uso de laxantes para controlar o peso	○	○	○	○	○	○	○	○
Uso de pílulas dietéticas	○	○	○	○	○	○	○	○
Uso de diuréticos	○	○	○	○	○	○	○	○
Uso de enema	○	○	○	○	○	○	○	○
Uso de xarope de ipeca	○	○	○	○	○	○	○	○
Exercícios para controlar o peso	○	○	○	○	○	○	○	○
Jejum (pular as refeições de um dia)	○	○	○	○	○	○	○	○
Pular refeições	○	○	○	○	○	○	○	○
Alimentar-se com porções muito pequenas	○	○	○	○	○	○	○	○
Alimentar-se com poucas calorias e/ou pouca gordura	○	○	○	○	○	○	○	○
Mastigar e cuspir os alimentos	○	○	○	○	○	○	○	○
Ruminação (vomitar a comida para dentro da boca, mastigar e reengolir)	○	○	○	○	○	○	○	○
Saunas para controlar o peso	○	○	○	○	○	○	○	○
Produtos herbáceos ("queimadores de gorduras")	○	○	○	○	○	○	○	○

(Continua)

EDQ 9.0 Copyright© 2004, autorizado pelo The Neuropsychiatric Research Institute.

(*Continuação*)

23. Durante *qualquer período de 30 dias*, qual foi a MAIOR frequência média com que você apresentou os seguintes comportamentos? (Marque apenas uma opção para cada comportamento)

	Nunca	Uma vez por mês ou menos	Várias vezes ao mês	Uma vez por semana	Duas vezes por semana	Três a seis vezes por semana	Uma vez ao dia	Mais de uma vez ao dia
Compulsão alimentar (conforme definida na Página 5, D.1.)	○	○	○	○	○	○	○	○
Vômitos	○	○	○	○	○	○	○	○
Uso de laxantes para controlar o peso	○	○	○	○	○	○	○	○
Uso de pílulas dietéticas	○	○	○	○	○	○	○	○
Uso de diuréticos	○	○	○	○	○	○	○	○
Uso de enema	○	○	○	○	○	○	○	○
Uso de xarope de ipeca	○	○	○	○	○	○	○	○
Exercícios para controlar o peso	○	○	○	○	○	○	○	○
Jejum (pular as refeições de um dia)	○	○	○	○	○	○	○	○
Pular refeições	○	○	○	○	○	○	○	○
Alimentar-se com porções muito pequenas	○	○	○	○	○	○	○	○
Alimentar-se com poucas calorias e/ou pouca gordura	○	○	○	○	○	○	○	○
Mastigar e cuspir os alimentos	○	○	○	○	○	○	○	○
Ruminação (vomitar a comida para dentro da boca, mastigar e reengolir)	○	○	○	○	○	○	○	○
Saunas para controlar o peso	○	○	○	○	○	○	○	○
Produtos herbáceos ("queimadores de gorduras")	○	○	○	○	○	○	○	○

F. Exercícios

1. Qual a frequência com que você se exercita?
   ○ Nenhuma
   ○ Uma vez por mês ou menos
   ○ Várias vezes por mês
   ○ Uma vez por semana
   ○ Várias vezes por semana
   ○ Uma vez por dia
   ○ Várias vezes por dia

2. Se você se exercita, por quanto tempo você pratica seu exercício?
   ○ Menos de 15 minutos
   ○ 15 – 30 minutos
   ○ 31 – 60 minutos
   ○ 61 – 120 minutos
   ○ Mais de 120 minutos

(*Continua*)

EDQ 9.0 Copyright© 2004, autorizado pelo The Neuropsychiatric Research Institute.

(*Continuação*)

3. Se você se exercita, por favor indique os tipos de exercícios que você pratica (marque todos os que se aplicam)
   - ○ Bicicleta
   - ○ Correr
   - ○ Nadar
   - ○ Exercícios com peso
   - ○ Aeróbicos
   - ○ Calistênicos
   - ○ Andar
   - ○ Patins em linha
   - ○ Aparelhos Stairmaster
   - ○ Esteira
   - ○ Bicicleta ergométrica
   - ○ Outros: _____

G. Histórico menstrual

1. Idade na primeira menstruação

   ☐☐ anos

2. Você teve algum período de tempo em que sua menstruação foi interrompida por três meses ou mais (não estando relacionada com gravidez)?
   - ○ Sim ○ Não
   - Caso afirmativo, quantas vezes: ☐☐

3. A perda de peso causou alguma irregularidade no seu ciclo?
   - ○ Sim ○ Não
   - Caso afirmativo, descreva: _____

4. Você menstruou nos últimos três meses?
   - ○ Sim ○ Não

5. Você usa anticoncepcionais?
   - ○ Sim ○ Não

6. Você faz reposição hormonal?
   - ○ Sim ○ Não

7. Você está na pós-menopausa?
   - ○ Sim ○ Não

8. Por favor, indique quando, durante seu ciclo, você se sentiu vulnerável à compulsão alimentar. Por favor, preencha apenas a melhor resposta.
   - ○ Não tenho compulsão alimentar durante a menstruação
   - ○ De 11 a 14 dias antes da menstruação
   - ○ De 7 a 10 dias antes da menstruação
   - ○ De 3 a 6 dias antes da menstruação
   - ○ De 1 a 2 dias antes da menstruação
   - ○ Após o início da menstruação
   - ○ Sem período definido

9. Você tem fissura por algum alimento em especial (desejo ou necessidade de consumir um alimento ou uma bebida específica) durante *alguns dias antes* da menstruação?
   - ○ Sim ○ Não
   - Caso afirmativo, que alimentos você deseja?

10. Você tem fissura por algum alimento em especial (desejo ou necessidade de consumir um alimento ou uma bebida específica) *durante* a menstruação?
    - ○ Sim ○ Não
    - Caso afirmativo, que alimentos você deseja?

11. Casada e grávida:

	Sim	Não	Não se aplica
(a) Você teve problemas com peso e/ou compulsão alimentar antes do casamento?	○	○	○
(b) Você teve problemas com peso e/ou compulsão alimentar após o casamento?	○	○	○
(c) Você teve problemas com peso e/ou compulsão alimentar antes de sua primeira gravidez?	○	○	○
(d) Você teve problemas com peso e/ou compulsão alimentar após sua primeira gravidez?	○	○	○

(*Continua*)

EDQ 9.0 Copyright© 2004, autorizado pelo The Neuropsychiatric Research Institute.

Manual clínico de transtornos da alimentação

(*Continuação*)

12. Você tem filhos?
    ○ Sim   ○ Não (vá para a seção H "HISTÓRICO DE ABUSO.")

    (a) Em sua PRIMEIRA gravidez, qual era o seu...
    ... peso no início da gravidez?   ... peso no parto?   ... menor peso no primeiro ano após o parto?
    ☐☐☐   ☐☐☐   ☐☐☐

    (b) Em sua SEGUNDA gravidez, qual era o seu...
    ... peso no início da gravidez?   ... peso no parto?   ... menor peso no primeiro ano após o parto?
    ☐☐☐   ☐☐☐   ☐☐☐

    (c) Em sua TERCEIRA gravidez, qual era o seu...
    ... peso no início da gravidez?   ... peso no parto?   ... menor peso no primeiro ano após o parto?
    ☐☐☐   ☐☐☐   ☐☐☐

    (d) Em sua QUARTA gravidez, qual era o seu...
    ... peso no início da gravidez?   ... peso no parto?   ... menor peso no primeiro ano após o parto?
    ☐☐☐   ☐☐☐   ☐☐☐

H. Histórico de abuso

1. *Antes* dos seus 18 anos, aconteceu algum dos itens listados a seguir?

   Sim Não

   ○ ○ Com frequência alguém criticava ou zombava de você por pequenas coisas.

   ○ ○ Alguém molestava fisicamente você (bater, esbofetear, atirar coisas ou empurrar).

   ○ ○ Alguém ameaçava machucar ou matar, ou molestar sexualmente você.

   ○ ○ Alguém ameaçava abandoná-lo ou deixá-lo.

   ○ ○ Você assistiu seus pais se agredirem fisicamente (bater ou esbofetear).

   ○ ○ Algum membro da sua família forçou você a ter contatos sexuais (toques indesejados, carícias, beijos íntimos ou relações sexuais).

   ○ ○ Alguém estranho forçou você a ter contatos sexuais (toques indesejados, carícias, beijos íntimos ou relações sexuais).

2. *Após* seus 18 anos, aconteceu algum dos itens listados a seguir?

   Sim Não

   ○ ○ Com frequência alguém criticava ou zombava de você por pequenas coisas.

   ○ ○ Alguém molestava você fisicamente (bater, esbofetear, atirar coisas ou empurrar).

   ○ ○ Alguém ameaçava machucá-lo ou matá-lo, ou molestá-lo sexualmente.

   ○ ○ Alguém ameaçava abandoná-lo ou deixá-lo.

   ○ ○ Você assistiu seus pais se agredirem fisicamente (bater ou esbofetear).

   ○ ○ Algum membro de sua família forçou você a ter contatos sexuais (toques indesejados, carícias, beijos íntimos ou relações sexuais).

   ○ ○ Alguém estranho forçou você a ter contatos sexuais (toques indesejados, carícias, beijos íntimos ou relações sexuais).

(*Continua*)

EDQ 9.0 Copyright© 2004, autorizado pelo The Neuropsychiatric Research Institute.

(*Continuação*)

I. Histórico psiquiátrico

1. Você já esteve hospitalizado por problemas psiquiátricos?
   ○ Sim (favor completar a seção abaixo)
   ○ Não

Nome e endereço do hospital (cidade, estado)	Ano	Diagnóstico (se conhecido) ou problemas que você estava apresentando	Internado	Isso ajudou? Sim	Não
				○	○
				○	○
				○	○
				○	○
				○	○

2. Você já esteve em tratamento psiquiátrico não hospitalar?
   ○ Sim (favor completar a seção abaixo)
   ○ Não

Ano(s) quando tratado	Nome e endereço do médico ou terapeuta (cidade, estado)	Diagnóstico (se conhecido) ou problemas que você estava apresentando	Tratamento recebido	Isso ajudou? Sim	Não
				○	○
				○	○
				○	○
				○	○
				○	○

3. Complete as informações a seguir para qualquer tipo de medicamento que você esteja recebendo no momento ou tenha recebido:

	Uso anterior	Em uso	Dosagem atual	Se em uso, para qual problema?
(a) Antidepressivos				
Fluoxetina	○	○		
Sertralina	○	○		
Paroxetina	○	○		
Fluvoxamina	○	○		
Citalopram	○	○		
Venlafaxina	○	○		
Bupropiona	○	○		

(*Continua*)

EDQ 9.0 Copyright© 2004, autorizado pelo The Neuropsychiatric Research Institute.

(*Continuação*)

	Uso anterior	Em uso	Dosagem atual	Se em uso, para qual problema?
(a) Antidepressivos (*continuação*)				
Amitriptilina	O	O		
Imipramina	O	O		
Doxepina	O	O		
Desipramina	O	O		
Protriptilina	O	O		
Trazodona	O	O		
Tranilcipromina	O	O		
Fenelzina	O	O		
Clomipramina	O	O		
Mirtazapina	O	O		
Nefazodona	O	O		
Erva-de-são-joão	O	O		
Citatopram	O	O		
(b) Tranquilizantes maiores				
Clozapina	O	O		
Olanzapina	O	O		
Risperidona	O	O		
Haloperidol	O	O		
Tiotixina	O	O		
Perfenazina	O	O		
Clorpromazina	O	O		
Trifluoperazina	O	O		
Flufenazina	O	O		
Pimozida	O	O		
Molindona	O	O		
Loxapina	O	O		
Quetiapina	O	O		
Tioridazina	O	O		
Ziprasidona	O	O		
Aripiprazole	O	O		

(*Continua*)

EDQ 9.0 Copyright© 2004, autorizado pelo The Neuropsychiatric Research Institute.

(Continuação)

	Uso anterior	Em uso	Dosagem atual	Se em uso, para qual problema?
(c) Tranquilizantes menores				
Diazepan	○	○		
Clordiazepóxido	○	○		
Oxazepam	○	○		
Triazolam	○	○		
Clorazepato	○	○		
Zolpidem	○	○		
Clonazepam	○	○		
Lorazepam	○	○		
Buspirona	○	○		
Flurazepam	○	○		
Alprazolam	○	○		
Zaleplon	○	○		
(d) Estabilizadores do humor				
Lítio	○	○		
Valproato de sódio	○	○		
Carbamazepina	○	○		
Topiramato	○	○		
Lamotrigina	○	○		
OUTROS:	○	○		
OUTROS:	○	○		
OUTROS:	○	○		
OUTROS:	○	○		

J. Histórico médico

1. Por favor, relacione as hospitalizações:

Quando? Ano(s)	Onde? (Nome do hospital e cidade)	Problema	Diagnóstico	Tratamento recebido

(Continua)

EDQ 9.0 Copyright© 2004, autorizado pelo The Neuropsychiatric Research Institute.

(Continuação)

2. Por favor, relacione todos os outros tratamentos que você recebeu (Incluir qualquer problema significativo, mas não incluir gripes, resfriados, exames de rotina.)

Quando? Ano(s)	Onde? (Nome do hospital e cidade)	Problema	Diagnóstico	Tratamento recebido

K. Histórico de uso químico

1. Nos últimos seis meses, quantas vezes você utilizou as seguintes drogas?

	Nenhuma	Menos que mensalmente	Cerca de uma vez por mês	Várias vezes por mês	Cerca de uma vez por semana	Várias vezes por semana	Diariamente	Várias vezes ao dia
ÁLCOOL	○	○	○	○	○	○	○	○
ESTIMULANTES (anfetaminas, inebriantes, excitantes, *speed*)	○	○	○	○	○	○	○	○
PÍLULAS DIETÉTICAS	○	○	○	○	○	○	○	○
SEDATIVOS (barbitúricos, pílulas para dormir, Valium®, Librium®, narcóticos)	○	○	○	○	○	○	○	○
CANNABIS/HAXIXE	○	○	○	○	○	○	○	○
ALUCINÓGENOS (LSD, mescalina, cogumelos e Ecstasy)	○	○	○	○	○	○	○	○
OPIOIDES (heroína, morfina e ópio)	○	○	○	○	○	○	○	○
COCAÍNA/*CRACK*	○	○	○	○	○	○	○	○
PCP (Pó de anjo, Fenciclidina)	○	○	○	○	○	○	○	○
INALANTES (cola, gasolina, etc.)	○	○	○	○	○	○	○	○
PÍLULAS DE CAFEÍNA (NoDoz®, Vivarin®, etc.)	○	○	○	○	○	○	○	○
OUTROS: _____	○	○	○	○	○	○	○	○
_____	○	○	○	○	○	○	○	○

(Continua)

EDQ 9.0 Copyright© 2004, autorizado pelo The Neuropsychiatric Research Institute.

(Continuação)

2. Qual das drogas você usou pelo período de um mês (mês de uso mais intenso)?

(Exemplo: Se você usou pílulas para dormir em torno de uma vez por mês, muitos anos atrás, mas não usa agora, você deve preencher no círculo abaixo ("cerca de uma vez por mês" na linha "Sedativos – Barbitúricos")

	Nenhuma	Menos que mensalmente	Cerca de uma vez por mês	Várias vezes por mês	Cerca de uma vez por semana	Várias vezes por semana	Diariamente	Várias vezes ao dia
ÁLCOOL	O	O	O	O	O	O	O	O
ESTIMULANTES (anfetaminas, inebriantes, excitantes, *speed*)	O	O	O	O	O	O	O	O
PÍLULAS DIETÉTICAS	O	O	O	O	O	O	O	O
SEDATIVOS (barbitúricos, pílulas para dormir, Valium®, Librium®, narcóticos)	O	O	O	O	O	O	O	O
CANNABIS/HAXIXE	O	O	O	O	O	O	O	O
ALUCINÓGENOS (LSD, mescalina, cogumelos e *ecstasy*)	O	O	O	O	O	O	O	O
OPIOIDES (heroína, morfina e ópio)	O	O	O	O	O	O	O	O
COCAÍNA/*CRACK*	O	O	O	O	O	O	O	O
PCP (Pó de anjo, Fenciclidina)	O	O	O	O	O	O	O	O
INALANTES (cola, gasolina, etc.)	O	O	O	O	O	O	O	O
PÍLULAS DE CAFEÍNA (NoDoz®, Vivarin®, etc.)	O	O	O	O	O	O	O	O
OUTROS: _____	O	O	O	O	O	O	O	O
_____	O	O	O	O	O	O	O	O

3. Assumindo que todas as drogas acima mencionadas foram utilizadas, qual delas você preferiria?
_____

Você apresentou algum dos problemas abaixo devido ao uso de álcool ou de drogas? (Caso afirmativo, por favor especifique)

4. Beber e dirigir quando arriscado?   O Sim ... Quando?   O Mais de seis meses atrás
   O Não   O Durante os últimos seis meses
   O Ambos

5. Problemas clínicos?   O Sim ... Quando?   O Mais de seis meses atrás
   O Não   O Durante os últimos seis meses
   O Ambos

6. Problemas no trabalho ou na escola?   O Sim ... Quando?   O Mais de seis meses atrás
   O Não   O Durante os últimos seis meses
   O Ambos

(Continua)

EDQ 9.0 Copyright© 2004, autorizado pelo The Neuropsychiatric Research Institute.

(*Continuação*)

7. Alguma detenção? ○ Sim ... Quando? ○ Mais de seis meses atrás
○ Não ○ Durante os últimos seis meses
○ Ambos

8. Problemas familiares? ○ Sim ... Quando? ○ Mais de seis meses atrás
○ Não ○ Durante os últimos seis meses
○ Ambos

9. Você já fumou cigarros (tabaco)?

○ Sim
○ Não (vá para a questão 10)

Quanto você fumava?

○ Ocasionalmente
○ Menos de um maço por dia
○ Cerca de um maço por dia
○ De 1 a 2 maços por dia
○ Cerca de dois maços por dia
○ Mais de dois maços por dia

Se você ainda é fumante, quanto você fuma?

○ Ocasionalmente
○ Menos de um maço por dia
○ Cerca de um maço por dia
○ De 1 a 2 maços por dia
○ Cerca de dois maços por dia
○ Mais de dois maços por dia

10. Você bebe café?

○ Sim
○ Não (vá para a questão 10)

Em média, quantas xícaras de café *cafeinado* você ingere por dia?

○ Menos de uma
○ Uma xícara por dia
○ Duas xícaras
○ Três xícaras
○ Quatro xícaras
○ Cinco xícaras
○ De 6 a 10 xícaras
○ Mais de 10 xícaras

Em média, quantas xícaras de café *descafeinado* você bebe por dia?

○ Menos de uma
○ Uma xícara por dia
○ Duas xícaras
○ Três xícaras
○ Quatro xícaras
○ Cinco xícaras
○ De 6 a 10 xícaras
○ Mais de 10 xícaras

11. Você bebe chá?

○ Sim
○ Não (vá para a questão 10)

Em média, quantas xícaras de chá *cafeinado* você bebe por dia?

○ Menos de uma
○ Uma xícara por dia
○ Duas xícaras
○ Três xícaras
○ Quatro xícaras
○ Cinco xícaras
○ De 6 a 10 xícaras
○ Mais de 10 xícaras

Em média, quantas xícaras de chá *descafeinado* você bebe por dia?

○ Menos de uma
○ Uma xícara por dia
○ Duas xícaras
○ Três xícaras
○ Quatro xícaras
○ Cinco xícaras
○ De 6 a 10 xícaras
○ Mais de 10 xícaras

12. Você bebe refrigerantes?

○ Sim
○ Não (vá para a questão 10)

Em média, quantos copos/latas de refrigerante *cafeinado* você bebe por dia?

○ Menos de uma
○ Uma lata por dia
○ Duas latas
○ Três latas
○ Quatro latas
○ Cinco latas
○ De 6 a 10 latas
○ Mais de 10 latas

Em média, quantos copos/latas de refrigerante *descafeinado* você bebe por dia?

○ Menos de uma
○ Uma lata por dia
○ Duas latas
○ Três latas
○ Quatro latas
○ Cinco latas
○ De 6 a 10 latas
○ Mais de 10 latas

(*Continua*)

EDQ 9.0 Copyright© 2004, autorizado pelo The Neuropsychiatric Research Institute.

(Continuação)

L. Membros da família

1.

	Nome	Idade, se vivo	Causa do óbito	Idade no óbito
Pai				
Mãe				
Irmãos e irmãs				
Esposa				
Filho 1				
Filho 2				
Filho 3				
Filho 4				

2. Você é gêmeo? ○ Sim ○ Não
   (Caso afirmativo, são
   gêmeos idênticos ____ Sim ____ Não)

3. Você foi adotado? ○ Sim ○ Não
   (Caso afirmativo, com que
   idade foi adotado?) ____

(Continua)

EDQ 9.0 Copyright© 2004, autorizado pelo The Neuropsychiatric Research Institute.

Manual clínico de transtornos da alimentação **99**

(*Continuação*)

M. Histórico familiar clínico e psiquiátrico

1. Marque o círculo na coluna de qualquer um dos seus *parentes consanguíneos* que tem ou teve as seguintes condições ou problemas:

    *Incluir meio-irmão/meio-irmã

Condições	Mãe	Pai	*Irmãos	*Irmãs	Tios	Tias	Avós	Filhos	Condições	Mãe	Pai	*Irmãos	*Irmãs	Tios	Tias	Avós	Filhos
Uso abusivo de álcool ou drogas	○	○	○	○	○	○	○	○	Hipertensão (pressão sanguínea alta)	○	○	○	○	○	○	○	○
Anorexia nervosa	○	○	○	○	○	○	○	○	Prisão ou detenção	○	○	○	○	○	○	○	○
Ansiedade	○	○	○	○	○	○	○	○	Doença renal	○	○	○	○	○	○	○	○
Artrite/reumatismo	○	○	○	○	○	○	○	○	Cirrose hepática	○	○	○	○	○	○	○	○
Asma, febre do feno ou alergias	○	○	○	○	○	○	○	○	Depressão maníaca (bipolar)	○	○	○	○	○	○	○	○
Compulsão alimentar	○	○	○	○	○	○	○	○	Retardo mental	○	○	○	○	○	○	○	○
Defeitos de nascença	○	○	○	○	○	○	○	○	Enxaqueca ou cefaléia	○	○	○	○	○	○	○	○
Problemas de sangramento	○	○	○	○	○	○	○	○	Doenças neurológicas (Parkinson, Síndrome da segunda-feira, etc.)	○	○	○	○	○	○	○	○
Bulimia nervosa	○	○	○	○	○	○	○	○	Obesidade (sobrepeso)	○	○	○	○	○	○	○	○
Catarata	○	○	○	○	○	○	○	○	Hospitalização psiquiátrica	○	○	○	○	○	○	○	○
Câncer ou leucemia	○	○	○	○	○	○	○	○	Doença da tireoide/bócio	○	○	○	○	○	○	○	○
Colite	○	○	○	○	○	○	○	○									
Surdez	○	○	○	○	○	○	○	○	Anemia perniciosa	○	○	○	○	○	○	○	○
Depressão	○	○	○	○	○	○	○	○	Psicose	○	○	○	○	○	○	○	○
Diabete	○	○	○	○	○	○	○	○	Febre reumática	○	○	○	○	○	○	○	○
Uso abusivo de drogas	○	○	○	○	○	○	○	○	Esquizofrenia	○	○	○	○	○	○	○	○
Epilepsia (convulsões, espasmos)	○	○	○	○	○	○	○	○	Anemia falciforme	○	○	○	○	○	○	○	○
									Acidente vascular cerebral	○	○	○	○	○	○	○	○
Eczema	○	○	○	○	○	○	○	○	Tentativa de suicídio	○	○	○	○	○	○	○	○
Mau funcionamento da vesícula biliar	○	○	○	○	○	○	○	○	Suicídio (concluído)	○	○	○	○	○	○	○	○
Vício pelo jogo	○	○	○	○	○	○	○	○	Sífilis	○	○	○	○	○	○	○	○
Glaucoma	○	○	○	○	○	○	○	○	Tuberculose (TB)	○	○	○	○	○	○	○	○
Gota	○	○	○	○	○	○	○	○	Outras doenças glandulares	○	○	○	○	○	○	○	○
Ataque cardíaco	○	○	○	○	○	○	○	○	Úlceras	○	○	○	○	○	○	○	○
Doença cardíaca	○	○	○	○	○	○	○	○	Icterícia	○	○	○	○	○	○	○	○
Hiperlipidemia (excesso de gordura no sangue)	○	○	○	○	○	○	○	○	Outras: _____	○	○	○	○	○	○	○	○

(*Continua*)

EDQ 9.0 Copyright© 2004, autorizado pelo The Neuropsychiatric Research Institute.

(Continuação)

2. Se qualquer um dos seus *parentes consanguíneos* tem ou teve QUALQUER das condições ou problemas antes mencionados, por favor indique aqui:
   - ○ Mãe
   - ○ Pai
   - ○ Irmãos
   - ○ Irmãs
   - ○ Tios
   - ○ Tias
   - ○ Avós
   - ○ Filhos

N. Histórico medicamentoso

1. Que medicamentos você está usando hoje?

Nome do medicamento	Dosagem	Há quanto tempo você usa esse medicamento?

2. A que drogas, medicamentos ou injeções você é alérgico?

Nome do medicamento/droga/injeção	Reação

O. Histórico social

1. Grau escolar mais elevado (escolha um):
   - ○ 8ª série ou abaixo
   - ○ Ensino médio incompleto
   - ○ Ensino médio completo
   - ○ Curso técnico de nível médio
   - ○ Superior incompleto
   - ○ Superior completo
   - ○ Licenciatura
   - ○ Bacharelado
   - ○ Pós-graduação

   Especifique o grau mais elevado:
   - ○ M.D./D.O. (Bacharelado em Medicina/Doutorado)
   - ○ Ph.D/Psy.D/Ed.D (Doutorado/Doutor em Psiquiatria/Doutor em Educação)
   - ○ Pharm.D (Doutorado em Farmácia)
   - ○ M.A. ou M.S. (Mestrado em Ciências Sociais ou Mestrado em Ciências)
   - ○ B.A. ou B.S. (Bacharelado em Ciências Sociais ou Bacharelado em Ciências)
   - ○ B.S.N. (Bacharelado em Enfermagem)
   - ○ Outros: _____

2. No momento você está empregado?   ○ Sim   ○ Não

   Caso negativo, quando foi seu último emprego? _____

3. Ocupação atual ou último trabalho, se desempregado no momento: _____

(Continua)

EDQ 9.0 Copyright© 2004, autorizado pelo The Neuropsychiatric Research Institute.

(Continuação)

4. Você prestou o serviço militar?   ○ Sim   ○ Não
   Tempo de serviço (período) _____   Maior patente obtida _____

5. Você já foi detido?   ○ Sim   ○ Não
   Idade(s) quando foi detido: Razão(ões) da detenção: Tempo de encarceramento:

   _____   _____   _____
   _____   _____   _____

P. Verificação médica

Marque o círculo de qualquer um dos itens abaixo que você apresentou durante as últimas quatro semanas. Você deve indicar os itens que considera mais importantes e não aqueles que, mesmo presentes, são menos importantes.

Geral:
○ Perda grave do apetite
○ Fraqueza grave
○ Febre
○ Calafrios
○ Transpiração abundante
○ Transpiração abundante noturna – molhando o lençol
○ Fadiga
○ Alteração súbita no sono

Pele:
○ Coceira
○ Comichão fácil que representa uma alteração na forma como você costuma ficar vermelho
○ Irritação
○ Secura acentuada
○ Fragilidade do cabelo – fios no pente
○ Cabelo fino e macio
○ Cabelo grosso e quebradiço

Cabeça:
○ Batidas na cabeça – com desmaio
○ Tontura frequente que impede sua atividade normal e dura, pelo menos, cinco minutos
○ Cefaleias que são diferentes das que você costuma ter
○ Cefaleias que acordam você
○ Cefaleias com vômitos

Olhos:
○ Dor nos olhos
○ Necessidade de óculos novos
○ Visão dobrada
○ Perda de parte da visão
○ Visão de luzes ou formas
○ Se forem viistas auréolas ao redor das luzes

Ouvidos:
○ Dor nos ouvidos
○ Zumbido nos ouvidos
○ Alteração na audição
○ Percepção de que tudo roda a sua volta

Nariz:
○ Sangramentos
○ Dor
○ Não pode respirar bem
○ Percepção de cheiros incomuns

Boca:
○ Dor de dente
○ Sensibilidade ou sangramento de:
○ Lábios
○ Língua
○ Gengiva
○ Sabores incomuns
○ Rouquidão

Pescoço:
○ Dor
○ Não pode mover bem
○ Protuberância
○ Dificuldade para engolir
○ Dor ao engolir

Nódulos:
○ Nódulos linfáticos aumentados ou moles (Kernals)

Tórax:
○ Dor
○ Novas protuberâncias
○ Vazamento nos mamilos

Pulmões:
○ Dor no peito
○ Dor na respiração profunda
○ Tosse nova
○ Tosse com sangramento
○ Muco verde, amarelo ou branco
○ Respiração ofegante
○ Respiração curta (súbita)
○ Acordar durante a noite – sem conseguir respirar
○ Incapaz de subir escadas

Coração:
○ Dor atrás do esterno
○ Dor atrás do mamilo esquerdo
○ Dor no lado esquerdo do pescoço ou maxilar
○ Taquicardia
○ Batidas do coração audíveis e falha de batidas
○ Dificuldade para respirar ao caminhar
○ Necessidade de dois ou mais travesseiros para dormir
○ Pernas e tornozelos inchados (fora do período menstrual)
○ Lábios/dedos/unhas azuis quando dentro de casa e aquecido

(Continua)

EDQ 9.0 Copyright© 2004, autorizado pelo The Neuropsychiatric Research Institute.

(*Continuação*)

Gastrintestinal:
○ Perda do apetite
○ Os alimentos fazem mal
○ Não pode engolir normalmente
○ Dor ao engolir
○ Regurgitação do alimento
○ Queimação persistente súbita
○ Dor ou desconforto após a refeição
○ Inchaço
○ Dores agudas e penetrantes laterais ou nos ombros após a refeição

Genitourinário:
○ Dor penetrante nas costas abaixo das costelas
○ Urinar com muita frequência
○ Despertar súbito, à noite, para urinar
○ Volume de urina muito grande
○ Urinando pouco
○ Incapaz de começar a urinar
○ Corre para urinar ou tem medo de urinar sem controle
○ Dor ao urinar
○ Incontinência urinária
○ Sangue na urina
○ Pus na urina

Neurológico:
○ Desmaio
○ Espasmos
○ Fraqueza nos braços ou pernas
○ Mudança na fala
○ Perda da coordenação
○ Períodos súbitos ou início de confusão
○ Alterações súbitas na personalidade (de repente não é a mesma pessoa)
○ Perda da capacidade de concentração
○ Tendo visões
○ Perda do tato
○ Formigamento nos braços e pernas
○ Incapaz de mastigar corretamente
○ Perda de memória
○ Tremores ou contrações musculares

Homens:
○ Dor nos testículos
○ Inchaço dos testículos
○ Inchaço da bolsa escrotal

Mulheres:
○ Alteração súbita nos ciclos menstruais
○ Sangramento entre os ciclos menstruais

Relacione quaisquer outros não mencionados antes: _____
_____

3

Transtornos da alimentação e comorbidades psiquiátricas
Prevalência e modificações no tratamento

Randy A. Sansone, M.D.
Lori A. Sansone, M.D.

Ao que tudo indica, pacientes com transtornos da alimentação apresentam altas taxas e uma variedade de comorbidades psiquiátricas (Hudson et al., 2005, 2007). Os transtornos de Eixo I mais prevalentes são os transtornos do humor e de ansiedade, seguidos do transtorno por uso abusivo de álcool e de substâncias e do transtorno bipolar. Transtornos do Eixo II também são prevalentes. Neste capítulo, revisamos de forma resumida os estudos relacionados aos índices de prevalência de comorbidades, além de recomendarmos alterações no tratamento do transtorno da alimentação para vários transtornos psiquiátricos comórbidos comuns. Acreditamos que o controle eficaz das condições psiquiátricas comórbidas, por fim, melhora a resposta geral ao tratamento nesses pacientes polissintomáticos.

PREVALÊNCIA DOS TRANSTORNOS DO EIXO I E DO EIXO II EM PACIENTES COM TRANSTORNOS DA ALIMENTAÇÃO

Para demonstrar a grande ocorrência de comorbidades psiquiátricas entre os pacientes com transtornos da alimentação, consideramos os seguintes exemplos de estudos de prevalência, começando com aqueles relacionados aos transtornos do humor.

Transtornos do humor

Anorexia nervosa

Transtornos do humor são muito comuns entre os pacientes com anorexia nervosa. Milos e colaboradores (2003) examinaram 77 mulheres anoréxicas e constataram que 53% apresentavam transtorno afetivo comórbido. Revisando a literatura, Pearlstein (2002) verificou que a prevalência ao longo da vida da depressão maior, em pacientes com anorexia nervosa do tipo restritivo e anorexia nervosa com compulsão alimentar periódica/purgativo, foi de 15 a 50% e 46 a 80%, respectivamente, e que a prevalência ao longo da vida de distimia, nos pacientes com anorexia, foi de 19 a 93%.

Bulimia nervosa

Brewerton e colaboradores (1995) examinaram 59 pacientes adultas com bulimia e perceberam que 75% apresentavam transtorno afetivo, sendo que 63% tinha depressão maior. Milos e colaboradores (2003) examinaram 137 mulheres bulímicas e constataram que 52% apresentavam transtorno afetivo. Pearlstein (2002), ao revisar a literatura, verificou que os índices de prevalência ao longo da vida de depressão maior foram de 50 a 65% e de distimia na bulimia foram de 6 a 95%.

Diagnóstico inespecífico

Striegel-Moore e colaboradores (1999) examinaram 161 veteranas de guerra com transtornos da alimentação e verificaram que 60% apresentava diagnósticos de transtornos afetivos comórbidos.

Transtorno bipolar

Assim como outros transtornos do humor de Eixo I, têm sido relatadas taxas mais altas do que as esperadas para transtorno bipolar entre pacientes com transtorno da alimentação (Kawa et al., 2005; Krishnan, 2005; McElroy et al., 2005).

Transtornos de ansiedade

Qualquer transtorno de ansiedade

Anorexia nervosa

Entre as amostras de estudo da anorexia nervosa, Iwasaki e colaboradores (1999) verificaram taxas de prevalência para qualquer transtorno de ansiedade de 24% para o tipo restritivo e 71% para compulsão alimentar periódica/purgativo. Bulik e colaboradores (1997) encontraram índices altos similares para os transtornos de ansiedade entre as 68 pessoas com anorexia nervosa (60%). Em uma revisão da literatura em 2002, Godart e colaboradores analisaram as taxas de prevalência ao longo da vida para os transtornos de ansiedade na anorexia nervosa tanto do tipo restritivo quanto do tipo compulsão alimentar periódica/purgativo e verificaram taxas de 33 a 72% e de 55%, respectivamente. Por fim, Kaye e colaboradores (2004) observaram taxas para o transtorno de ansiedade generalizada (TAG) e para o transtorno de pânico de 13 e de 19%, respectivamente, e nos pacientes com anorexia nervosa tipo restritivo e compulsão alimentar periódica/purgativo taxas de 10 e 11%, respectivamente.

Bulimia nervosa

Entre amostras de pacientes com bulimia, Brewerton e colaboradores (1995) encontraram taxas de prevalência de 36% para algum transtorno de ansiedade, 17% para fobia social, 12% para TAG, e 10% para transtorno de pânico. Iwasaki e colaboradores (1999) verificaram que o índice de prevalência para algum tipo de transtorno de ansiedade foi de 58%. Bulik e colaboradores (1997) encontraram altas taxas para os transtornos de ansiedade entre 116 pacientes bulímicos (57%). Godart e colaboradores revisando a literatura em 2002 encontraram taxas de prevalência ao longo da vida para os transtornos de ansiedade nos pacientes bulímicos variando de 41 a 75%. Por fim, Kaye e colaboradores (2004) verificaram taxas de prevalência de 8% para o TAG e 11% para o transtorno de pânico, em pacientes com bulimia.

Diagnóstico inespecífico

Na amostra de veteranas de guerra com transtorno da alimentação, Striegel-Moore e colaboradores (1999) encontraram prevalência de comorbidade de algum transtorno de ansiedade de 36%.

Transtorno obsessivo-compulsivo

Os pesquisadores também examinaram a prevalência do transtorno obsessivo-compulsivo (TOC) entre as pessoas com transtornos da alimentação.

Anorexia nervosa

Kaye e colaboradores (2004) verificaram que 35% das amostras das pessoas com anorexia do tipo restritivo apresentavam TOC, comparadas com 44% daquelas com aquela do tipo compulsão alimentar periódica/purgativo. Speranza e colaboradores (2001) examinaram pessoas com anorexia dos tipos e compulsão alimentar periódica/purgativo restritivo e encontraram taxas atuais e ao longo da vida para o TOC de 19 e 22% e de 29 e 43%, respectivamente. Milos e colaboradores (2002) examinaram a prevalência do TOC comórbido entre 84 pacientes com anorexia e constataram a taxa de prevalência de 29%. Em uma revisão da literatura, Pearlstein (2002) verificou que 11 a 69% das mulheres com anorexia nervosa apresentavam TOC ou características da personalidade obsessiva. Por fim, na sua revisão, Godart e colaboradores (2002) verificaram que os índices de prevalência ao longo da vida para o TOC entre as mulheres com anorexia nervosa do tipo restritivo foram de 10 a 62% e anorexia nervosa com compulsão alimentar periódica/purgativo foram de 10 a 66%.

Bulimia nervosa

Kaye e colaboradores (2004) verificaram que 40% dos pacientes das suas amostras apresentavam TOC. Speranza e colaboradores (2001) determinaram taxas atuais de 10% e ao longo da vida de 13% para o TOC entre as pessoas bulímicas. Milos e colaboradores (2002) examinaram a prevalência de TOC comórbido entre 84 pacientes com bulimia e encontraram a taxa de 30%, já em uma revisão da literatura, Pearlstein (2002) verificou que 3 a 43% das mulheres bulímicas apresentavam TOC ou características da personalidade obsessiva. Por fim Godart e colaboradores (2002) constataram que a taxa de prevalência ao longo da vida para o TOC entre as mulheres com bulimia nervosa estava entre 0 e 43%.

Uso abusivo de álcool e de substâncias

Ao mesmo tempo que os transtornos do humor e de ansiedade estão associados a taxas mais altas de comorbidades psiquiátricas entre os pacientes com transtorno da alimentação, outros tipos de comorbidades, incluindo uso abusivo/dependência de álcool e substâncias, também estão sendo examinados.

Anorexia nervosa

Bulik e colaboradores (2004) examinaram índices de uso abusivo de álcool, de dependência, e de uso abusivo e dependência em uma amostra de 97 pessoas com anorexia do tipo restritivo e relataram taxas de prevalência de 10, 10 e 17%, respectivamente; para pessoas com anorexia com compulsão alimentar periódica/purgativo, as taxas correspondentes foram de 15, 28 e 38%. Jordan e colaboradores (2003) examinaram pessoas anoréxicas para uso abusivo ou dependência de álcool e relataram a taxa de 28%.

Milos e colaboradores (2003) relataram a prevalência ao longo da vida de qualquer transtorno relacionado a substâncias na anorexia de 22%. Jordan e colaboradores (2003) examinaram pessoas anoréxicas para uso abusivo ou dependência de *cannabis* e qualquer transtorno do uso abusivo de substância psicoativa ao longo da vida e relataram taxas correspondentes a 20 e 33%, respectivamente. Por fim, na revisão realizada por Pearlstein (2002), as taxas de prevalência ao longo da vida do uso abusivo de substância na anorexia nervosa variaram de 12 a 18%.

Bulimia nervosa

Bulik e colaboradores (2004) examinaram pessoas bulímicas para uso abusivo de álcool, para dependência de álcool e para ambos e relataram taxas correspondentes a 25, 26 e 46% – taxas que foram de maneira considerável mais altas do que as encontradas nas suas amostras de pessoas anoréxicas.

Em relação ao uso abusivo de substâncias, Brewerton e colaboradores (1995) relataram a taxa de 20% entre as pessoas bulímicas.

Milos e colaboradores constataram a prevalência ao longo da vida de algum transtorno relacionado a substâncias nos pacientes com bulimia de 26%. Por fim, na revisão realizada por Pearlstein (2002), as taxas de prevalência ao longo da vida do uso abusivo de substâncias na bulimia nervosa variaram de 30 a 70%.

Diagnóstico inespecífico

Striegel-Moore e colaboradores (1999) relataram taxas de uso abusivo de substâncias de 33% em uma amostra de veteranas com transtornos da alimentação.

Outros transtornos de Eixo I

Turnbull e colaboradores (1997), estudando 164 pacientes com transtorno da alimentação, verificaram que 11% apresentavam transtorno de estresse pós-traumático (TEPT). Em uma amostra de 26 indivíduos com anorexia do tipo restritivo, Lilenfeld e colaboradores (1998) constataram que 8% apresentava TEPT.

Limitações das comparações dos dados de Eixo I

Nem todos os estudos das comorbidades foram incluídos nessas várias áreas de Eixo I, pois rapidamente compreendemos que as questões metodológicas dificultavam qualquer comparação racional científica, o que explica as grandes variações nos resultados. Essas questões incluem inconstância de amostras (p. ex., pacientes internados *versus* pacientes ambulatoriais, instituições de tratamento primário *versus* de tratamento terciário), diferentes ferramentas de avaliação para o diagnóstico de Eixo I, estudos controlados e não controlados, variações na seleção e vários tipos de taxas de prevalência (p. ex., atual vs. ao longo da vida). Por isso, escolhemos enfatizar mais os *temas* das comorbidades do que a tentativa de comparar e analisar os dados agrupados. Entretanto, concluímos que os transtornos da alimentação são altamente comórbidos com outros transtornos psiquiátricos de Eixo I, em particular os transtornos do humor e de ansiedade, embora as taxas de comorbidade permaneçam desconhecidas empiricamente.

Transtornos de Eixo II

Há pouco tempo revisamos a literatura sobre a prevalência dos transtornos de Eixo II entre os indivíduos com transtornos da alimentação (Sansone et al., 2005); os resultados estão resumidos nas Figuras 3.1 a 3.3.

Anorexia nervosa

Na anorexia nervosa tipo restritivo, o transtorno de Eixo II mais comum é o transtorno da personalidade obsessivo-compulsiva (22%), seguido do transtorno da personalidade esquiva (19%), já no tipo compulsão alimentar periódica/purgativo, o transtorno de Eixo II mais comum é o

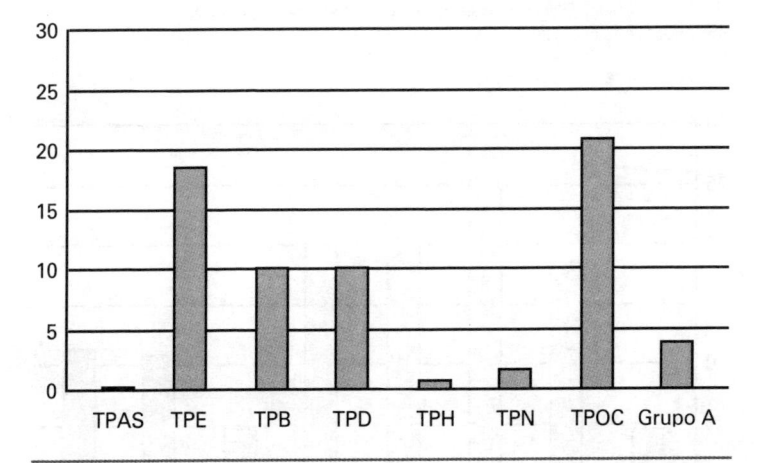

Figura 3.1 Prevalência (%) dos transtornos da personalidade na anorexia nervosa do subtipo restritivo.
Nota. TPAS = antissocial; TPE = esquiva; TPB = *borderline*; TPD = dependente; TPH = histriônica; TPN = narcisista; TPOC = obsessivo-compulsiva.
Fonte: Sansone et al., 2005.

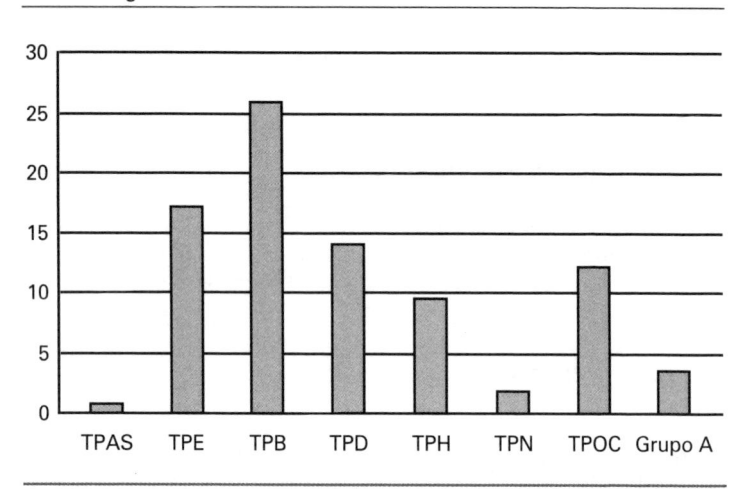

Figura 3.2 Prevalência (%) dos transtornos da personalidade na anorexia nervosa do subtipo compulsão alimentar periódica/purgativo.
Nota. TPAS = antissocial; TPE = esquiva; TPB = *borderline*; TPD = dependente; TPH = histriônica; TPN = narcisista; TPOC = obsessivo-compulsiva.
Fonte: Sansone et al., 2005.

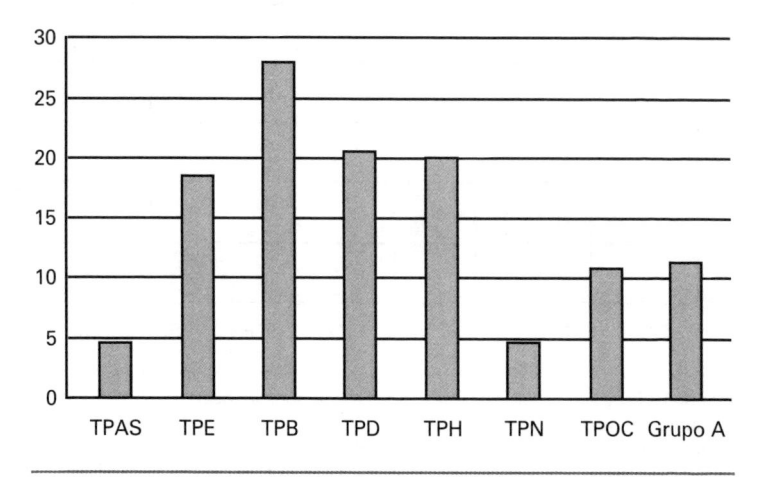

Figura 3.3 Prevalência (%) dos transtornos da personalidade na bulimia nervosa.
Nota. TPAS = antissocial; TPE = esquiva; TPB = *borderline*; TPD = dependente; TPH = histriônica; TPN = narcisista; TPOC = obsessivo-compulsiva.
Fonte: Sansone et al., 2005.

transtorno da personalidade *borderline* (TPB) (26%), seguido do transtorno da personalidade esquiva (17%).

Bulimia nervosa

Na bulimia nervosa, o transtorno de Eixo II mais comum é o TPB (28%), seguido dos transtornos da personalidade dependente (21%), histriônica (20%) e esquiva (19%). Parece que os transtornos da alimentação com patologia de alimentação impulsiva (i. e., compulsão alimentar periódica, purgação) tendem a estar associados a taxas relativamente altas de TPB.

MODIFICAÇÕES NO TRATAMENTO PARA PACIENTES COM COMORBIDADE DE TRANSTORNO PSIQUIÁTRICO E TRANSTORNO DA ALIMENTAÇÃO

Nesta seção, enfatizamos as alterações mais importantes no tratamento dos pacientes com transtornos da alimentação com vários tipos de comorbidades de Eixo I e de Eixo II. Em virtude das limitações de espaço, não pudemos apresentar uma visão ampla do tratamento para essas comorbidades individuais. Entretanto, para cada condição comórbida, descrevemos três áreas de alteração nos pacientes com transtornos da alimentação:

1. avaliação;
2. intervenção psicoterápica;
3. medicamentos psicotrópicos.

Também orientamos para a hospitalização.

Transtornos de Eixo I comórbidos e transtornos da alimentação

Para ilustrar as complexidades encontradas com frequência na prática clínica, relatamos um caso clínico a seguir, que ilustra a coocorrência dos transtornos da alimentação e os transtornos do humor e outras condições de Eixo I.

> **Caso clínico**
>
> Carla, 18 anos, estudante do ensino médio, foi diagnosticada com transtorno bipolar I aos 13 anos, e com anorexia nervosa, do tipo compulsão alimentar periódica/purgativo, aos 14 anos, época em que seu índice de massa corporal caiu de 21 para 16. Na sua família há vários casos de parentes próximos com transtornos do humor e de ansiedade graves. Quando criança, às vezes era descrita como "hiper", "irritável" e com "violência transitória", e em outras ocasiões como muito mal-humorada, tímida, afastada e amedrontada. Sua capacidade de concentração na escola era deficiente. Ela se preocupava muito com sua avaliação social e tinha reações viscerais fortes em relação à ideia de que os colegas poderiam zombar dela. Apresentava ataques evidentes de pânico nas dependências da escola e, às vezes, na possibilidade de falar em público. Além dos pensamentos constantes sobre a imagem e o peso corporais, Carla também admitiu preocupações com outros "defeitos do corpo", em particular aquele que supunha ser quadris largos. Ela era bastante fóbica em relação a insetos e tinha medo de germes e contaminação. Além do seu diagnóstico inicial, também recebeu diagnóstico de TAG com pânico e fobia social, TOC e transtorno dismórfico corporal. O transtorno do déficit de atenção também foi considerado. Traços da personalidade incluíam características compatíveis com as condições do Grupo B e C.
>
> O programa de tratamento incluiu psicoterapia individual semanal (com combinação de técnicas das teorias cognitivo-comportamental, interpessoal e psicodinâmica), terapia familiar semanal, aconselhamento dietético e um regime medicamentoso complexo que constava de 1.000 mg/dia de ácido valproico, 100 mg/dia de lamotrigina, 80 mg/dia de fluoxetina e 10 mg/dia de uma formulação de liberação sustentada de sais de anfetamina para a fadiga diurna e as dificuldades de atenção-concentração. Esse programa, na prática, teve duração de meses com base em tentativas e erros. Com essas abordagens, os sintomas do transtorno do humor e da alimentação, e os sintomas de todos os transtornos de ansiedade de Carla, antes mencionados, melhoraram substancialmente, e ela foi capaz de conseguir avaliações A e B nos cursos da escola e de manter uma relação afetiva estável.

Transtornos do humor

Avaliação da anorexia nervosa

Os efeitos nutricionais da dieta e da inanição podem complicar a avaliação dos transtornos do humor em indivíduos com transtornos da alimentação caracterizados pela dieta e perda de peso. Por exemplo, a dieta tende a produzir instabilidade de humor e inanição resultando em irritabilidade, disforia e deterioração do comportamento social (Keys et al., 1950). Para reduzir esses efeitos na avaliação do humor na anorexia, acreditamos que o mais razoável clinicamente seja avaliar os transtornos do humor subjacentes, quando o peso do paciente estiver a 10% do peso normal para a altura.

Avaliação da bulimia nervosa

Devido às preocupações em relação aos efeitos nutricionais da dieta e da inanição no humor nos pacientes bulímicos, acreditamos que o mais coerente seja deixar essa avaliação para quando ocorrer uma estabilidade nutricional aceitável. Entretanto, tanto para os pacientes com anorexia nervosa como para os com bulimia nervosa, essas recomendações não significam a exclusão do diagnóstico significativo dos transtornos do humor entre aqueles com sintomas ativos do transtorno da alimentação, quando sintomas expressivos de depressão estiverem presentes.

Psicoterapia

Com os transtornos do humor comórbidos, em geral, recomendamos o acréscimo da terapia cognitivo-comportamental (TCC) para a depressão. A TCC para depressão é eficaz no tratamento de crianças e de adolescentes (Compton et al., 2004), bem como de adultos. Essa técnica requer a avaliação dos padrões distorcidos do pensamento, que promovem a patologia, a identificação desses padrões com o paciente, a reestruturação dos conteúdos dos pensamentos e o automonitoramento contínuo. A maioria das modalidades de TCC engloba a educação sobre o próprio processo, que pode ser realizada pelo terapeuta ou por meio de livro (fornecemos um para os pacientes) e também está disponível em produtos eletrônicos (p. ex., CD-ROM). Não dispomos apenas um livro para o programa de treinamento, uma vez que o conteúdo de cada um varia, sendo que alguns programas estão no formato de livros de exercícios com altos níveis de interação com o leitor, e outros são mais direcionados, resumidos e didáticos. Sugerimos que os pacientes examinem com atenção as ofertas disponíveis e escolham a abordagem que melhor se adapte as suas necessidades.

Além da TCC, que pode ser empregada com a maioria dos pacientes, a psicoterapia interpessoal é eficaz no tratamento da depressão (de Mello et al., 2005; Roelofs e Muris, 2005) e, na prática, tem sido eficiente nas populações de adolescentes (Mufson et al., 2004). Outras abordagens para a psicoterapia podem também ser utilizadas; para pacientes mais desenvolvidos ou maduros psicologicamente, as abordagens psicodinâmicas podem ser de grande utilidade, já as abordagens de resolução de problemas são eficazes em pacientes específicos, em particular naqueles de tratamento por tempo limitado ou naqueles que não têm motivação para a intervenção psicodinâmica. A psicoterapia de apoio é uma intervenção auxiliar para as abordagens psicoterápicas antes mencionadas ou ser empregada de forma isolada no tratamento de pacientes com funcionamento global mais empobrecido ou estado clínico comprometido. Na prática clínica, percebemos que a maioria dos médicos emprega a combinação de abordagens (i. e., uma abordagem eclética), que inclui elementos das terapias cognitivo-comportamental, interpessoal, de apoio, psicodinâmica e de resolução de problemas, e o registro destas com base nas suas experiências com o paciente.

Medicamentos

Embora todos os antidepressivos sejam eficazes no tratamento dos transtornos do humor, evitamos aqueles que podem resultar no ganho de peso, como paroxetina, mirtazapina, a maioria dos antidepressivos tricíclicos (ADTs) e inibidores da monoaminoxidase (IMAOs). Uma observação preventiva: os ADTs podem acentuar quaisquer sintomas cardiovasculares subjacentes devido a sua tendência de causar taquicardia e hipotensão ortostática. Ainda que eficazes, os IMAOs não costumam ser recomendados para pacientes com anorexia por causa da pouca idade destes, ou para bulímicos em função da incapacidade de garantirem a escolha cuidadosa dos alimentos durante os episódios de compulsão alimentar periódica.

Em geral, os inibidores seletivos da recaptação de serotonina (ISRSs) são relativamente neutros em relação ao peso – a sertralina, o citalopram e a fluoxetina – são os antidepressivos de primeira escolha por causa da sua eficácia nos transtornos do humor e dos seus efeitos antiobsessivos. O medicamento de segunda escolha é a venlafaxina de liberação contínua. Quando estratégias de intensificação são indicadas (i. e., adição de um segundo medicamento para aumentar a eficácia do antidepressivo), evitamos aqueles que causam ganho de peso, como valproato, lítio e olanzapina, e preferimos usar buspirona, gabapentina, ambos em doses baixas (p. ex., 200 a 400 mg/dia; pouco risco de ganho de peso nessas dosagens), e antipsicóticos atípicos neutros em relação ao peso, como aripiprazol, ziprasidona e risperidona todos em baixas doses. Em pacientes subnutridos, iniciamos todos os medicamentos em doses baixas e as aumentamos de forma lenta. Por exemplo, com a sertralina, em geral, iniciamos com 12,5 mg.

Hospitalização

Os transtornos do humor, de moderados a graves, isolados, são preocupantes, mas podem impedir de forma significativa a eficácia de uma tentativa de tratamento ambulatorial em pacientes com transtorno da alimentação, em particular naqueles com riscos clínicos (i. e., aqueles com deficiência no metabolismo ou desnutridos). Por isso, alertamos os médicos para que haja monitoramento constante do progresso geral dos pacientes ambulatoriais, bem como dos efeitos cumulativos das comorbidades. Em nossa experiência, as comorbidades *sempre* precisam do suporte de um tratamento auxiliar e, em regra, tendem a impedir os esforços de tratamento direcionado para a patologia da alimentação.

Transtorno bipolar

Avaliação

Com base apenas no autorrelato, o transtorno bipolar pode ser difícil de ser diagnosticado clinicamente, porque o paciente pode achar que alguns sintomas são adaptativos (p. ex., hipomania no ambiente de trabalho) e outros não patológicos (p. ex., euforia, hiperatividade, hipersexualidade). Para dificultar ainda mais, a pergunta do médico sobre "altos" é com frequência interpretada erroneamente pelo paciente como instabilidade do humor (p. ex., oscilação do humor normal para disfórico).

Além das situações de diagnóstico difícil citadas, que temos encontrado, uma série de pacientes que realmente apresentam transtorno da personalidade *borderline* são diagnosticados com transtorno bipolar. Ambos são caracterizados por impulsividade e instabilidade afetiva. Entretanto, a impulsividade no transtorno bipolar é em geral expansiva, grandiosa e hedonisticamente gratificante, e no transtorno *borderline* da personalidade a impulsividade é tipicamente caracterizada pela necessidade de conter um afeto negativo, a necessidade de comprometer outros, e/ou de comportamento intencional autodestrutivo. Como exemplos de outras diferenças, os pacientes bipolares apresentam humores distintos eufórico e/ou irritadiço, que são pontuados por humores depressivos distintos (i. e., episódios demarcados ou discretos). Os pacientes *borderline* apresentam humores normais passageiros que são mascarados pela disforia contínua caracterizada pela depressão, ansiedade, raiva e vazio (i. e., instabilidade estável). Independentemente dessas diferenças sintomáticas, os dois transtornos são difíceis de diferenciar. Além disso, ambos podem ocorrer de maneira simultânea na mesma pessoa.

Psicoterapia

Na maioria dos casos, o paciente bipolar precisa estar com os sintomas do humor estabilizados de forma aceitável para que o tratamento psicoterápico da patologia da alimentação seja realizado com êxito. Não há quaisquer modificações específicas na psicoterapia para os pacientes bipolares comórbidos que sejam diferentes da psicoeducação da natureza dessa doença; da identificação dos sinais iniciais e dos sintomas que impedem a descompensação, incluindo o desenvolvimento dos métodos para detecção precoce dos sintomas recorrentes; e da importância da adesão aos medicamentos. Com frequência, o trabalho de resolução de problemas é indicado junto com a psicoterapia de apoio após os períodos dos episódios maníacos ou depressivos graves.

Medicamentos

Lítio, anticonvulsivantes e antipsicóticos atípicos são o suporte principal do tratamento para o transtorno bipolar no momento. Em uma metanálise crítica da literatura, Bauer e Mitchner (2004) concluíram que apenas o lítio era eficaz para os episódios maníacos e depressivos, e apenas o ácido valpróico e a olanzapina eram eficazes na mania aguda. À parte essas evidências baseadas em conclusões, outros medicamentos também podem ser de ajuda no tratamento do transtorno bipolar.

O lítio, o estabilizador do humor mais eficaz para os transtornos bipolares, oferece risco aos pacientes com transtornos da alimentação. Qualquer perda de sódio, que pode ocorrer por meio da transpiração excessiva ou de elevações na temperatura corporal ocasionadas por exercícios, pode levar à toxicidade por lítio. A desidratação, resultante dos vômitos autoinduzidos, uso de laxantes e/ou diuréticos, pode causar um aumento nas concentrações de lítio, ocasionando a toxicidade. Mesmo em doses terapêuticas, o lítio pode causar anormalidades no eletrocardiograma e, em raras ocasiões, ocasionar arritmias cardíacas. Ele também é conhecido por causar ganho de peso e hipotireoidismo evidente. Uma complicação imprevisível é aquela quando os pacientes com transtorno da alimentação com níveis de potássio cronicamente baixos, devido aos esforços de manter o peso regulado (p. ex., vômitos e laxantes) desenvolvem nefropatia hipocalêmica. Isso impede a capacidade dos rins de excretar o lítio, e a prescrição requer o monitoramento contínuo dos níveis do medicamento para evitar a toxicidade. Em resumo, evitamos usá-lo em pacientes bipolares com transtornos da alimentação, em regra.

Ao que tudo indica os anticonvulsivantes são alternativas aceitáveis para o tratamento do transtorno bipolar, mas seu uso pode ser complicado devido à eficácia limitada ou desconhecida em relação ao humor maníaco ou depressivo, ao ganho de peso, à necessidade de avaliação dos níveis séricos e estudos laboratoriais contínuos, e aos efeitos colaterais raros. Resumimos as características de vários anticonvulsivantes

Tabela 3.1
Características clínicas do lítio e vários anticonvulsivantes

Medicamento	Eficácia no transtorno bipolar	Efeitos no peso	Níveis séricos	Outras
Lítio	+	↑	+	Estudos laboratoriais contínuos
Valproato	+	↑	+	Estudos laboratoriais contínuos
Carbamazepina	+	→	+	Estudos laboratoriais contínuos Interações medicamentosas múltiplas
Lamotrigina	+	→	?	Estudos laboratoriais contínuos ? Erupções/escamações na pele
Topiramato	±	↓	?	Níveis séricos periódicos de bicarbonato
Gabapentina	?	↑	?	–
Tiagabina	?	→	?	Estudos laboratoriais contínuos

Fonte: Confrontados com Nemeroff, 2003; Physicians' Desk Reference, 2005; Singh et al., 2005; Velez e Selwa, 2003.

na Tabela 3.1 (Nemeroff, 2003; Psysicians' Desk Reference, 2005; Singh et al., 2005; Velez e Selwa, 2003). Eliminando esses anticonvulsivantes com ganho de peso e/ou efeitos desconhecidos restam apenas a carbamazepina (difícil de administrar por causa das interações medicamentosas, autoindução do seu próprio metabolismo e necessidade de estudos laboratoriais contínuos), o topiramato e a lamotrigina. É interessante considerar que o topiramato é uma escolha em especial atraente para os pacientes com transtorno da alimentação e transtorno bipolar, porque ele demonstra alguma eficácia no tratamento da compulsão alimentar periódica, tanto na bulimia nervosa quanto no transtorno da compulsão alimentar periódica (Marx et al., 2003). Entretanto, *o topiramato pode impedir a eficácia dos contraceptivos orais* (i. e., baixando os níveis séricos), mas apenas o componente etinilestradiol é afetado (Bialer et al., 2004), e em dosagens acima de 200 mg/dia (Bialer et al., 2004; Doose et al., 2003). O topiramato está classificado na categoria C para risco de gravidez. A lamotrigina está associada a erupções na pele (10%) e, de vez em quando, escamações da pele (i. e., síndrome de Stevens-Johnson, que ocorre em um a cada 6.000 pacientes com transtorno bipolar; ver Ghaemi, 2006). O levetiracetam e a zonisamida, recém-aprovados como anticonvulsivantes neutros em relação ao peso, estão, no momento, em estudo para o tratamento do transtorno bipolar.

Por fim, os antipsicóticos atípicos estão em estudos intensivos e demonstraram eficácia como estabilizadores do humor em estudos duplos-cegos, controlados por placebo (McElroy et al., 2004). A olanzapina é o agente mais pesquisado, mas é complexa por ocasionar ganho de peso e por levar a anormalidades metabólicas potenciais (i. e., elevações nos níveis séricos da glicose, dos triglicerídeos e do colesterol). Os antipsicóticos atípicos e suas respectivas propriedades são descritos na Tabela 3.2.

Com base em vários dados, o topiramato e a lamotrigina parecem ser os anticonvulsivantes de escolha aceitável, em virtude das limitações atribuídas pelas características clínicas observadas na Tabela 3.1 (p. ex., topiramato e contraceptivos orais). Independentemente da disponibilidade desses medicamentos, os profissionais que os prescrevem precisam de opções de anticonvulsivantes melhores. Assim como os antipsicóticos atípicos, aripiprazol, ziprasidona e risperidona parecem ser os medicamentos de escolha para o tratamento de pacientes com transtorno da alimentação e com transtorno bipolar. Esses agentes, em particular, são relativamente neutros em relação ao peso e a probabili-

Tabela 3.2
Características clínicas dos antipsicóticos atípicos

Medicamento	Efeitos no peso	Outras
Aripiprazol	Nenhum/mínimo	Interações medicamentosas
Ziprasidona	Nenhum/mínimo	Prolongamento do intervalo QT; dosagem duas vezes ao dia
Risperidona	Leve/moderado ↑	↑ Prolactina
Quetiapina	Leve/moderado ↑	Exame oftalmológico anual para cataratas?
Olanzapina	Moderado/alto ↑	↑ Glicose, ↑ Colesterol, ↑ Triglicerídeos
Clozapina	Alto ↑	↑ Glicose, ↑ Colesterol, ↑ Triglicerídeos Sedação Taquicardia ↑ Risco de convulsões Agranulocitose (monitoramento sanguíneo bissemanal) Sistema de prescrição restrito (pode ser prescrito apenas pelos psiquiatras)

Fonte. Confrontados com Fraunfelder, 2004; Nasrallah e Newcomer, 2004; Physicians' Desk Reference, 2005; Singh et al., 2005; Velez e Selwa, 2004.

dade de causar complicações metabólicas é pequena. Várias combinações desses medicamentos podem ser administradas com eficácia.

Hospitalização

De forma tradicional, os médicos encaminham para hospitalização os pacientes bipolares com psicose, alto risco de descontrole, ideações suicidas ou homicidas, e/ou incapacidade de se cuidarem com eficiência. Quando um transtorno da alimentação comórbido está presente, em particular aquele com comportamento purgativo, a impulsividade da bipolaridade pode exacerbar a patologia da alimentação, de modo que o comprometimento metabólico agudo (p. ex., hipocalemia) passa a ser uma preocupação. Por isso, pacientes bipolares com purgação intermitente têm, frequentemente, indicação de hospitalização.

Transtornos de ansiedade

Avaliação

Conforme descrito na seção anterior sobre os transtornos do humor, os sintomas de ansiedade, incluindo os ataques de pânico agudos, tendem a ser intensificados pelos efeitos nutricionais e da inanição. A probabilidade de uma avaliação mais precisa ocorre quando os sintomas do transtorno da alimentação aumentam e estabilizam e quando o peso do paciente está em 10% do seu peso saudável para a altura. No entanto, em relação ao estado do peso, os sintomas importantes justificam o tratamento.

Psicoterapia

Assim como nos transtornos do humor, incorporamos a TCC para os transtornos de ansiedade (i. e., TAG, transtorno de pânico, fobia social) usando as mesmas técnicas descritas na seção anterior sobre os transtornos do humor. Além disso, como os transtornos do humor, os transtornos de ansiedade também podem ser abordados com vários tipos de intervenção psicoterápica (p. ex., terapia interpessoal, terapia psicodinâmica, terapia de resolução de problemas, psicoterapia de apoio). As mesmas indicações e advertências para esses tipos de psicoterapia, que foram discutidos na seção anterior sobre os transtornos do humor, aplicam-se de forma geral. Por exemplo, pode ser impossível submeter um paciente de 12 anos à psicoterapia psicodinâmica, porque ele pode precisar de mais intervenções cognitiva e de apoio. Do mesmo modo, a maioria dos pacientes adultos pode, em potencial, se beneficiar das terapias acima mencionadas, incluindo a intervenção psicodinâmica.

Medicamentos

Na seleção dos medicamentos para intervenção, os ISRSs são os agentes de primeira escolha, por causa dos seus efeitos terapêuticos abrangentes nos sintomas de ansiedade, no transtorno de pânico, no TOC e na fobia social. Independentemente do estado do peso do paciente, evitamos os medicamentos que causam ganho de peso (p. ex., paroxetina), porque não é possível planejar um resultado máximo de peso de forma eficaz. A buspirona é uma alternativa para as pessoas com TAG e pode também ser útil em pacientes com uso abusivo de álcool (ver subseção

"Alcoolismo e uso abusivo de substância" mais adiante nesta seção). Há pouco tempo, fomos bem-sucedidos ao incluirmos na terapia com antidepressivo, dos nossos pacientes com ansiedade, a gabapentina, que em doses baixas (100 a 300 mg/dia) produz alterações mínimas no peso corporal. Em geral, evitamos os benzodiazepínicos no tratamento dos transtornos de ansiedade por causa dos riscos de deficiência cognitiva (em especial em pacientes problemáticos e com baixo peso) e de dependência fisiológica. Além disso, naqueles com transtornos da personalidade do Grupo B, a prescrição de benzodiazepínicos pode resultar em uso inadequado do medicamento, bem como na desinibição do comportamento.

Hospitalização

Surpreende o fato de que internamos em pequeno número pacientes com transtorno da alimentação por causa dos sintomas graves isolados de ansiedade. Embora sejam comuns, eles parecem justificar hospitalizações em raras ocasiões.

Transtorno obsessivo-compulsivo

Psicoterapia

Devido à alta prevalência do TOC nas populações com transtorno da alimentação, esse transtorno de ansiedade requer uma referência específica, sendo a TCC a intervenção psicoterápica recomendada (Clark, 2004).

Medicamentos

Os ISRSs são os agentes de primeira linha no tratamento do TOC (Dougherty et al., 2004; Eddy et al., 2004). Em geral, as doses são tituladas para o máximo recomendado, e os ensaios clínicos medicamentosos têm, em regra, 12 semanas de duração. Se não forem eficazes, submetemos a um processo medicamentoso com clomipramina, um ADT, independentemente do risco potencial de ganho de peso. De novo, titulamos as doses para o limite máximo recomendado; os ensaios medicamentosos têm 12 semanas de duração. Sendo interessante observar que alguns dados indicam que a clomipramina pode ser mais eficaz do que os

ISRSs no tratamento do TOC; entretanto, permanece desconhecido se essa vantagem se mantém de fato nos ensaios clínicos medicamentosos (Fineberg e Gale, 2005).

É importante observar que nem todos os antidepressivos são eficazes no tratamento do TOC; aqueles com efeitos serotonérgicos mais fortes parecem apresentar uma maior probabilidade de eficácia. Por exemplo, a bupropiona, um agente noradrenérgico-dopaminérgico, é ineficaz (Vulink et al., 2005), a mirtazapina, um agente serotonérgico-noradrenérgico, pode apresentar alguma eficácia (Koran et al., 2005).

Quando o acréscimo de um antidepressivo de eficácia parcial for indicado, recomendamos doses pequenas de um antipsicótico atípico neutro em relação ao peso (Keuneman et al., 2005), como o aripiprazol, a ziprasidona e a risperidona.

Alcoolismo e uso abusivo de substância

Avaliação

Para os pacientes com transtorno da alimentação, que abusam do uso do álcool e de substâncias, o que é mais provável nas pessoas com patologia alimentar impulsiva (i. e., compulsão alimentar, purgação), recomendamos de maneira enfática uma avaliação auxiliar para TPB. Em um estudo realizado em 1994, que comparou células de mulheres – com transtorno da alimentação, com uso abusivo de substâncias e com ambos – verificamos, empregando uma entrevista de pesquisa semiestruturada, que as taxas de prevalência para o TPB foram de 36, 36 e 94%, respectivamente (Sansone et al., 1994). Esse resultado sugere que a presença de patologia alimentar impulsiva e do uso abusivo de álcool e de substâncias elevam a um grau significativo a probabilidade de TPB comórbido.

Psicoterapia

Para os pacientes que apresentam transtorno da alimentação com uso abusivo de álcool ou de substância comórbido, por regra, preferimos o tratamento inicial do uso abusivo de álcool/substância, seguido do tratamento do transtorno da alimentação (Sansone e Dennis, 1996). Uma abordagem tradicional de 12 etapas é eficaz e compatível com o tratamento subsequente do transtorno da alimentação.

Após o tratamento do uso abusivo de álcool/substância, o tempo e os componentes do tratamento do transtorno da alimentação são considerados alguns aspectos. Em virtude da natureza regressiva em potencial de um tratamento psicológico:

1. retardamos o tratamento do transtorno da alimentação até que as questões do uso abusivo de álcool/substância estejam sob controle (p. ex., seis meses de estado sóbrio);
2. iniciamos o tratamento do transtorno da alimentação logo após o tratamento do uso abusivo de álcool/substância, mas com foco na psicoeducação, nas técnicas cognitivo-comportamentais, na psicoterapia de apoio e no controle nutricional (i. e., retardamos o trabalho psicológico intensivo por causa da potencial regressão psicológica e da recaída na sobriedade).

Nesse último quadro, só depois da estabilização do uso abusivo de álcool/substância é que aprovamos iniciar o trabalho psicológico intensivo.

Medicamentos para uso abusivo de álcool

A U.S. Food and Drug Administration (FDA) aprovou apenas três agentes para o tratamento da dependência alcoólica: dissulfiram, naltrexona e acamprosato. Destes, só a naltrexona é estudada no tratamento dos transtornos da alimentação, e apenas na bulimia nervosa. A naltrexona, um antagonista opioide, não parece ser superior ao placebo no tratamento dos sintomas bulímios ("Practice Guideline for the Treatment of Patients With Eating Disorders [Revisado]", 2000). Até o momento, não empregamos naltrexona nesses pacientes com diagnóstico duplo.

Uma vez que os medicamentos não aprovados podem ser eficazes no tratamento do uso abusivo de álcool, apenas o topiramato e a buspirona parecem ser opções relevantes em relação ao tratamento do transtorno da alimentação. O topiramato pode reduzir o consumo diário de bebidas alcoólicas, bem como aumentar a abstinência (Johnson et al., 2003) e a buspirona parece reduzir o desejo pelo álcool e outros comportamentos relacionados às bebidas alcoólicas (Bruno, 1989), mas parece não afetar o consumo do álcool em geral (Malec et al., 1996). É interessante o fato de que há pouco tempo a buspirona também foi considerada eficaz no tratamento da retirada de opioides (Buydens-

Branchey et al., 2005). Ambos são usados de início para potencializar a terapia antidepressiva.

Medicamentos para uso abusivo de substância

Os psicoestimulantes, incluindo a cocaína, podem ser consumidos de forma abusiva para controlar a ingestão de alimentos e o peso corporal por pessoas com transtornos da alimentação. Embora a FDA não tenha aprovado qualquer medicamento para o vício da cocaína, hoje, vários agentes estão sendo pesquisados (O'Brien, 2005). Entre eles citamos dissulfiram, modafinil, propranolol, topiramato e vigabatrina. O topiramato, outra vez, pode ser utilizado de forma cruzada em pacientes com transtorno da alimentação para reduzir o comportamento compulsivo alimentar. Os demais medicamentos sofrem limitações, se houver, na pesquisa em relação aos seus efeitos na patologia da alimentação.

Hospitalização

A forma do tratamento para uso abusivo de álcool/substância (p. ex., internação completa, hospitalização parcial, ambulatorial intensiva) é determinada com base na gravidade dos sintomas. A exceção dessa diretriz geral é quando durante o tratamento com internação completa para uso abusivo de álcool/substância, os sintomas do transtorno da alimentação prejudicam a intervenção, o que é menos comum clinicamente do que o contrário. Depois do tratamento intensivo, com internação completa, do uso abusivo de álcool/substância, recomendamos o cuidado contínuo em um programa de 12 etapas. Muitas mulheres preferem as consultas do tipo 12 etapas com predominância de mulheres. Em algumas modalidades, as mulheres com ambos os transtornos reúnem-se em consultas específicas.

Transtornos de Eixo II comórbidos e transtornos da alimentação

O caso clínico a seguir ilustra uma paciente típica que apresenta uma combinação de transtornos da alimentação, outros transtornos de Eixo I e uma variedade de transtornos de Eixo II.

Caso clínico

Rachel, solteira, 24 anos, sofria de transtorno bipolar II com vários episódios de depressão maior desde o início da adolescência e de bulimia nervosa desde os 15 anos. Ela era ansiosa na maioria das situações e vivenciava ataques de pânico evidentes várias vezes ao ano. Seus pais descreviam-na como tendo sido "muito sensível" e "magra" desde o início da infância, características que o pai reconheceu que ela compartilhava com sua mãe, que era bem-intencionada mas inconsistente. Os relacionamentos amorosos que teve eram tempestuosos, de vez em quando com violência física, e dramáticos, costumando durar no máximo três meses. Embora ela fosse graduada em *marketing* por uma boa universidade, como resultado da sua acentuada irritabilidade e temperamento fora dispensada de vários empregos e de forma impulsiva desistira de outros. Frustrava-se com facilidade, às vezes cortava ou queimava sua pele para aliviar a frustração e também comprava compulsivamente. No final da adolescência, ela já costumava "festear" com consumo compulsivo de bebidas alcoólicas, uso abusivo compulsivo de cocaína e sexo impulsivo, resultando em herpes genital. Além dos transtornos de Eixo I mencionados, sua apresentação satisfazia os critérios para transtornos mistos do Grupo B, com características proeminentes de personalidade *borderline* e narcisista.

O tratamento incluiu terapia individual frequente com elementos derivados da TCC, da terapia interpessoal, algumas sessões familiares e de casais, consultas com um nutricionista e terapia de grupo intermitente, além de sessões com os Alcoólicos Anônimos. No início do tratamento, na fase pré-ISRS, ela foi muito beneficiada pelo tratamento com 60 mg/dia de fenelzina e inicialmente seguiu o esquema alimentar de forma aplicada. Depois, entretanto, ela demonstrou sérias imprudências pelo uso abusivo de cocaína enquanto recebia fenelzina, independentemente das orientações prévias e claras sobre os perigos, e como consequência vivenciou vários dias de *delirium*, fazendo com que o medicamento fosse descontinuado. Mais tarde, ela se beneficiou com uma combinação de 40 mg/dia de fluoxetina e 100 mg à noite, ao deitar-se, de trazodona, e continuou com a psicoterapia de longo prazo. Depois, durante o tratamento também foi indicada para um programa de grupo enfatizando a terapia comportamental dialética (TCD). Um período de 10 anos de acompanhamento revelou que Rachel continuava a tomar fluoxetina com regularidade, foi capaz de manter o emprego, casou e teve dois filhos, divorciou-se depois de seis anos e pareceu capaz de assistir sua família, oferecendo bons cuidados para seus filhos, e recomeçar outros relacionamentos com menos turbulências do que antes. Embora ainda fosse atormentada pelos pensamentos negativos sobre seu corpo, ela não apresentou mais compulsão alimentar periódica/purgativo.

Transtorno da personalidade borderline

Avaliação

O TPB é o diagnóstico de Eixo II mais comum entre as pessoas com transtorno da alimentação, em especial entre aquelas com patologia alimentar impulsiva. Em virtude do TPB ser bastante estigmatizante, recomendamos avaliação cuidadosa em indivíduos com transtornos da alimentação. Vitousek e Strumpf (2005) descrevem as dificuldades gerais em relação à avaliação objetiva da personalidade nas pessoas com transtornos da alimentação, incluindo confusão em relação ao estado *versus* sintomas peculiares (p. ex., a intensificação dos efeitos dos transtornos de Eixo I nos sintomas de Eixo II), a auto-objetividade limitada dos adolescentes, os efeitos sintomáticos enganosos da inanição (p. ex., instabilidade do humor) e as dinâmicas psicológicas da negação e da distorção na avaliação do *self*. Por essas razões, incentivamos a avaliação detalhada do diagnóstico, com atenção especial para aqueles sintomas e comportamentos que não estão de forma direta relacionados aos alimentos, corpo e questões de peso (p. ex., tentativas de suicídio, autoincisão).

Em nossa avaliação clínica do TPB, costumamos ampliar o diagnóstico DSM (*Manual diagnóstico e estatístico de transtornos mentais*) com os resultados de outras ferramentas de diagnóstico. Estas incluem uma versão modificada do Diagnostic Interview for Borderlines original (DIB; Kolb e Gunderson, 1980), uma estratégia de entrevista, e várias avaliações de autorrelato. Em nossa modificação do DIB, reorganizamos as cinco áreas de avaliação no acrônimo PISIA (Tabela 3.3). Usando esses critérios para diagnóstico por meio de uma entrevista semiestruturada, deve haver um tipo de fenômeno psicótico ou quase psicótico, impulsividade há muito tempo estabelecida caracterizada pelas dificuldades de autorregulação *e* comportamento autodestrutivo, uma fachada social razoavelmente intacta, relações interpessoais insatisfatórias e caóticas, e distúrbio afetivo crônico com instabilidade do humor e/ou disforia.

Tabela 3.3
Os critérios PISIA para o transtorno da personalidade obsessivo-compulsiva

P Episódios psicóticos/quase psicóticos: episódios transientes, passageiros, breves, que tendem a surgir com o estresse e a persistir na vida do paciente; incluem:
Despersonalização
Desrealização
Dissociação
Reações de raiva
Paranoia (paciente reconhece a natureza ilógica da sua suspeita)
Alucinações ou ilusões passageiras ou isoladas
Reações raras aos medicamentos

I Impulsividade: comportamentos há muito tempo estabelecidos que podem ficar estáveis com o passar do tempo, coexistem com outros, ou substituem cada um deles com o tempo (i. e., substituição);
Dificuldades de autorregulação (p. ex., transtornos da alimentação, como anorexia nervosa e a bulimia nervosa, transtorno da compulsão alimentar periódica, obesidade; uso abusivo de medicamentos/álcool/prescrições; dificuldades no controle do dinheiro, como falência, dificuldades com o cartão de crédito, jogo incontrolável; promiscuidade; dificuldades na regulação do humor; síndromes dolorosas crônicas; preocupação somática)
Comportamentos autodestrutivos (p. ex., automutilação, como bater, cortar, queimar ou morder a si próprio; tentativas de suicídio; relações sadomasoquistas; passatempos de alto risco, como paraquedismo, corrida de carros; comportamentos de alto risco, como frequentar lugares perigosos)

S Adaptação social: aparência social intacta de maneira superficial; se o indivíduo demonstra desempenho acadêmico ou profissional alto, em regra é inconsistente e errático.

I Relações interpessoais: caóticas e insatisfatórias; o estilo de relação é caracterizado pela "aparente dicotomia", em que as relações sociais tendem a ser muito superficiais e transientes, e as relações pessoais tendem a ser de intensidade extrema, manipuladoras e dependentes; medos intensos de ficar sozinho; raiva dos cuidadores primários (ou) dos pais.

A Afeto: disfórico ou instável de forma crônica; desde a adolescência, a maioria das experiências do humor é disfórica, com predominância dos afetos ansiosos, raivosos, depressivos e/ou de vazio.

Fonte: Kolb e Gunderson, 1980.

Para as avaliações na modalidade autorrelato, sugerimos o Questionário para comportamento autodestrutivo (SHI; Sansone et al., 1998; Figura 3.4), a escala de personalidade *borderline* do Questionário de Diagnóstico da Personalidade-4 (PDQ-4; S.E. Hyler, não publicado, 1994), ou o Instrumento de Triagem McLean para transtorno da per-

Instruções: Por favor, responda às questões a seguir assinalando "Sim" ou "Não". Marque "Sim" apenas nos itens que você se machuca de forma intencional ou de propósito.

Sim	Não	Com intenção ou de propósito....
___	___	1. *Overdose?* (Caso afirmativo, número de vezes [_____]?)
___	___	2. você se corta de propósito? (Caso afirmativo, número de vezes [_____]?)
___	___	3. Você se queima de propósito? (Caso afirmativo, número de vezes [_____]?)
___	___	4. Você se bate? (Caso afirmativo, número de vezes [_____]?)
___	___	5. Você golpeia sua cabeça de propósito? (Caso afirmativo, número de vezes [_____]?)
___	___	6. Consome bebidas alcoólicas de forma abusiva?
___	___	7. Dirige de forma negligente de propósito? (Caso afirmativo, número de vezes [_____]?)
___	___	8. Você se arranha de propósito? (Caso afirmativo, número de vezes [_____]?)
___	___	9. Impede que as feridas cicatrizem?
___	___	10. Faz com que as situações médicas piorem de propósito (p. ex., deixa de tomar o medicamento)?
___	___	11. Você é promíscuo (i. e., tem muitos parceiros sexuais)? (Caso afirmativo, quantos [_____]?)
___	___	12. Você se posiciona como superior em uma relação para ser rejeitado?
___	___	13. Abusa de medicamentos prescritos?
___	___	14. Distancia-se de Deus como punição?
___	___	15. Envolveu-se em relações emocionalmente abusivas? (Caso afirmativo, quantas relações [_____]?)
___	___	16. Envolveu-se em relações sexualmente abusivas? (Caso afirmativo, quantas relações [_____]?)
___	___	17. Perdeu um emprego de propósito? (Caso afirmativo, número de vezes [_____]?)
___	___	18. Tentou o suicídio? (Caso afirmativo, número de vezes [_____]?)
___	___	19. Praticou algum dano de propósito?
___	___	20. Torturou-se com pensamentos de autoderrotismo?
___	___	21. Passa fome para se prejudicar?
___	___	22. Usa de forma abusiva laxantes para se prejudicar? (Caso afirmativo, número de vezes [_____]?)

Figura 3.4 Questionário para comportamento audestrutivo. *(continua)*

Instruções: Por favor, responda às questões a seguir assinalando "Sim" ou "Não". Marque "Sim" apenas nos itens que você se machuca de forma intencional ou de propósito. *(continuação)*

Sim	Não	Com intenção ou de propósito....

Você praticou algum outro comportamento autodestrutivo que não foi mencionado neste questionário? Caso afirmativo, por favor, descreva-o abaixo.

Figura 3.4 Questionário para comportamento autodestrutivo.
Fonte: Reimpressa, com autorização, de Sansone RA, Wiederman MW, SAnsone LA: "The Self-Harm Inventory (SHI): Development of a Scale for Identifying Self-Destructive Behaviors and Borderline Personality Disorder". *Journal of Clinical Psychology* 54:973-983, 1998. Copyright 1995, R.A. Sansone, L.A. Sansone, M.W. Wiederman.

sonalidade *borderline* (MSI-BPD; Zanarini et al., 2003). Esses questionários são curtos (uma página), de fácil classificação e *auxiliares* úteis para o diagnóstico clínico, embora muito abrangentes. Sobre o SHI, a escolha de cinco ou mais itens "sim" é bastante sugestiva de TPB, com um diagnóstico preciso de 85% em relação ao DIB (Sansone et al., 1998).

Psicoterapia

De acordo com o "Practice Guideline for the Treatment of Patients With Borderline Personality Disorder" (2001), " o tratamento primário para o transtorno da personalidade *borderline* é a psicoterapia" (p. 4). A estratégia psicoterápica no TPB foca a melhora da autorregulação em geral (incluindo a sintomatologia do transtorno da alimentação), reduzindo o comportamento autodestrutivo, melhorando as relações interpessoais e aliviando a instabilidade afetiva. Em virtude de o TPB ser um transtorno multideterminado e muito heterogêneo, é provável que uma abordagem psicoterápica única não satisfaça as necessidades de todos os pacientes com transtorno da alimentação com esse diagnóstico de Eixo II. Além disso, nenhuma abordagem de tratamento para o TPB provou empiricamente ser superior a outras abordagens (i. e., não há estudos comparativos na literatura).

Nossa impressão é de que a maioria das técnicas de tratamento do TPB consiste de vários componentes, incluindo com frequência a psicoeducação, trabalho de transferência, psicoterapia psicodinâmica e estratégias cognitivo-comportamentais. Descrevemos nossa própria abordagem psicoterápica eclética para o tratamento dos pacientes com transtorno da alimentação com TPB, que ocorre no nível da psicoterapia individual (Sansone e Johnson, 1995; Sansone e Sansone, 2006). Levitt (2005) descreveu uma abordagem para o tratamento, a Abordagem Autorreguladora, que ocorre no contexto da terapia individual ou de grupo.

Além disso, há várias abordagens sistematizadas ou em manuais para o tratamento, que são ajustadas aos ambientes institucionais. A mais conhecida é *a terapia comportamental dialética* (TCD; Linehan, 1993), é uma abordagem de tratamento combinado consistindo de elementos psicodinâmicos, cognitivo-comportamentais, de apoio e educacionais, que são fornecidos tanto na modalidade de grupo quanto individual. Originalmente desenvolvida para o TPB, a TCD pode ser modificada para os pacientes com transtornos da alimentação com a adição de módulos específicos (Wisniewki e Kelly, 2003). Outra abordagem, Systems Training for Emotional Predictability and Problem Solving (STEPPS; Blum et al., 2002), é um tratamento cognitivo-comportamental de grupo para o TPB que inclui os membros da família e outras pessoas importantes. Esse tratamento com base no manual consiste de 22 horas semanais de sessões de tratamento. Embora hoje o STEPPS seja usado no tratamento do TPB, não há dados sobre sua utilização em pacientes com transtornos da alimentação, mas uma adaptação com certeza é necessária. Uma terceira abordagem é a *terapia cognitiva integrativa* (ICT; Wonderlich et al., 2002), que é uma abordagem centrada na personalidade para o tratamento dos transtornos da alimentação, a ICT é uma intervenção de multicomponentes, com elementos cognitivo-comportamental, motivacional, interpessoal, focado na emoção e aspectos específicos de feminilidade.

Para resumir, independentemente da abordagem psicoterápica, os pacientes com TPB precisam de intervenções psicoterápicas múltiplas, além da abordagem específica para o transtorno da alimentação. Além disso, várias dessas pessoas precisam de trabalho psicoterapêutico especializado na área de trauma infantil.

Além do objetivo deste capítulo, existe um pequeno número de indivíduos com transtorno da alimentação com transtorno de estresse pós-traumático. É sabido que o TPB intensifica o risco subsequente de se sacrificar na idade adulta e por isso o risco do transtorno de estresse pós-traumático. Quando presente, é abordado da maneira tradicional (i. e., intervenção cognitivo-comportamental, exposição/dessensibilização, ISRSs). No entanto, nos programas abrangentes de tratamento com internação completa, pode ser essencial desenvolver o "curso do trauma".

Medicamentos

De acordo com o "Practice Guideline for the Treatment of Patients with Borderline Personality Disorder" (2001), a intervenção no TPB deve ser "complementada pela farmacoterapia orientada para o sintoma" (p. 4). Em virtude dessa recomendação, a única modificação na farmacoterapia dos pacientes com transtorno da alimentação com TPB é *evitar* os medicamentos com:

1. alta frequência de ganho de peso (p. ex., paroxetina, lítio, valproato, maioria dos ADTs, vários antipsicóticos atípicos, como olanzapina e clozapina), já que os pacientes com TPB tendem a ter peso corporal mais alto do que o paciente psiquiátrico em geral (Sansone et al., 2001);
2. um risco maior de óbito na *overdose* (p. ex., ADTs, lítio, citalopram), já que os pacientes TPB apresentam uma frequência alta de tentativas de suicídio; e
3. vício potencial (p. ex., benzodiazepínicos, hipnóticos receptores benzodiazepínicos), uma vez que os pacientes com TPB apresentam dificuldades crônicas de autorregulação.

De forma tradicional, iniciamos o tratamento com um ISRS por causa da eficácia clínica abrangente dessa classe em atingir as preocupações polissintomáticas dos pacientes com TPB. Enquanto a diretriz prática da Associação Psiquiátrica Americana recomenda em seguida uma dose baixa de antipsicótico atípico, em geral, precedemos isso com a administração de anticonvulsivantes para controlar a ansiedade e a impulsividade.

Hospitalização

Quando o comportamento autodestrutivo e a ideação suicida estão presentes, a hospitalização pode ser necessária. Usamos com cuidado a palavra *pode* por várias razões. Primeira, o comportamento autodestrutivo e/ou ideação suicida são, em regra, temas *crônicos* nos pacientes com TPB; no nosso entendimento, não há tratamento agudo para qualquer um desses sintomas. Ao mesmo tempo que pode ser discutido com sucesso que a proteção imediata do paciente é indicada, percebemos diferenças no controle da ideação suicida aguda *versus* crônica (Sansone, 2004). Para complicar as dificuldades, há riscos distintos na hospitalização dos pacientes com TPB, eles incluem regressão nos pacientes internados, uso do ressurgimento da "ideação suicida" para prolongar uma hospitalização improdutiva, risco de assimilar novos comportamentos autodestrutivos de outros pacientes (i. e., contaminação) e dificuldades de manter um ambiente saudável de tratamento para os pacientes que desagregam de maneira contínua os membros da equipe de tratamento. Por isso, acreditamos que a decisão de hospitalizar um paciente com TPB deve ser realizada com cuidado, mais do que com reflexão, com atenção cuidadosa para os riscos potenciais e benefícios em cada caso individual. Na hipótese da hospitalização, costumamos tentar induzir um objetivo do tratamento específico do paciente que pode de forma aceitável ser acompanhado dentro de uma escala de 2 a 3 dias (p. ex., reavaliação do medicamento, trabalho intenso de problemas de relacionamento), mais do que usar a resolução da ideação suicida como foco de descarga.

Transtorno da personalidade obsessivo-compulsiva

Avaliação

O transtorno da personalidade obsessivo-compulsiva (TPOC) costuma ser observado em pacientes com anorexia nervosa do tipo restritivo. Durante a avaliação, pode ser difícil detectar esse transtorno de Eixo II porque a preocupação com a ordem e os detalhes, o perfeccionismo, a inflexibilidade e a rigidez podem predominar nas áreas de alimentação, corporal e controle do peso. Além disso, a inanição pode intensificar os pensamentos e comportamentos relacionados à obsessão (Keys et al., 1950). Por isso, sugerimos verificar outras áreas da vida funcional, como acadêmica, atividades esportivas e controle do ambiente (p. ex., nível de asseio do paciente com seu quarto), para realizar uma avaliação completa para TPOC. Uma situação difícil é a eventual diferenciação entre o TOC e a TPOC.

Psicoterapia

Muitas das intervenções cognitivo-comportamentais usadas no tratamento da anorexia nervosa podem ser empregadas para tratar a sintomatologia da personalidade obsessivo-compulsiva. A única modificação que recomendamos é a ampliação dessas técnicas para tratar outras áreas da vida funcional (p. ex., acadêmica, esportiva, organizacional).

Medicamentos

Os ISRSs são conhecidos por exercerem um efeito terapêutico no pensamento obsessivo e angustiante. No entanto, eles não são indicados pela FDA para o TPOC, costumamos prescrevê-los para frear o domínio dos sintomas de ansiedade e os sintomas relacionados a ruminação e angústia. Em uma ocasião, utilizamos ISRSs com dose baixa de buspirona (p. ex., 20 mg/dia), com resultados clínicos excelentes.

Hospitalização

Assim como nos transtornos de ansiedade de Eixo I, a hospitalização dos pacientes por causa dos sintomas relacionados ao TPOC, é muito rara.

CONCLUSÃO

Os pacientes com transtornos da alimentação parecem apresentar níveis de comorbidade psiquiátrica elevados, tanto de Eixo I quanto de Eixo II. No primeiro, os transtornos comórbidos comuns incluem transtornos do humor e de ansiedade, bem como uso abusivo de álcool e de substâncias, já o segundo inclui transtorno da personalidade *borderline* nos pacientes com patologia alimentar impulsiva (i. e., compulsão alimentar periódica, purgação) e transtorno da personalidade obsessivo-compulsiva, que é observada com frequência em pacientes com anorexia nervosa do tipo restritivo. Esses transtornos comórbidos exigem algumas modificações no tratamento, e para cada um, descrevemos os ajustes mais importantes em termos de avaliação, psicoterapia e medicamentos.

Permanece empiricamente obscuro como essas condições comórbidas afetam o resultado geral do tratamento. Infelizmente, estudos do resultado examinando a interseção dos transtornos da alimentação e outros transtornos de Eixo I e de Eixo II são bastante escassos, mas acreditamos que esses transtornos comórbidos tendem a dificultar o tratamento do transtorno da alimentação.

Acreditamos, também, que a avaliação e a intervenção ativas proporcionam um resultado geral melhor nos transtornos da alimentação, bem como na condição psiquiátrica comórbida, sendo que apenas pesquisas adicionais poderão confirmar essas hipóteses clínicas. A partir da nossa experiência, entretanto, os pacientes com transtornos da alimentação com condições psiquiátricas comórbidas podem ser tratados com eficácia e obter resultados favoráveis.

REFERÊNCIAS

Bauer MS, Mitchner L: What is a "mood stabilizer"? An evidence-based response. Am J Psychiatry 161:3-18, 2004

Bialer M, Doose DR, Murthy B, et al: Pharmacokinetic interactions of topiramate. Clin Pharmacokinet 43:763-780, 2004

Blum N, Pfohl B, St. John D, et al: STEPPS: a cognitive-behavioral systems-based group treatment for outpatients with borderline personality – a preliminary report. Compr Psychiatry 43:301-310, 2002

Brewerton TD, Lydiard RB, Herzog DB, et al: Comorbidity of Axis I psychiatric disorders in bulimia nervosa. J Clin Psychiatry 56:77-80, 1995

Bruno F: Buspirone in the treatment of alcohol patients. Psychopathol 22:49-59, 1989

Bulik CM, Sullivan PF, Fear JL, et al: Eating disorders and antecedent anxiety disorders: a controlled study. Acta Psychiatr Scand 96:101-107, 1997

Bulik CM, Klump KL, Thornton L, et al: Alcohol use disorder comorbidity in eating disorders: a multicenter study. J Clin Psychiatry 65:1000-1006, 2004

Buydens-Branchey L, Branchey M, Reel-Brander C: Efficacy of buspirone in the treatment of opioid withdrawal. J Clin Psychopharmacol 25:230-236, 2005

Clark DA: Cognitive-Behavioral Therapy for OCD. New York, Guilford, 2004

Compton SN, March JS, Brent D, et al: Cognitive-behavioral psychotherapy for anxiety and depressive disorders in children and adolescents: an evidence-based medicine review. J Am Acad Child Adolesc Psychiatry 43:930-959, 2004

De Mello MF, de Jesus Mari J, Bacaltchuk J, et al: A systematic review of research findings on the efficacy of interpersonal therapy for depressive disorders. Eur Arch Psychiatry Clin Neurosci 255:75-82, 2005

Doose DR, Wang SS, Padmanabhan M, et al: Effect of topiramate or carbamazepine on the pharmacokinetics of an oral contraceptive containing norethindrone and ethinyl estradiol in healthy obese and nonobese female subjects. Epilepsia 44:540- 549, 2003

Dougherty DD, Rauch SL, Jenike MA: Pharmacotherapy for obsessive-compulsive disorder. J Clin Psychol 60:1195-1202, 2004

Eddy KT, Dutra L, Bradley R, et al: A multidimensional meta-analysis of psychotherapy and pharmacotherapy for obsessive-compulsive disorder. Clin Psychol Rev 24:1011-1030, 2004

Fineberg NA, Gale TM: Evidence-based pharmacotherapy of obsessive-compulsive disorder. Int J Neuropsychopharmacol 8:107-129, 2005.

Fraunfelder FW: Twice-yearly exams unnecessary for patients taking quetiapine. Am J Ophthalmol 138:870-871, 2004

Ghaemi SN: Hippocratic psychopharmacology for bipolar disorder: an expert's opinion. Psychiatry 3:30-39, 2006

Godart NT, Flament MF, Perdereau F, et al: Comorbidity between eating disorders and anxiety disorders: a review. Int J Eat Disord 32:253-270, 2002

Hudson JI, Hudson RA, Pope HG: Psychiatric comorbidity and eating disorders, in Eating Disorders Review, Part I. Edited by Wonderlich S, Mitchell JE, de Zwaan M, et al. Seattle, WA, Radcliffe Publishing, 2005, pp 43-57

Hudson JI, Hiripi E, Pope Jr HG, et al: The prevalence and correlates of eating disorders in the National Comorbidity Survey Replication. Biol Psychiatry 61: 348-358, 2007

Iwasaki Y, Kiriike N, Matsunaga H, et al: Comorbidity of anxiety disorders in patients with eating disorders. Seishin Igaku 41:855-859, 1999

Johnson BA, Ait-Daoud N, Bowden CL, et al: Oral topiramate for treatment of alcohol dependence: a randomised controlled trial. Lancet 361:1677-1685, 2003

Jordan J, Joyce PR, Carter FA, et al: Anxiety and psychoactive substance use disorder comorbidity in anorexia nervosa or depression. Int J Eat Disord 34:211-219, 2003

Kawa I, Carter JD, Joyce PR, et al: Gender differences in bipolar disorder: age of onset, course, comorbidity, and symptom presentation. Bipolar Disord 7: 119-125, 2005

Kaye WH, Bulik CM, Thornton L, et al: Comorbidity of anxiety disorders with anorexia and bulimia nervosa. Am J Psychiatry 161:2215-2221, 2004

Keuneman RJ, Pokos V; Weerasundera R, et al: Antipsychotic treatment in obsessive-compulsive disorder: a literature review. Aus N Z J Psychiatry 39:336-343, 2005

Keys A, Brozek J, Henschel A, et al. (eds): The Biology of Human Starvation. Minneapolis, University of Minnesota Press, 1950, pp 819-853

Kolb JE, Gunderson JG: Diagnosing borderline patients with a semi-structured interview. Arch Gen Psychiatry 37:37-41, 1980

Koran LM, Gamel NN, Choung HW; et al: Mirtazapine for obsessive-compulsive disorder: an open trial followed by a double-blind discontinuation. J Clin Psychiatry 66:515-520, 2005

Krishnan KRR: Psychiatric and medical comorbidities of bipolar disorder. Psychosom Med 67:1-8, 2005

Levitt JL: A therapeutic approach to treating the eating disorder/borderline personality disorder patient. Eat Disord 13: 109-121, 2005

Lilenfeld LR, Kaye WH, Greeno CG, et al: A controlled family study of anorexia nervosa and bulimia nervosa: psychiatric disorders in first-degree relatives and effects of proband comorbidity. Arch Gen Psychiatry 55:603-610, 1998

Linehan MM: Cognitive-Behavioral Treatment of Borderline Personality Disorder. New York, Guilford, 1993

Malec E, Malec T, Gagne MA, et al:Buspirone in the treatment of alcohol dependence: a placebo-controlled trial. Alcohol Clin Exp Res 20:307-312, 1996

Marx RD, Kotwal R, McElroy SL, et al: What treatment data support topiramate in bulimia nervosa and binge eating disorder? What is the drug's safety profile? How is it used in these conditions? Eat Disord 11:71-75, 2003

McElroy SL, Kotwal R, Malhotra S: Comorbidity of bipolar disorder and eating disorders: what can the clinician do? Prim Psychiatry 11:36-41, 2004

McElroy SL, Kotwal R, Keck PE, et al: Comorbidity of bipolar and eating disorders: distinct or related disorders with shared dysregulations? J Affect Disord 86:107-127, 2005

Milos G, Spindler A, Ruggiero G, et al: Comorbidity of obsessive-compulsive disorders and duration of eating disorders. Int J Eat Disord 31:284-289, 2002

Milos GF, Spindler AM, Buddeberg C, et al: Axes I and II comorbidity and treatment experiences in eating disorder subjects. Psychother Psychosom 72:276- 285, 2003

Mufson L, Dorta KP, Moreau D, et al: Interpersonal Psychotherapy for Depressed Adolescents, 2nd Edition. New York, Guilford, 2004

Nasrallah HA, Newcomer JW: Atypical antipsychotics and metabolic dysregulation. J Clin Psychopharmacol 24 (5, suppl):S7-S14, 2004

Nemeroff CB: Safety of available agents used to treat bipolar disorder: focus on weight gain. J Clin Psychiatry 64:532-539, 2003

O'Brien CP: Anticraving medications for relapse prevention: a possible new class of psychoactive medications. Am J Psychiatry 162:1423-1431, 2005

Pearlstein T: Eating disorders and comorbidity. Arch Womens Ment Health 4:67-78, 2002

Physicians' Desk Reference, 59th Edition. Montvale, NJ, Thomson PDR, 2005 Practice guideline for the treatment of patients with borderline personality disorder.

American Psychiatric Association. Am J Psychiatry 158 (10, suppl):1-52, 2001 Practice guideline for the treatment of patients with eating disorders (revision). Am J Psychiatry 157 (1, suppl):1-39, 2000

Roelofs J, Muris P: Psychological treatmentS of depression, in Mood Disorders: Clinical Management and Research Issues. Edited by Griez EJL, Faravelli C, Nutt DJ, et al. New York, Wiley, 2005, pp 352-371

Sansone RA: Chronic suicidality and borderline personality. J Personal Disord 18:215- 225, 2004

Sansone RA, Dennis AB: The treatment of eating disorder patients with substance abuse and borderline personality. Eat Disord 4:180-186, 1996

Sansone RA, Johnson CL: Treating the eating disorder patient with borderline personality disorder: theory and technique, in Dynamic Therapies for Psychiatric Disorders (Axis I). Edited by Barber J, Crits-Christoph P. New York, Basic Books, 1995, pp 230-266

Sansone RA, Sansone LA: Borderline personality and eating disorders: an eclectic approach to treatment, in Personality Disorders and Eating Disorders: Exploring the Frontier. Edited by Sansone RA, Levitt JL. New York, Routledge, 2006, pp 197-212

Sansone RA, Fine MA, Nunn JL: A comparison of borderline personality symptomatology and self-destructive behavior in women with eating, substance abuse, and both eating and substance abuse disorders. J Personal Disord 8:219-228, 1994

Sansone RA, Wiederman MW; Sansone LA: The Self-Harm Inventory (SHI): development of a scale for identifying self-destructive behaviors and borderline personality disorder. J Clin Psychol 54:973-983, 1998

Sansone RA, Wiederman MW; Monteith D: Obesity, borderline personality symptomatology, and body image among women in a psychiatric outpatient setting. Int J Eat Disord 29:76-79, 2001

Sansone RA, Levitt JL, Sansone LA: The prevalence of personality disorders among those with eating disorders. Eat Disord 13:7-21, 2005

Singh V; Muzina DJ, Calabrese JR: Anticonvulsants in bipolar disorder. Psychiatr Clin N Am 28:301-323, 2005

Speranza M, Corcos M, Godart N, et al: Obsessive compulsive disorders in eating disorders. Eat Behav 2:193-207, 2001

Striegel-Moore RH, Garvin V, Dohm F-A, et al: Eating disorders in a national sample of hospitalized female and male veterans: detection rates and psychiatric comorbidity. Int J Eat Disord 25:405-414, 1999

Turnbull SJ, Troop NA, Treasure JL: The prevalence of post-traumatic stress disorder and its relation to childhood adversity in subjects with eating disorders. Eur Eat Disord Rev 5:270-277, 1997

Velez L, Selwa LM: Seizure disorders in the elderly. Am Fam Physician 67:325-332, 2003

Vitousek KM, Stumpf RE: Difficulties in the assessment of personality traits and disorders in eating-disordered individuals. Eat Disord 13:37-60, 2005

Volavka J, Czobor P, Cooper TB, et al: Prolactin levels in schizophrenia and schizoaffective disorder patients treated with clozapine, olanzapine, risperidone, or haloperidol. J Clin Psychiatry 65:57-61, 2004

Vulink NCC, Denys D, Westenberg HGM: Bupropion for patients with obsessive-compulsive disorder: an open-label, fixed-dose study. J Clin Psychiatry 66:228-230, 2005

Wisniewski L, Kelly E: The application of dialectical behavior therapy to the treatment of eating disorders. Cogn Behav Pract 10:131-138, 2003

Wonderlich S, Myers T, Norton M, et al: Self-harm and bulimia nervosa: a complex connection. Eating Disord 10:257-267, 2002

Zanarini MC, Vujanovic A, Parachini EA, et al: A screening measure for BPD: the McLean Screening Instrument for Borderline Personality Disorder (MSI-BPD). J Personal Disord 17:568-573, 2003

4

Tratamento da anorexia nervosa no âmbito hospitalar: internação integral e parcial

Katherine A. Halmi, M.D.

A gravidade dos sintomas é a base das diretrizes para a hospitalização parcial ou integral no tratamento de pacientes com transtorno da alimentação. Embora o tempo de hospitalização, hoje em dia, seja determinado essencialmente pelas companhias de seguro e organizações de assistência à saúde, as diretrizes baseadas no consenso dos médicos especialistas devem ter a preferência entre os pacientes e familiares. Não há estudos randômicos controlados para determinar os critérios baseados em evidências para a hospitalização ou alta hospitalar. Submeter pacientes com uma doença grave, como anorexia nervosa a estudos aleatórios controlados para tratamento é quase impossível. Entretanto, estudos abertos demonstram que a abordagem de tratamento multidisciplinar é mais eficaz. Esse tratamento inclui controle médico, psicoeducação e terapia individual que envolve os princípios da terapia cognitiva e da comportamental. Se o paciente tem menos de 18 anos, a terapia ou o aconselhamento familiar é essencial e, dependendo do caso específico, pode ser muito aconselhável para aqueles com mais de 18 anos. Em regra, o aconselhamento nutricional faz parte do programa de educação ambiental e saúde e a intervenção farmacológica pode ser necessária em casos especiais. Este capítulo revisa os critérios para os programas de internação hospitalar integral e parcial para os pacientes com anorexia nervosa e fornece informações do tratamento específico para cada uma dessas terapias intensivas.

INTERNAÇÃO HOSPITALAR INTEGRAL PARA ANOREXIA NERVOSA: CRITÉRIOS DE INCLUSÃO

Várias orientações são propostas para determinar a internação hospitalar dos pacientes com anorexia. Com frequência, as razões mais decisivas são as indicações baseadas nas complicações clínicas, relacionadas na Tabela 4.1. No entanto, há pacientes que já sofreram recaída do tratamento anterior e/ou apresentam histórico de repetidas hospitalizações motivadas pela anorexia nervosa, que podem se beneficiar com uma hospitalização por um curto período de tempo em ambiente estruturado. Na presença de transtornos psiquiátricos comórbidos pode haver a necessidade da internação. É o caso, por exemplo, daqueles com depressão psicótica ou ideação suicida grave. Alguns não cooperam com o tratamento ambulatorial e precisam de um ambiente bem-estruturado para iniciar um tratamento eficaz. Estressores psicossociais ambientais significativos com apoio social inadequado podem empobrecer o funcionamento do paciente, e a retirada desse ambiente pode ser benéfica para ele. As obsessões e compulsões incapacitantes relacionadas ou não ao transtorno da alimentação são outras razões para a hospitalização. Vômitos incontroláveis ou episódios incapacitantes graves de compulsão alimentar, em geral, precisam de ambiente estruturado para o tratamento inicial ser eficaz. Isso considera a necessidade de supervisão durante e depois das refeições e nos banheiros. A comorbidade do uso abusivo de substância grave requer um plano de tratamento de retirada combinado com a reabilitação nutricional em uma unidade de internação hospitalar. A seguir exemplo de um paciente que requer hospitalização prolongada.

Caso clínico

Susan começou a perder peso aos 13 anos, depois de ter sido caçoada por sua mãe. No início ela pesava 54 kg e media 1,59 m de altura. Emagreceu 9 kg em três meses e desenvolveu amenorreia. Após os cuidados primários o médico a encaminhou para a terapia, passando a ser tratada semanalmente com terapia familiar, por uma nutricionista e psiquiatra, que a pesava em semanas alternadas. Entretanto, ela continuava a perder peso (mas de forma mais lenta), chegando aos 35 kg, e consentia apenas em se alimentar de frutas, vegetais e refrigerantes dietéticos. Ela desmaiou uma vez na escola e teve problemas para terminar o seu trabalho escolar. Desenvolveu bradicardia (pulso = 43 bpm), hipotensão ortostática, hipotermia (28,3°C), hipocomplementemia e anormalidades no eletrocardiograma (depressão segmento ST, inversões da onda-T, onda U). Foi admitida no hospital e seu peso na manhã seguinte após evacuação foi de 33 kg. Admitiu ter bebido grandes quantidades de água antes da pesagem no ambulatório.

As hospitalizações por curtos períodos de tempo (7 a 14 dias), às vezes, são possíveis para os pacientes com:

1. recaída de tratamento anterior ou doença há menos de seis meses;
2. perda de peso de 10 a 15% do peso normal, se for na recaída, ou 16 a 20% se for no primeiro episódio;

Tabela 4.1
Indicações clínicas comuns para a hospitalização integral na anorexia nervosa

1. Em geral, peso <85% do estimado para o peso corporal saudável individual ou declínio agudo do peso com recusa de alimentação
2. Para adultos:
   Taxa cardíaca <40 bpm
   Pressão sanguínea <90 a 60 mmHg ou hipotensão ortostática (com aumento na pulsação >20 bpm ou queda na pressão sanguínea >10 a 20 mmHg/min. na posição deitada ou de pé)
3. Para crianças:
   Taxa cardíaca próxima a 40 bpm
   Alterações ortostáticas >20 bpm de aumento na taxa cardíaca ou a variação >10 a 20 mmHg na queda da pressão sanguínea
   Pressão sanguínea <80 a 50 mmHg
4. Níveis de glicose no sangue <60 mg/dL
5. Potássio <3 mEq/L
6. Desequilíbrio eletrolítico (hipo ou hipernatremia, hipofosfatemia, hipomagnesemia, hipocalemia)
7. Temperatura corporal <36°C
8. Desidratação
9. Comprometimento hepático, renal ou cardiovascular que exija tratamento agudo
10. Diabete controlada de forma insatisfatória
11. Edema, hipoproteinemia e anemia grave

Fonte: Birmingham e Beumont 2004; "Practice Guideline for the Treatment of Patiens With Eating Disorders, 3ª Edição" 2006.

3. alcalose hipocalêmica com potássio sérico <2,5 mEq/L; e
4) arritmias cardíacas.

Entretanto, eles podem necessitar de hospitalização prolongada.
O tratamento com internação prolongada (14 a 60 dias), em geral, é necessário para os pacientes que apresentam:

1. perda de peso >20% do normal para a idade, altura e estrutura óssea;
2. histórico de repetidas hospitalizações por anorexia nervosa ou estar abaixo do peso por mais de seis meses;
3. depressão psicótica ou tentativa de suicídio;
4. obsessões e compulsões incapacitantes relacionadas ou não aos transtornos da alimentação; ou
5. condições médicas comórbidas graves, como edema, hipoproteinemia e anemia grave.

A seguir, o exemplo de uma paciente com dependência alcoólica e transtorno bipolar comórbidos, que precisou de hospitalização.

Caso clínico

Sarah, 23 anos, desenvolveu anorexia nervosa aos 17. Ela perdeu peso – de 58,5 kg, com 1,69 m de altura, passou para 44 kg – e estava com amenorreia há seis meses. Foi hospitalizada por um curto período de tempo aos 20 anos devido a uma arritmia cardíaca e em seguida ganhou peso com o tratamento ambulatorial, passando para 48,60 kg. No entanto, aos 22 anos, começou a perder peso outra vez, passando a pesar 42,75 kg, e começou a induzir vômitos sempre que se alimentava. Também desenvolveu insônia, era agitada, reclamou que não conseguia se concentrar e não concluía vários dos seus projetos. Iniciou o consumo de álcool para tentar dormir e de forma gradual aumentou a dose diária até uma garrafa de vinho por noite; ganhou 7,5 kg e aumentou a purgação por vômito. Esses comportamentos continuaram por quase um ano. Ela foi admitida no hospital depois de ter recebido uma advertência do departamento de trânsito por quase ter atropelado uma criança na bicicleta. Um dia após ter sido hospitalizada, sua temperatura aumentou, ficou trêmula e apresentou falha na percepção visual. Um programa para retirada do álcool com clordiazepóxido foi iniciado, com duração de duas semanas. Ao mesmo tempo iniciou-se um programa de recuperação de peso, com foco inicial na manutenção deste até que a retirada fosse concluída. Durante esse período o ganho de peso foi incentivado. Ela foi ficando mais irritada e agitada a cada dia e queixou-se de aceleração de pensamentos e insônia. Seus familiares revelaram que vários membros da família tinham dependência ao álcool e transtorno bipolar. Ela foi diagnosticada com transtorno bipolar I, estado misto, e passou a receber estabilizador do humor (aripiprazol foi o escolhido, uma vez que não costuma interferir no peso).

TRATAMENTO DA ANOREXIA NERVOSA NO ÂMBITO HOSPITALAR

Existem poucas pesquisas sobre a eficácia dos tratamentos intensivos nos transtornos da alimentação. Um número significativo de pacientes com anorexia nervosa se recusa a participar do tratamento hospitalar e outros abandonam de forma prematura, sendo que as taxas de desistência dos internados variam de 20% (Surgenor et al., 2004) a 51% (Woodside et al., 2004). Aqueles com anorexia nervosa, tipo compulsão alimentar periódica/purgativo, apresentam maior probabilidade de abandono do tratamento hospitalar (Woodside et al., 2004). Outros indicadores de desistência são: depressão maior e transtorno da alimentação muito grave na admissão; e medos da maturidade (Zeeck et al., 2004). Estudos de uma série de casos de tratamento hospitalar da anorexia demonstram que essa modalidade é eficaz na restauração do peso a curto prazo (Bowers e Anderson, 1994; Lowe et al., 2003).

A internação involuntária pode ser necessária para tratar uma emergência que ameaça a vida ou quando o paciente corre o risco agudo de complicação clínica grave e reluta em cooperar com o tratamento. Nessa situação, a nutrição por sonda gástrica nasal pode ser necessária para a nutrição involuntária e deve ser administrada por uma equipe treinada. Estudos de acompanhamento demonstram que a internação e a nutrição involuntárias, em regra, são eficazes e os pacientes tratados sob essa circunstância, com frequência, expressam gratidão pela intervenção (Russel, 2001).

Devido às complexidades e ao conhecimento específico exigido para proporcionar o tratamento eficaz, os pacientes em regime de internação são mais bem-tratados em instituições especializadas em transtornos da alimentação, que oferecem uma equipe de profissionais bem qualificados para o tratamento multidisciplinar dos pacientes anoréxicos. O tratamento médico envolve restauração do peso, reabilitação nutricional, re-hidratação e equilíbrio dos eletrólitos séricos. Esse controle exige monitoramento diário do peso, alimentos e ingestão calórica, e a coleta de urina, sendo que a avaliação frequente dos níveis dos eletrólitos é necessária no paciente que vomita. Os pacientes devem ser monitorados de forma rigorosa para as tentativas de vomitar. A equipe pode ajudá-los pela prevenção à resposta de purgação, permanecendo ao seu lado depois das refeições para evitar o acesso ao banheiro para a purgação, e até que o desejo de vomitar cesse.

Tratamento médico e reabilitação nutricional

Uma faixa de peso apropriada deve ser estabelecida para o paciente. Para determinar essa faixa, a equipe de tratamento considera a altura, a estrutura óssea e o peso na época do início do ciclo menstrual. Em virtude de o peso, com frequência, flutuar com as trocas de fluidos, estabelecer um peso-alvo com uma variação de 2 kg pode ser psicologicamente mais adequado e sensato do que apresentar um peso específico. No entanto, essa faixa pode ser estabelecida de forma que o peso mais baixo esteja dentro da área-alvo saudável, não apenas "reduzido" para aceitação psicológica.

Além do exame físico, os seguintes testes laboratoriais devem ser realizados: contagem completa das células do sangue, teste para função hepática, nível sérico de creatinina, eletrólitos séricos, cálcio, magnésio e fosfato. Um eletrocardiograma também é recomendável, já que as anormalidades nos eletrólitos podem causar inversão das ondas-T, depressão do segmento ST e uma variedade de arritmias. A avaliação primária da densidade mineral óssea é importante para o cálculo da extensão da perda óssea inicial e para obter uma linha basal de avaliação da melhora potencial em consequência da reabilitação nutricional. Vômitos, uso abusivo de laxantes e diuréticos podem resultar em alcalose metabólica (bicarbonato sérico elevado) e todas as formas de purgação podem levar à hipocalemia e, com menos frequência, à hipomagnesemia e hipocalcemia. A amilase salivar sérica elevada é um forte indicador de que o paciente está autoinduzindo vômitos, uma vez que a amilase é liberada quando as glândulas parótidas são estimuladas. A relação completa dos testes laboratoriais recomendados é apresentada na Tabela 2.1 do Capítulo 2 deste livro.

Em geral, a reabilitação nutricional inicia com ingestão de 30 a 40 kcal/kg por dia (aproximadamente 1.000 a 1.600 kcal/dia); a ingestão pode ser aumentada até 70 a 100 kcal/kg ao dia após constatação de que o paciente está tolerando bem a carga de caloria. Isso significa não apresentar evidências de edema periférico ou falha cardíaca. Administrar nos pacientes gravemente enfraquecidos uma fórmula líquida em seis nutrições iguais ao longo do dia pode resumir de forma eficaz os fluidos, os eletrólitos e as calorias necessários para eles. Um estudo randômico controlado, do tratamento de pacientes internados em uma instituição no Japão (Okamoto et al., 2002) demonstrou que uma fórmula líquida com restrição de atividade foi o programa mais eficaz em relação à quantidade e à taxa de aumento do índice de massa corpórea mensurados ao término da hospitalização e seis meses depois da alta hospitalar. Essa fórmula foi administrada apenas nas fases iniciais de internação, e, depois de um período de algum ganho de peso, os pacientes passaram para a ingestão alimentar monitorada. É de especial importância adicionar suplementos vitamínicos e minerais quando eles já estiverem se alimentando para evitar a hipofosfatemia sérica e para facilitar uma reabilitação nutricional adequada. Os pacientes podem fazer as refeições juntos, mas devem ser supervisionados com rigor pela equipe.

Para o controle dos sintomas e ganho de peso, é necessário criar um ambiente que incorpore um estímulo emocional e a combinação de reforços que articulem exercício, repouso no leito e privilégios do ganho de peso e dos comportamentos desejáveis. O *feedback* dos outros parâmetros observáveis também são úteis. É importante auxiliar o paciente a limitar a atividade física e o consumo calórico de acordo com a ingestão de alimentos e com as exigências do estado físico.

Após a fase da fórmula líquida, elaborar os planos das refeições para cada paciente com alimentos servidos em bandejas individuais ajuda a permitir a ele o reconhecimento cognitivo da quantidade de alimento que está comendo e a taxa do ganho de peso. Um pouco antes da alta hospitalar ele pode ter a oportunidade de escolher seus alimentos e de definir uma ingestão que promova um ganho de peso necessário contínuo e a manutenção deste. É desejável que cada um receba aconselhamento nutricional individual, bem como a educação nutricional na terapia de grupo. Os pacientes podem ser auxiliados na elaboração dos planos de refeições que seguirão após a alta hospitalar. Vários estudos demonstram que o peso-alvo do paciente deverá estar na faixa equivalente do IMC de 19 a 21 (Commerford et al., 1997; Howard et al., 1999)

Tratamentos psicossociais no âmbito hospitalar

As terapias individual, familiar e de grupo são aconselháveis no âmbito hospitalar. A terapia individual pode lidar com o problema único do paciente, que muitas vezes se relaciona aos receios da maturidade, às dificuldades familiares e aos problemas interpessoais. As distorções cognitivas da anorexia nervosa são tratadas durante a terapia individual cognitiva, que pode ocorrer depois de algum ganho de peso inicial. O estilo dos pensamentos rígidos e inflexíveis do anoréxico, visões distorcidas da autoestima e do autoconceito (com sentimentos difusos de ineficácia) e, em geral, de perfeccionismo, podem responder às técnicas da terapia cognitiva, como reestruturação cognitiva e solução de problemas (Kleifield et al., 1996).

Uma análise da família deve ser realizada com todos os pacientes anoréxicos que vivem com seus familiares. Com base nessa análise, o tipo de terapia familiar ou aconselhamento, que costuma ser de auxílio, pode ser escolhido. A terapia familiar ou aconselhamento é necessário para todos aqueles com menos de 18 anos (Eisler et al., 1997). Quando a terapia familiar não for possível, os assuntos de relacionamentos familiares podem ser tratados na terapia individual ou em breves sessões de aconselhamento com os membros da família presentes. O aconselhamento familiar começa durante a fase de hospitalização e continua no caso de tratamento com hospitalização parcial e ambulatorial.

A terapia de grupo pode ser realizada com frequência e envolver uma série de tópicos, é interessante planejar, apenas como um exemplo, a psicoeducação, em que os pacientes são informados sobre nutrição e complicações clínicas, bem como prevenção da recaída, treinamento para a positividade, estratégias de autocontrole e questões de autonomia, e problemas de estabelecimento de limites. Eles podem receber tarefas de casa de automonitoramento intensivo. Um exemplo disso é manter um diário que inclua o registro de todos os alimentos ingeridos, sintomas, fissuras e sentimentos. Em um plano de grupo podem discutir seus sintomas e aumentar a consciência do seu comportamento alimentar, dos desencadeantes dos sintomas e das estratégias de enfrentamento.

Uma estrutura cognitivo-comportamental em geral é de ajuda para um ambiente protetor. Técnicas de prevenção a exposição e resposta são empregadas quando é solicitado aos pacientes que façam suas refeições em intervalos regulares e evitem exercícios ou vômitos. Nessas técnicas, eles podem ser "expostos" a uma quantidade significativa de exercícios ou alimentos, por exemplo, mas são impedidos de continuar a fazer exercícios em excesso ou purgação compensatória. Podem receber *feedback* regular sobre seu peso todas as manhãs e lidar com o conflito interpessoal na unidade de internação no contexto da terapia de grupo. Preparar planos de alimentação para o período pós-alta hospitalar pode também ser feito em grupo. Os terapeutas precisam lembrar, tanto na terapia individual quanto na de grupo, que os sintomas do paciente e seu comportamento interpessoal estão servindo a uma função ou necessidade na vida deste. As discussões abertas das vantagens e desvantagens dos sintomas específicos, na presença de um transtorno da alimentação e da sua recuperação ajudam a alertá-los sobre o problema que tiveram no passado e que provavelmente terão no futuro.

Alta hospitalar

Os critérios para alta hospitalar incluem os seguintes:

1. Conhecimento do peso corporal ideal
2. Estabilidade clínica (p. ex., eletrocardiograma e eletrólitos séricos normais), além da identificação e do tratamento adequado de qualquer complicação fisiológica não resolvida devido ao transtorno da alimentação
3. Sem risco de suicídio
4. Capacidade de manter o peso corporal ideal e a ingestão nutricional normal durante a vivência fora do ambiente estruturado
5. Capacidade de selecionar os alimentos dentro do estilo da alimentação familiar
6. Capacidade de evitar a compulsão alimentar periódica, a purgação e os exercícios excessivos
7. Ausência de deficiência incapacitante oriunda das condições comórbidas, como a psicose ou as obsessões e compulsões graves
8. Identificação das condições psiquiátricas comórbidas existentes e início do tratamento adequado
9. Família orientada sobre o transtorno da alimentação e preparada para assistir o paciente durante o processo de recuperação ambulatorial
10. Identificação das questões associadas e subjacentes interpessoais, psicossociais e psicodinâmicas, bem como um plano para lidar com esses problemas

11. Identificação de uma equipe ambulatorial e o estabelecimento de referências adequadas, com todos os membros da equipe de tratamento e outros profissionais em saúde especializados, preparados para continuar com o tratamento ambulatorial

Os medicamentos podem ser úteis no tratamento hospitalar da anorexia nervosa. Se eficaz, a medicação pode continuar quando o paciente estiver sob tratamento ambulatorial. A ciproeptadina em altas doses (até 24 mg/dia) facilita o ganho de peso em pacientes anoréxicos restritivos e também proporciona um efeito antidepressivo brando (Halmi et al., 1986). A clorpromazina foi o primeiro agente usado no tratamento da anorexia; entretanto, não há qualquer estudo duplo-cego, controlado, para demonstrar a eficácia desse agente na indução do ganho de peso e na redução da agitação em pacientes anoréxicos. Nas observações de um estudo aberto, a medicação foi de especial ajuda nos anoréxicos com comportamento obsessivo-compulsivo e agitação graves. Pode ser necessário iniciar com dosagem baixa (10 mg três vezes ao dia) e aumentá-la de forma gradual. Os antipsicóticos mais recentes, como a olanzapina, também são úteis para os anoréxicos obsessivos-compulsivos graves e muito agitados (Powers et al., 2002). Os antidepressivos tricíclicos e os inibidores da recaptação de serotonina não são eficazes e causam efeitos colaterais indesejados nos pacientes anoréxicos emaciados (Kaye et al., 2001). Além disso, muitos são portadores de transtornos psiquiátricos de Eixo I comórbidos que requerem tratamento com medicamentos.

Resumo

Uma abordagem de tratamento multidisciplinar é eficaz para os pacientes com anorexia nervosa hospitalizados. As contingências comportamentais auxiliam na indução do ganho de peso e nas alterações da condição clínica do paciente pelas técnicas de prevenção de resposta. À medida que a reabilitação médica progride, ocorre uma melhora associada ao estado psicológico. Os pacientes podem se beneficiar da psicoterapia cognitiva individual, da psicoeducação e da terapia de grupo que abordam assuntos específicos da anorexia nervosa. A terapia ou o aconselhamento familiar deve iniciar com todos doentes menores de 18 anos no âmbito hospitalar e continuar após a alta.

HOSPITALIZAÇÃO PARCIAL PARA A ANOREXIA NERVOSA

Critérios de inclusão e exclusão

Os programas de hospitalização parcial para pessoas com anorexia nervosa, em geral, envolvem a transição de programas de internação integral. Os pacientes mais indicados para a hospitalização parcial são aqueles que apresentam histórico de hospitalizações repetidas e que têm anorexia nervosa crônica grave. É improvável que eles possam fazer a transição direta de um programa de internação completa para apenas consultas ambulatoriais. Os pacientes ambulatoriais, que apresentam uma recaída recente da perda de peso e que retornaram aos comportamentos anoréxicos centrais, causando deficiência grave da função, também podem ser beneficiados por um programa de hospitalização parcial.

Se um paciente tem uma perda de peso > 20% do peso normal para idade, altura e estrutura, e se existe risco de suicídio ou instabilidade clínica, como perfil eletrolítico anormal ou eletrocardiograma anormal, a hospitalização parcial deve ser excluída e ele deve ser admitido para tratamento em regime de internação integral.

As taxas de desistência para a hospitalização parcial não são tão altas quanto aquelas para a internação integral relatadas na literatura. As taxas de 18,8 e de 13,5% foram relatadas por programas de tratamento de 4 e 5 dias (Olmsted et al., 2003) e de 15,2% para programa de tratamento diário de quatro meses (Franzen et al., 2004). Em um estudo mais recente, as desistências estiveram associadas a sintomas bulímicos mais graves, a níveis mais elevados de agressão e de extroversão, e a níveis mais baixos de inibição.

Tratamento

Para a hospitalização parcial, é recomendado um programa multidisciplinar com foco cognitivo-comportamental na alteração do sintoma. Esses programas relatam ganho de peso em pacientes com anorexia nervosa e melhoras na atitude do transtorno da alimentação e nos sintomas depressivos (Dancyger et al., 2003; Heinberg et al., 2003; Zipfel et al., 2002). Um programa de hospitalização parcial empregando apenas terapia de apoio e interpessoal de grupo relatou que entre os primeiros 23 pacientes anoréxicos, 95% perderam peso durante o programa e 64% precisaram ser admitidos na unidade de internação (Piran et al., 1989).

É desconhecida a intensidade requerida para a eficácia de um programa de hospitalização parcial. Programas de intensidade variada (3, 4, 5 e 6 dias) foram descritos, mas nenhum estudo randômico controlado foi realizado. Alguns dados sugerem que os resultados melhoram com a intensidade do programa de hospitalização parcial, isto é, à medida que aumenta o número de dias por semana e de horas por dia. Existem algumas indicações de que o nível de motivação do paciente está associado à resposta ao programa de hospitalização parcial (Thornton et al., 2005). A maioria dos relatos sobre os programas de hospitalização parcial descreve a transferência de pacientes de unidades de internação integral para o programa de hospitalização parcial (Gaurda e Heinberg, 1999; Howard et al., 1999). No estudo realizado por Howard e colaboradores (1999) os pacientes com IMC < 19 no momento da transferência apresentaram probabilidade menor de melhora, outro estudo demonstrou que os pacientes que responderam muito rápido ao tratamento de hospitalização parcial e conseguiram controlar seus sintomas nas primeiras quatro semanas, apresentaram taxas mais baixas de recaída (16%) do que aqueles que conseguiram o controle dos sintomas apenas ao final do tratamento (57%) (Olmsted et al., 1996).

Pelo menos uma refeição estruturada é recomendada no contexto de um programa de hospitalização parcial. O aconselhamento nutricional e o planejamento das refeições podem ocorrer no contexto da terapia de grupo ou em sessões de aconselhamento individual específicas. As terapias múltiplas de grupo para tratar assuntos, como treinamento das habilidades sociais, ansiedade social, distorção da imagem corporal ou receios da idade, são formas eficazes de continuação dos temas desenvolvidos durante o tratamento de internação completa.

Critérios para a alta hospitalar

Não há estudos que forneçam critérios baseados em evidências para a alta hospitalar. Nos estudos de hospitalização parcial referidos na subseção anterior, a maioria dos centros transferiu os pacientes de um programa de hospitalização parcial para um no âmbito ambulatorial quando o peso deles ficou entre 5 a 10% do peso normal e quando demonstraram melhora no comportamento funcional, com redução significativa dos sintomas anoréxicos centrais. A verbalização do paciente da sua intenção de continuar empregando as habilidades cognitivo-comportamentais aprendidas para reduzir o comportamento anoréxico central, também é um critério importante na sua transferência para um tratamento apenas ambulatorial.

Os pacientes com anorexia nervosa passam por um período muito difícil de aceitação do tratamento e de motivação para superarem as condições impostas pela doença e seguirem com as recomendações do tratamento. As próximas pesquisas devem tratar dos problemas de resistência ao tratamento e do desenvolvimento de técnicas inovadoras para lidar com esse problema.

REFERÊNCIAS

Birmingham CL, Beumont PJV: Medical Management of Eating Disorders. London, Cambridge University Press, 2004

Bowers WA, Anderson AE: Inpatient treatment of anorexia nervosa: review and recommendations. Harv Rev Psychiatry 2:193-203, 1994

Commerford MC, Licinio J, Halmi KA: Guidelines for discharging eating disorder patients. Eat Disord 5:69-74, 1997

Dancyger I, Fornari V; Schneider M, et al: Adolescents and eating disorders: an examination of a day treatment program. Eat Weight Disord 8:242-248, 2003

Eisler I, Dare C, Hodes M, et al: Family therapy for adolescent anorexia nervosa: the results of a controlled comparison of two family interventions. J Child Psychol Psychiatry 41:727-736, 2000

Franzen U, Blackmund H, Gerlinghoff M: Day treatment group program for eating disorders: reasons for dropout. European Eating Disorders Review 12:153-158, 2004

Gaurda AS, Heinberg L: Effective weight gain in a step-down partial hospitalization program for eating disorders. Poster presented at the annual meeting of the Academy for Eating Disorders, San Diego, CA, May 1999

Halmi KA, Eckert E, Ladu T: Anorexia nervosa: treatment efficacy of cyproheptadine and amitriptyline. Arch Gen Psychiatry 43:177-181, 1986

Heinberg AL, Haug N, Freeman Y, et al: Clinical course and short-term outcome of hospitalized adolescents with eating disorders: the success of combining adolescents and adults on an eating disorder unit. Eat Weight Disord 8:326-331, 2003

Howard W, Evans K, Quintero C, et al: Predictors of success or failure of transition to day hospital treatment for inpatients with anorexia nervosa. Am J Psychiatty 156: 1697-1702, 1999

Kaye W; Nagata T, Weltzin T, et al: Double-blind placebo controlled administration of fluoxetine in restticting and restricting-purging-type anorexia nervosa. Biol Psychiatry 49:644-652, 2001

Kleifield E, Wagner S, Halmi KA: Cognitive-behavioral treatment of anorexia nervosa. Psychiatr Clin North Am 19:715-735, 1996

Lowe MR, Davis WN, Annunziato RA, et al: Inpatient treatment for eating disorders: outcome at discharge and 3-month follow-up. Eat Behav 4:385-397, 2003

Okamoto A, Yamashita T, Nagoshi Y: A behavior therapy program combined with liquid nutrition designed for anorexia nervosa. Psychiatry Clin Neurosci 56:515-522, 2002

Olmsted M, Kaplan A, Rockert W, et al: Rapid responders to intensive treatment of bulimia nervosa. Int J Eat Disord 19:279-285, 1996

Olmsted M, Kaplan A, Rockert W: Relative efficacy of a 4-day vs a 5-day hospital day program. Int J Eat Disord 34:441-449, 2003

Piran N, Kaplan A, Garfinkel PE: Evaluation of a day hospital program for eating disorders. Int J Eat Disord 8:523-532, 1989

Powers PS, Santana CA, Bannon YS: Olanzapine in the treatment of anorexia nervosa: an open label trial. Int J Eat Disord 32:146-154, 2002

Russell GF: Involuntary treatment in anorexia nervosa. Psychiatr Clin North Am 24:337-349, 2001

Surgenor LJ, Maguire S, Beumont PJV: Dropouts and inpatient treatment for anorexia nervosa: can risk factors be identified at point of admission? European Eating Disorders Review 12:94-100, 2004

Thornton C, George L, Touyz S: The Wellesley Hospital Eating Disorder Day Programs, in Selected Papers From the First Asian Pacific Eating Disorders Congress. Edited by Burrow GD, Bosanac P, Beumont PJV. Victoria, Universiry of Melbourne, 2005, pp 47-61

Woodside DB, Carter JC, Blackmore E: Predictors of premature termination of inpatient treatment for anorexia nervosa. Am J Psychiatry 161:2277-2281, 2004

Zeeck A, Herzog T, Hartmann A: Day clinic or inpatient care for severe bulimia nervosa? European Eating Disorders Review 12:79-86, 2004

Zipfel S, Reas DL, Thornton C, et al: Day hospitalization programs for eating disorders: a systematic review of the literature. Int J Eat Disord 31: 105-117, 2002

5

Tratamento da anorexia nervosa no âmbito ambulatorial

Allan S. Kaplan, M.Sc., M.D., FRCPC
Sarah Noble, M.D.

Caso clínico

Sra. A., 24 anos, solteira, mora sozinha e trabalha em tempo parcial como recepcionista em uma clínica de beleza. Ela apresenta uma história de oito anos de anorexia nervosa. Hoje, pesa 40,5 kg e tem 1,69 m de altura. Seu peso anterior ao início desse transtorno, aos 16 anos, era de 65 kg; seu peso máximo foi 74 kg aos 18 anos, antes de praticar as manobras purgativas com regularidade; seu menor peso foi 36 kg, seis meses antes de se apresentar para tratamento, época em que teve um colapso na escola, com perda de consciência e convulsão, foi encaminhada para a sala de emergência e hospitalizada por um curto período de tempo.

Hoje, ela não consome nada durante o dia, exceto café preto, e passa suas noites com compulsão alimentar periódica e vômitos. Quando está trabalhando, caminha de maneira compulsiva, em média 6 a 8 km/dia. Duas vezes por semana ingere 40 a 60 comprimidos de Ex-Lax, em geral, após um episódio de compulsão. Também faz uso diário de um composto contendo efedrina, que compra de amigos, pois esse medicamento já foi retirado do mercado há algum tempo; ela costumava usar o metilfenidato do seu irmão, alegando que ajudava a diminuir seu apetite.

Além do transtorno da alimentação, a Sra. A. também luta contra o transtorno obsessivo-compulsivo (TOC), que é anterior à anorexia nervosa; ela consome até três horas por dia com rituais de limpeza, incluindo lavar as mãos 20 vezes ao dia. Como resultado, a derme de suas mãos está desnuda. Também não pode usar banheiros públicos, pois tal ato provoca o desenvolvimento de dificuldades gastrintestinais e genitourinárias significativas, incluindo constipação, edema e infecções recorrentes do trato urinário graves.

Ela vivencia várias complicações médicas graves, tem amenorreia há cinco anos, exames de densitometria óssea revelam osteoporose significativa. Em duas ocasiões fraturou as costelas sem qualquer trauma físico associado. Resfria-se com frequência e se queixa do cabelo fino, está gravemente constipada e perdeu, por completo, a libido; reclama de tontura e, em uma ocasião, teve perda de consciência acompanhada de uma suposta convulsão. Também se queixa, com frequência, de dor no peito e taquicardia, e tem sido hospitalizada por curtos períodos de tempo, várias vezes, para manejo clínico do desequilíbrio eletrolítico, além de complicações cardíacas relacionadas a sua desnutrição e a comportamentos purgativos.

Apesar de repetidas recomendações, recusa hospitalizar-se em uma unidade especializada em transtornos da alimentação, alegando que não está doente o suficiente para justificar essa intervenção e sente-se envergonhada de ser internada para tratamento psiquiátrico; sua única hospitalização ocorreu aos 22 anos, quando foi submetida a uma cirurgia estética para aumento dos seios. No momento, usa 200 mg/dia de sertralina, que foi prescrita a princípio para o TOC; 7,5 mg de zopiclone à noite para insônia inicial e mediana; e suplementos orais de potássio.

Seu histórico familiar é significativo, com história de transtorno da alimentação em sua mãe e de TOC em seu pai, um cirurgião plástico; sua irmã mais nova, de 18 anos, recentemente começou a autoinduzir vômitos e seu avô materno tinha transtorno bipolar. Em relação à história pessoal, aos 10 anos foi molestada, em várias ocasiões, por um cuidador do sexo masculino. Logo depois, desenvolveu sintomas de TOC que, às vezes, interferiam em seu desempenho escolar. Após o ensino médio, trabalhou durante vários anos como copeira e recepcionista e, eventualmente, frequenta uma faculdade da comunidade, onde estuda para ser esteticista. Atualmente tem faltado muitas aulas por causa da incapacidade de concentração resultante de seus sintomas.

É socialmente isolada, uma vez que a maioria dos seus amigos da faculdade já terminou o curso e deixou a cidade para fazer carreira em outros lugares, nunca teve um namorado e atribui isso a sua imagem corporal insatisfatória, que acredita que a maioria dos homens não aceita. Embora sua imagem corporal tenha melhorado um pouco após a cirurgia plástica, sente que ainda precisa perder mais peso nos quadris e coxas, antes de se considerar aceitável pelos homens.

A Sra. A., hoje, consulta uma vez por semana com um psiquiatra experiente em transtornos da alimentação.

OBJETIVOS DO TRATAMENTO

Os objetivos do tratamento da Sra. A. e de outras pessoas que como ela sofrem de anorexia nervosa incluem:

1. **Assegurar a estabilidade clínica pela avaliação regular (pelo menos mensalmente) do estado clínico do paciente** (Kaplan e Garfinkel, 1993). Os objetivos do tratamento são a estabilidade clínica, com equilíbrio normal dos fluidos e eletrólitos, a função renal, a menstruação e o funcionamento cardíaco. O monitoramento médico deve incluir avaliação regular da pressão sanguínea, dos batimentos cardíacos, da temperatura corporal central, dos eletrólitos séricos, do nitrogênio ureico sanguíneo e da creatinina sérica, e o estado cardiovascular por meio de eletrocardiogramas regulares (ECGs). Se ele for considerado clinicamente instável, esse monitoramento pode ser mensal. Se houver razões para suspeitar de anormalidades, a assistência deve ser feita com peridiocidade, avaliando a glicose sanguínea, a função hepática, o cálcio, o fosfato e as proteínas séricas. Uma densitometria óssea para avaliar a presença de osteopenia ou osteoporose deve ser considerada, em especial se o paciente apresenta fraturas patológicas ou se queixa de dor nos ossos. A realização de estudos sobre densidade óssea anormal ajuda a motivar as pacientes na aceitação de um peso corporal que possibilite a ocorrência de menstruações normais.

   Na Sra. A., a ocorrência de desidratação e hipocalemia associadas às anormalidades eletrocardiográficas eram complicações clínicas normais. Quando seus níveis séricos de potássio ficavam abaixo de 2,5 mEq/L, o que ocorria a cada 6 a 8 semanas, era comum passagens rápidas pela sala de emergência para reidratação intravenosa e infusão de cloreto de potássio durante um período estipulado de 8 a 12 horas. Essas intervenções, em geral, normalizavam seus fluidos e eletrólitos e as anormalidades do ECG, evitando internações hospitalares desnecessárias. Entretanto, continuava ingerindo suplementos orais de potássio.

2. **Objetivar os sintomas comportamentais da compulsão alimentar periódica, vômitos e exercícios compulsivos, pelas estratégias cognitivo-comportamentais, demons-**

tra eficácia no tratamento de sintomas do tipo bulímicos. Isso inclui estratégias que podem ser implementadas no âmbito ambulatorial, como:

- Automonitoramento do comportamento alimentar e dos estados emocionais associados.
- Estratégias de administração do lazer e do tempo, de forma que o período sem companhia seja limitado.
- Técnicas de distração e relaxamento que ajudam a facilitar a tolerância afetiva e reduzem a resposta mal adaptada aos estados emocionais negativos. As técnicas de auxílio que podem ser empregadas nos pacientes ambulatoriais incluem yoga, meditação e outras abordagens reflexivas relaxantes.
- Impor estruturas que previnam a capitulação imediata aos desejos de comer com compulsão ou de vomitar, como comer em lugares públicos (p. ex., restaurantes e lanchonetes), para facilitar a prevenção da resposta.
- Ensinar exercícios saudáveis em oposição a exercícios patológicos e extenuantes. Esses exercícios não são agradáveis, são realizados no isolamento, não sendo limitados pelo tempo de exercício (mas podem estar limitados pelo sentimento de esgotamento incondicional), e são motivadas, a princípio, pelo desejo de queimar calorias, por isso tendem a ser norteados de acordo com a quantidade de alimentos consumidos. Ao contrário disso, os exercícios saudáveis tendem a ser sociais e agradáveis, como um esporte ou jogo em que os limites são ditados pelo tempo de exercício (p. ex., basquete, futebol americano ou tênis que terminam quando o indivíduo ou o time vence o jogo) e o tempo gasto com os exercícios independe da quantidade de alimentos ingeridos.

3. **Normalizar a alimentação e o peso por meio da reabilitação nutricional.** Os objetivos do tratamento visam a estabelecer um peso corporal saudável normal, o que, em geral, significa um índice de massa corpórea (IMC) acima de 20 para adultos. Esse peso deve aproximar-se do peso pré-mórbido do paciente (i. e., o peso que ele era capaz de manter em um estado saudável antes do início do comportamento alimentar desordenado). Para a maioria dos pacientes esse

peso está dentro da faixa normal em relação à idade e à altura. Algumas pessoas, como a Sra. A., talvez seja necessário aceitar um peso que seja maior do que o desejado e maior do que a média estatística para sua idade e altura. Um plano de refeições que incorpore quantidades adequadas de carboidratos, gorduras e proteínas deve ser elaborado; a maioria pode tolerar uma ingestão inicial calórica de 1.500 kcal/dia (30 a 40 kcal/kg/dia), e ela deve ser aumentada até 70 a 80 kcal/kg/dia para ganho de peso. Os suplementos líquidos podem auxiliar no processo de renutrição, durante o período do ganho de peso inicial, ajudando aqueles que apresentam edema pós-prandial significativo depois da ingestão de alimentos sólidos. Manter um diário do alimento ingerido, do comportamento alimentar desordenado (p. ex., compulsão alimentar periódica e purgação), dos estados emocionais associados à alimentação e a revisão desse diário durante as sessões semanais podem ser úteis.

4. **Tratar a comorbidade psiquiátrica.** A comorbidade é muito mais uma regra do que exceção em pacientes anoréxicos. Da mesma forma que com a Sra. A., os sintomas comórbidos, em geral, complicam o tratamento do transtorno da alimentação. Esses rituais e compulsões envolvem comportamentos relacionados ou não aos alimentos e interferem de forma significativa nas tentativas de normalizar a alimentação. A paciente gastava muitas horas com os comportamentos ritualizados ou ficava debilitada pela ansiedade associada a eles, o que dificultava suas tentativas de aderir a qualquer tipo de plano de refeições normais. O tratamento do TOC foi necessário para aumentar a possibilidade dos sintomas do transtorno da alimentação serem amenizados por ele. Ela recebeu um inibidor seletivo da recaptação de serotonina (ISRS) que controlou os sintomas do TOC ao ponto de possibilitar que tentasse, de maneira ativa, normalizar um pouco sua alimentação. Tal como com a Sra. A., os tratamentos psicossociais específicos para o transtorno comórbido devem ser instituídos pelo médico que trata o transtorno da alimentação e por outro especialista no tratamento da condição comórbida. No caso dela foi indicada uma clínica especializada em TOC para terapia cognitivo--comportamental (TCC), por pouco tempo, que objetivava de forma específica as obsessões e compulsões relacionadas

ou não aos alimentos, enquanto continuava a ser tratada pelo especialista em transtornos da alimentação. Sugerimos também que fosse atendida em regime ambulatorial em uma instituição para pacientes com uso abusivo de substâncias, para ajudá-la a deixar de consumir anfetaminas, mas ela recusou.

5. **Tratar as questões psicossociais subjacentes que contribuem para o desenvolvimento do transtorno da alimentação e perpetuam os sintomas existentes.** As variáveis psicossociais nem sempre são as mesmas; por exemplo, os fatores precipitantes do quadro alimentar nem sempre são os mesmos fatores perpetuadores dos transtornos da alimentação. Os médicos precisam ter muitas técnicas psicoterapêuticas em sua "caixa de ferramentas" para tratar de forma competente os pacientes com anorexia. A adoção de uma única estrutura teórica é insuficiente para tratá-los de maneira efetiva. Na falta de determinação de abordagens psicoterapêuticas eficazes, baseadas em evidências, para a anorexia nervosa, é preciso trabalhar o conhecimento dos paradigmas psicoterapêuticos que abrangem vários princípios que envolvam técnicas da psicologia do *self*, cognitivo, comportamental, interpessoal, motivacional e psicodinâmico para proporcionar o tratamento ambulatorial ideal para os pacientes anoréxicos. Como complemento, para pacientes abaixo dos 16 anos, que estiveram doentes por um curto período de tempo, uma pequena, porém significativa, evidência pode justificar a terapia familiar como a abordagem psicoterapêutica de preferência; tanto as formas separadas quanto as conjuntas são benéficas.

ABORDAGENS PSICOSSOCIAIS PARA O TRATAMENTO AMBULATORIAL DA ANOREXIA NERVOSA

Na falta de conhecimento claro e irrefutável da psicopatologia da anorexia nervosa, as abordagens psicossociais permanecem como o fundamento do tratamento ambulatorial para esse transtorno. Apesar de uma relativa carência de suporte com base em evidências e da pouca orientação constante na literatura em relação à modalidade que possa ser melhor aplicada, a psicoterapia é uma parte central do tratamento atual. Na prática clínica, em geral, os médicos precisam empregar técnicas diferentes de psicoterapia para aumentar sua capacidade de eficiência no tratamento de pessoas com anorexia nervosa. Os fatores chamados de não específicos, que a princípio permeiam todas as abordagens psicoterapêuticas – isto é, aceitação incondicional, empatia precisa, relação positiva e apoio – são de especial importância no estabelecimento das alianças terapêuticas com os pacientes. Essas abordagens são empregadas com segurança no tratamento ambulatorial de pacientes com anorexia nervosa doentes de forma moderada. Entretanto, aqueles com inanição grave e emaciados, em geral com IMC abaixo de 16, não estão, na maioria das vezes, capacitados psicológica e cognitivamente para se comprometerem com a psicoterapia.

População adolescente

Conforme discutido em detalhes no Capítulo 6 deste livro, existem evidências razoáveis para o papel da terapia familiar no tratamento de adolescentes com anorexia nervosa que ficam doentes por períodos relativamente curtos. É claro que outras pesquisas são necessárias em relação à potencial utilidade da psicoterapia individual e de outras abordagens psicossociais para adolescentes no âmbito ambulatorial, em especial a terapia familiar, principalmente quando esta falha ou não está disponível.

Adultos abaixo do peso

Historicamente, terapias psicanalíticas ou psicodinâmicas têm sido utilizadas pelos terapeutas há décadas no tratamento da anorexia nervosa (Bruch, 1970), mas sua eficácia nessas condições nunca foi objeto de um estudo rigoroso. Embora auxiliadores no esclarecimento da justificativa psicológica desses transtornos, os *insights* obtidos por meio dessas terapias nem sempre levam a alteração comportamental e normalização dos comportamentos alimentares e do peso. A psicoterapia preferível para os pacientes com anorexia nervosa, de forma geral, requer uma abordagem de "mão dupla" para o tratamento (Garner et al., 1986). Uma das "vias" foca os comportamentos específicos associados a perda de peso e alimentação desordenada, como restrição calórica, exercícios excessivos e compulsão alimentar periódica/purgativo. As técnicas cognitivo-comportamentais são úteis na normalização da alimentação e do peso nesses pacientes (Wilson, 2001). A outra "via" foca os déficits subjacentes no funcionamento psicológico contra os quais quase todos anoréxicos lutam, como déficits na consciência afetiva e na regulação do afeto e da autoestima; receio da maturidade; e desconfiança interpessoal. Esses déficits são mais bem-tratados com as abordagens consideradas psicoterápicas, pelo uso da psicologia do *self*, interpessoal e as psicodinâmicas.

Além disso, poucos estudos clínicos sistemáticos foram publicados comparando psicoterapias diferentes para a anorexia. Estudos anteriores examinando o papel das terapias focadas de prazo muito curto ficaram comprometidos por uma amostra pequena e resultados não específicos. Por exemplo, Channon e colaboradores (1999) escolheram de forma aleatória 24 pacientes adultos para a TCC, para a terapia comportamental ou tratamento de rotina consistindo de apoio e monitoramento médico. Todas as intervenções demonstraram eficácia igual ou apenas modesta, mas o tamanho pequeno dos grupos e o número restrito de 24 sessões limitaram a expressão do estudo. Em um estudo de grande porte realizado por Crisp e colaboradores (1991) foram selecionados de forma aleatória 90 pacientes para uma das quatro intervenções diferentes:

1. tratamento com hospitalização integral seguido de 12 sessões ambulatoriais;
2. 12 sessões ambulatoriais combinadas com trabalho individual e familiar com a incorporação de algum aconselhamento dietético;
3. 10 sessões para um grupo de pacientes ambulatoriais, outra vez com algum aconselhamento dietético ou
4. apenas uma avaliação.

Independentemente da alta taxa de desistência (18 de 30) no grupo de internação integral, todos os tratamentos foram igualmente eficazes em termos de ganho de peso no espaço de um ano, e todos foram superiores ao grupo sem tratamento. Em um relato subsequente, realizado após a terapia individual/familiar de acompanhamento ambulatorial (Gowers et al., 1994), 12 dos 20 participantes iniciais continuaram bem por dois anos. Embora os resultados sejam impressionantes, o valor desse estudo é limitado por vários fatores. A intervenção descrita foi complexa, combinando elementos da TCC e abordagens psicodinâmicas, além dos encontros familiares conforme indicação médica. Além disso, os terapeutas envolvidos no estudo tinham experiência considerável no tratamento dos transtornos da alimentação com psicoterapia; por esse motivo, seus resultados podem não ser reproduzidos com facilidade.

A terapia analítica cognitiva é um tratamento potencial para a anorexia nervosa, a qual incorpora elementos sucintos da terapia cognitiva, com psicoterapia psicodinâmica breve. O paciente e o terapeuta desenvolvem um diagrama visual de como a doença está ligada ao modo como ele vivencia a si próprio, bem como aos seus relacionamentos passados e atuais. O objetivo do tratamento é melhorar o *insight* em relação aos seus sentimentos e comportamentos, reduzindo, na teoria, a necessidade de comportamentos anoréxicos de enfrentamento. O tratamento educacional comportamental é uma intervenção mais didática que compreende educação nutricional, discussão dos transtornos da alimentação e monitoramento comportamental da ingestão de alimentos e dos exercícios. Treasures e colaboradores (1995) compararam esses dois tratamentos em um estudo de 30 pacientes com anorexia. Os resultados foram relativamente positivos para os dois grupos, de um modo geral 63% apresentaram resultado nutricional bom ou intermediário depois de cinco meses, e 37% alcançaram recuperação depois de um ano; porém nenhuma diferença foi observada entre os dois grupos.

Em um estudo de grande porte multicêntrico, Dare e colaboradores (2001) compararam os resultados de 84 pacientes escolhidos de forma aleatória para uma das quatro intervenções psicoterápicas de curto prazo:

1. tratamento psicoterápico focal (terapeuta adotando uma posição não diretiva, enquanto explora os significados conscientes e inconscientes da patologia do transtorno da alimentação, os efeitos desses sintomas e os elementos de transferência);
2. tratamento com terapia familiar indicando o modo pelo qual esse transtorno podia controlar os relacionamentos familiares e os métodos pelos quais sua influência pode ser reduzida;
3. terapia analítica cognitiva conforme descrita no parágrafo anterior; e
4. um programa de tratamento de rotina em que os pacientes receberam sessões semanais de 30 minutos com um residente em treinamento, consistindo de informações em relação à anorexia, monitoramento médico e incentivo.

Todas as três intervenções de tratamento apresentaram maior probabilidade do que aquela de rotina para mantê-los por mais de um ano. Os pacientes tratados com as intervenções de psicoterapia focal e de terapia familiar saíram-se melhor do que aqueles que receberam tratamento de rotina, em termos de ganho de peso, mas houve uma tendência de melhor resultado no grupo dos que foram tratados com a terapia analítica cognitiva.

Em um recente estudo randômico controlado da psicoterapia no âmbito ambulatorial na anorexia nervosa (McIntosh et al., 2005), um grupo de 56 mulheres anoréxicas foram escolhidas de forma aleatória para receber 20 sessões específicas de TCC, psicoterapia interpessoal (PIP), ou controle clínico de apoio não específico (NSCM). A intervenção deste combinou elementos de psicoeducação, estimulando uma aliança terapêutica para promover adesão ao tratamento, e técnicas de apoio psicoterapêutico, como elogios, segurança e conselhos. Na análise da intenção de tratamento, o grupo NSCM obteve taxas globais mais altas para sintomas muito melhorados ou reduzidos comparados com os grupos TCC e PIP, mas essas diferenças foram significativas apenas em comparação ao PIP. Na análise da conclusão do tratamento, o grupo NSCM foi muito melhor do que os grupos TCC e PIP. Os autores deduziram que ele foi apropriado, em especial, para os pacientes agudos de baixo peso. Com certeza, a ênfase minuciosa na alimentação normalizada e no ganho de peso deve ser um componente importante do tratamento agudo. Além disso, muito do conteúdo de apoio foi direcionado ao paciente, por isso, permitiu a eles obterem um senso de autonomia e controle. De forma oposta, o PIP esteve limitado por fatores, como ausência de um sintoma-foco e de um padrão de evitação interpessoal em quem sofre de anorexia nervosa aguda. A natureza cognitiva inflexível e egossintônica dos sintomas nos pacientes com doença mais grave pode, no mínimo, explicar em parte o resultado insatisfatório com a TCC nesse estudo. Os autores concluíram que o NSCM pode ser um tratamento adequado na fase inicial, com uma abordagem gradual para o tratamento da anorexia.

Adultos com peso restaurado

No único estudo controlado dessa população, até o momento, Pike e colaboradores (2003) examinaram a eficácia da terapia cognitivo-comportamental no âmbito ambulatorial em um grupo de pacientes com peso restaurado depois da alta hospitalar. A intervenção TCC específica objetivou as características cognitivas e comportamentais ligadas à patologia do transtorno da alimentação, e examinou os métodos cognitivos em relação a autoestima e desempenho interpessoal. Foram 33 pacientes selecionados de maneira aleatória para 50 sessões, ao longo de um ano, de TCC ou aconselhamento nutricional, que foi basicamente psicoeducacional e de apoio. Quando as taxas de recaída e desistência estiveram associadas, os resultados mostraram que 73% do grupo de aconselhamento nutricional *versus* 22% daqueles que receberam TCC apresentou insucesso do tratamento. Além disso, 44% do grupo TCC *versus* 7% do grupo de aconselhamento nutricional satisfez os critérios para "bom resultado". Apesar da amostra pequena, esse estudo deve ser considerado preliminar por inteiro, ele foi um dos primeiros a fornecer suporte empírico para a utilidade do tratamento psicoterapêutico pós-hospitalização da anorexia nervosa.

Um único estudo randômico controlado de pacientes com peso restaurado, de adolescentes com anorexia nervosa inicial, comparou a terapia familiar e a individual. Este encontrou que a terapia familiar é mais eficaz do que a individual na prevenção da recaída, mas apenas nos mais jovens com doença manifestada há pouco tempo.

É interessante observar que muitos pacientes com anorexia participam de terapias de grupo conduzidas por profissionais ou grupos de amparo. Até o momento, não há estudos sistemáticos da avaliação da eficácia das terapias de grupo para esse transtorno. Entretanto, várias descrições clínicas publicadas do tratamento de grupo para esta (p. ex., Kerr et al., 1992) enfatizam as dificuldades inerentes ao emprego dessa abordagem em pacientes anoréxicos.

Novas abordagens: psicoterapias de terceira geração

A negação e a racionalização dos sintomas acompanhadas por resistência significativa a mudança e pela ambivalência extrema, com frequência, frustram as tentativas psicoterapêuticas e criam "desconexão" terapêutica quando os pacientes ingressam nos tratamentos, que em geral estão focados na modificação dos comportamentos egossintônicos. Uma vez que eles, em geral, percebem seus comportamentos alimentares mal-adaptados como um meio para um fim que desejam e admiram (i. e., perda de peso), é comum temerem que os esforços objetivados possam levá-los a mudar seus métodos. Essa barreira tem levado os pesquisadores a examinar abordagens mais centradas no doente para tratar a anorexia nervosa, que não foquem primeiro os sintomas,

mas as atitudes subjacentes. Uma abordagem que se destaca é a terapia motivacional (MET – *motivacional enhancement therapy*), baseada no modelo bem-sucedido da área do uso abusivo de substância, em que a negação, a ambivalência e a resistência à mudança são também questões significativas do tratamento. A área dos vícios incorporou com sucesso o modelo transteórico de mudança (Prochaska e DiClemente, 1983) para ajudar na mudança das atitudes dos pacientes, partindo da negação até o desejo de comprometimento com o tratamento – ou, nos termos desse modelo, de uma fase de pré-contemplação passando para contemplação, preparação, ação e chegando à manutenção – por meio de vários processos de indução da conscientização, que permitem que um indivíduo saia de uma fase e passe para a próxima. O modelo argumenta que o tratamento é mais eficaz quando é adaptado para a fase de mudança do paciente. A área da drogadição adotou entrevistas motivacionais para ajudar os pacientes que são ambivalentes em relação ao tratamento ser considerado inerente à motivação em especial nas fases iniciais de pré-contemplação e de contemplação.

Essa abordagem tem sido aplicada em pacientes com transtornos da alimentação (Treasure et al., 1999). Em um estudo-piloto, Feld e colaboradores (2001) demonstraram que quatro sessões de grupo de terapia motivacional, durante quatro semanas, produziram aumento estatisticamente significativo na motivação para a mudança em um grupo com anorexia nervosa, entretanto, não há qualquer relato de estudos controlados em relação à eficácia da terapia motivacional em termos de resultados reais no tratamento desse transtorno.

Outras abordagens psicossociais ajudam no controle ambulatorial da anorexia, em especial na distorção da imagem corporal central que, em geral, resiste às intervenções mais tradicionais, incluindo as terapias empíricas não verbais, como a terapia da dança e da expressão artística, bem como a cognitiva multidisciplinar. Embora não exista qualquer evidência sistemática publicada que sustente a eficácia dessas técnicas, elas são, por regra, clinicamente úteis como intervenções auxiliares para os pacientes que lutam com todas as forças contra o reconhecimento, a nomeação e a verbalização dos estados emocionais internos.

Resumo

Resumindo, uma vez que existem poucos dados para orientar a escolha do tratamento em relação às intervenções psicossociais para tratar em âmbito ambulatorial os pacientes com anorexia nervosa, no momento, não há substitutos para a experiência clínica, para a visão longitudinal do transtorno e para o senso comum na decisão do melhor tratamento para eles. Embora pareça que muitos pacientes da população que não restaurou o peso possam se beneficiar da psicoterapia ambulatorial, é prudente avaliar a boa vontade destes para mudar, antes de escolher uma determinada abordagem. Intervenções como um controle clínico não específico, a terapia motivacional e os métodos psicodinâmicos mais tradicionais podem, todas, objetivar direta ou indiretamente a resistência à mudança enquanto fortalecem a aliança terapêutica. Até mesmo as psicoterapias com estruturas mais convencionais, como a TCC, podem ser mais apropriadas para quem restaurou o peso. É provável que fatores terapêuticos não específicos, como empatia, autenticidade e apoio, sejam integrantes de qualquer abordagem terapêutica, e os médicos perspicazes devem sempre permanecer sintonizados com a qualidade da aliança terapêutica.

ABORDAGENS TERAPÊUTICAS PARA O TRATAMENTO AMBULATORIAL DA ANOREXIA NERVOSA

Revisando a literatura e as orientações de tratamento disponíveis para os transtornos da alimentação, descobrimos lacunas entre a prática clínica e a insuficiência de sustentação empírica para a farmacoterapia nesses transtornos. É lamentável que o suporte claro, convincente, baseado em evidências para a eficácia da farmacoterapia nos pacientes com anorexia nervosa abaixo do peso ou com peso restaurado, simplesmente não exista até o momento. Muitas das pesquisas disponíveis são direcionadas para a redução da ansiedade ou alívio dos sintomas relacionados ao humor, na tentativa de facilitar a renutrição; de aumentar o apetite (apesar de não haver evidências precisas para sustentar que as sugestões de apetite estão alteradas na anorexia nervosa); de induzir o ganho de peso como um efeito colateral de um agente em particular; ou de tratar uma complicação médica. Nenhuma dessas estratégias provaram ser vantajosas, e ainda não existe qualquer medicamento que trate de maneira efetiva as características centrais do transtorno: distorção da imagem corporal, obsessão e perfeccionismo e ansiedade antecipatória extrema.

Antidepressivos

Relatos anteriores indicam que os estudos de antidepressivos tricíclicos (ADTs) não objetivam os sintomas centrais da anorexia nem produzem ganho de peso significativo. Além disso, os ADTs e o baixo peso podem aumentar a suscetibilidade dos pacientes de baixo peso para hipotensão e arritmias cardíacas (em especial o prolongamento do intervalo QTc) na modalidade aditiva, em potencial. Por isso, a eficácia limitada e as preocupações com a segurança impedem o uso dessa classe de medicamentos.

Há pouco tempo, pesquisadores examinaram o papel dos inibidores da recaptação de serotonina (ISRSs) na anorexia nervosa, para populações de doentes agudos e de peso restaurado. Até o momento, nenhum estudo controlado do tratamento ambulatorial com ISRSs em pacientes com IMCs baixos foi publicado. Relatos clínicos sugerem que pacientes com anorexia nervosa de peso muito baixo são relativamente não responsivos aos efeitos antidepressivo, antiobsessividade e ansiolítico desses inibidores. Essa não responsividade pode relacionar-se ao estado hiposserotonérgico do cérebro do paciente desnutrido com anorexia nervosa secundária aos efeitos nutricionais de uma dieta de baixo teor em triptofano, tornando indisponível o substrato da serotonina, *in vivo*, para a ação conjunta com os ISRSs. Um estudo retrospectivo recém-publicado (Holtkamp et al., 2005) descobriu que um grupo de pacientes submetidos a um tratamento com ISRSs não diferia de outro que não era tratado com esses inibidores em relação ao curso da doença, incluindo IMC e a psicopatologia do transtorno da alimentação, durante o tratamento agudo sob regime de internação completa e até seis meses após a alta hospitalar.

Existem dados melhores em relação ao papel potencial dos ISRSs na prevenção da recaída em pessoas de peso restaurado. Um estudo preliminar realizado por Kaye e colaboradores (2001) selecionou de forma aleatória 35 pacientes com anorexia nervosa que concluíram com sucesso um programa de internação hospitalar integral para tratamento de manutenção com fluoxetina (dosagem média = 40 mg/dia) *versus* placebo. Durante o primeiro ano do estudo, 84% do grupo-placebo *versus* 37% do grupo tratado com fluoxetina apresentou recaída. É interessante observar que a perda de peso e a supressão do apetite, às vezes associados ao uso de fluoxetina por curto período de tempo, não são relatadas para esses pacientes. Em um estudo mais recente de grande porte randômico controlado (Walsh et al., 2006), 93 adultos com anorexia nervosa, com peso restaurado, foram selecionados para receber fluoxetina (até 80 mg/dia) ou placebo, além da TCC específica por um ano. Ambos apresentaram taxas similares de recaída em um ano. Esse estudo sugere que mesmo no estado de peso recuperado, os pacientes com anorexia são resistentes aos efeitos dos ISRSs. Dito isso, devemos enfatizar que na prática clínica existem pacientes com AN, com peso restaurado, que sem dúvida se beneficiam da terapia com ISRS, em especial para o tratamento da ansiedade, depressão ou sintomas do TOC comórbidos. Não há qualquer pesquisa publicada sobre o uso de inibidores da recaptação de serotonina-norepinefrina, como venlafaxina, para anorexia nervosa. A bupropiona é contraindicada nessa população por causa do aumento do risco de convulsões, e a mirtazapina tem estado associada à neutropenia e não deve ser usada em pacientes que já apresentam risco para essa discrasia sanguínea.

Medicamentos antipsicóticos

Devido à intensidade exagerada da distorção da imagem corporal associada à anorexia nervosa, estudos sobre a eficácia dos medicamentos antipsicóticos no tratamento desta têm sido realizados no decorrer da história. Estudos anteriores de antipsicóticos típicos, como a clorpromazina (Dally e Sargant, 1966), a pimozida (Vandereycken et al., 1982) e a sulpirida (Vandereycken, 1984) produziram resultados conflitantes. Além disso, os efeitos adversos problemáticos da redução do limiar da convulsão e o prolongamento do intervalo QTc limitaram a utilidade desses agentes. Existe grande interesse na mais nova classe de antipsicóticos atípicos por causa da sua comprovada propensão para induzir o ganho de peso, das suas propriedades antiobsessividade e ansiolítica e do seu perfil de efeitos adversos mais brando. Vários grupos examinaram de forma específica a eficácia da olanzapina na anorexia, e relatos de casos descreveram a risperidona como de auxílio. Vários estudos de casos, sob internação integral, tratados com olanzapina, na dosagem de 5 a 10 mg/dia, relataram aumento no peso, redução do medo da gordura, redução da agitação e da resistência ao tratamento (Hansen, 1999; La Via et al., 2000). Em uma série de cinco pacientes adolescentes hospitalizados com anorexia nervosa, a olanzapina (2,5 a 10 mg/dia) não acelerou as taxas de ganho de peso, mas levou ao declínio dos sintomas anoréxicos, como o medo de ganhar peso e o pensamento inflexível, e à sedação adequada (Mehler et al., 2001). Em um estudo aberto, Powers e colaboradores (2002) trataram 18 pacientes ambulatoriais com olanzapina, 10 mg/dia por 10 semanas. Nesse grupo, 10 dos 14 pacientes que concluíram o estudo ganharam um peso médio de 12,90 kg, e a medicação foi bem-tolerada, observando-se apenas sedação transiente branda. Entretanto, a eficácia aparente da medicação nesse estudo pode ter sido confundida pela adesão concomitante do grupo à medicação e pelas verificações telefônicas de todos os pacientes. Exceto isso, esses resultados sugerem que a combinação de medicamento com um programa de "controle da doença" ativo podem melhorar a adesão e os resultados. Um estudo randômico controlado apoiado pelo National Institute of Mental Health, que examina o papel da olanzapina no tratamento ambulatorial de pacientes abaixo do peso com anorexia nervosa (Attia et al., 2005), está sendo realizado em duas instituições. É claro que, embora ainda não exista uma evidência definitiva da eficácia, os antipsicóticos atípicos podem ser de auxílio no controle contínuo dos casos individuais. Ao empregar essa classe de medicamento para indicações *off-label*, como anorexia nervosa, é importante estar ciente dos riscos e informá-los aos pacientes e seus familiares. Por exemplo, não se sabe até que ponto os pacientes tratados com esses medicamentos poderão desenvolver distúrbios metabólicos, inclusive hiperlipidemia e resistência à insulina.

Estabilizadores do humor

Faltam evidências para sustentar a eficácia dos estabilizadores do humor para os sintomas centrais da anorexia nervosa. Na presença de doença bipolar, esses medicamentos, em especial o lítio, devem ser empregados com muita cautela em pacientes com anorexia, que podem desidratar e cuja função renal pode ser comprometida.

Agentes pró-cinéticos

Pacientes com anorexia nervosa, em regra, relatam satisfação do apetite e inchaço precoces na renutrição. Além disso, eles podem ter retardado de propósito o esvaziamento gástrico, embora uma relação forte entre os dois não tenha sido observada (Domstad et al., 1987). Estudos anteriores examinaram a eficácia de agentes pró-cinéticos, como metoclopramida (Domstad et al., 1987), domperidona (Stacher et al., 1986), ou cisaprida intravenosa (Stacher et al., 1987); Szmukler et al., 1995) na renutrição precoce, em geral pela administração parenteral de curto prazo. Depois que esses estudos foram publicados, a cisaprida foi retirada do mercado por causa dos efeitos cardíacos fatais em potencial, e não há publicações de intervenções alternativas pró-cinéticas. A domperidona oral 10 a 20 mg antes das refeições ainda é utilizada em outros países, exceto nos Estados Unidos, e os pacientes relatam clinicamente alívio das suas queixas gastrintestinais com esse agente. Deve-se ficar ciente, entretanto, do risco dos efeitos colaterais extrapiramidais associados a esse medicamento e monitorar os pacientes com frequência.

Terapia de reposição hormonal para a osteoporose

A anorexia nervosa está associada a uma alta prevalência de osteoporose (38%) e de osteopenia (92%) (Grinspoon et al., 2000). Essas complicações devastadoras em potencial, que estão presentes até mesmo em pacientes jovens, interferem no crescimento e aumentam os riscos do paciente para fraturas patológicas (Rigotti et al., 1991). A fisiopatologia da osteopenia/osteoporose observada na anorexia nervosa é mais complexa do que aquela observada nas mulheres pós-menopausa. A deficiência em estrogênio resulta na redução do processo de ossificação, mas o hipercortisolismo associado à desnutrição contribui também para o aumento da reabsorção óssea na anorexia. Além disso, as taxas do fator de crescimento insulina-símile tipo 1, um hormônio que depende da nutrição e é regulador importante do crescimento esquelético e da mineralização, de forma coerente, são mais baixas nos pacientes com anorexia nervosa (Grinspoon et al., 2002). Por isso, é provável que a combinação de mecanismos anabólicos e catabólicos seja a base para a redução da densidade óssea observada com frequência na anorexia nervosa.

Independentemente do amplo uso do tratamento hormonal, em geral na forma de pílulas orais anticoncepcionais, não há evidências de que essa intervenção seja eficaz na prevenção da osteopenia/osteoporose na anorexia. Em um estudo, placebo-controlado, randômico, de adultos, a reposição de estrogênio não surtiu efeito na densidade mineral óssea (Klibanski et al., 1995). De forma similar, dois grupos (Golden et al., 2002; Munoz et al., 2002) examinaram o papel dos anticoncepcionais orais estrogênio-progesterona em adolescentes ambulatoriais. Sem levar em conta o peso adquirido em ambos os grupos, não foi observado efeito do estrogênio-progesterona na densidade mineral óssea. Alguns estudiosos defendem a hipótese de que a administração de estrogênio não objetiva os efeitos destrutivos em progresso de variáveis como a deficiência em fator de crescimento insulina-símile tipo 1 e o hipercortisolismo, e que, por isso, a terapia com estrogênio isolado é insuficiente. Além disso, muitos médicos acham que o emprego da reposição hormonal e o ciclo pseudomenstrual mensal, induzido pelos anticoncepcionais orais, pode provocar uma noção falsa de confiança em pacientes com sintomas contínuos de anorexia nervosa.

Estudos mais recentes examinaram o impacto dos tratamentos novos na preservação ou melhora da densidade mineral óssea em pessoas com anorexia nervosa. Por exemplo, um anticoncepcional oral foi combinado com hormônio de crescimento recombinante humano subcutâneo (Grinspoon et al., 2002) em um pequeno grupo de pacientes adultos ambulatoriais, com alguns resultados promissores. É importante observar que essa intervenção demanda outros estudos e ainda não está clinicamente disponível. Além disso, Miller e colaboradores (2004) administraram risedronato, 5 mg/dia, em 10 mulheres com um contínuo IMC baixo e encontraram aumento da densidade óssea na radiografia da coluna em AP (posição ântero-posterior) aos 6 e 9 meses, quando compararam com o grupo-placebo. Embora a intervenção tenha sido bem-tolerada, a segurança dos bifosfonatos em longo prazo não foi estabelecida, nem esses medicamentos estão aprovados para uso em mulheres na pré-menopausa. Ademais, esses agentes são teratogênicos e podem ser armazenados nos ossos por longos anos depois do tratamento, havendo risco de serem absorvidos durante a gravidez. Por isso, devem ser utilizados com bastante cautela nas mulheres em idade reprodutiva.

CURSO E PROGNÓSTICO: INDICAÇÕES PARA HOSPITALIZAÇÃO E TRATAMENTO DO PACIENTE CRÔNICO

A maioria dos pacientes que desenvolve anorexia nervosa precisa de alguma forma de tratamento hospitalar em determinado momento do curso da doença. As razões para internação, em geral, enquadram-se em três categorias: tratamento para os sintomas centrais da doença, que costumam envolver internação prolongada em instituição especializada residencial ou de internação integral e que faça reabilitação nutricional; uma rápida internação, em geral em unidade médica, para tratamento das complicações clínicas da doença; e tratamento da comorbidade psiquiátrica, inclusive suicídio. As indicações para as duas primeiras razões ainda não foram estabelecidas de forma clara; o julgamento clínico e a experiência desempenham um papel importante na tomada dessas decisões (ver Tabela 4.1 do Capítulo 4 deste livro, para uma relação das razões fisiológicas comuns para a internação hospitalar). Falando de modo geral, a perda de peso aguda rápida é mais perigosa do que a perda de peso crônica lenta. Aquela, em geral, está associada a razões médicas graves para hospitalização. A compulsão alimentar periódica e a purgação em um estado de baixo peso são sintomas fatídicos e apresentam grande probabilidade de levar a complicações clínicas graves e à necessidade de hospitalização. Os pacientes mais jovens são mais suscetíveis aos efeitos agudos da privação nutricional e à perda de peso e tendem mais a precisar de hospitalização mais cedo do que aqueles mais velhos com níveis similares de sintomas.

Depois da restauração do peso, eles precisam continuar com o acompanhamento ambulatorial assíduo, já que a recaída é mais a regra do que a exceção em pacientes com anorexia nervosa e peso restaurado. Estes devem ser consultados, pelo menos, toda semana nos primeiros meses depois da restauração do peso, embora o risco de recaída se estenda até 18 meses após a hospitalização (Carter et al., 2004). As estratégias de prevenção da recaída consideradas incluem terapia familiar, TCC e farmacoterapia, conforme visto anteriormente neste capítulo. O julgamento clínico deve ser empregado na decisão do uso adequado desses métodos em pacientes com peso restaurado. O doente deve ser pesado com periodicidade (uma vez por mês), exceto se houver evidência da instabilidade da sua condição e se ele estiver perdendo peso, nesse caso a pesagem semanal é a recomendada. Esse processo, em geral, exige negociação com o paciente, primeiro não se pesar compulsivamente fora do consultório; segundo, aceitar ser pesado no consultório e, terceiro, ser informado do seu peso verdadeiro, para que as reações a esse conhecimento sejam examinadas e discutidas no contexto terapêutico. A avaliação do estado clínico pelo monitoramento regular dos exames laboratoriais e pelos ECGs também precisam fazer parte do cuidado contínuo. A abordagem ideal para o tratamento ambulatorial está baseada na colaboração interdisciplinar coesa, com informações do nutricionista, do psicólogo e/ou do assistente social, que pode avaliar e tratar a família e/ou providenciar psicoterapia, do médico clínico geral e do psiquiatra, que estão monitorando clinicamente o paciente e providenciando a farmacologia adequada.

O tratamento específico dos pacientes crônicos resistentes ao tratamento está comentado em detalhes no Capítulo 16. É suficiente dizer que o tratamento deles acarreta questões clínicas e éticas muito difíceis, incluindo a internação hospitalar involuntária e a nutrição forçada. Na determinação de impor o tratamento, o médico deve sempre considerar os princípios básicos do tratamento ético, que inclui respeito pela autonomia do paciente e avaliação da capacidade, da possibilidade de não haver malefício e do benefício. Às vezes, ao lidar com a alimentação desordenada e o peso corporal do paciente, quanto menos melhor; o foco principal do médico deve ser muito mais mantê-lo vivo pelo monitoramento médico contínuo e pela melhora da qualidade de vida do que pela eliminação dos sintomas. Dar esperanças, respeitar, ser cordial e acolher de forma incondicional dentro do contexto terapêutico é fundamental para o tratamento de longo prazo desses pacientes. Pensando nisso, há pouco tempo desenvolvemos um método inovador, a abordagem de tratamento comunitário modificado para transtorno da alimentação para pacientes crônicos que resistem ao tratamento (Kaplan et al., 2005). Esse método adapta o modelo ACT, tradicionalmente aplicado em pacientes com esquizofrenia, para aqueles com transtornos da alimentação crônicos, em geral anorexia nervosa. Essa abordagem interdisciplinar orientada para o paciente, baseada na comunidade, foca três objetivos principais nessa população:

1. melhorar a qualidade de vida;
2. facilitar a estabilidade clínica; e
3. reduzir as taxas de recaída e de hospitalização.

A resposta inicial no primeiro grupo de pacientes que receberam abordagem de tratamento comunitário modificado para transtorno da alimentação sustenta a aplicação desse modelo para esse grupo com doença grave. Com o tempo, a abrangência da aplicação desse programa se revelará.

REFERÊNCIAS

Attia E, Kaplan AS, Schroeder L, et al: Atypical antipsychotic medication in anorexia nervosa. Presentation at the annual meeting of the Eating Disorders Research Society, Toronto, ON, September 29, 2005

Bruch H: Psychotherapy in primary anorexia nervosa. J Nerv Ment Dis 150:51-67, 1970

Carter JC, Blackmore E, Sutandar-Pinnock K, et al: Relapse in anorexia nervosa: a survival analysis. Psychol Med 34:671-679, 2004

Channon S, de Silva P, Hemsley D, et al: A controlled trial of cognitive-behavioural and behavioural treatment of anorexia nervosa. Behav Res Ther 27:529-535, 1989

Crisp AH, Norton K, Gowers S, et al: A controlled study of the effect of therapies aimed at adolescent and family psychopathology in anorexia nervosa. Br J Psychiatry 159:325-331, 1991

Dally P, Sargant W: Treatment and outcome of anorexia nervosa. Br Med J 2(5517):793-795, 1966

Dare C, Eisler I, Russell G, et al: Psychological therapies for adults with anorexia nervosa: randomised controlled trial of out-patient treatments. Br J Psychiatry 78:216-221, 2001

Domstad PA, Shih WJ, Humphries L, et al: Radionuclide gastric emptying studies in patients with anorexia nervosa. J Nucl Med 28:816-819, 1987

Feld R, Woodside DB, Kaplan AS, et al: Pretreatment motivational enhancement therapy for eating disorders: a pilot study. Int J Eat Disord 29:393-400, 2001

Garner DM, Garfinkel PE, Irvine MJ: Integration and sequencing of treatment approaches for eating disorders. Psychother Psychosom 46:67-75, 1986

Golden NH, Lanzkowsky L, Schebendach J, et al: The effect of estrogen-progestin treatment on bone mineral density in anorexia nervosa. J Pediatr Adolesc Gynecol 15:135-143, 2002

Gowers S, Norton K, Haiek C, et al: Outcome of outpatient psychotherapy for adults with anorexia nervosa. Int J Eat Disord 15:165-177, 1994

Grinspoon S, Thomas E, Pitts S, et al: Prevalence and predictive factors for regional osteopenia in women with anorexia nervosa. Ann Intern Med 133:790-794, 2000

Grinspoon S, Thomas L, Miller K, et al: Effects of recombinant human IGF-I and oral contraceptive administration on bone density in anorexia nervosa. J Clin Endocrinol Metab 87:2883-2891, 2002

Hansen L: Olanzapine in the treatment of anorexia nervosa (letter). Br J Psychiatry 175:592, 1999

Holtkamp K, Konrad K, Kaiser N, et al: A retrospective study of SSRI treatment in adolescent anorexia nervosa: insufficient evidence for efficacy. J Psychiatr Res 39:303-310, 2005

Kaplan AS, Garfinkel PE (eds); Medical Issues and the Eating Disorders; The Interface. New York, Brunner/Mazel, 1993

Kaplan A, Colton P; Cavanaugh P; et al; Anew community-based approach to the care of the chronically ill eating disorder patient; an Assertive Eating Disorder Community Treatment Team (ACTT) for eating disorders. Presentation at the annual meeting of the Eating Disorders Research Society, Toronto, ON, September 30, 2005

Kaye W, Nagata T, Weltzin TE, et al; Double-blind placebo-controlled administration of fluoxetine in restricting type anorexia nervosa. Biol Psychiatry 49:644-652, 2001

Kerr A, Leszcz M, Kaplan A; Continuing care groups for chronic anorexia nervosa, in Group Psychothetapy for Eating Disorders. Edited by Harper-Guiffre H, MacKenzie KR. Washington, DC, American Psychiatric Press, 1992, pp 261-272

Klibanski A, Biller BM, Schoenfeld DA, et al; The effects of estrogen administration on trabecular bone loss in young women with anorexia nervosa. J Clin Endocrinol Metab 80;898-904, 1995

La Via MC, Gray N, Kaye WH; Case reports of olanzapine treatment of anorexia nervosa. Int J Eat Disord 27;363-366, 2000

McIntosh V; Jordan J, Luty S, et al; Three psychotherapies for anorexia nervosa; a randomized controlled trial. Am J Psychiatry 162;741-747, 2005

Mehler C, Wewetzer CH, Schulze V; et al; Olanzapine in children and adolescents with chronic anorexia nervosa; a study of five cases. Eur Child Adolesc Psychiatry 10; 151-157, 2001

Miller KK, Grieco KA, Mulder J, et al; Effects of risedronate on bone density in anorexia nervosa. J Clin Endocrinol Metab 89:3903-3906, 2004

Munoz MT, Morande G, Garcia-Centenera JA, et al: The effects of estrogen administration on bone mineral density in adolescents with anorexia nervosa. Eur J Endocrinol 146:45-50, 2002

Pike KM, Walsh BT, Vitousek K, et al: Cognitive therapy in the posthospitalization treatment of anorexia nervosa. Am J Psychiatry 160:2046-2049, 2003

Powers PS, Santana CA, Bannon YS; Olanzapine in the treatment of anorexia nervosa; an open label trial. Int J Eat Disord 32:146-154, 2002

Prochaska JO, DiClemente CC: Stages and processes of self -change of smoking; toward an integrative model of change. J Consult Clin Psychol 51;390-395, 1983

Rigotti NA, Neer RM, Skates SJ, et al: The clinical course of osteoporosis in anorexia nervosa; a longitudinal study of cortical bone mass. JAMA 265:1133-1138, 1991

Stacher G, Kiss A, Wiesnagrotzki S, et al: Oesophageal and gastric motility disorders in patients categorised as having primary anorexia nervosa. Gut 27;1120-1126, 1986

Stacher G, Bergmann H, Wiesnagrorzki S, et al: Intravenous cisapride accelerates delayed gastric emptying and increases antral contraction amplitude in patients with primary anorexia nervosa. Gastroenterology 92: 1000-1006, 1987

Szmukler GI, Young GP, Miller G, et al: A controlled trial of cisapride in anorexia nervosa. Int J Eat Disord 17:347-357, 1995

Treasure J, Todd G, Brolly M, et al: A pilot study of a randomised trial of cognitive analytical therapy vs educational behavioral therapy for adult anorexia nervosa. Behav Res Ther 33:363-367, 1995

Treasure J, Katzman M, Schmidt U, et al: Engagement and outcome in the treatment of bulimia nervosa. Behav Res Ther 37:405-418, 1999

Vandereycken W: Neuroleptics in the short-term treatment of anorexia nervosa: a double-blind placebo-controlled study with sulpiride. Br J Psychiatry 144:288-292, 1984

Vandereycken W, Pierloot R: Pimozide combined with behavior therapy in the short-term treatment of anorexia nervosa: a double-blind placebo-controlled cross-over study. Acta Psychiatr Scand 66:445-450, 1982

Walsh BT, Kaplan AS, Attia E, et al: Fluoxetine after weight restoration in anorexia nervosa: a randomized, placebo-controlled trial. JAMA 295:2605-2612, 2006

Wilson GT: Cognitive-behavioral and interpersonal therapies for eating disorders, in Treatments of Psychiatric Disorders, Vol 2. Gabbard GO, Editor-in-Chief. Washington, DC, American Psychiatric Press, 2001, pp 2139-2158

6

Tratamento familiar dos transtornos da alimentação

James D. Lock, M.D., Ph.D.
Daniel le Grange, Ph.D.

O tratamento familiar foi recomendado há muito tempo e começou com as descrições mais antigas da anorexia nervosa, quando Charles Lasegue (1883) sugeriu que a família e o paciente deveriam se submeter ao tratamento. Entretanto, a visão de Lasegue não foi apoiada de forma ampla, ainda hoje, tanto William Gull (1874) quanto Jean-Martin Charcot sugerem que a separação dos membros da família é necessária para o tratamento (Silverman, 1997). Como consequência, coube ao trabalho pioneiro de Salvador Minuchin e colaboradores renovar o interesse nas abordagens familiares para os transtornos da alimentação (Liebman et al., 1974). Neste capítulo descrevemos uma série de abordagens familiares para esses transtornos e revisamos sua fundamentação racional e empírica.

POR QUE OS FAMILIARES SÃO ALVO DE TRATAMENTO

Há muita especulação e pouco estudo sobre a relação entre os processos familiares e os transtornos da alimentação (Lock, 2002). Embora seja provável que certas predisposições genéticas formem as preferências na alimentação e nos comportamentos, os pais também influenciam o desenvolvimento dos padrões alimentares (Birch e Fisher, 1998); as decisões sobre tipos de alimentos, o estilo de alimentação (p. ex., lanches e refeições rápidas, horário das refeições) e a disponibilidade dos alimentos estabelecem uma situação alimentar que traduz muito da experiência de nutrição da criança. Alguns estudos sugerem que determinados processos alimentares da família aumentam o risco de alimentação desordenada (Marchi e Cohen, 1990). Em relação aos transtornos da alimentação em si, os dados sugerem que os pais, em especial as mães, contribuem para a decisão dos seus filhos de perder peso (em particular as filhas) (Pike e Rodin, 1991). Além disso, o funcionamento geral da família contribui para o desenvolvimento da bulimia, em especial nas famílias cujos membros brigam, são desorganizados, críticos e menos unidos (Johnson e Flach, 1985). A criação de modelos de comportamento pelos pais, com hábitos alimentares não saudáveis, influencia os filhos a adotarem atitudes e comportamentos similares (Fairburn et al., 1998). A extrema valorização da magreza pelos familiares também parece estar correlacionada ao aumento dos sintomas bulímicos e das crenças (Stice, 2002). Estudos sobre a anorexia nervosa sugerem que pais muito críticos contribuem para um resultado insatisfatório do tratamento (Hodes e le Grange, 1993). Resumindo, a maioria dos dados disponíveis sobre o papel dos familiares e dos pais no desenvolvimento e manutenção dos transtornos da alimentação é muito mais correlato do que experimental, e a maioria é, sem dúvida, mais aplicável à bulimia nervosa. No entanto, a evidência de que isso ocorre tem contribuído para o desenvolvimento de tratamentos que focam os pais e os familiares, o que ajuda na correção ou na redução dos problemas conhecidos, auxiliando nos transtornos da alimentação.

Uma série de terapias baseadas na família, incluindo terapia familiar estrutural, terapia familiar estratégica, terapia familiar narrativa e tratamento baseado na participação da família (FBT, i. e., o método Maudsley),* surgiu para tratar os transtornos da alimentação (Dare e Eisler, 1997). Embora esteja além do propósito deste capítulo revisar todos os tipos de terapia familiar, um resumo dos principais componentes das abordagens mais importantes e seus principais objetivos é apresentado na Tabela 6.1. Consideramos a terapia familiar estrutural

---

*N. de T. Método Maudsley = desenvolvido por terapeutas no Hospital Maudsley, Londres, Inglaterra, na década de 1980, consiste na tarefa da família encontrar meios de insistir para que o paciente se alimente. Esse método é uma alternativa à internação. FBT = Family-Based Treatment (terapia baseada na participação da família).

Tabela 6.1
Tipos de terapia familiar para os transtornos da alimentação

Tipo	Principais objetivos terapêuticos	Principais características do método
Tradicional	Acrescentar fatores de proteção para a pessoa vulnerável, por meio do aumento do apoio familiar e desenvolvimento de habilidades	Ensinar os pais a reduzir os impactos do estresse externo ou separá-los do filho, se eles forem a principal fonte do estresse (retirada dos pais)
Estrutural	Incentivar as hierarquias e os papéis familiares apropriados; reduzir o entrelaçamento e a rigidez	Alterar a organização familiar pela limitação de alguns padrões e incentivar outros
Estratégico	Entende os sintomas como tendo influência no funcionamento familiar, e as famílias não são responsabilizadas (ponto de vista ateórico)	Usar as prescrições paradoxais para reduzir o impacto dos sintomas no paciente e na família
Equipe de Milão	Confrontar de forma indireta o papel dos sintomas na manutenção da estrutura e do processo familiar para conduzir um mecanismo teórico autoprotetor homeostático nas famílias	Incentivar o terapeuta a adotar uma postura neutra e a promover o autoexame pelo questionamento contínuo e pelas revisões ao final das sessões
Narrativo	Ver a família de maneira não patológica; técnicas específicas são desenvolvidas para incentivar a mudança (p. ex., externalização)	Emprega externalização e geração conjunta de histórias para unificar a família na luta contra a doença
Método Maudsley (tratamento com base na família)	Permanecer agnóstico assim como a causa da anorexia nervosa; focar no controle do sintoma pelos pais, adotar postura neutra	Utilizar o questionamento constante, consulta ao terapeuta, externalização; adotar uma abordagem de não confrontamento

conforme praticada no método Minuchin e no Maudsley sem detalhes, porque esses métodos são os mais bem-conhecidos, sendo provável que representem melhor os tipos mais relevantes de terapia familiar fornecidos no serviço público.

TRATAMENTO FAMILIAR PARA ANOREXIA NERVOSA EM ADOLESCENTES

Minuchin: método psicossomático para o tratamento dos familiares

Minuchin e colaboradores, do Philadelphia Child Guidance Center, começaram estudando a terapia familiar como estratégia para assistir no tratamento das doenças psicossomáticas em crianças e adolescentes. A anorexia nervosa tornou-se o paradigma-referência para seu conceito sobre as maneiras pelas quais os processos familiares contribuem para o desenvolvimento e a manutenção dos sintomas comportamentais e psicológicos. De forma exclusiva, esses estudiosos identificaram quatro problemas principais nas "famílias psicossomáticas" (Minuchin et al., 1978): emaranhamento, evitação de conflito, superprotecionismo e rigidez. O *emaranhamento* foi caracterizado como uma falha na manutenção adequada das fronteiras pessoais entre os membros da família, às vezes, levando ao que esses estudiosos chamaram de "problemas estruturais na família", no qual os papéis dos pais e dos irmãos eram invertidos ou diferenciados de forma inadequada. A *evitação de conflito* nessas famílias levou à supressão da raiva ou outros sentimentos difíceis que contribuem para a falha na objetivação de problemas significativos. Ao mesmo tempo, esses familiares tiveram a tendência de ser conduzidos introspectivamente e vistos no mundo exterior como ameaças em potencial ao equilíbrio da família. Por isso, desenvolveram uma *atitude protetora em excesso e determinaram os comportamentos* em relação aos filhos. Finalmente, essas famílias foram caracterizadas como sendo *limitadas no âmbito de estratégias para solução de problemas que poderiam ser imaginadas ou utilizadas*. Além disso, era frequente responderem de forma defensiva a ideias e sugestões novas, limitando efetivamente sua capacidade de utilizar as novas informações. Essa rigidez tornou a integração das necessidades do desenvolvimento da família, à medida que ela mudava com o passar do tempo, um desafio ao tratamento.

Considerando tudo, as características dessa família foram vistas como decisivas na contribuição do desenvolvimento da anorexia. O emaranhamento dificultava a tarefa do recém-adolescente de se desembaraçar da família, quando aumentava sua necessidade de ser mais independente. Seus esforços para isso, por sua vez, precisavam ser reprimidos para evitar conflitos e desapontamentos ou outras emoções fortes. Esse problema foi ainda mais exacerbado pela tendência da família a superproteger justamente quando o adolescente necessitava buscar recursos fora da família para apoiar o desabrochar a sua identidade. Por fim, a inflexibilidade da família produziu uma resposta rígida e ineficaz a esses dilemas (Minuchin et al., 1978).

O método Minuchin para esses dilemas, da forma como se apresentam em especial na anorexia nervosa, está descrito de modo claro no seu livro didático *Psychosomatic Families: Anorexia Nervosa in Context* (Minuchin et al., 1978). A abordagem geral é para ajudar a direcionar os problemas que acompanham o processo familiar psicodinâmico. Existe uma tentativa de modificar os problemas estruturais, que resultam em grande parte do emaranhamento, pelo desafio às alianças inadequadas entre um dos pais e o filho, em particular o paciente. Existem tentativas de reforçar as hierarquias estruturais mais apropriadas por meio da insistência de que os pais assumam o papel parental e trabalhem juntos para obter a mudança. Por outro lado, os subsistemas dos irmãos também são incentivadores, como díade oposta entre um dos pais e o filho, bem como unindo os irmãos de forma mais coesa, quando estão enfrentando seus dilemas familiares específicos. A superproteção e a rigidez são desafiadas pelo processo terapêutico em si, que é intrusivo e às vezes de confronto evidente (Liebman et al., 1974).

Dare e Eisler: capacitação da família

O trabalho de Minuchin e colaboradores foi considerado muito inovador e provocador para a época. Seu relato de uma série de 53 casos, em que cerca de 80% alcançaram recuperação convincente, foi publicado e motivou a área da terapia familiar, em particular para anorexia nervosa. Um estudo subsequente, realizado por Haley, Mandanes e Selvini Palazzoli, enriqueceu o arsenal dos terapeutas de família de forma substancial, e durante um certo tempo foi comum a recomendação dessas abordagens para a terapia familiar no tratamento de adolescentes com anorexia (Haley, 1973; Mandanes, 1981; Palazzoli, 1974). Entretanto, um ajuste importante na abordagem psicossomática para o tratamento familiar começou a surgir em meados da década de 1980 no Hospital Maudsley, em Londres, onde Christopher Dare e Ivan Eisler, trabalhando no laboratório de Gerald Russel, começaram a reconfigurar a terapia familiar para adolescentes anoréxicos. As alterações que fizeram foram baseadas em três fatores: experiência clínica com internação integral, em que era comum os adolescentes serem renutridos pelos enfermeiros; convicção de que o tratamento sob regime de internação integral era de diversas maneiras uma experiência desgastante para os adolescentes, o qual deveria ser evitado, se possível; e observação de que as famílias com caso de anorexia nervosa pareciam mais divergentes na estrutura e na psicodinâmica do que aquelas descritas por Minuchin como psicossomáticas. Além disso, Dare e Eisler incorporaram às suas ideias novos modelos de terapia familiar, em especial a terapia narrativa e os desafios feministas a manobras terapêuticas autoritárias. Como resultado dessas influências, eles desenvolveram uma forma particular de terapia familiar específica para anorexia nervosa (Dare e Eisler, 1992).

A abordagem familiar de Dare e Eisler é considerada tão "agnóstica" quanto a causa do transtorno. Diferente do modelo de Minuchin e colaboradores, não há suposições sobre os processos familiares interrompidos causarem ou manterem os sintomas.

Para eles, a família é vista como um recurso para o terapeuta e para o paciente, e é mantida com atenção positiva contínua para facilitar e melhorar os sentimentos de eficácia. Sugestões de culpa e censura são constantemente evitadas pelo terapeuta e são contestadas quando trazidas pelos próprios pais. Como na terapia estrutural, a abordagem sustenta o alinhamento apropriado dos recursos parentais, que podem ter se esgotado devido aos desafios de ter uma filha ou um filho com uma doença que ameaça a vida. Por isso, os pais são solicitados a trabalhar juntos para encontrar soluções harmônicas; aos irmãos é solicitado que reprimam a tentação de paternalizar o irmão com anorexia nervosa e que se associem a ele em sua batalha para corresponder às expectativas exigidas pelos pais. Para diminuir a censura e a culpa dos pais e do paciente, o terapeuta tenta externar a doença com base nas técnicas narrativas que separam esta do paciente. Isso permite aos pais utilizarem toda a sua habilidade de combater a doença em si mais do que achar que estão lutando contra seu filho emaciado. Além disso, essa estratégia está baseada no princípio fundamental de ajudá-lo a se ver como sendo diferente, e, mais complexo, do que apenas como um caso de anorexia, por meio da exemplificação das várias formas pelas quais ele tem sido prejudicado e distorcido pela doença. Talvez o mais importante seja o fato de a abordagem estar altamente focada na interrupção dos comportamentos alimentares desordenados, em especial a autoinanição e o excesso de exercícios, que levam a reforços comportamentais, psicológicos e fisiológicos da anorexia nervosa. Concluindo, o terapeuta assume a postura de um consultor especialista, que está unindo a família em seu problema, para ajudá-los mais do que direcioná-los a encontrar soluções, isso incentiva a capacitação e a autonomia.

Tratamento baseado na família

O método desenvolvido por Dare e Eisler tem sido ajustado (Lock e le Grange, 2001; Lock et al., 2001). Nessa formulação, o tratamento é chamado de *tratamento baseado na família* e está estruturado em três fases distintas, reproduzindo o projeto de Dare e colaboradores (Tabela 6.2). A Fase 1 destina-se a ajudar a família, em especial os pais, a enfrentar os sintomas da anorexia nervosa e começar a renutrir seu filho. A sessão inicial objetiva ajustar a ansiedade parental a um nível que possibilite a utilização da terapia. Em alguns casos, quando as famílias já estão acostumadas aos efeitos da inanição no seu filho, o objetivo é criar ansiedade e criar uma situação de alarme e de necessidade de ação. Em outros casos, as famílias estão paralisadas pela sua ansiedade ao ponto de recearem tomar qualquer atitude. Nesses casos, o terapeuta objetiva trabalhar a ansiedade para que ela possa ser produtiva. Ele é considerado gentil e atencioso, mas também portador de más notícias à medida que a anorexia nervosa ameaça a vida do filho. O equilíbrio dessas duas posições é julgado de acordo com as necessidades singulares de cada família. Na primeira sessão, ele tenta criar um vínculo com a família e depois faz o histórico focando como o transtorno surgiu e quais os seus efeitos sobre esta com o objetivo de estabelecer uma história detalhada desses eventos.

Após, orienta a família a tentar separar a doença do seu filho, pedindo a cada membro desta, incluindo os pais, que identifique como o paciente mudou desde que a anorexia nervosa começou. Em geral, essas alterações incluem isolamento, irritação, depressão e obsessão. Ele descreve em detalhes e com cautela o impacto debilitante da anorexia no aspecto médico, psicológico e social ao longo da vida, e enfatiza a necessidade de uma ação imediata e decisiva para mudar o curso atual e evitando esses resultados desastrosos.

Esse processo é ilustrado no tratamento de Susan, a corredora de 14 anos com uma história de oito meses de anorexia nervosa.

Caso clínico

O terapeuta explicou aos pais de Susan que era imperativo que algo fosse feito para impedir a continuidade da taxa cardíaca lenta, da perda de osso mineralizado, resultante da amenorreia persistente, e do isolamento social e psicológico extremos que agora caracterizavam sua jovem filha, que antes era saudável. Ele enfatizou que, se os pais não tomassem o controle da situação, a necessidade de hospitalização seria imediata e que o risco de Susan morrer por parada cardíaca ou suicídio aumentaria de forma acentuada. Após essas advertências graves, o terapeuta encerrou a sessão pedindo aos pais que trouxessem uma refeição na próxima sessão, acreditando que isso ajudaria na recuperação da saúde da paciente, iniciando, assim, o processo de reversão desse grave quadro.

A segunda sessão desenvolveu o conceito da primeira refeição familiar criado por Minuchin e colaboradores (1978). O objetivo fundamental desta, no *tratamento baseado na família*, é descobrir como a família está, nesse momento, tentando ajudar seu filho a comer, assim, é realizada uma entrevista com ela sobre a compra dos alimentos, preparo das refeições, processos da hora destas e os dilemas atuais relacionados que eles enfrentam. O terapeuta observa a família durante a refeição e o modo, se houver algum, pelo qual ela tenta mudar o comportamento alimentar do filho. Isso permite que o médico se junte à família, de uma forma muito específica, em torno dos comportamentos problemáticos e com isto, aumente sua credibilidade perante os familiares. O segundo objetivo da sessão é direcionar a família a auxiliar o filho a comer um pouco mais do que o planejado. Isso envolve orientá-los a trabalharem juntos, a serem persistentes e insistentes nas suas demandas, ao mesmo tempo em que controlam seu temperamento, suas críticas e sua culpa. Se o filho come ou não um pouco mais nessa refeição não é tão importante quanto o que os pais e o terapeuta aprendem sobre esses processos.

Caso clínico

Os pais de Susan, ela e sua irmã de 9 anos chegaram com uma refeição que consistia de frango assado, purê de batatas, ervilhas, pão francês e manteiga e uma torta de cerejas. O terapeuta observou que a mãe de Susan serviu a refeição colocando os pratos no centro da mesa e cada membro da família se servia. Em resposta à pergunta sobre quem costumava preparar as refeições, ela respondeu que preparava e que o pai de Susan quase sempre chegava em casa muito tarde para comer junto com a família. Susan preparava seu próprio café-da-manhã e almoço. A terapeuta perguntou aos pais se eles tinham certeza de que Susan tomava seu café-da-manhã e almoçava. Eles responderam que às vezes tinham dúvidas, porque ela continuava a perder peso. Quando pareceu que Susan havia terminado a refeição após ter comido apenas uma pequena porção de frango e um pouco de ervilha, o terapeuta perguntou aos pais se eles achavam que ela havia comido o suficiente para ganhar peso, responderam que não haviam pensado dessa forma. Susan olhou para baixo e empurrou o prato; foi solicitado aos pais que sentassem ao lado da menina e que pedissem que comesse um pouco mais de frango, havendo uma recusa da parte dela. O terapeuta comentou com os pais que Susan havia escolhido apenas uma pequena porção de comida e que havia se servido, e sugeriu que talvez eles precisassem dar suas sugestões de forma mais específica, escolhendo um dos alimentos para que ela comesse. A mãe de Susan colocou algumas ervilhas no prato, sendo indagada do porquê de sua escolha. Ela disse que achou mais provável Susan comer ervilhas do que outros alimentos. "Você acha que um pão francês com manteiga ou mais frango seria melhor para ela?", perguntou o médico. "Sim, acho, mas eu não quero que ela fique com raiva." "Talvez seja necessário enfrentar essa raiva se você vai ajudá-la", respondeu o terapeuta. Este se voltou para o pai de Susan e perguntou se ele concordava com sua esposa em relação ao que Susan deveria comer. "Sim. Ela precisa comer algo além de vegetais", respondeu. "Então vocês estão de pleno acordo. Agora, juntos poderiam dizer a Susan que ela precisa comer o pão com manteiga?", perguntou o terapeuta. Nesse momento, Susan tentou empurrar sua cadeira para trás e murmurou em voz baixa, "Vocês não podem me obrigar". Durante 10 minutos, os pais de Susan insistiram, com o apoio do médico, para que ela comesse. Por fim, Susan cedeu e deu uma pequena mordida, dizendo, "Qualquer coisa para sair daqui. Odeio vocês!". O terapeuta parabenizou os pais por terem ajudado Susan, e disse a esta que percebera que a anorexia nervosa havia criado a sua raiva e que respeitava-a por toda a sua força e determinação. Explicou para os pais que isso foi um grande passo adiante e que eles precisavam construir sobre esse sucesso, também disse que estaria lá para ajudá-los a pensar em como proceder em cada passo do caminho, apesar de confiar no bom senso deles.

O restante da Fase 1 do tratamento baseado na família é um exame detalhado semanal das tentativas dos pais de renutrir o filho. Essas sessões começam com a revisão do quadro de peso, que permite o acesso às informações sobre como o paciente está indo e de que forma seus esforços na renutrição estão sendo eficazes (Figura 6.1). Por exemplo, perguntar aos pais sobre cada refeição e lanche: o que foi preparado, o que foi consumido, quem preparou, como a refeição poderia ser mais saudável do ponto de vista nutricional, e qual foi a condição emocional das refeições. Dessa forma, o terapeuta ajuda-os a fazer mudanças per-

Tabela 6.2
Tratamento baseado na família: fases e intervenções

Fase	Objetivos	Principais intervenções	Situação conclusiva
Renutrição pelos pais	Promover a aceitação da responsabilidade dos comportamentos alimentares e da perda de peso	Modular a ansiedade parental para incentivar a ação; apoiar e educar os pais nas suas atividades; assistir os irmãos no apoio ao irmão doente; apoiar o paciente nos seus esforços de tolerar a renutrição	Peso próximo ao normal e a alimentação ocorrendo sem conflitos desagradáveis ou desconforto sob a supervisão parental
Controle do processo alimentar e de peso pelo adolescente	Transferir o controle da alimentação e do peso para o adolescente sob a orientação dos pais	Ajudar a família a identificar o momento certo para o paciente começar a ter o controle da alimentação e dos comportamentos relacionados ao peso de acordo com a idade; controlar a ansiedade parental sobre essa transição; solução de problemas sobre assuntos específicos relacionados à alimentação e ao peso na vida do adolescente	O adolescente está com o total controle da alimentação e dos comportamentos relacionados ao peso, está ganhando ou mantendo o peso no nível adequado para a altura, e é capaz de controlar a alimentação no ambiente social externo à família
Abordar aspectos ligados à adolescência e ao término do tratamento	Promover a compreensão do adolescente e apoiar a família na identificação das questões que podem precisar de atenção (sem foco nos sintomas do transtorno da alimentação)	Conduzir uma revisão psicoeducacional do desenvolvimento do adolescente; examinar as implicações para o paciente e na família; identificar quaisquer outras questões emocionais ou do desenvolvimento para as quais o paciente e a família precisem de assistência	O paciente e familiares estão no caminho certo, e aquele está pronto para o retorno total a sua condição de adolescente normal; outras questões psicológicas não referentes à anorexia, que precisam de tratamento (p. ex., transtorno obsessivo-compulsivo, depressão), estão identificadas e com recomendações para o tratamento

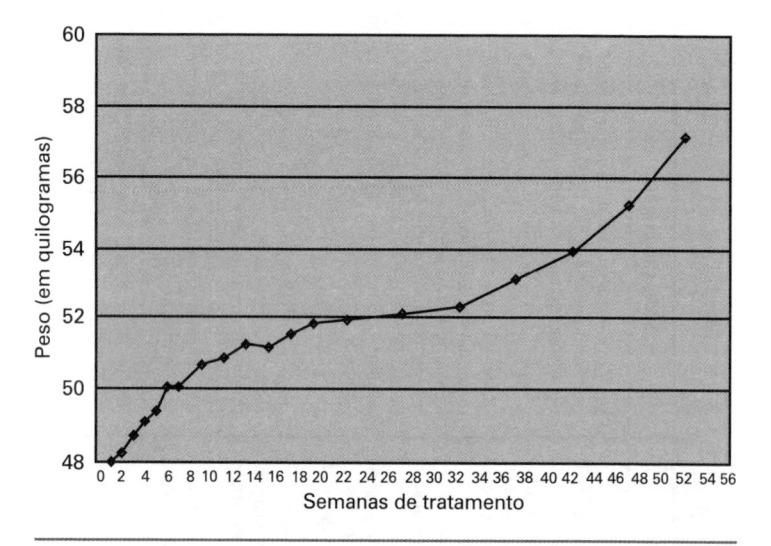

Figura 6.1 Gráfico de peso típico (12 meses) para uso no tratamento baseado na família dos pacientes com anorexia nervosa.

manentes e consistentes para auxiliar na reversão da autoinanição e, ao mesmo tempo, tentar reduzir a culpa e a crítica deles.

Caso clínico

Os pais de Susan fizeram uma série de modificações na semana seguinte à refeição familiar. A mãe de Susan preparou o café-da-manhã e o almoço da filha. Depois os pais ficaram ao lado dela enquanto tomava o seu desjejum. Se ela não comesse teria de voltar para seu quarto e permanecer lá até que se alimentasse. O pai de Susan mudou sua escala de trabalho para que pudesse estar em casa para ajudar no monitoramento do jantar. Sua mãe vinha para casa almoçar com ela, essa abordagem, apesar de desagradável para Susan, ajudou-a a aumentar o peso, fato que teria tentado evitar. Durante todo o tempo seus pais foram justos, mas inflexíveis em suas atitudes. Em várias ocasiões ela tentou brigar com eles, mas estes não entraram no jogo da filha. Ao contrário, simplesmente ignoraram seu mau humor e esperaram até que ela compreendesse que não cederiam a suas expectativas.

A Fase 2 do tratamento começa quando o paciente já recuperou grande parte do peso e está se alimentando sob a supervisão parental sem protestar. A convivência familiar, em geral, está melhor nessa fase, e existe uma atmosfera de esperança que antes parecia não haver. O objetivo da segunda fase é retornar para o adolescente o controle total da alimentação e dos comportamentos relacionados ao peso (p. ex., exercícios), quando apropriado para sua idade. É compreensível que, às vezes, os pais relutem em devolver o controle, em geral, é um conflito desagradável para eles, e com frequência temem que os sintomas retornem. Ao mesmo tempo, o terapeuta precisa ajudar a família a avaliar o grau de boa vontade do adolescente para alimentar-se sozinho e ajudá-los a desenvolver estratégias seguras para testá-la. É comum as refeições retornarem em uma sequência de lanches e almoços na escola. A volta às atividades esportivas, em especial para os atletas que competem, é outro desafio que a família enfrenta. Em algumas ocasiões é necessário fazer essa transição de forma mais lenta, enquanto em outros casos ela ocorre mais rápido. Em geral, durante essa fase o ganho de peso é mais demorado, mas em muitos casos ele começa a aumentar de novo à medida que o adolescente e a família ficam mais confiantes de que o problema está superado.

Caso clínico

O maior desafio durante a segunda fase do tratamento de Susan foi seu desejo de voltar a competir como atleta. O terapeuta e os pais acharam que correr era um esporte muito desafiador para ser retomado nesse momento e a incentivaram a praticar um esporte de equipe. Ela lutou contra essa recomendação, mas no fim decidiu jogar basquete, e, caso se saísse bem e os pais concordassem, poderia voltar às pistas de corrida na primavera. A menina perdeu um pouco de peso no início da prática do basquete, mas recebeu o apoio da equipe e recuperou seu peso outra vez.

A Fase 3 do tratamento baseado na família objetiva promover o aumento da autonomia familiar, examinando como a vida do adolescente é afetado pela anorexia nervosa, e terminar o tratamento. De alguma forma, essa fase assemelha-se ao que pode ser feito no princípio das várias outras formas de tratamento familiar, porque é nessa fase que existe a primeira tentativa de saber como a anorexia relaciona-se com os processos do adolescente como um todo. O principal objetivo é certificar-se de que esse transtorno não interrompeu os processos escolares, sociais e familiares ou, quando isso acontece, identificar as maneiras pelas quais os problemas podem ser abordados. Por exemplo, no início da adolescência, não é raro a anorexia nervosa levar ao aumento das dificuldades para formar um grupo de colegas na escola; no final desta fase, a anorexia pode dificultar o desenvolvimento de relacionamentos afetivos mais íntimos ou até mesmo sair da casa dos pais.

TRATAMENTO FAMILIAR PARA ADULTOS COM ANOREXIA NERVOSA

A terapia familiar também é empregada no tratamento de adultos com anorexia nervosa. A base do programa é muito semelhante àquela usada com os adolescentes, embora o envolvimento dos pais e de outros relacionamentos importantes seja, por necessidade, mais restrito, uma vez que o adulto com esse transtorno não é, por lei, dependente de outros adultos, como os adolescentes. Embora essa influência legal reduzida possa tornar o controle comportamental da autoinanição e os comportamentos relacionados mais desafiadores, é possível, em muitos casos, negociar esses programas formais familiares com o paciente e a família, em especial quando o relacionamento com os pais é bom. Mesmo com adultos, as três fases são similares, mas a ênfase na Fase 3, no geral, é mais evidente nas tarefas do adolescente que ainda necessitam ser desenvolvidos, mesmo que na idade adulta.

Entretanto, a maioria dos adultos com transtornos da alimentação apresentam uma enorme variedade de combinações de tipo de vida – por exemplo, muitos deles vivem por conta própria; com sua família de origem; com a esposa, parceiro ou amigo. Embora alguns relatos sugiram que cada vez mais eles são casados ou vivem em uniões estáveis (Woodside et al., 2000), nossa compreensão sobre esses relacionamentos e seu potencial papel na manutenção ou no auxílio de um transtorno da alimentação é muito limitado (p. ex., Van den Broucke e Vandereycken, 1985; Woodside e Shekter-Wolfson, 1991). Alguns estudiosos examinaram a qualidade do relacionamento conjugal de pacientes adultos (p. ex., Van den Broucke e Vandereycken, 1989; Van den Broucke et al., 1995; Woodside et al., 1993). Relatos dessas uniões documentam relações difíceis devido ao transtorno da alimentação ou sugerem que este se manifestou em resposta a relações problemáticas. O prognóstico parece duvidoso para esses relacionamentos, exceto se o transtorno da alimentação for resolvido (Woodside et al., 2000). É interessante observar que muitos adultos jovens com anorexia nervosa continuam a viver com seus pais, enquanto lutam com o transtorno, mas ainda não há estudos investigando essas famílias.

Em termos de terapia para casais, parece que o relacionamento conjugal é um fator importante na terapia, o qual pode afetar o curso do transtorno; Van den Broucke e Vandereycken (1989) sugerem que a análise do relacionamento entre o início da anorexia e a decisão de casar, como ele influencia o desenvolvimento e a progressão do sintoma, pode auxiliar na identificação de como o casamento pode alterar os sintomas para melhor e para pior. Também parece importante avaliar a interdependência no relacionamento, a maneira pela qual os conflitos são resolvidos (ou evitados) e as estratégias de apoio empregadas durante os períodos de estresse. Esses parceiros devem ser avaliados, em especial em relação aos efeitos que causam nos pensamentos e comportamentos desordenados da alimentação (Van den Broucke e Vandereycken, 1989).

TERAPIA FAMILIAR PARA BULIMIA NERVOSA E PARA TRANSTORNO DA ALIMENTAÇÃO SEM OUTRA ESPECIFICAÇÃO

O emprego da terapia familiar para a bulimia nervosa é mais limitado do que para a anorexia, embora, conforme sugerimos no início do capítulo, os dados que indicam relacionamentos familiares problemáticos e vários problemas familiares estejam mais disponíveis para aquela do que para esta. A aplicabilidade da terapia familiar do tipo Maudsley para a bulimia está sendo estudada. Os princípios gerais do tratamento baseado na família descritos para os pacientes anoréxicos – em particular, capacitação dos pais e determinação da responsabilidade de ajudarem seu filho a melhorar, sem culpa dos pais ou dos familiares – se aplicam também a esse grupo clínico. Um estudo de casos publicado ilustra como um adolescente com esse transtorno e sua família evoluíram com esse tratamento (le Grange et al., 2003). Algumas diferenças importantes do tratamento baseado na família para adolescentes bulímicos incluem:

1. O tratamento enfatiza a normalização da alimentação e a redução das manobras purgativas, uma vez que o peso está dentro dos limites saudáveis.

2. Pais e adolescente colaboram de forma mais ativa e direta, em contraste ao controle total parental estabelecido para a anorexia nervosa. Os adolescentes bulímicos comparados com aqueles com anorexia nervosa estão, em geral, mais "avançados" no desenvolvimento, e são mais colaborativos na abordagem da bulimia nervosa.
3. As tentativas são feitas para determinar a vergonha e a culpa associadas à bulimia nervosa. Em virtude desta, no geral, ser egodistônica (diferente da anorexia que costuma ser egossintônica), um esforço colaborativo no seu tratamento é mais plausível.
4. Com frequência, vários transtornos psiquiátricos comórbidos complicam o tratamento inicial, nesse caso essas doenças podem desviar a atenção da família e do terapeuta dos sintomas do transtorno da alimentação.
5. No transtorno da alimentação sem outra especificação, a frequência da compulsão alimentar periódica e da purgação pode ser irregular, e o desafio do terapeuta, em geral, é priorizar o trabalho preventivo, em vez de focar ativamente na redução desses comportamentos; "perder" o foco do tratamento sob essas circunstâncias é uma situação comum.

Muitos adolescentes bulímicos relatam que o envolvimento parental ajuda-os quando é mais de apoio do que condenador e crítico. É possível que o tratamento baseado na família contribua para a redução da vergonha e da culpa, que em geral acompanham a bulimia nervosa, por enfatizar que os comportamentos sintomáticos são muito mais devido a uma doença do que à indulgência e à teimosia dos adolescentes.

SUPORTE EMPÍRICO PARA A TERAPIA FAMILIAR NOS TRANSTORNOS DA ALIMENTAÇÃO

A terapia familiar para a anorexia nervosa é a modalidade de tratamento mais estudada até o momento, embora as evidências que sustentam essa abordagem ainda sejam muito limitadas. Os dados da Tabela 6.3 documentam apenas um pequeno número de pessoas pesquisadas em estudos clínicos aleatórios da terapia familiar para anorexia. No contexto geral, os dados sugerem que a terapia familiar é superior a nenhum tratamento e ao tratamento de rotina (Crisp et al., 1991; Dare et al., 2001), bem como aos tratamentos específicos, como aconselhamento

Tabela 6.3
Evidência de sustentação da terapia familiar para os transtornos da alimentação

Estudo	População (N)	Grupos de comparação	Resultados ao final do tratamento
Russell et al., 1987	Adultos e adolescentes (80)	Terapia familiar e terapia individual	Terapia familiar superior à terapia individual em adolescentes com anorexia nervosa de curta duração; sem diferenças para adolescentes com anorexia nervosa crônica ou adultos com anorexia ou bulimia nervosa
Hall e Crisp, 1987	Adultos (30)	Terapia familiar e aconselhamento dietético	Terapia familiar superior ao aconselhamento dietético
le Grange et al., 1992	Adolescentes (18)	Terapia familiar com e sem o paciente	Sem diferenças entre os grupos
Crisp et al., 1991	Adolescentes e adultos (90)	Sem tratamento, terapia familiar, terapia individual, tratamento com internação completa e terapia de grupo	Todos os tratamentos superiores a nenhum tratamento
Robin et al., 1999	Adolescentes (37)	Terapia familiar e terapia individual	Terapia familiar superior à terapia individual ao final do tratamento; sem diferenças no acompanhamento
Eisler et al., 2000	Adolescentes (40)	Terapia familiar com e sem o paciente	Sem diferenças entre os grupos
Dare et al., 2001	Adultos (84)	Terapia focal, familiar e analítica cognitiva; tratamento de rotina	Todos os tratamentos superiores ao tratamento de rotina
Lock et al., 2005	Adolescentes (86)	Terapia familiar por 6 ou 12 meses	Sem diferenças entre os grupos

dietético (Hall e Crisp, 1987) e a terapia individual de apoio para pacientes mais jovens com a doença manifestada há pouco tempo (Russel et al., 1987). Entretanto, não está claro se essa terapia é superior a uma forma mais ativa de terapia individual, já que os resultados de longo prazo parecem similares para os adolescentes que recebem esses tratamentos (Robin et al., 1999). Também não está claro se a terapia familiar é superior à terapia individual para adultos com anorexia nervosa ou bulimia nervosa (Russel et al., 1987). Um estudo encontrou uma propensão insignificante a favor do tratamento individual para esse grupo de pacientes mais velhos, e outro não encontrou qualquer diferença (Dare et al., 2001; Russel et al., 1987). Em ambos, o número pequeno das amostras limitou a capacidade de detectar diferenças e por isso conclusões definitivas não são possíveis. Enfim, parece que a terapia familiar pode funcionar bem em uma quantidade relativamente pequena, por seis meses, consistindo de 10 sessões, sendo tão eficaz quanto a terapia de longa duração (i. e., de 12 meses) (le Grange et al., 1992; Lock et al., 2005).

Os pesquisadores demonstram interesse na viabilidade do tratamento baseado na família, mas de forma um pouco cética, em virtude das altas demandas pelo uso dessa abordagem nas famílias e da possibilidade de muitos adolescentes serem bastante resistentes a esse método. As primeiras descrições qualitativas feitas por Grange e Gelman (1998) sugeriram que essa forma de tratamento familiar era aceitável para adolescentes e pais. Um estudo mais recente, de grande porte, relatou que adolescentes e pais apresentaram o mesmo índice elevado de eficácia do tratamento e da aliança terapêutica com os terapeutas, mas 30% expressaram o desejo da terapia individual em conjunto com a terapia familiar (Krautter e Lock, 2004). Por fim, um estudo atual examinando a aliança terapêutica no tratamento baseado na família sugere que pacientes e pais apresentam bons níveis de relacionamento terapêutico nessa forma de tratamento (Pereira et al., 2006).

Várias apreciações importantes dos dados disponíveis relacionados à terapia familiar para os transtornos da alimentação merecem menção, por exemplo, foram publicados apenas dois estudos controlados da terapia familiar diferentes do modelo desenvolvido no Hospital Maudsley (Crisp et al., 1991; Hall e Crisp, 1987). Eles focaram fundamentalmente os adultos. No geral, a superioridade da terapia familiar em relação a outros tratamentos foi duvidosa, porque em um dos estudos esta foi combinada com a terapia individual (Hall e Crisp, 1987), e no outro foi superior apenas em relação à ausência de tratamento (Crisp et al., 1991). Essas avaliações sugerem que o suporte empírico disponível está limitado a um único método para a terapia familiar, e não para a terapia familiar em geral.

Além disso, dados de pesquisa disponíveis não oferecem suporte sistemático para a terapia familiar na bulimia nervosa, embora uma série pequena de casos sugira que o tratamento baseado na família possa ser de auxílio para os adolescentes com esse transtorno (Dodge et al., 1995). Entretanto, tem sido defendido que, em virtude de os tipos da anorexia nervosa, compulsão periódica/purgativo, serem tratados com o tratamento baseado na família com sucesso e, uma vez que existe considerável simultaneidade dos sintomas entre anorexia nervosa e bulimia nervosa nos adolescentes (le Grange e Lock, 2002; le Grange et al., 2004), é provável que esse tratamento seja eficiente em adolescentes com bulimia (Eisler et al., 2000; Lock e le Grange, 2005). Essa falta de pesquisa sistemática mostra que a prática rotineira da recomendação da terapia familiar para adolescentes, em especial pelo fato de o tipo da terapia familiar ser raramente especificado, depende imensamente das opiniões clínicas e não da evidência confirmada. Poucos relatos de casos isolados da terapia familiar para adultos com bulimia nervosa foram publicados (Mandanes, 1981; Roberto, 1986; Root et al., 1986; Wynne, 1980), bem como dois estudos da terapia familiar que descrevem como esse tratamento foi planejado (Russel et al., 1987; Schwartz et al., 1985). No entanto, os achados desses estudos foram inconclusivos.

TENDÊNCIAS FUTURAS NA TERAPIA FAMILIAR PARA OS TRANSTORNOS DA ALIMENTAÇÃO

As respostas urgentes para as seguintes perguntas entre as várias lacunas no nosso conhecimento são:

- Até que ponto, sob que circunstâncias, e para que tipos de pacientes as terapias familiares são de auxílio para os adultos com anorexia nervosa?
- Até que ponto, sob que circunstâncias, e para que tipos de pacientes as terapias familiares são de auxílio para os adultos com bulimia nervosa?
- Até que ponto, sob que circunstâncias, e para que tipos de pacientes as terapias familiares diferentes daquelas baseadas no método Maudsley são de auxílio para a anorexia nervosa ou para a bulimia nervosa?

- Até que ponto, sob que circunstâncias, e para que tipos de pacientes é benéfico combinar abordagens familiares e individuais para a anorexia nervosa e para a bulimia nervosa?

Além disso, nos falta um conhecimento mais profundo de como e por que os tratamentos familiares podem funcionar, e sabemos pouco sobre como melhor adaptar de forma específica os tratamentos familiares para pacientes em situações diferentes de idade e de cronicidade. É também de interesse examinar como o envolvimento familiar pode melhorar outros tratamentos conhecidos, como a terapia cognitivo-comportamental (TCC), em especial para a bulimia nervosa. Algumas evidências preliminares sugerem que o envolvimento dos pais na TCC para adolescentes bulímicos leva a resultados similares àqueles esperados nos adultos tratados com a TCC (Lock, 2005; Schapman e Lock, 2006).

Modalidades mais intensivas de terapia familiar também estão sendo propostas, destinadas, em parte, àqueles pacientes que não respondem à usual terapia familiar isolada. Essas modalidades incluem *múltiplos grupos familiares* (Dare e Eisler, 2000), uma abordagem que envolve várias famílias ao mesmo tempo e tenta reproduzir em um fórum intensivo de três dias muito do conteúdo do programa inicial da Fase 1 do tratamento baseado na família. Pesquisas atuais dessa abordagem são promissoras, mas incipientes (Dare e Eisler, 2000; Scholz e Asen, 2001).

Na avaliação geral do papel da terapia familiar nos transtornos da alimentação as abordagens familiares podem ser importantes em todos os aspectos do tratamento, em particular para os adolescentes com anorexia nervosa. Mas as terapias familiares podem também contribuir para formas inovadoras dos métodos de tratamento de adultos com modos mais crônicos de anorexia e de adolescentes com bulimia. Nessas circunstâncias, incluir componentes parentais e familiares inovadores pode trazer novas esperanças para a prevenção e para a recuperação.

REFERÊNCIAS

Birch L, Fisher J: Development of eating behaviors among children and adolescents. Pediatrics 101:539-549, 1998

Crisp AH, Norton K, Gowers S, et al: A controlled study of the effect of therapies aimed at adolescent and family psychopathology in anorexia nervosa. Br J Psychiatry 159:325-333, 1991

Dare C, Eisler I: Family therapy for anorexia nervosa, in The Nature and Management of Feeding Problems in Young People. Edited by Cooper I, Stein A. New York, Harwood Academics, 1992, pp 146-160

Dare C, Eisler I: Family therapy for anorexia nervosa, in Handbook of Treatment for Eating Disorders. Edited by Garner DM, Garfinkel P. New York, Guilford, 1997, pp 307-324

Dare C, Eisler I: A multi-family group day treatment programme for adolescent eating disorders. European Eating Disorders Review 8:4-18, 2000

Dare C, Eisler I, Russell G, et al: Psychological therapies for adults with anorexia nervosa: randomized controlled trial of outpatient treatments. Br J Psychiatry 178:216-221, 2001

Dodge E, Hodes M. Eisler I, et al: Family therapy for bulimia nervosa in adolescents: an exploratory study. Journal of Family Therapy 17:59-77, 1995

Eisler I, Dare C, Hodes M, et al: Family therapy for adolescent anorexia nervosa: the results of a controlled comparison of two family interventions. J Child Psychol Psychiatry 41:727-736, 2000

Fairburn CG. Doll HA. Welch SL, et al: Risk factors for binge eating disorder: a community-based, case-control study. Arch Gen Psychiatry 55:425-432, 1998

Gull W: Anorexia nervosa (apepsia hysterica, anorexia hysterica). Transactions of the Clinical Society of London 7:222-228, 1874

Haley J: Uncommon Therapy: The Psychiatric Techniques of Milton H Erickson. New York, WW Norton, 1973

Hall A. Crisp AH: Brief psychotherapy in the treatment of anorexia nervosa: outcome at one year. Br J Psychiatry 151:185-191, 1987

Hodes M, le Grange D: Expressed emotion in the investigation of eating disorders: a review. Int J Eat Disord 13:279-288, 1993

Johnson C, Flach A: Family characteristics of 105 patients with bulimia. Am J Psychiatry 142:1321-1324. 1985

Krautter T, Lock J: Is manualized family based treatment for adolescent anorexia nervosa acceptable to patients? Patient satisfaction at end of treatment. Journal of Family Therapy 26:65-81, 2004

Lasegue E: De l'anorexie hysterique. Archives Generales de Medecine 21:384-403. 1883 le Grange D, Gelman T: The patient's perspective of treatment in eating disorders: a preliminary study. S J Psychol 28:182-186, 1998

le Grange D, Lock J: Bulimia nervosa in adolescents: treatment, eating pathology, and comorbidity. South African Psychiatry Review, August, 2002, pp 19-22

le Grange D, Eisler I, Dare C, et al: Evaluation of family treatments in adolescent anorexia nervosa: a pilot study. Int J Eat Disord 12:347-357, 1992

le Grange D, Lock J, Dymek M: Family-based therapy for adolescents with bulimia nervosa. Am J Psychother 57:237-251, 2003

le Grange D, Loeb KL, Orman S. et al: Bulimia nervosa: a disorder in evolution? Arch Pediatr Adolesc Med 158:478-482, 2004

Liebman R. Minuchin S, Baker L: An integrated treatment program for anorexia nervosa. Am J Psychiatry 131:432-436, 1974

Lock J: Treating adolescents with eating disorders in the family context: empirical and theoretical considerations. Child Adolesc Psychiatr Clin N Am 11:331-342, 2002

Lock J: Adjusting cognitive behavioral therapy for adolescent bulimia nervosa: results of a case series. Am J Psychother 59:267-281, 2005

Lock J, le Grange D: Can family-based treatment of anorexia nervosa be manualized? T Psychother Pract Res 10:253-261, 2001

Lock J, le Grange D: Family-based treatment of eating disorders. Int J Eat Disord 38(suppl):S64-S67, 2005

Lock J, le Grange D, Agras WS, et al: Treatment Manual for Anorexia Nervosa: A Family Based Approach. New York, Guilford, 2001

Lock J, Agras WS, Bryson S, et al: Comparison of short and long-term family therapy for adolescent anorexia nervosa. J Am Acad Child Adolesc Psychiatry 44:632-639, 2005

Mandanes C: Strategic Family Therapy. San Francisco, CA, Jossey-Bass, 1981

Marchi M, Cohen P: Early childhood eating behaviors and adolescent eating disorders. J Am Acad Child Adolesc Psychiatry 29:112-117, 1990

Minuchin S, Rosman B, Baker L: Psychosomatic Families: Anorexia Nervosa in Context. Cambridge, MA, Harvard Universiry Press, 1978

Palazzoli M: Self-Starvation: From the Intrapsychic to the Transpersonal Approach to Anorexia Nervosa. London, Chaucer Publishing, 1974

Pereira T, Lock J, Oggins J: Role of therapeutic alliance in family therapy for adolescent anorexia nervosa. Int J Eat Disord 39:677-684, 2006

Pike K, Rodin J: Mothers, daughters, and disordered eating. J Abnorm Psychol 10: 198-204, 1991

Practice guideline for the treatment of patients with eating disorders (revision). American Psychiatric Association Work Group on Eating Disorders. Am J Psychiatry 157 (1, suppl):1-39, 2000

Roberto L: Bulimia: the transgenerational view. J Marital Fam Ther 12:231-240, 1986 Robin A, Siegal P, Moye A, et al: A controlled comparison of family versus individual therapy for adolescents with anorexia nervosa. J Am Acad Child Adolesc Psychiatry 38:1482-1489, 1999

Root MPP, Fallon P, Friedrich WN: Bulimia: A Systems Approach to Treatment. New York, WW Norton, 1986

Russell GF, Szmukler GI, Dare S, et al: An evaluation of family therapy in anorexia nervosa and bulimia nervosa. Arch Gen Psychiatry 44:1047-1056, 1987

Schapman A, Lock J: Cognitive-behavioral therapy for adolescent bulimia. Int J Eat Disord 39:252-255, 2006

Scholz M, Asen KE: Multiple family therapy with eating disordered adolescents. European Eating Disorders Review 9:33-42, 2001

Schwartz R, Barrett M, Saba G: Family therapy for bulimia, in Handbook of Psychotherapy for Anorexia Nervosa and Bulimia. Edited by Garner D, Garfinkel P. New York, Guilford, 1985, pp 280-310

Silverman J: Charcot's comments on the therapeutic role of isolation in the treatment of anorexia nervosa. Int J Eat Disord 21:295-298, 1997

Stice E: Sociocultural influences on body image and eating disturbance, in Eating and Weight Disorders and Obesity: A Comprehensive Handbook. Edited by Fairburn CG, Brownell K. New York, Guilford, 2002, pp 103-107

Van den Broucke S, Vandereycken W: Eating disorders in married patients: theory and therapy, in The Family Approach to Eating Disorders. Edited by Vandereycken W, Kog E, Vanderlinden J. New York, PMA Publishing, 1985, pp 333-345

Van den Broucke S, Vandereycken W: The marital relationship of patients with an eating disorder: a questionnaire study. IntJ Eat Disord 8:541-556, 1989

Van den Broucke S, Vandereycken W; Vertommen H: Marital intimacy in patients with an eating disorder: a controlled self-repon study. BrJ Clin Psychol34 (pt 1): 67-78, 1995

Van den Broucke S, Vandereycken W, Norre J: Eating Disorders and Marital Relationships. New York, Routledge, 1997

White M, Epston D: Narrative Means to Therapeutic Ends. New York, WW Norton, 1990

Woodside DB, Shekter-Wolfson L: Family treatment in the day hospital, in Family Approaches in Treatment of Eating Disorders. Edited by Woodside D, Shekter--Wolfson L. Washington, DC, American Psychiatric Press, 1991, pp 87-106

Woodside DB, Shekter-Wolfson L, Brandes JS, et al. (eds): Eating Disorders and Marriage. New York, Brunner/Mazel, 1993

Woodside DB, Lackstrom J, et al.: Marriage and eating disorders: comparisons between patients and spouses and changes over the course of treatment. J Psychosom Res 49:165-168, 2000

Wynne L: Paradoxical interventions: leverage for therapeutic change in individual and family systems, in The Psychotherapy of Schizophrenia. Edited by Strauss T, Bowers S, Downey S, et al. New York, Plenum, 1980

7

Tratamento da bulimia nervosa

James E. Mitchell, M.D.
Kristine J. Steffen, Pharm. D
James L. Roerig, Pharm. D.

Os tratamentos farmacológicos e psicoterapêuticos para a bulimia nervosa estão em desenvolvimento. Como é descrito neste capítulo, ambos desempenham uma função no tratamento desse transtorno em especial, a terapia cognitivo-comportamental (TCC), bem como a abordagem psicoterápica e o uso de inibidores seletivos da recaptação de serotonina (ISRSs) como farmacoterapia. Entretanto, a literatura sugere que as taxas de remissão foram mais altas entre os indivíduos tratados com TCC, por isso essa abordagem deve ser considerada o tratamento de escolha para a maioria dos pacientes.

Em geral, os pacientes com bulimia nervosa podem ser tratados com sucesso fora do hospital, mas, às vezes, uma hospitalização de poucos dias ajuda aqueles resistentes ao tratamento a conquistar o controle dos seus sintomas da alimentação. É comum na prática clínica os pacientes realizarem consultas com um nutricionista para aconselhamento nutricional, por um psicoterapeuta para a psicoterapia e por um médico para o controle da medicação. Por isso, a sistematização do tratamento entre os profissionais de saúde dessa equipe é de fundamental importância.

Caso clínico

A.L., 23 anos, branca, apresentou-se na clínica ambulatorial com história de cinco anos de problemas com a bulimia nervosa. Preocupara-se muito com seu peso durante o tempo de faculdade e depois da graduação. Devido ao estresse de início de faculdade, começou a ter problemas com a compulsão alimentar periódica e, em consequência, com os vômitos compensatórios. Na época da sua avaliação, A.L. apresentava esses problemas e desenvolvia sintomas de depressão. Alegou ter ideias suicidas. Depois da avaliação ambulatorial, foi encaminhada para o aconselhamento nutricional com o nutricionista do programa. No aconselhamento recebeu informações detalhadas de como planejar as refeições e foi instruída de que o hábito de fazer refeições regulares influenciaria de forma positiva na compulsão alimentar periódica. Ao mesmo tempo, também consultou com o médico da família que trabalhava com o programa, que realizou um exame físico e solicitou alguns exames laboratoriais para triagem, incluindo eletrólitos séricos. Embora A.L. apresentasse uma discreta alcalose e um nível de cloreto sérico ligeiramente abaixo do normal, essas alterações não foram interpretadas como significativas no âmbito clínico. Ela também iniciou uma TCC ambulatorial duas vezes na semana com um psicólogo do programa. Apesar de parecer estar se beneficiando com a terapia, após quatro semanas, ainda estava sintomática por completo, e por causa dos seus sintomas depressivos persistentes, ela consultou com o psiquiatra do programa, que iniciou o tratamento com cloridrato de fluoxetina. No início recebeu 20 mg/dia, mas a dosagem foi logo aumentada para 60 mg/dia por um período de duas semanas. Essa combinação pareceu proporcionar a ajuda extra que ela precisava. Ao final da oitava semana de tratamento estava livre dos sintomas da compulsão alimentar periódica e começou a trabalhar de maneira intensa nas cognições subjacentes sobre as preocupações com o peso e a imagem corporal. Relatou que seu humor melhorou muito, assim como seu entrosamento social, e que também estava se saindo muito bem na faculdade. Depois de 20 sessões de TCC, foi instruída a retornar para acompanhamento com consultas mensais, e continuou a ser acompanhada no controle da medicação por mais 12 meses.

SINTOMAS-ALVO E OBJETIVOS DO TRATAMENTO

Os sintomas-alvo incluem aqueles que influenciam de forma direta no diagnóstico, como a presença de episódio de compulsão alimentar periódica e comportamentos compensatórios, bem como aqueles associados aos sintomas clínicos de depressão e ansiedade. Os objetivos do tratamento devem ser a eliminação dos comportamentos de compulsão alimentar periódica e as reduções dos sintomas depressivos e ansiosos. Reduzir a frequência dos sintomas bulímicos, mas não eliminá-los totalmente, em geral, resulta na recaída para um estado de síndrome sintomática total após o tratamento.

QUESTÕES DE NUTRIÇÃO

Mesmo quando não apresentam compulsão alimentar periódica, os pacientes com bulimia nervosa não costumam se alimentar de forma natural. Frequentemente apresentam períodos prolongados de jejum, escolhas insensatas de alimentos e/ou são muito restritivos nas suas dietas mesmo quando não apresentam compulsão alimentar periódica. Por essa razão, é importante que consultem um nutricionista regularmente em especial antes do curso do tratamento.

ABORDAGENS PSICOSSOCIAIS

A terapia cognitivo-comportamental é o método psicoterápico mais pesquisado para o tratamento dos pacientes com bulimia nervosa. Essa intervenção psicossocial objetiva, em especial, os sintomas do transtorno da alimentação e as cognições subjacentes, que são comuns nos bulímicos (Agras et al., 2000; Bulik et al., 1998; Garner et al., 1993; Mitchell et al., 1993; Wilson et al., 2002; Yager et al., 1989). A TCC é aplicada tanto na forma de grupo quanto na individual. Na versão mais comum, 20 sessões de psicoterapia são administradas por 16 semanas, com duas sessões semanais nas primeiras quatro semanas (Fairburn, 1981; Wilson et al., 2002). Embora vários pacientes respondam muito bem à TCC, a maioria apresenta melhora significativa na frequência dos seus sintomas-alvo, como a compulsão alimentar periódica e a purgação, em muitas pesquisas a maioria deles ainda está sintomática ao final do tratamento (Hay et al., 2004). O tipo de TCC mais empregado foca inicialmente o uso das técnicas de automonitoramento e o planejamento regular das refeições, com um exame das "pistas" e consequências associadas aos comportamentos bulímicos e das cognições subjacentes, que são consideradas estimulantes do transtorno. Em estudos controlados, a TCC demonstra ser superior às mínimas intervenções, ao aconselhamento nutricional, às terapias não diretivas e aos controles de listas de espera, bem como formas específicas de psicoterapia psicodinâmica.

A terapia comportamental, que emprega a exposição com prevenção de resposta (EPR), também é estudada, mas os resultados têm sido mistos, com alguns estudos apresentando melhoras (Leitenberg et al., 1988) e outros reduções na taxa de melhora (Agras et al., 1989) com a inclusão da EPR. Em uma recente metanálise, Hay e colaboradores (2004) concluíram que não parece haver substancial evidência do benefício adicional da administração concomitante da EPR. Duas outras terapias mostram-se eficazes em pesquisas aleatórias: psicoterapia interpessoal (embora a TCC tenha funcionado mais rápido) (Agras et al., 2000; Wilson et al., 2002) e a terapia comportamental dialética (pesquisada em um estudo) (Safer et al., 2001).

Pesquisas também mostram que a inclusão do aconselhamento dietético como parte dos programas de tratamento parece aumentar sua eficácia, e que escalonar as consultas para uma frequência maior do que semanal, em particular no início do curso do tratamento, acarreta melhora do resultado (Mitchell et al., 1993). Uma comparação direta da TCC individual com a de grupo não demonstrou diferenças significativas durante o período de acompanhamento (Chen et al., 2003). A terapia familiar é recomendada como tratamento para adolescentes com bulimia nervosa (Schwartz et al., 1985), e um estudo dessa abordagem está sendo conduzido (le Grange et al., 2003) (ver Capítulo 6 deste livro).

MEDICAMENTOS E OUTROS TRATAMENTOS SOMÁTICOS

A farmacoterapia da bulimia nervosa tem sido pesquisada com bastante amplitude. Entre os agentes que apresentam índice de eficácia maior do que o placebo citamos os antidepressivos, como os tricíclicos (ADTs), os ISRSs, os inibidores da recaptação de serotonina e norepinefrina (IRSNs) e uma série de outros compostos antidepressivos. Além disso, outros agentes múltiplos, incluindo altas doses de antagonistas de narcóticos, antagonistas dos receptores de serotonina$_3$ (5-HT$_3$) e um composto anticonvulsivante, o topiramato, são relatados como sendo de auxílio. A terapia combinada envolvendo a TCC e a farmacoterapia, em alguns estudos, apresentou benefícios, mas em outros estes foram menos evidentes. Nesta seção, revisamos os vários aspectos da farmacoterapia, inclusive a eficácia de grupos diferentes de agentes, comparação dos medicamentos com a TCC, modelos sequenciais e estudos de intercâmbio, e também questões de resultados, resposta *versus* remissão e tratamentos de manutenção.

Antidepressivos

Antidepressivos versus placebo

Os medicamentos antidepressivos são os mais pesquisados dentre os tratamentos farmacológicos para a bulimia nervosa. Uma vez que mais de 50% dos pacientes bulímicos apresentam um diagnóstico, em algum momento, de transtorno de depressão maior, é coerente investigar a eficácia dos antidepressivos para essa condição. O interessante é que a eficiência desses agentes parece não depender do fato de os pacientes apresentarem ou não depressão comórbida preexistente (Goldstein et al., 1999; Walsh e Devlin, 2000). Além disso, não difere de forma substancial entre as classes de antidepressivos, incluindo os ADTs, ISRSs, inibidores da monoaminoxidase (IMAOs) e outros agentes antidepressivos (Bacaltchuk e Hay, 2005). A eficácia dos antidepressivos na bulimia nervosa é atribuída a dois efeitos concomitantes: eles contribuem para as reduções dos sintomas centrais da compulsão alimentar periódica e dos vômitos e melhoram as irregularidades do humor e ansiedade, que em geral acompanham o transtorno da alimentação (Mitchell et al., 2001).

Ao mesmo tempo que a eficiência desses agentes é demonstrada de maneira convincente por meio de vários estudos aleatórios, controlados por placebo do tratamento da bulimia, ainda existe uma grande lacuna de melhora terapêutica. As taxas de abstinência por um período de tempo curto (média de oito semanas) são de 30%, e os comportamentos bulímicos tendem a diminuir em torno de 70% (Agras et al., 1992; Bacaltchuk e Hay, 2005; Leitenberg et al., 1994). Independentemente dessas reduções, as taxas de recaída relatadas são altas. Agras e colaboradores (1992) constataram que o uso de um único antidepressivo resultou na recuperação total em apenas 25% dos pacientes no curso do tratamento; com a continuidade do tratamento um terço desses pacientes apresentou recaída. Estudos publicados da prevenção da recaída, embora em número limitado, demonstram efeito na terapia continuada (Fichter et al., 1996; Romano et al., 2002).

Antidepressivos tricíclicos e inibidores da monoaminoxidase

Os ADTs são estudados com relativa extensão para o tratamento da bulimia nervosa. A eficácia desses agentes é significativa em comparação com o placebo no tratamento da bulimia nervosa (Agras et al., 1987; Alger et al., 1991; Barlow et al., 1998; Blouin et al., 1988; Hughes et al., 1986; Mitchell e Groat, 1984; Pope et al., 1983; Rothschild et al., 1994). De forma similar, os IMAOs demonstram eficácia superior ao placebo na redução dos sintomas depressivos, bem como na redução dos comportamentos de compulsão alimentar e de purgação (Carruba et al., 2001; Kennedy et al., 1988, 1993; Walsh et al., 1985, 1988). A Tabela 7.1 apresenta mais informações sobre esses estudos.

Embora os ADTs e os IMAOs apresentem um registro de eficácia estabelecida no tratamento da bulimia e permaneçam interessantes ao longo do tempo, sua aplicação clínica na farmacoterapia desse transtorno é suplantada pelos medicamentos ISRSs, pois estes demonstram eficácia dupla com acentuada melhora dos perfis de efeitos adversos (Fichter et al., 1996; "Fluoxetina in the Treatment of Bulimia Nervosa", 1992; Goldstein et al., 1995, 1999; Romano et al., 2002).

Inibidores seletivos da recaptação de serotonina

O agente antidepressivo ISRS, fluoxetina, está aprovado pela U.S. Food and Drug Administration (FDA) para uso no tratamento da bulimia nervosa na dosagem de 60 mg/dia. O estudo responsável pela aprovação na FDA foi realizado pelos Grupos Colaboradores do Estudo da Fluoxetina na Bulimia Nervosa ("Fluoxetine in the Treatment of Bulimia Nervosa", 1992). Nesse estudo multicêntrico, 387 pacientes bulímicos participaram do estudo de oito semanas para exame da eficácia da fluoxetina nas dosagens de 20 mg/dia e 60 mg/dia em comparação com placebo; eles apresentaram um mínimo de três episódios de compulsão alimentar periódica por semana, por um período de pelo menos seis meses. Aqueles que responderam ao placebo foram excluídos antes da distribuição. Os participantes foram distribuídos de forma aleatória para receber fluoxetina 20 mg/dia, 60 mg/dia ou placebo, os que receberam fluoxetina 60 mg/dia demonstraram redução maior na frequência dos episódios de compulsão alimentar periódica e vômitos ao final. Depois do estudo dos Grupos Colaboradores do Estudo da Fluoxetina na Bulimia Nervosa, Goldstein e colaboradores (1995) designaram, de forma aleatória, 225 pessoas para fluoxetina 60 mg/dia ou para placebo. Os autores concluíram que, em 16 semanas, o tratamento com esse fármaco resultou em reduções significativas nos vômitos e na compulsão alimentar periódica. Vários outros estudos dos ISRSs documentam a eficácia desses agentes. Uma revisão desses estudos é apresentada na Tabela 7.1.

Tabela 7.1
Estudos controlados aleatórios de antidepressivos *versus* placebo, para o tratamento da bulimia nervosa

Autor	N	Dosagem máxima (mg/dia)	Duração (semanas)	Tratamento	Resultado		Comentários
					% abstinência	% redução na compulsão alimentar periódica	
Pope et al., 1983	22	200	6	Imipramina Placebo		70 2	Maior redução nos escores de depressão (Ham-D) com imipramina do que com placebo
Agras et al., 1987	22	300	16	Imipramina Placebo	30 10	73 43	Sem alteração nos escores de depressão (BDI) entre os grupos
Mitchell et al., 1990	85	300	10	Imipramina Placebo	10 16	49 2,5	Maior redução nos escores de depressão e de ansiedade (Ham-D e Ham-A) com imipramina do que com placebo
Alger et al., 1991	55[a]	200 150	8	Imipramina Naltrexona Placebo			Redução na compulsão alimentar tanto com a imipramina quanto com a naltrexona, mas a redução não teve diferença significativa daquela observada com placebo
Mitchell e Groat, 1984	38	150	8	Amitriptilina Placebo			Redução significativamente maior nos escores de depressão (Ham-D) com a amitriptilina do que com o placebo

Estudo	N	Dose	Semanas	Medicação			Comentários
Hughes et al., 1986	22	200	6	Desipramina Placebo		91 +19 (%↑)	Pacientes que no início receberam placebo e cruzaram com desipramina apresentaram a redução de 84% na frequência dos episódios de compulsão alimentar
Barlow et al., 1988b	47	150	6	Desipramina Placebo	4	62 2,5	Efeitos antibulímicos da desipramina não foram associados aos efeitos antidepressivos
Blouin et al., 1988c	36	150 60	6	Desipramina Fenfluramina Placebo			Os agentes foram superiores ao placebo na redução da frequência dos eventos de compulsão alimentar e vômitos; a fenfluramina foi superior à desipramina
Walsh et al., 1991	78	300	6	Desipramina Placebo	13 8	47 +7 (%↑)	Sem redução nos escores de depressão (Ham-D) em relação ao placebo
Sabine et al., 1983	50	60	8	Mianserina Placebo	0 0	0 0	Sem diferença na redução nos escores de depressão (Ham-D) entre os grupos
Horne et al., 1988	81	450	8	Bupropiona Placebo	30 0	66 23	Estudo terminou mais cedo devido às convulsões; sem diferenças na redução dos escores de depressão (Ham-D) entre os grupos
Pope et al., 1989	46	400	6	Trazodona Placebo	10 0	31 +21 (%↑)	Sem diferença na redução nos escores de depressão (Ham-D) entre os grupos
Walsh et al., 1985	38	90	8	Fenelzina Placebo	43 0	66 6	Pode haver algum benefício da fenelzina, mesmo em pacientes não-depressivos com bulimia (com base apenas nos dados preliminares)

(continua)

Tabela 7.1 *(continuação)*
Estudos controlados aleatórios de antidepressivos *versus* placebo, para o tratamento da bulimia nervosa

Autor	N	Dosagem máxima (mg/dia)	Duração (semanas)	Tratamento	Resultado		Comentários
					% abstinência	% redução na compulsão alimentar periódica	
Walsh et al., 1988	62	90	8	Fenelzina Placebo	35 4	64 5,5	Maior redução nos escores de depressão (Ham-D) com fenelzina do que com placebo; os benefícios da fenelzina não se limitaram aos participantes deprimidos
Kennedy et al., 1988[c]	29	60	6	Isocarboxazida Placebo	33		Maior redução nos escores de depressão (Ham-D) e da ansiedade (Ham-A) com isocarboxazida do que com placebo
Kennedy et al., 1993	36	200	8	Brofaromina Placebo	19 13	62 50	Redução significativamente maior dos vômitos com brofaromina do que com placebo, mas a alteração nos escores de depressão (Ham-D) não foram significativas entre os grupos
Carruba et al., 2001[d]	77	600	6	Moclobemida Placebo		22 44	A moclobemida não foi útil no tratamento da bulimia; nenhum efeito colateral grave ocorreu durante o estudo

Estudo	N	Duração (semanas)	Grupo	Abandono (%)	Conclusão (%)	Resultados
FBNCSG ("Fluoxetine in Treatment of Bulimia Nervosa", 1992)	387	8	Fluoxetina 60 Fluoxetina 20 Placebo	23 11 11	67 45 33	Maior redução nos escores de depressão (Ham-D) com fluoxetina do que com placebo
Goldstein et al., 1995	398	16	Fluoxetina 60 Placebo	18 12	50 18	Redução significativa na compulsão alimentar periódica e nos vômitos com fluoxetina comparada com placebo[e]
Romano et al., 2002	150	52	Fluoxetina 60 Placebo			Redução na frequência dos episódios de vômito e compulsão alimentar, e melhora nos índices CGI-Severity, CGI-Improvement e YBCEDS com fluoxetina comparada com placebo[f]

Nota. BDI = Beck Depression Inventory; CGI = Clinical Global Impression; FBNCSG = Fluoxetine Bulimia Nervosa Collaborative Study Group; Ham-A = Hamilton Rating Scale for Anxiety; Ham-D = Hamilton Rating Scale for Depression; YBCEDS = Yale-Brown-Cornell Eating Disorder Scale.
[a] O estudo envolveu 22 pacientes com bulimia e 33 com obesidade e compulsão alimentar periódica
[b] Estudo cruzado; 23 dos 47 pacientes desistiram antes da conclusão do estudo.
[c] Estudo cruzado.
[d] Taxa de desistência de 29%.
[e] O procedimento aleatório foi 3:1 fluoxetina:placebo; 225 pacientes (57% selecionados de forma aleatória) concluíram o estudo.
[f] Taxa de desistência alta (61,3%)

Outros medicamentos

Bupropiona

Vários agentes compostos são avaliados na busca do tratamento eficaz para a bulimia nervosa. Em 1988, o composto antidepressivo noradrenérgico e dopaminérgico bupropiona foi pesquisado em um estudo controlado de pacientes com bulimia e demonstrou superioridade em relação ao placebo na redução dos episódios de compulsão alimentar periódica/purgativo (Horne et al., 1988). Independentemente dos resultados promissores, quatro dos 55 participantes do grupo bupropiona apresentaram convulsões, levando à contraindicação da bupropiona no tratamento da anorexia e da bulimia nervosa.

Ondansetrona

A ondansetrona, antagonista 5-HT_3 perifericamente ativo, foi avaliada como tratamento potencial para a bulimia (Faris et al., 2000; Hartman et al., 1997). O grupo de pesquisa levou os estudiosos a propor que pacientes bulímicos apresentavam problemas com a saciedade que podiam ser atribuídos à atividade vagal pós-compulsão alimentar-purgação. A utilização na prevenção dos vômitos mediados pela atividade vagal da ondansetrona reduz a atividade vagal aferente e por isso tem uma justificativa teórica para sua aplicação no tratamento da bulimia nervosa. Hartman e colaboradores (1997) foram os primeiros a concluir um estudo aberto com cinco pacientes bulímicos, que demonstraram redução na frequência dos episódios de compulsão alimentar periódica/purgativo. Mais tarde, esse grupo de pesquisas concluiu um estudo duplo-cego, aleatório, de avaliação dos efeitos da ondansetrona *versus* placebo em um grupo de 25 pacientes com bulimia nervosa grave. Durante a fase duplo-cega do estudo, os participantes foram instruídos a tomar uma cápsula de 4 mg de ondansetrona (ou placebo) sempre que sentissem vontade de comer por compulsão ou vomitar, e tentar se conter por 30 minutos. Se o desejo fosse definido como doença ou constante, os participantes eram instruídos a tomar uma dose 30 minutos antes de alimentarem-se. Também foram instruídos a tomar um total de seis cápsulas por dia (dosagem igual a 24 mg/dia), e houve permissão para a escolha dos horários da administração. Durante as quatro semanas da fase duplo-cega do tratamento, o grupo que recebeu placebo apresentou a redução média na frequência dos episódios de compulsão alimentar periódica/purgativo de 13,4±9,9 dois episódios por semana antes do tratamento para 13,2±11,6 por semana ao final do tratamento. O grupo ondansetrona demonstrou uma redução de 12,8±5 dois episódios por semana para 6,5±3,9 por semana – uma redução estimada de 6,8 episódios por semana ($P<0,0001$). Independentemente de alguns resultados encorajadores da pesquisa, a viabilidade da prescrição clínica da ondansetrona para o tratamento de manutenção da bulimia permanece duvidosa. A ondansetrona, bem como outros antagonistas 5-HT_3 (granisetrona e dolasetrona), é usada com frequência, por um curto período de tempo, na prevenção e manutenção de náuseas e vômitos associados ao período pós-operatório, bem como a quimioterapia e terapia por radiação. Hoje, o custo desses medicamentos em uma farmácia varejista (p. ex., em regra, mais de US$30 por comprimido de ondansetrona) é praticamente inacessível para a maioria dos pacientes.

Topiramato

O topiramato anticonvulsivante está associado à perda de peso e é objeto de estudos preliminares na bulimia nervosa. Em uma pesquisa aberta com cinco pacientes, a resolução quase completa da compulsão alimentar periódica/purgativo foi observada em três pacientes, e esse efeito foi sustentado durante o período de 18 meses de acompanhamento (Barbee, 2003). Dois estudos duplos-cegos, controlados por placebo, posteriores, também sustentaram a eficácia do topiramato (Hedges et al., 2003; Hoopes et al., 2003). Os pacientes com bulimia nervosa que estavam entre as idades de 16 e 50 anos foram designados de forma aleatória para um tratamento de 10 semanas com placebo ou uma dose titulada de topiramato até a dosagem máxima de 400 mg/dia (dosagem média = 100 mg/dia, variação = 25 a 400 mg/dia). Os pacientes do grupo topiramato demonstraram redução de 44,8% no número médio semanal de dias de compulsão alimentar periódica e de manobras purgativas, e aqueles no grupo-placebo apresentaram redução de 10,7% ($P=0,004$). O número médio semanal de dias de compulsão alimentar e de dias de purgação também foi reduzido com o topiramato em comparação com o placebo. Aqueles tratados com topiramato apresentaram uma redução na média do peso corporal de 1,8 kg, e os do grupo-placebo um aumento médio de 0,2 kg ($P=0,004$).

O estudo mais recente, duplo-cego, de 10 semanas, de avaliação dos efeitos do topiramato *versus* placebo na bulimia nervosa foi realizado por Nickel e colaboradores (2005). Foram escolhidos 30 pacientes de forma aleatória para cada grupo de tratamento. O fármaco foi titulado nas primeiras seis semanas do estudo até uma dosagem final de 250 mg/dia. No grupo topiramato, 36,7% dos participantes *versus* 3,3% daqueles do grupo-placebo apresentaram uma redução maior do que 50% na compulsão alimentar periódica/purgativo ($P< 0,001$). O topiramato demonstrou, também, uma redução significativa no peso corporal comparado com placebo e foi associado a uma melhora significativa na Função Social – 36 (SF-36) do questionário de qualidade de vida. Ele foi relatado como bem-tolerado nesse estudo.

Flutamida

Um estudo-piloto, duplo-cego, controlado por placebo, da eficácia do antagonista andrógeno flutamida, na bulimia nervosa foi recém-publicado (Sundblad et al., 2005). Os autores citaram a literatura sugerindo que as mulheres com bulimia podem apresentar níveis séricos elevados de andrógenos, que podem sofrer elevação devido a ovários policísticos (Cotrufo et al., 2000; Dumoulin et al., 1996; Morgan et al., 2002; Sundblad et al., 1994). Eles sustentaram essa opinião para testar um antagonista andrógeno pela possibilidade de que os andrógenos promovam o comportamento bulímico; talvez por influenciarem o controle do desejo por alimentos ou do impulso afetivo. Os pacientes (idades entre 21 a 45 anos) com bulimia nervosa, tipo purgativo, foram distribuídos de forma aleatória para um dos quatro grupos de tratamento por três meses: flutamida ($n=9$), citalopram ($n=15$), flutamida mais citalopram ($n=10$) ou placebo ($n=12$). As dosagens determinadas foram até 500 mg/dia de flutamida e de 40 mg/dia de citalopram. Os resultados sugeriram que a flutamida reduziu de maneira significativa a compulsão alimentar periódica em ambos os grupos em que foi administrada. Esse efeito não apareceu nos grupos que receberam apenas citalopram ou placebo, e o efeito da flutamida na purgação não foi significativo.

Reboxetina

O IRSN reboxetina, que não está aprovado para uso nos Estados Unidos, também está em estudos preliminares na bulimia nervosa. Sete pacientes ambulatoriais (idades entre 19 a 53 anos) com bulimia diagnosticada de acordo com o DSM-IV foram tratados em um modelo aberto com 8 mg/dia de reboxetina por 12 semanas (El-Giamal et al., 2000). A frequência mensal da compulsão alimentar periódica foi reduzida em 73%, e a frequência mensal dos vômitos em 67%. As taxas de depressão também diminuíram. Mais tarde, Fassino e colaboradores (2004) avaliaram a eficácia da reboxetina (4 mg/dia) em 28 pacientes ambulatoriais que apresentavam bulimia nervosa sem comorbidade de Eixo I. Sessenta por cento dos pacientes tratados apresentaram, pelo menos, 50% de redução dos comportamentos bulímicos. Aos três meses de tratamento, os sintomas depressivos, bem como os índices de função global, melhoraram de forma significativa. Embora a FDA não tenha aprovado a reboxetina, outros medicamentos IRSN, como a tomoxetina, merecem ser investigados para o tratamento da bulimia nervosa.

Agentes compostos

Várias outras modalidades de agentes têm sido exploradas, incluindo a D-fenfluramina (Fahy et al., 1993; Russell et al., 1998), lítio (Hsu et al., 1999), fenitoína (Wermuth et al., 1977), metilfenidato (em pacientes bulímicos com transtornos da personalidade do Grupo B) (Sokol et al., 1999), milnacipram (El-Giamal et al., 2002) e naltrexona (Ingoin-Apfelbaum e Apfelbaum, 1987; Mitchell et al., 1989). A naltrexona está associada a resultados contraditórios nos ensaios clínicos. Mitchell e colaboradores (1989) relataram que em seu estudo cruzado de 16 mulheres bulímicas de peso normal, doses baixas de naltrexona não estiveram associadas a uma redução clinicamente significativa na frequência da compulsão alimentar periódica ou dos vômitos. De forma contrária, Marrazzi e colaboradores (1995) encontraram reduções significativas nos sintomas de compulsão alimentar periódica/purgativo durante o tratamento com naltrexona em 18 dos 19 pacientes com sintomas bulímicos (tanto a anorexia do tipo bulímico quanto a bulimia nervosa) durante um estudo placebo-cruzado, duplo-cego.

ENSAIOS CLÍNICOS COMBINANDO TCC E FARMACOTERAPIA

Em virtude da eficácia da TCC, duas questões óbvias surgiram: 1) Que resultados podem ser obtidos combinando a TCC com a farmacoterapia?

e 2) Qual é a relativa eficácia da TCC *versus* farmacoterapia? A Tabela 7.2 relaciona seis estudos que compararam TCC e farmacoterapia isoladas e combinadas, sendo que estes foram de curto prazo (variando de 10 a 32 semanas). A farmacoterapia consistiu de imipramina, desipramina ou fluoxetina. Revisando esses dados, é relevante considerar dois marcadores de resultados: percentual de redução dos sintomas da compulsão alimentar periódica e percentual da população que se tornou abstinente.

Os resultados variam de forma considerável nesses estudos, entretanto, um resultado comum é que o agente isolado nunca foi o tratamento mais eficaz em termos de percentual de abstinência ou de redução dos sintomas da bulimia nervosa. Além disso, os grupos que receberam medicamentos apresentaram taxas de desistência significativamente altas (variação = 25 a 57,1%).

ESTUDOS DE TRATAMENTO SEQUENCIAL

As taxas de resposta às terapias subsequentes para pacientes que não responderam ao tratamento inicial são variadas. Um estudo de tratamento sequencial controlado (Walsh et al., 1997) demonstrou benefícios moderados no tratamento inicial com desipramina por oito semanas. Aqueles que não apresentaram um redução de 75% na frequência da compulsão alimentar periódica foram encaminhados para um segundo tratamento com fluoxetina, 60 mg/dia por oito semanas. O tratamento farmacológico foi realizado em combinação com a TCC ou com psicoterapia de apoio ou isolado. Em geral, 74% dos pacientes selecionados precisaram ser encaminhados para o segundo tratamento farmacológico. A interrupção do comportamento de compulsão alimentar foi encontrada em 29% dos pacientes que usaram apenas medicação ao final do período do segundo tratamento. Aqueles que não responderam à TCC ou à terapia interpessoal receberam fluoxetina ou placebo em outro estudo realizado por Walsh e colaboradores (2000), o agente ativo foi superior ao placebo na melhora dos sintomas. Em outra pesquisa de pacientes nos quais a TCC não produziu remissão, os pacientes foram selecionados depois de forma aleatória para a terapia interpessoal ou para a farmacoterapia. A taxa de resposta à terapia interpessoal foi de 16%, e à farmacoterapia (fluoxetina ou desipramina) foi de 10% (Mitchell et al., 2002). Os autores desse estudo concluíram que o sequenciamento do tratamento foi de pouca utilidade clínica, mas os dados são mistos em relação aos benefícios dos tratamentos subsequentes depois da falta de êxito da primeira terapia.

Tabela 7.2
Comparação dos estudos da medicação e da psicoterapia isolados e em combinação

Autor	N	Dosagem máxima (mg/dia)	Duração (semanas)	Tratamento	% abstinência	Resultados	Comentários
Mitchell et al., 1990	39/52 29/34 31/54 26/31	300	10	Combinação de TCC, imipramina e placebo	51 45 16	91,7 89,1 49,3 2,5	Tratamento combinado superior apenas na redução da depressão e da ansiedade; taxa de desistência alta com a imipramina isolada
Agras et al., 1992[a]	12 23 12	168 (média)	24	Combinação de TCC e desipramina	70 55 42	89,2 71,3 44,1	Vantagem para o tratamento combinado de 24 semanas; TCC preveniu a recaída depois da desipramina
Leitenberg et al., 1994	5/7 6/7 3/7	—[b]	20	Combinação de TCC e desipramina	57 71,4 0		Taxa de desistência alta com a desipramina; sem vantagem do tratamento combinado sobre a TCC isolada
Goldbloom et al., 1997	12/29 14/24 12/23	60	16	Combinação de TCC e fluoxetina	25 43 17	87 80 70	Sem vantagem para o tratamento combinado sobre a TCC isolada; taxa de desistência alta

(continua)

Tabela 7.2
Comparação dos estudos da medicação e da psicoterapia isolados e em combinação *(continuação)*

Autor	N	Dosagem máxima (mg/dia)	Duração (semanas)	Tratamento	% abstinência	Resultados	Comentários
Walsh et al., 1997	23 25 28 22 22	300 de desipramina; seguida de 60 mg de fluoxetina	16	Combinação de TCC e desipramina/fluoxetina Terapia de apoio + placebo Terapia de apoio + medicação	52 24 29 18 18	87 64,5 68,8 46,3 55	Tendência da TCC > terapia de apoio Tendência da medicação > placebo Medicação melhora o resultado da TCC
Jacobi et al., 2002	12/18 11/19 12/16	60	16	Combinação de TCC e fluoxetina	16,7 26,3 12,5	50 42 46	Sem vantagem para o tratamento combinado sobre a TCC isolada; taxa de desistência alta

[a] Dados exibidos de apenas 24 semanas
[b] Nível sérico da desipramina = 150 a 275 ng/mL

ESTUDOS DE MANUTENÇÃO

Dois estudos de manutenção foram publicados; Fichter e colaboradores (1996) conduziram um estudo de 15 semanas com pacientes que haviam recebido psicoterapia intensiva em regime de internação integral. Ao final da fase de internação, eles foram escolhidos de forma aleatória para fluvoxamina ou placebo por 15 semanas. Um efeito significativo foi observado para a fluvoxamina sobre o placebo no retardo da recorrência dos sintomas. Entretanto, a taxa de desistência para o grupo que recebeu medicamentos foi de 51,4%, comparado com 14,3% do grupo-placebo. O mais abrangente estudo de manutenção foi relatado por Romano e colaboradores (2002). Os pacientes foram inicialmente tratados em uma fase cega de tratamento agudo, e aqueles que satisfizeram os critérios de resposta (i. e., alcançaram um mínimo de 50% de redução na frequência de antes do tratamento dos vômitos ao final de uma das duas semanas da fase cega) foram distribuídos de forma randômica para 60 mg/dia de fluoxetina ou placebo. No total, 150 pacientes foram aleatoriamente selecionados para medicamento ativo ou placebo pelo período de um ano, entretanto, dos 150 que participaram da fase duplo-cega, apenas 19 concluíram o estudo. O número total de pacientes que apresentaram recaídas não foi diferente entre os grupos, sendo que a fluoxetina prolongou o tempo para a recaída. Por isso, a importância da evidência sugere que o tratamento farmacológico, como um único agente, não produz uma terapia de manutenção sólida para a bulimia nervosa.

MONITORAMENTO E ACOMPANHAMENTO

É bastante reconhecido que mesmo os pacientes que se sentem muito bem com a terapia cognitiva e alcançam a remissão correm risco de recaída, em especial nos primeiros seis meses após o tratamento. Por isso, é muito prudente que sejam marcadas com regularidade consultas rápidas, para avaliar como estão passando e, se necessário, submetê-los a sessões de reciclagem.

Embora orientações determinantes ainda não tenham sido estabelecidas, em geral, é sugerido que aqueles que apresentaram boa resposta à medicação, mantenham esta na dose responsiva por um mínimo de seis meses, sendo comum o prazo de um ano, e durante esse tempo as consultas para o monitoramento da medicação devem continuar sendo marcadas para esses pacientes. As anormalidades laboratoriais mais comuns encontradas são problemas de fluidos e de eletrólitos, estas devem ser descartadas antes do tratamento, e se os pacientes permanecerem sintomáticos, os valores devem ser verificados com periodicidade.

REFERÊNCIAS

Agras WS, Dorian B, Kirkley BG, et al: Imipramine in the treatment of bulimia: a double-blind controlled study. Int J Eat Disord 6:29-38, 1987

Agras WS, Schneider JA, Arnow B, et al: Cognitive-behavioral and response-prevention treatments for bulimia nervosa: a controlled comparison. Am J Psychiatry 149:82-87, 1989

Agras W, Rossiter E, Arnow B, et al: Pharmacologic and cognitive-behavioral treatment for bulimia nervosa: a controlled comparison. Am J Psychiatry 149:82-87, 1992

Agras WS, Walsh T, Fairburn CB, et al: A multicenter comparison of cognitive-behavioral therapy and interpersonal psychotherapy for bulimia nervosa. Arch Gen Psychiatry 57:459-466, 2000

Alger SA, Schwalberg MD, Bigaoutte JM, et al: Effect of a tricyclic antidepressant and opiate antagonist on binge-eating behavior in normoweight bulimic and obese, binge-eating subjects. Am J Clin Nutr 53:865-871, 1991

Bacaltchuk J, Hay P: Antidepressants versus placebo for people with bulimia nervosa. Cochrane Database Syst Rev (4):CD003391

Barbee JG: Topiramate in the treatment of severe bulimia nervosa with comorbid mood disorders: a case series. Int J Eat Disord 33:468-472, 2003

Barlow J, Bloudin J, Bloudin A, et al: Treatment of bulimia with desipramine: a doubleblind crossover study. Can J Psychiatry 33:129-133, 1988

Blouin AG, Blouin JH, Perez EL, et al: Treatment of bulimia with fenfluramine and desipramine. J Clin Psychopharmacol 8:261-269, 1988

Bulik CM, Sullivan PF, Carter FA, et al: The role of exposure with response prevention in the cognitive-behavioural therapy for bulimia nervosa. Psychol Med 28:611-623, 1998

Carruba MD, Cuzzolaro M, Riva L, et al: Efficacy and tolerability of moclobemide in bulimia nervosa: a placebo-controlled trial. Int Clin Psychopharmacol 16:27-32, 2001

Chen E, Touyz SW, Beumont PJ, et al: Comparison of group and individual cognitive behavioral therapy for patients with bulimia nervosa. Int J Eat Disord 33:241-254, 2003

Cotrufo P, Monteleone P, d'Istria M, et al: Aggressive behavioral characteristics and endogenous hormones in women with bulimia nervosa. Neuropsychobiology 42:58-61, 2000

Dumoulin SC, de Glisezinski I, Saint-Martin F, et al: Hormonal changes related to eating behaviour in oligomenorrheic women. J Endocrinol 135:328-334, 1996

El-Giamal N, de Zwaan M, Bailer U, et al: Reboxetine in the treatment of bulimia nervosa: a report of seven cases. Int Clin Psychopharmacol 15:351-356, 2000

El-Giamal N, de Zwaan M, Bailer U, et al: Milnacipran in the treatment of bulimia nervosa: a report of 15 cases. Eur Neuropsychopharmacol 13:73-79, 2002

Fahy TA, Eisler I, Russell FM: A placebo-controlled trial of D-fenfluramine in bulimia nervosa. Br J Psychiatry 162:597-603, 1993

Fairburn CG: A cognitive behavioral treatment for bulimia, in Psychotherapy for Anorexia Nervosa and Bulimia. Edited by Garner DM, Garfinkel PE. New York, Guilford, 1981, pp 160-192

Faris PL, Kim SW, Meller WH, et al: Effect of decreasing afferent vagal activity with ondansetron on symptoms of bulimia nervosa: a randomised, double-blind trial. Lancet 355:792-797, 2000

Fassino S, Daga GA, Boggio S, et al: Use of reboxetine in bulimia nervosa: a pilot study. J Psychopharmacol 18:423-428, 2004

Fichter MM, Kruger R, Rief W; et al: Fluvoxamine in prevention of relapse in bulimia nervosa: effects on eating-specific psychopathology. J Clin Psychopharmacol 16:9-18, 1996

Fluoxetine in the treatment of bulimia nervosa: a multi-center, placebo-controlled, double-blind trial. Fluoxetine Bulimia Nervosa Collaborative Study Group. Arch Gen Psychiatry 49:139-147, 1992

Garner DM, Rockert W; Davis R, et al: Comparison of cognitive-behavioral and supportive-expressive therapy for bulimia nervosa. Am J Psychiatry 150:37-46, 1993

Goldbloom DS, Olmsted M, Davis R, et al: A randomized controlled trial of fluoxetine and cognitive behavioral therapy for bulimia nervosa: short-term outcome. Behav Res Ther 35:803-811, 1997

Goldstein DJ, Wilson MG, Thompson VL, et al, and Fluoxetine Bulimia Nervosa Research Group: Long-term fluoxetine treatment of bulimia nervosa. Br J Psychiatry 166:660-666, 1995

Goldstein DJ, Wilson MG, Ascroft RC, et al: Effectiveness of fluoxetine therapy in bulimia nervosa regardless of comorbid depression. Int J Eat Disord 25:19-27, 1999

Hartman BK, Faris PL, Kim SW; et al: Treatment of bulimia nervosa with ondansetron. Arch Gen Psychiatry 54:969-970, 1997

Hay PJ, Bacaltchuk J, Stefano S: Psychotherapy for bulimia nervosa and binging. Cochrane Database Syst Rev CD000562; 2004

Hedges DW; Reimherr FW, Hoopes SP, et al: Treatment of bulimia nervosa with topiramate in a randomized, double-blind, placebo-controlled trial, Part 2: improvement in psychiatric measures. 1 Clin Psychiatry 64:1449-1454, 2003

Hoopes SP, Reimherr FW; Hedges DW; et al: Treatment of bulimia nervosa with topiramate in a randomized, double-blind, placebo-controlled trial, Part 1:

improvement in binge and purge measures. J Clin Psychiatry 64: 1335-1341, 2003

Horne RL, Ferguson JM, Pope HG Jr, et al: Treatment of bulimia with bupropion: a multicenter controlled trial. J Clin Psychiatry 49:262-266, 1988

Hsu LK, Clement L, Santhouse R, et al: Treatment of bulimia nervosa with lithium carbonate: a controlled study. J Nerv Ment Dis 179:351-355, 1999

Hughes PL, Wells LA, Cunningham Cl, et al: Treating bulimia with desipramine. Arch Gen Psychiatry 43:182-186, 1986

Ingoin-Apfelbaum L, Apfelbaum M: Naltrexone and bulimic symptoms. Lancet 2:1087-1088, 1987

Jacobi C, Dahme B, Dittmann RW: Cognitive-behavioral, fluoxetine and combined treatment for bulimia nervosa: short-term and long-term results. European Eating Disorders Review 10:179-198, 2002

Kennedy SH, Piran N, Warsh JJ, et al: A trial of isocarboxazid in the treatment of bulimia nervosa. T Psvchopharmacol 8:391-396, 1988

Kennedy SH, Goldbloom DS, Ralevski E: Is there a role for selective monoamine oxidase inhibitor therapy in bulimia nervosa? A placebo-controlled trial of brofaromine. J Clin Psychopharmacol 13:415-422, 1993

le Grange D, Lock J, Dymek M: Family-based therapy for adolescents with bulimia nervosa. Am J Psychother 57:237-251, 2003

Leitenberg H, Rosen JC, Gross J, et al: Exposure plus response-prevention treatment of bulimia nervosa. J Consult Clin Psychol 56:535-541, 1988

Leitenberg H, Rosen J, Vara L, et al: Comparison of cognitive-behavior therapy and desipramine in the treatment of bulimia nervosa. Behav Res Ther 32:37-45, 1994

Marrazzi MA, Bacon JP, Kinzie J, et al: Naltrexone use in the treatment of anorexia nervosa and bulimia nervosa. Int J Clin Psychopharmacol 10:163-172, 1995

Mitchell JE, Groat R: A placebo-controlled double-blind trial of amitriptyline in bulimia. J Clin Psychopharmacol 4:186-193, 1984

Mitchell JE, Christenson G, Jennings J, et al: A placebo-controlled, double-blind crossover study of naltrexone hydrochloride in outpatients with normal weight bulimia. J Clin Psychopharmacol 9:94-97, 1989

Mitchell JE, Pyle RL, Eckert ED, et al: A comparison study of antidepressants and structured group therapy in the treatment of bulimia nervosa. Arch Gen Psychiatry 47:149-157, 1990

Mitchell JE, Pyle RL, Pomeroy C, et al: Cognitive-behavioral group psychotherapy of bulimia nervosa: importance of logistical variables. Int J Eat Disord 14:277-287, 1993

Mitchell JE, Peterson CB, Myers T, et al: Combining pharmacotherapy and psychotherapy in the treatment of patients with eating disorders. Psychiatr Clin North Am 24:315-323, 2001

Mitchell JE, Halmi K, Wilson GT, et al: A randomized secondary treatment study of women with bulimia nervosa who fail to respond to CBT. Int J Eat Disord 32:271-281, 2002

Morgan JF, McCluskey SE, Brunton IN, et al: Polycystic ovarian morphology and bulimia nervosa: a 9-year follow-up study. Fertl Steril 77:928-931, 2002

Nickel C, Tritt K, Muehlbacher M, et al: Topiramate treatment in bulimia nervosa patients: a randomized, double-blind, placebo-controlled trial. Int J Eat Disord 38:295-300, 2005

Pope HG Jr, Hudson JL, Jonas JM, et al: Bulimia treated with imipramine: a placebo-controlled, double-blind study. Am J Psychiatry 140:554-558, 1983

Pope HG Jr, Keck PE Jr, McElroy SL, et al: A placebo-controlled study of trazodone in bulimia nervosa. J Clin Psychopharmacol 9:254-259, 1989

Romano SJ, Halmi KA, Sarkar NP, et al: A placebo-controlled study of fluoxetine in continued treatment of bulimia nervosa after successful acute fluoxetine treatment. Am J Psychiatry 159:96-102, 2002

Rothschild R, Quitkin HM, Quitkin FM, et al: A double-blind placebo-controlled comparison of phenelzine and imipramine in the treatment of bulimia in atypical depressives. Int J Eat Disord 15:1-9, 1994

Russell GF, Checkley SA, Feldman J, et al: A controlled trial of D-fenfluramine in bulimia nervosa. Clin Neuropharmacol 11 (suppl 1):S146-S159, 1988

Sabine EJ, Yonace A, Farrington AJ, et al: Bulimia nervosa: a placebo-controlled doubleblind therapeutic trial of mianserin. Br J Clin Pharmacol 15 (suppl 2):195S-202S, 1983

Safer DL, Telch CG, Agras WS: Dialectical behavior therapy for bulimia nervosa. Am J Psychiatry 158:632-634, 2001

Schwartz RC, Barret MJ, Saba G: Family Therapy for Bulimia. New York, Guilford, 1985

Sokol MS, Gray NS, Goldstein A, et al: Methylphenidate treatment for bulimia nervosa associated with a cluster B personality disorder. Int J Eat Disord 25:233-237, 1999

Sundblad C, Bergman L, Eriksson E: High levels of free testosterone in women with bulimia nervosa. Acta Psychiatr Scand 90:397-398, 1994

Sundblad C, Landen M, Eriksson T, et al: Effects of the androgen antagonist flutamide and the serotonin reuptake inhibitor citalopram in bulimia nervosa. J Clin Psychopharmacol 25:85-88, 2005

Walsh BT, Devlin MJ: Psychopharmacology of anorexia nervosa, bulimia nervosa, and binge eating, in Psychopharmacology: The Fourth Generarion of Progress. Nashville, TN, American College of Neuropsychopharmacology, 2000. Available at: http://www.acnp.org/g4/GN401000153/CH149.html. Accessed December 28, 2006.

Walsh BT, Stewart JW, Roose SP, et al: A double-blind trial of phenelzine in bulimia. J Psychiatry Res 19:485-489, 1985

Walsh BT, Gladis M, Roose SP, et al: Phenelzine vs placebo in 50 patients with bulimia. Arch Gen Psychiatry 45:471-475, 1988

Walsh BT, Hadigan CM, Devlin MJ, et al: Long-term outcome of antidepressant treatment for bulimia nervosa. Am J Psychiatry 148: 1206-1212, 1991

Walsh BT, Wilson T, Loeb K, et al: Medication and psychotherapy in the treatment of bulimia nervosa. Am J Psychiatry 154:523-531, 1997

Walsh BT, Agras WS, Devlin MJ, et al: Fluoxetine for bulimia nervosa following poor response to psychotherapy. Am J Psychiatry 157:1332-1334, 2000

Wermuth BM, Davis KL, Hollister LE, et al: Phenytoin treatment of the binge-eating syndrome. Am J Psychiatry 134:1249-1253, 1977

Wilson GT, Fairburn CC, Agras WS, et al: Cognitive-behavioral therapy for bulimia nervosa: time course and mechanisms of change. J Consult Clin Psychol 70:267-274, 2002

Yager J, Landsverg J, Edelstein CK: Help seeking and satisfaction with care in 651 women with eating disorders, I: patterns of utilization, attributed change, and perceived efficacy of treatment. J Nerv Ment Dis 177:632-637, 1989

8

Tratamento dos transtornos da alimentação sem outra especificação

Michael J. Devlin, M.D.
Kelly C. Allison, Ph.D.
Juli A. Goldfein, Ph.D.
Alexia Spanos

A categoria diagnóstica do DSM-IV-TR do transtorno da alimentação sem outra especificação (TASOE) (American Psychiatric Association, 2000) é o último diagnóstico de transtorno da alimentação estudado e o mais prevalente (Fairburn e Bohn, 2005). Vários grupos de condições diferentes estão incluídos na sigla TASOE, inclusive os transtornos do tipo anorexia nervosa ou bulimia nervosa; transtorno da compulsão alimentar periódica (TCAP); síndrome do comer noturno (SCN) ou outras síndromes de alimentação noturna (em pessoas obesas e não obesas); e outros transtornos da alimentação que não se encaixam nos grupos antes mencionados. Para qualificar um diagnóstico de TASOE, os sintomas do indivíduo afetado devem ser de gravidade clínica. Por isso, é imperativo que uma classificação de "sem outra especificação" não seja considerada por médicos, terapeutas ou seguradoras como indicativa de transtorno da alimentação de significado subliminar ou inferior. Além disso, as pessoas com TASOE devem ser vistas como necessitando de tratamento da mesma forma que aquelas com anorexia nervosa e bulimia nervosa, e o estudo sistemático das características e do tratamento desses transtornos deve ser visto com a mesma importância dos transtornos da alimentação clássicos.

No momento, ainda existe muito a ser aprendido sobre a classificação correta dos grupos diagnósticos que são chamados hoje em dia de TASOE. Enquanto o TCAP, incluído no Apêndice B do DSM-IV, recebe atenção considerável desde a década passada e tem força expressiva, permanecem questões significativas em relação à validade do conceito diagnóstico atual (Devlin et al., 2003). De forma similar, embora um transtorno centrado na fome noturna seja reconhecido desde a década de 1950 (Stunkard et al., 1955), ainda não há consenso em relação ao melhor critério para esse transtorno. Tanto a compulsão alimentar periódica na ausência de comportamento compensatório quanto a fome noturna são conhecidas por ocorrerem em pessoas de peso normal, bem como naquelas com sobrepeso e obesas. Entretanto, a maioria das pessoas que se apresenta para tratamento tanto do transtorno da compulsão alimentar periódica quanto da SCN (síndrome do comer noturno) está, de fato, com sobrepeso (i. e., índice de massa coporal [IMC] = 25 a 29,9) ou obesa (i. e., IMC = 30 ou acima). Se ou como a obesidade pode ser incluída na categoria desses transtornos é outra pergunta que ainda não foi respondida.

O que sabemos, até agora, é que existem vários métodos de tratamento úteis para alguns pacientes com TASOE. Enquanto os nosologistas e os epidemiologistas estudam a prevalência, o curso e a melhor classificação das pessoas com esse transtorno, os médicos devem dispensar os melhores cuidados disponíveis para aliviar o sofrimento e promover o bem-estar daqueles que se apresentam para a avaliação e tratamento. Neste capítulo descrevemos os tratamentos disponíveis hoje em dia para TASOE, focados no TCAP e na SCN. Para o tratamento das pessoas com anorexia nervosa e bulimia nervosa, os leitores devem consultar os capítulos deste livro que descrevem o tratamento desses transtornos, já que estudos sistemáticos da modificação do tratamento-padrão para as pessoas com a maior parte das variantes desses transtornos ainda não foram realizados.

TRANSTORNO DA COMPULSÃO ALIMENTAR PERIÓDICA

Caso clínico

Fran, 38 anos, solteira, afro-americana, gerente de pessoal, com IMC de 39,7, apresenta uma tendência a se sentir sem o controle de sua alimentação, consumindo de 3 a 4 barras de doce ao longo do dia, além do seu café-da-manhã e almoço normais. Ela tem compulsão alimentar quase todas as noites, a qual começa em seu caminho do trabalho para casa e continua quando está sozinha em casa, ou depois de um jantar normal. Um episódio típico da compulsão alimentar consiste de dois pedaços de galinha, uma pequena tigela de salada, duas porções de purê de batatas, um hambúrguer, uma porção grande de batatas fritas, uma tortinha de maçã, um *milkshake* de chocolate grande, um saco de batatas *chips* e 15 a 20 biscoitos pequenos, tudo consumido em um período de duas horas. Durante os episódios de compulsão alimentar, Fran come muito mais rápido do que o habitual, até que se sinta totalmente desconfortável, consumindo grandes porções de alimentos mesmo quando não se sente fisicamente faminta, come sozinha porque tem vergonha da quantidade ingerida e fica desgostosa consigo mesma, sentindo muita culpa depois de comer. Ela também se sente muito angustiada com seu peso e admite sem dificuldades que seu peso e imagem corporais são os fatores que mais afetam a maneira como se sente.

A partir da infância, Fran se lembra de ter sido estigmatizada por sua família como "a única que não era nem muito atlética nem muito magra". Eles caçoavam dela por causa do seu peso e por ser a única que não deixava sobras no prato nas refeições. Entretanto, quando olhava suas fotos de adolescente, ficava surpresa e confusa de ver que não parecia estar com sobrepeso. "Todo mundo achava que eu era mais gorda do que eu era na realidade." Fran começou a compulsão alimentar periódica, em segredo, aos 11 anos, depois que sua família a inscreveu em um programa para perda de peso, podendo comer apenas aipo e cenoura enquanto seus irmãos comiam batatas *chips*. As maiores preocupações de Fran com aparência e história de flutuações extremas de peso também datam da mesma época em que começou a dieta. Ao longo dos anos, iniciou e deixou inúmeras dietas, sendo que cada vez que reduzia o peso depois recuperava de 11 a 40 quilos devido a compulsão alimentar e excesso de ingestão de grandes porções de refeições rápidas. Fran evitava a todo custo usar *shorts*, calças justas e roupas de banho, mesmo que isso significasse privar-se das oportunidades de nadar, que era uma de suas atividades favoritas.

Sintomas-alvo e objetivos do tratamento

As pessoas como Fran, que se apresentam com TCAP, em geral, têm mais do que um sintoma-alvo. Por definição, a compulsão alimentar periódica incontrolável ocorre com regularidade e está associada à angústia acentuada, de forma que a cessação da compulsão alimentar e a instituição de padrões alimentares saudáveis são, quase sempre, objetivos importantes. Assim como ela, a maioria das pessoas com TCAP atendidas nas instituições clínicas estão com sobrepeso ou obesas. A obesidade apresenta vários riscos médicos associados, incluindo diabete melito, hipertensão, osteoartrite e determinadas formas de câncer, entretanto, a redução de peso de 5 a 10%, se mantida, pode produzir benefícios clínicos importantes. Por razões médicas e psicológicas, a maioria dos pacientes com TCAP deseja perder peso, a estabilização deste e o aumento da autoaceitação, embora com um peso acima da média para a altura, pode ser um objetivo importante para muitos pacientes. Mesmo nos que são bem-sucedidos com redução de peso significativa, esta pode não ser suficiente para encaixá-los na faixa normal, sendo que a autoaceitação, tal como nos casos de anorexia e bulimia, é de importância vital para a saúde do paciente.

Uma característica dos pacientes com TCAP que se destaca é a ocorrência frequente de psicopatologias comórbidas. Está além do propósito deste capítulo revisar em detalhes os vários estudos que documentam o aumento dos níveis de psicopatologia geral nas pessoas com TCAP, comparadas com os grupos-controle de peso normal ou obesos, incluindo níveis mais altos de depressão, ansiedade, raiva e impulsividade, além do diagnóstico psiquiátrico comórbido, sendo a depressão maior a mais observada, tanto atual quanto ao longo da vida. Embora muitos dos estudos disponíveis das comorbidades no TCAP terem sido conduzidos em amostras clínicas, estudos baseados na população demonstraram a relação entre o transtorno da alimentação ou TCAP e o risco de depressão maior ao longo da vida (Bulik et al., 2002; Telch e Stice, 1998). Ao mesmo tempo que a evidência é mista em relação às taxas de diagnóstico psiquiátrico comórbido nas pessoas com TCAP *versus* aquelas com bulimia nervosa, vários estudos relatam taxas comparáveis de transtornos afetivos comórbidos em dois grupos de pacientes, e um estudo epidemiológico de grande porte relatou que as taxas de comorbidade não eram diferentes entre as amostras de pacientes com bulimia nervosa dos tipos purgativo e não purgativo ou TCAP (Striegel-Moore et al., 2001).

A primeira geração de tratamentos para o TCAP seguiu duas linhas: aqueles que enfatizavam a abordagem da dieta e os que enfatizavam a não dieta. A primeira linha do programa, em geral incluindo pacientes obesos com TCAP, junto com obesos sem compulsão alimentar periódica, enfatizou a perda de peso, com a cessação da compulsão sendo vista, principalmente, como um meio para o fim. A segunda linha enfatizou mais o bem-estar psicológico e a autoaceitação, tendo a flexibilidade na alimentação mais desejável do que a restrição alimentar rígida.

A geração mais recente de pesquisas tenta combinar os objetivos dos programas de dieta e de não dieta, promovendo uma ênfase equilibrada no estilo de vida saudável, no bem-estar clínico e na satisfação com a imagem corporal. Na verdade, a autoaceitação e a mudança saudável podem ser vistas, não como objetivos que competem entre si, mas como objetivos que se reforçam de maneira mútua (Wilson, 1996).

Em qualquer caso, o passo inicial no tratamento dos pacientes com TCAP deve ser a discussão dos objetivos possíveis do tratamento, as vantagens e as desvantagens da tentativa de mudar junto com cada um dos aspectos acima, as prioridades do paciente e as opções disponíveis para o tratamento, com o médico e o paciente trabalhando em parceria para escolher a abordagem do tratamento que melhor se adapte às necessidades daquele. Quando outros recursos não estão disponíveis, várias formas de autoajuda conduzidas pelos pacientes a sós ou com a orientação do terapeuta podem produzir benefícios (Perkins et al., 2006).

Questões de nutrição

Muitas pessoas com sobrepeso ou obesas com TCAP se apresentam em primeiro lugar para tratamento com o objetivo de perder peso. Para elas, a questão mais importante é se os programas de tratamento-padrão para a obesidade – isto é, programas comportamentais de controle do peso, como o programa LEARN (Brownell, 2004), acompanhados de uma dieta de baixo teor calórico ou uma dieta de teor calórico mínimo/líquidos em abundância – produzem efeitos benéficos nas pessoas obesas com TCAP comparáveis àqueles observados nas pessoas que não têm compulsão alimentar. Os programas comportamentais de controle do peso são, em geral, oferecidos na modalidade individual ou de grupo e constam de uma combinação de aconselhamento nutricional, aconselhamento para o estilo de vida, implementação do exercício estruturado e aumento da atividade diária, além da solução de problemas relacionados às barreiras da família e psicológicas, objetivando estilos de vida saudáveis.

Uma preocupação existente é que a restrição dietética imposta por esses programas possa promover a compulsão alimentar periódica em um curto espaço de tempo ou a longo prazo. Entretanto, a evidência dessa preocupação é limitada e não sugere de maneira clara a necessidade de uma abordagem específica para o tratamento. Por exemplo, nos programas que empregam uma dieta de teor calórico mínimo nas pessoas que comem com compulsão, alguns pacientes sentem o reaparecimento da vontade de comer de forma compulsiva durante a transição da dieta líquida para os alimentos regulares, muito pacientes parecem passar tão bem quanto aqueles sem TCAP (Yanovski et al., 1994). De forma similar, ao mesmo tempo que a resposta aos programas de dieta de baixo teor calórico é variável e tende a se deteriorar com o tempo, não está claro se as pessoas que comem com compulsão estão piores ao sair do que aquelas sem a compulsão alimentar que não fazem parte desses programas (Gladis et al., 1998). Um estudo recente demonstrou que, entre as pessoas sem compulsão alimentar, a dieta de baixo teor calórico não promove ressurgimento da compulsão alimentar (Wadden et al., 2004).

Na ausência da evidência de que os pacientes com TCAP não passam bem com os programas de teor calórico mínimo ou dieta de baixo teor calórico, os médicos devem considerar com seriedade essas abordagens para aqueles cujo objetivo primário seja a perda de peso. Existem algumas evidências de que o exercício estruturado pode facilitar a perda de peso, quando realizado em conjunto nos tratamentos, como a terapia cognitivo-comportamental (TCC), que por si só não produz perda de peso significativa (Pendleton et al., 2002), embora essa abordagem não seja tão bem estudada quanto os programas de dieta de baixo teor calórico e de teor calórico mínimo. Em virtude da ocorrência frequente de condições psiquiátricas comórbidas, como a depressão (Yanovski et al., 1993), e a angústia acentuada relacionada à alimentação, à insatisfação com a imagem corporal e à flutuação do peso, que são características desses pacientes (Dingemans et al., 2002), os médicos devem monitorar com cuidado e, talvez, considerar o uso de tratamentos auxiliares psicossociais e/ou medicação nos casos selecionados.

Uma questão que surgiu mais recentemente é se a presença de compulsão alimentar periódica ou síndrome completa de TCAP afeta de forma adversa o resultado nos pacientes que foram submetidos à cirurgia bariátrica, como *bypass* gástrico em Y-de-Roux ou a colocação da banda ajustável laparoscópica. A prática clínica nesse assunto é bastante variável (Devlin et al., 2004), e a maioria dos estudos sugere que, pelo menos a curto prazo, a compulsão alimentar periódica tende a ser resolvida depois desses procedimentos (de Zwaan, 2005). Entretanto, em função da ausência de dados definitivos de longo prazo, demonstrando que os pacientes com transtornos da alimentação não correm risco de retorno dos sintomas desse transtorno, é prudente o acompanhamento pós-operatório cuidadoso dos pacientes TCAP que foram submetidos à cirurgia bariátrica. Além disso, há relatos de pessoas que desenvolveram transtornos da alimentação significativos após a cirurgia bariátrica (Segal et al., 2004), o que enfatiza a utilidade do monitoramento pós-operatório para os sintomas de surgimento dos transtornos da alimentação. Uma discussão completa desses assuntos é apresentada no Capítulo 9 deste livro.

Embora para maioria dos pacientes obesos ou com sobrepeso com TCAP alguns quilos a menos seriam bem-vindos, alguns se apresentam com cessação da compulsão alimentar e um estilo de vida saudável, conforme seus objetivos primários. Porém, um estudo definitivo comparando os resultados do peso depois do tratamento com as abordagens baseadas na nutrição *versus* abordagens psicológicas, como a TCC, nos pacientes que se apresentam inicialmente para tratamento da compulsão alimentar periódica, ainda precisa ser relatado. Entretanto, para os obesos ou com sobrepeso, para quem a perda de peso não é o objetivo inicial do tratamento, é importante considerar a comorbidade relacionada a obesidade, implementação de alterações saudáveis no estilo de vida e garantia de tratamento médico adequado para quaisquer condições comórbidas relacionadas à obesidade.

Abordagens psicossociais

A TCC, a modalidade da psicoterapia mais amplamente estudada para o TCAP, é um tratamento estruturado e de tempo limitado que focaliza de maneira direta os sintomas do transtorno da alimentação, da compulsão alimentar periódica, dieta rigorosa, preocupações excessivas com o peso e a imagem corporal, baixa autoestima, bem como comportamentos compensatórios subliminares, como vômitos e uso abusivo de laxantes (Fairburn et al., 1993; Marcus, 1997). Em geral, o processo da TCC para o TCAP consiste de encontros semanais de 45 minutos cada um, totalizando 20 sessões, que podem ocorrer na forma de terapia individual ou de grupo. O curso da TCC para o TCAP está resumido na Tabela 8.1.

A fase inicial (sessões de 1 a 8) tem ênfase nas estratégias de psicoeducação e comportamento. O fundamento da TCC é o automonitoramento diário para aumentar a conscientização das situações de alto risco, que precipitam a compulsão alimentar periódica e os comportamentos associados. Os pacientes são incentivados a trabalhar no nível moderado, realista e flexível de restrição dietética para facilitar a alimentação saudável e eliminar a compulsão alimentar periódica. Um padrão regular de alimentação é prescrito – três refeições além de dois ou três lanches por dia, consistindo de uma variedade de alimen-

Tabela 8.1
Terapia cognitivo-comportamental (TCC) para o transtorno da compulsão alimentar periódica

Fase 1 (Sessões 1 a 8)

Psicoeducação
  Relação entre compulsão alimentar e obesidade, causas complexas da obesidade
  Eliminação da compulsão alimentar não leva necessariamente à perda de peso
  Benefícios do controle de peso semanal, com foco na tendência a longo prazo
  Orientação nutricional (p. ex., benefícios das frutas e vegetais, carboidratos complexos)
  Ênfase na moderação em geral e na restrição flexível (p. ex., alimentos agradáveis em porções controladas)
  Benefícios dos exercícios

Técnicas comportamentais
  Automonitoramento dos alimentos, das circunstâncias, dos pensamentos, dos sentimentos
  Padrão regular de refeições e lanches, planejamento
  Estratégias de controle dos estímulos (p. ex., descansar o garfo no prato entre as garfadas)
  Atividades alternativas (p. ex., conversar com um amigo, tomar um banho de espuma)
  Retardo sistemático (esperar 15 minutos)

Fase 2 (Sessões 9 a 16)

Habilidades para a solução de problemas
  Solução de problemas sistemáticos, sete passos
  Análise de decisão para aumentar a motivação, reduzir a ambivalência

Técnicas cognitivas
  Identificação e modificação dos pensamentos não funcionais e benefícios sobre a alimentação, alimentos, peso
  Promoção da aceitação do tamanho corporal acima da média
  Redução na depreciação e vergonha da imagem corporal

Fase 3 (Sessões 17 a 20)

Psicoeducação
  Descuidos *versus* recaída, recuperação de possíveis deslizes
  Retrocesso inevitável: importância do planejamento contínuo, sendo pró-ativo

Habilidades para a solução de problemas
  Plano/relação de manutenção abrangente das estratégias TCC
  Situações de alto risco atuais e previsíveis além das estratégias específicas de enfrentamento
  Análise de decisão sobre o tratamento para perda de peso

tos, inclusive os preferidos em porções moderadas. Outras estratégias comportamentais enfatizadas no início do tratamento incluem o uso das técnicas de controle dos estímulos (p. ex., comer devagar, apoiando o garfo no prato a cada garfada enquanto mastiga, servir-se de pequenas porções por vez) e praticar atividades agradáveis como alternativas para a compulsão alimentar periódica (p. ex., tocar um instrumento musical, tomar banho de espuma, conversar com um amigo). Também são fornecidas informações sobre as causas complexas da obesidade e da compulsão alimentar periódica, inclusive o grau de influência genética e ambiental para a obesidade.

A fase 2 (sessões de 9 a 16) enfatiza as intervenções cognitivas e estratégias para a solução de problemas, objetivando a alimentação e as preocupações a respeito do peso e da imagem corporais. Os pacientes recebem treinamento para uso dos registros de conceitos automáticos e da reestruturação cognitiva para identificar e modificar as regras mal-adaptadas, como pensamentos dicotômicos (p. ex., alimentos são bons ou maus), imperativos (p. ex., "Nunca deverei comer mais do que 1.200 calorias por dia"), e conclusões precipitadas (p.ex., "Nunca terei um namorado porque nenhum homem sentirá atração por mim com esse peso"). A TCC para pacientes com sobrepeso ou obesos com TCAP difere daquela para a bulimia nervosa em que eles, de fato, estão com peso indesejável para os padrões culturais e são desafiados a trabalhar para aceitar um tamanho corporal maior do que a média. As estratégias para solução de problemas incluem uma abordagem de sete etapas detalhada por Fairburn, Marcus e Wilson (1993) e uma análise resolutiva. A última técnica consiste na identificação dos custos e benefícios a curto e longo prazos das decisões de grande impacto, ou seja, se para ou continua a comer com compulsão, bem como as decisões sobre comportamentos mais específicos, por exemplo, se faz ou não o automonitoramento da ingestão dos alimentos.

A fase 3 (sessões de 17 a 20) foca a manutenção da melhora e a prevenção da recaída. Os pacientes desenvolvem um plano de prevenção à recaída abrangente que relaciona as estratégias TCC a serem utilizadas de forma contínua, bem como aquelas para reiniciar, conforme a necessidade. Por exemplo, não é raro que eles decidam interromper o automonitoramento, exceto se seus hábitos alimentares começarem a declinar, quando podem reiniciar os registros de alimentos com base no curto prazo. Talvez seja útil identificar e relacionar as situações de alto risco atuais e as previsíveis para ajudá-los no planejamento com base nos problemas potenciais. Eles também são incentivados a serem pró-ativos na implementação de estratégias TCC, tão logo seja possível prevenir a progressão das falhas alimentares, desde descuidos ocasionais até recaída total evidente. Além disso, aqueles que foram bem-sucedidos no controle da sua compulsão alimentar periódica, mas não perderam uma quantidade significativa do peso, podem querer considerar a possibilidade de submeter-se a uma forma de tratamento mais específica direcionada para a perda de peso.

A terapia interpessoal (TIP) é uma abordagem de curto prazo, semiestruturada, que objetiva os problemas interpessoais, os quais contribuem para o início e continuidade do transtorno da alimentação, focando muito mais o funcionamento social atual do que o histórico (Wilfley et al., 2000). O objetivo primário é melhorar o desempenho interpessoal e as habilidades de comunicação, em vez de objetivar de maneira direta os sintomas do transtorno da alimentação (Tantleff-Dunn et al., 2004). É comum a TIP consistir de 4 a 6 meses de sessões semanais, conduzidas de forma individual ou de grupo. Fase 1 (4 a 5 sessões) foca a avaliação do diagnóstico e a obtenção do histórico dos relacionamentos interpessoais. Uma ou duas áreas de problemas em potencial são objetivadas a partir de quatro tipos de desafios interpessoais: mágoa, transições de papel, disputas de papel e déficits interpessoais. A Fase 2 (8 a 10 sessões) foca o presente, e várias opções são exploradas para mudanças em cada área-alvo de problema. O terapeuta é ativo, mas não direcionador na identificação dos temas e inconsistências. Na Fase 3 (4 a 5 sessões) o progresso é reduzido, o término com o terapeuta é processado e são discutidas as estratégias de prevenção à recaída, focando a identificação dos sintomas que exigem atenção contínua.

A terapia comportamental dialética (TCD) foi desenvolvida de início para o tratamento dos pacientes com transtorno da personalidade *borderline* (Linehan, 1993a, 1993b), mas há pouco tempo foi adaptada para o tratamento dos transtornos da alimentação graves, incluindo o TCAP (conforme revisto em Kotler et al., 2003). Ela está baseada nas técnicas cognitivo-comportamentais e também incorpora a filosofia e as abordagens zen-budistas, bem como outras similares. Em virtude de ser uma abordagem de longo prazo e requerer um trabalho intensivo e demorado, em geral, é recomendada para os pacientes resistentes ao tratamento, que não obtiveram sucesso com outros métodos. Ela consiste de quatro modalidades de tratamento: psicoterapia semanal individual, grupos de treinamento das habilidades TCD semanais, consultas telefônicas e consultoria de caso para os terapeutas. No modelo de TCD para TCAP descrito por Blocher e colaboradores (2004), o tratamento é conduzido em quatro fases sequenciais. A Fase de pré-tratamento foca a preparação e o comprometimento com a terapia. A Fase 1 identifica os comportamentos-alvo, com o objetivo de reduzir os sintomas problemáticos do transtorno da alimentação pela adaptação de estratégias de enfrentamento e das habilidades comportamentais. Essa fase exige o comprometimento do paciente por um ano, com a opção de estender o tratamento por mais tempo. Uma vez que exista melhora substancial nos comportamentos-alvo, o tratamento passa para a Fase 2, que foca a redução do estresse pós-traumático. Depois os pacientes ficam com relativa estabilidade em relação ao comportamento e à emoção, passando para a Fase 3, em que os assuntos relacionados aos objetivos pessoais, autorrespeito e dependência são abordados.

Tratamento medicamentoso

Os tratamentos que empregam medicamentos para tratar os pacientes com sobrepeso ou obesos com TCAP costumam focar a redução da compulsão alimentar periódica e a perda de peso, de acordo com os resultados desejados (Tabela 8.2). Uma variedade de medicamentos antidepressivos inibidores seletivos da recaptação de serotonina (ISRSs) prescritos em dosagens que variam até a mais alta recomendada (p. ex., fluoxetina até 60 a 80 mg/dia, sertralina até 200 mg/dia, citalopram até 60 mg/dia, escitalopram até 30 mg/dia, fluvoxamina até 300 mg/dia) são considerados de auxílio na redução da compulsão alimentar periódica. Na maioria dos casos o tratamento com ISRSs produz redução significativa na frequência dos episódios de compulsão alimentar periódica, a qual ultrapassa aquela observada no tratamento com placebo (Appolinario e McElroy, 2004). Entretanto, é importante observar que:

1. até o momento, a maioria dos estudos é de curto prazo, e pouco se conhece sobre como os pacientes podem passar a longo prazo, com a continuação do tratamento e depois da descontinuação do medicamento, e
2. as taxas de resposta ao placebo, em vários estudos, são muito altas (conforme mostrado na Tabela 8.2), sugerindo que a redução a curto prazo da compulsão pode, em muitos casos, ser, no mínimo, atribuída em parte ao efeito não específico de estar em tratamento ou ao fato de tomar uma medicação e não necessariamente ao efeito específico daquela medicação. Em geral, esses medicamentos são bem-tolerados, e poucos pacientes interrompem o tratamento por causa de efeitos colaterais.

Tabela 8.2
Medicamentos para o transtorno da compulsão alimentar periódica

Medicamento	Dosagem máxima estudada (mg/dia)	Efeito na redução da compulsão	Efeito na perda de peso	Comentários
Antidepressivos ISRS				
Fluoxetina	80	+++	+	
Sertralina	200	+++	++	
Fluvoxamina	300	+++	+	
Citalopram	60	+++	+	
Outros antidepressivos				
Desipramina	200	+++	–	
Imipramina	200	+++	–	
Supressores do apetite				
Dexfenfluramina	30	+++	–	Retirada do mercado
Sibutramina	15	+++	+++	É necessário o monitoramento da taxa cardíaca e da pressão sanguínea
Anticonvulsivantes				
Topiramato	400	+++	+++	Às vezes os efeitos cognitivos são problemáticos
Outros agentes				
Naltrexona	150	+++	–	
Oristate	120	++	+++	
Placebo	NA	++	–	

Nota. NA = não aplicável; ISRS = inibidor seletivo da recaptação de serotonina

Há bem pouco tempo, pesquisadores usaram medicamentos indicados para o tratamento da obesidade e anticonvulsivantes na tentativa de ajudar os pacientes a parar com a compulsão alimentar periódica e a perder peso. Estudos usando a sibutramina, supressor do apetite, que com frequência está associada a perdas de peso em torno de 10% do peso inicial (Appolinario et al., 2003), relataram redução na compulsão e na perda de peso que são comparáveis àquelas observadas em pessoas não obesas. Embora a maioria dos pacientes não apresente elevações clinicamente significativas na taxa cardíaca ou na pressão sanguínea, estas deve ser monitoradas naqueles tratados com sibutramina. O tratamento com orlistate, um agente de controle de peso que promove a perda deste pela inibição da absorção, também produz perda de peso nas pessoas com compulsão alimentar periódica comparável àquela observada nas pessoas sem compulsão, e está associado a uma melhora nos sintomas do transtorno da alimentação, que é mais acentuada do que aquela observada no grupo-placebo (Golay et al., 2005). Os anticonvulsivantes topiramato (McElroy et al., 2003) e, mais recentemente, zonisamida (McElroy et al., 2004a) demonstram eficácia na supressão da compulsão e na perda de peso. De forma significativa, o topiramato vem sendo estudado durante um período superior a um ano, produzindo a supressão da compulsão e a perda de peso contínuas no decorrer deste nos pacientes que toleram a medicação. No entanto, os efeitos colaterais, como problemas cognitivos, parestesias e sonolência, impedem que o tratamento de manutenção de longo prazo em uma minoria expressiva de pacientes seja mantido (McElroy et al., 2004b).

A falta de estudos sobre a combinação da psicoterapia e farmacoterapia não permite recomendações seguras. Entretanto, parece que quando aplicada em conjunto com intervenções psicossociais empregadas com habilidade para o TCAP, a medicação confere um pequeno benefício adicional em termos de supressão da compulsão, mas pode melhorar o resultado em termos de perda de peso (Agras et al., 1994) ou melhorar os sintomas depressivos (Devlin et al., 2005).

É importante notar que a dexfenfluramina, descrita como tendo efeito de reduzir a compulsão alimentar periódica nos pacientes com TCAP (Stunkard et al., 1996), foi retirada do mercado por causa do aumento do risco de hipertensão pulmonar primária e anormalidades na válvula cardíaca observados durante a sua administração. Os pacientes que relataram uso de fenfluramina ou dexfenfluramina isoladas ou em combinação com outros agentes (p. ex., fentermina/fenfluramina) devem ser avaliados para potenciais complicações.

Monitoramento e acompanhamento

Ao mesmo tempo que a remissão, a curto prazo, da compulsão alimentar periódica nos pacientes com TCAP é comum, estudos de acompanhamento de longo prazo tanto da comunidade quanto de amostras clínicas sugerem que o curso desse transtorno ao longo do tempo é mais instável, com pelo menos uma minoria expressiva de pacientes ainda sintomáticos 5 a 6 anos depois da avaliação inicial (Fairburn et al., 2000; Fichter et al., 1998), sendo que o grau de impacto do tratamento durante o curso, a longo prazo, ainda é duvidoso.

Um argumento sustentado por várias pesquisas é a associação entre a compulsão alimentar periódica e o ganho de peso ao longo do tempo. Um estudo de grande porte da comunidade de mulheres jovens com TCAP relatou que a prevalência da obesidade nas pacientes com compulsão alimentar periódica quase dobrou nos cinco anos do período de acompanhamento. Vários estudos sugerem que a remissão da compulsão alimentar periódica está associada à estabilização do peso, considerando que a compulsão alimentar periódica contínua tende a proporcionar o ganho de peso com o passar do tempo (Agras et al., 1997; Raymond et al., 2002; Sherwood et al., 1999; Wilfley et al., 2002). Com bases nesses achados, a prudência clínica determina que os pacientes com TCAP, que alcançaram a remissão em curto prazo, sejam monitorados de forma cuidadosa para deslizes ou recaída. Além disso, a remissão completa e mantida da compulsão alimentar periódica deve ser vista como um objetivo de tratamento vantajoso com implicações para a saúde médica e psicológica.

SÍNDROMES DO COMER NOTURNO E OUTRAS SÍNDROMES DE ALIMENTAÇÃO NOTURNA

Caso clínico

Bob, 57 anos, médico, com um IMC de 38. Ele se descreve como um "comilão-modelo" até a noite. Toma café-da-manhã às 8h, não porque está com fome, mas porque acha que deve. Às vezes, sente náusea na parte da manhã porque comeu durante a noite. Durante o dia, passa a lanches no consultório e almoça às 12h30min. Em casa, janta entre 19 e 21h. Depois do jantar cochila, mas costuma fazer mais 2 ou 3 lanches antes de se deitar, o que ocorre à meia-noite. Ele acorda 2 a 4 vezes por noite e sempre come o que está disponível – rosquinhas recheadas com geleia ou creme, sanduíches com pasta de amendoim e geleia, sobras do jantar ou batatas *chips*. Em geral, bebe refrigerante não dietético à noite, embora não o beba durante o dia. Bob diz que não tem controle sobre sua alimentação nesse período de tempo, relatando que seu melhor sono ocorre entre 4 e 6 horas da manhã.

O comer noturno de Bob começou logo depois que casou, aos 20 anos, quando ainda tinha o peso normal. Por dois anos, ele chegava algumas noites atrasado para o jantar por causa da sua residência, e sua esposa costumava deixar alguma comida pronta para ele. Também lembra que acordava e tomava sopa fria e uma caneca de feijão no meio da noite. Hoje, não há diferença entre o seu comer noturno durante os dias úteis ou finais de semana, e ele se certifica de ter um minibar ou serviço de quarto disponível quando está viajando. Existem apenas duas noites por ano em que ele não come: antes de tirar sangue para sua avaliação física periódica do trabalho e no Yom Kippur. Ele não consegue dormir nessas noites. Há três anos passou por uma cirurgia, ficando acamado e sem comer por duas semanas. Sua esposa lhe oferecia lanches saudáveis em vez daquela "comida horrível" que ele costumava consumir, e devido a isso emagreceu 6,8 kg.

Sintomas-alvo e objetivos do tratamento

A síndrome do comer noturno (SCN) não consta no DSM-IV-TR (American Psychiatric Association, 2000), e os critérios para seu diagnóstico variam. Sua definição original incluía anorexia matinal, hiperfagia noturna (i. e., consumo de 25% das calorias diárias após as 18h) e insônia, ligadas ao estresse (Stunkard et al., 1955). Existem inúmeras variações dessa definição, com maior frequência para hiperfagia noturna, incluindo pelo menos o consumo de 50% das calorias diárias após 19h (Stunkard et al., 1996); comer em excesso à noite (Rand et al., 1997); e comer em excesso por toda a madrugada sem estar com fome (Kuldau e Rand, 1986). De forma notável, Birketvedt e colaboradores (1999) reconheceram a presença das ingestões noturnas (comer ao despertar durante a noite) em seus critérios provisórios para a SCN, que incluíam a anorexia matinal; a hiperfagia noturna (i. e., consumo de 50% das calorias diárias após o jantar); o despertar, pelo menos, uma vez por noite; o consumo de lanches quando desperta à noite e a ausência de bulimia nervosa e de TCAP por três meses.

Há pouco tempo, um grupo de 46 pessoas com sobrepeso e obesas, que foram recrutadas para um estudo da SCN usando os critérios de Birketvedt e colaboradores (1999), foram avaliadas por 10 dias com um registro diário dos alimentos e do sono (O'Reardon et al., 2004a). Apesar de os participantes relatarem o consumo de metade da sua ingestão habitual após o jantar e durante a noite, na entrevista de triagem, seus diários revelaram que eles consumiram 35% (DP = 10%) na média – uma proporção considerada ainda mais alta do que 10% (DP = 7%) consumida por 43 indivíduos similares do grupo-controle. Diante dessa realidade, é provável que as pessoas tenham dificuldade de estimar sua ingestão noturna, independentemente da refeição feita à noite. Com base nesses achados, os dois desvios padrão acima da média da ingestão noturna de alimentos para "comedores normais" seria de 24%, sugerindo que o consumo de 25% ou mais das calorias diárias após o jantar seria uma quantidade grande incomum.

No mesmo estudo (O'Reardon et al., 2004a), pessoas com SCN despertaram 1,5 vezes (DP = 1,0) por noite e comeram em 74% dessas ocasiões, comparados com os indivíduos do grupo-controle que despertaram 0,5 vezes (DP = 0,5) por noite e não comeram nada. Essas informações do diário do despertar foram confirmadas com actigrafia, que também demonstrou que as pessoas com SCN e aquelas do grupo--controle mantiveram horários para deitar e acordar pela manhã similares por todo o período da pesquisa. De modo geral, esses pesquisadores concluíram que o principal aspecto da SCN é um retardo no padrão circadiano da alimentação, que interfere no padrão de sono normal. Desde essa época, o grupo de pesquisadores usa a seguinte definição para SCN: uma fase de retardo no padrão circadiano da alimentação manifestada por:

1. hiperfagia noturna (i. e., ≥ 25% do consumo das calorias diárias após o jantar),
2. despertar acompanhado por ingestão noturna (pelo menos três vezes por semana), ou
3. ambos (Allison e Stunkard, 2005).

Outras pesquisas são necessárias para validar a definição dessa síndrome, incluindo os critérios para hiperfagia noturna, frequência exigida de ingestões noturnas, e se essas duas características devem ser necessárias para um diagnóstico da SCN (Allison e Stunkard, 2005). A presença de anorexia matinal também necessita de outras pesquisas, visto que pode ser um sintoma pouco importante e insuficiente para o diagnóstico da SCN (Engel, 2005). É importante observar que a maioria das pessoas com SCN não apresenta TCAP (parece haver uma taxa de 15 a 20% de comorbidade com o TCAP; ver Allison et al., 2004a, 2006; Powers et al., 1999; Stunkard et al., 1996) e que as ingestões noturnas consistem, de modo geral, em cerca de 300 kcal (Birketvedt et al., 1999).

O objetivo do tratamento da SCN é transferir a escala horária retardada de alimentação para a parte do dia, por meio da promoção de uma escala diurna regular de alimentação, eliminando, assim, as ingestões noturnas. Muitas pessoas com SCN ficam angustiadas com seus episódios de alimentação à noite e durante a madrugada, que contribuem para o ganho de peso e/ou sabotam seus esforços diurnos para perda de peso. A compulsão de comer é muito irresistível para ser dominada, e elas acham necessário comer para voltar a dormir. Muitos não têm apetite ou tentam limitar sua alimentação na manhã seguinte para mitigar os efeitos do lanche à noite. Estabelecem, então, um padrão circular de restrição durante o dia seguido de ingestões durante a noite e a madrugada.

Uma análise dos pensamentos registrados por pessoas com SCN antes e depois de terem comido à noite revelou quatro temas importantes: experimentando uma ânsia de alimento específico, sentindo ansiedade ou agitação, precisando comer para voltar a dormir, e fome física ou compulsão de comer. Outros temas menos comuns foram: sensação de estresse, depressão ou aborrecimento (Allison et al., 2004b). Exemplos desses pensamentos são apresentados na Tabela 8.3. Esses registros sugerem que as pessoas com essa síndrome apresentam pensamentos disfuncionais que mantêm seus padrões de alimentação angustiantes, e que os tratamentos terapêuticos podem ser eficazes na troca dos pensamentos e na redução dos comportamentos de fome noturna. Também parece plausível que a psicofarmacologia possa ajudar a reduzir a compulsão de comer à noite e regular as escalas de alimentação e de sono. O tratamento será discutido em detalhes nesta seção.

Dois outros transtornos da alimentação noturna são relatados na literatura do sono: síndrome da fome e da sede noturna (SFSN) e transtorno da alimentação relacionado ao sono (TARS). O constructo para SFSN enfatiza um distúrbio do sono com despertares recorrentes, em geral, acompanhados de lanches e de bebidas (Thorpy, 1990), já para TARS inclui um nível reduzido de despertares ou de lembranças dos episódios de fome noturna. A SFSN não está muito diferenciada da síndrome do comer noturno e do TARS e não recebe atenção suficiente dos pesquisadores. Pessoas com TARS não costumam consumir itens

Tabela 8.3
Exemplos de quatro tópicos comuns de pensamentos registrados antes e depois de episódios de comer noturno

Tópicos	Pensamentos antes de comer	Pensamentos depois de comer
Hiperfagia compelida à noite	Estou muito relaxada. Realmente não estou com fome, mas sinto uma enorme compulsão para comer.	Estou aborrecida por ter comido antes de ir para a cama e pela minha falta de controle e força de vontade.
Ansiedade/agitação	Estou muito cansada e só quero dormir. Estava ansiosa e perturbada porque estávamos saindo de férias no sábado e meu marido já tinha feito as malas. Então nós tivemos uma pequena discussão antes de ir para a cama.	Quando levantei e encontrei o chocolate, eu sabia que estava com problemas. Comecei a comê-lo muito rápido e meu coração estava batendo forte. É muito difícil parar uma vez tendo começado, mas só como um pouquinho e volto para a cama.
Ânsia	Acordei às 2h da manhã. Eu comprara barras de chocolate no dia anterior. Sabia que estavam lá e precisava delas. Sabia que se não descesse as escadas e comesse uma barra não voltaria a dormir.	Bom. Agora eu posso voltar a dormir assim que eu for para cama.
Necessidade de comer para dormir	Muito cansada, não posso dormir. Se eu comer alguma coisa, poderei dormir. Meu estômago me incomoda – se não comer, ficarei acordada.	Espero poder dormir até de manhã. Muito cansada. Só quero dormir durante todo o tempo. Não quero levantar de novo.

alimentares e sofrem danos tentando preparar alimentos, uma vez que estão em um estado de parassonia (Schenck et al., 1993). O TARS está associado aos transtornos do sono adicionais, como o sonambulismo associado aos comportamentos não alimentares, síndrome das pernas inquietas, apneia obstrutiva do sono e movimentos periódicos das pernas (Schenck et al., 1991). Ele está ligado também à presença de anorexia nervosa diurna e de bulimia nervosa (Gupta, 1991; Winkelman, 1998; Winkelman et al., 1999). A fome noturna pode criar a oportunidade de comer quando o controle e a consciência do consumo dos alimentos estão baixos naquelas pessoas que são subnutridas durante o dia (de Zwaan et al., 2003).

Para aquelas com TARS, o objetivo do tratamento é parar seus episódios de parassonia de comer. Uma vez que eles têm pouca ou nenhuma consciência desses episódios, as psicoterapias tradicionais podem ser difíceis de serem empregadas. A medicação, que será discutida mais adiante nesta seção, pode ser a abordagem mais eficiente no tratamento desse transtorno.

Questões de nutrição

Pouco se sabe sobre o impacto da SCN e do TARS nos esforços tradicionais para perder peso e ganhá-lo ao longo do tempo. Stunkard e colaboradores (1955) relataram que pessoas com SCN obtinham muito menos sucesso na perda do peso excessivo e apresentavam maior probabilidade de reações adversas nos programas de perda de peso do que as pessoas sem a síndrome do comer noturno. Gluck e colaboradores (2001) relataram que as taxas de desistência entre as pessoas com SCN e aquelas sem essa síndrome em um grupo para perda de peso não diferiram. Depois de controlado o IMC, o grupo SCN perdeu menos peso (4,4 kg) do que o grupo não SCN (7,3 kg) ($P=0,003$), sugerindo que os esforços isolados para perder peso, na ausência de intervenções que direcionem os comportamentos da alimentação à noite e de madrugada, podem ser difíceis para as pessoas com a SCN. De modo contrário, um programa estruturado para perda de peso, utilizando terapia cognitivo-comportamental, de quatro semanas, com pacientes sob internação integral, produziu maior perda de peso entre os pacientes que relataram SCN por mais da metade do tempo antes do tratamento do que para aqueles que relataram comportamentos desta por menos da metade do tempo, (10,25 kg vs. 7 kg, P=0,05). É provável que a falta de acesso aos alimentos depois das 19h nesse ambiente promoveu essa grande perda de peso, mas não está claro o porquê das pessoas com a SCN perderem mais peso do que aquelas sem a síndrome do grupo-controle.

No estudo dinamarquês MONICA, baseado na população (Andersen et al., 2004), que incluiu 1.051 mulheres e 1.061 homens, a presença de ingestões noturnas esteve relacionada ao maior ganho de peso entre as mulheres obesas (5,2 kg *vs*. 0,9 kg) no período de seis anos. Não foi observada qualquer relação entre as ingestões noturnas e o ganho de peso entre os homens.

Não se conhece muito sobre o sucesso de pessoas com TARS tratadas nos programas de perda de peso, apesar de o comportamento não contribuir para o sucesso. Os relatos sugerem que cerca de 40% dos pacientes com TARS estão com sobrepeso, e é sabido que as pessoas com TARS, em geral, queixam-se de episódios de comer noturno, o que contribui para as dificuldades no controle do peso (Schenck et al., 1993; Winkelman, 1998).

Abordagens psicológicas

São poucas as pesquisas das abordagens psicossociais para o tratamento da SCN. Estudos de caso empregando o tratamento comportamental têm sido relatados, indicando um sucesso variado (Coates, 1978; Williamson et al., 1989). Pawlow e colaboradores (2003) conduziram o único estudo controlado por placebo do tratamento, comparando relaxamento muscular progressivo (RMP) com sessões de imobilidade por uma semana. O grupo RMP apresentou um aumento significativo nos níveis da fome matinal e redução nas taxas da fome noturna, e houve a tendência para mais cafés-da-manhã e menos episódios de alimentação noturna nesse grupo. Os níveis de estresse, ansiedade e depressão também reduziram de modo significativo no grupo RMP, sendo necessário um estudo de longo prazo para testar a extensão do efeito deste.

A TCC tem sido testada em um estudo-piloto para o tratamento da SCN, com algum sucesso (Allison et al., 2005). Esse método foi modificado a partir do tratamento TCC para TCAP, com ênfase específica no controle da alimentação durante o dia e anotação dos pensamentos e comportamentos associados às ingestões após o jantar e de madrugada. A perda de peso foi incluída como um objetivo para os participantes com sobrepeso e obesos, uma vez que essa foi a principal razão para a procura do tratamento. As 10 sessões ocorreram de forma semanal por oito semanas, sendo que as duas últimas foram bissemanais (Tabela 8.4).

Tabela 8.4

Terapia cognitivo-comportamental (TCC) para a síndrome do comer noturno (SCN)

Sessão nº	Tópicos da sessão TCC
1	Introduzir o modelo da TCC. Rever os sintomas e o histórico da SCN. Designar diário de alimentos e ritmo do sono e a avaliação da fome noturna (NEA)[a] a ser realizada nas ingestões noturnas. Iniciar estabelecendo a refeição regular, o horário do lanche e de dormir.
2	Rever o registro diário e as NEAs da semana anterior e identificar os sentimentos mais comuns associados aos episódios do comer noturno. Identificar uma situação em particular do comer noturno. Rever os pensamentos, tópicos e decisões automáticos, e iniciar uma cadeia comportamental para os episódios de comer noturno. Discutir as estratégias para a redução das quantidades ingeridas durante a noite pelas técnicas de controle dos estímulos e do controle da porção. Determinar o alimento e o sono diários e as NEAs.
3	Rever os registros diários e as NEAs da semana anterior. Aplicar a cadeia comportamental para episódios específicos de alimentação. Introduzir o sistema de pontuação das calorias, e começar a identificar quantas calorias podem ser ingeridas por noite, com a ideia de tentar distribuir a ingestão calórica ao longo do dia. Determinar o alimento e o sono diários e as NEAs.
4	Rever os registros diários da semana anterior e as anotações das calorias. Determinar o total de calorias por dia, e objetivar uma faixa calórica específica, apropriada ao estado do IMC. Introduzir os registros do pensamento não funcional. Trabalhar com um exemplo e identificar as distorções cognitivas características e as respostas alternativas. Determinar o alimento e o sono diários e os RPDs.
5	Rever os registros diários, inclusive a ingestão calórica, e os registros dos pensamentos não funcionais da semana anterior. Discutir as alternativas para comer à noite. Introduzir os exercícios de respiração profunda e os exercícios de relaxamento muscular progressivo (RMP) a serem empregados para resistir aos episódios do comer noturno. Determinar o alimento e o sono diários e os registros dos pensamentos não funcionais.
6	Rever os registros diários, inclusive os objetivos calóricos, e os fatores precipitantes da semana anterior. Rever os exercícios respiratórios e RMP e as vezes em que foram empregados durante a semana. Discutir os temas particulares e os disparadores dos episódios do comer noturno e os fatores precipitantes que podem ocorrer durante o dia. Determinar o alimento e o sono diários e os registros dos pensamentos não funcionais.

(Continua)

Tabela 8.4
Terapia cognitivo-comportamental (TCC) para a síndrome do comer noturno (SCN) *(continuação)*

Sessão nº	Tópicos da sessão TCC
7	Rever os registros diários, inclusive os objetivos calóricos, e os registros dos pensamentos não funcionais da semana anterior. Examinar os comportamentos de higiene do sono e os obstáculos para obter uma escala regular de sono. Discutir o papel da atividade física em relação à alimentação, quaisquer objetivos para perda de peso, e sono. Determinar alimento e sono diários e os registros dos pensamentos não funcionais.
8	Rever os registros diários, inclusive os objetivos calóricos, e os registros dos pensamentos não funcionais da semana anterior. Discutir o progresso na redução do comer noturno. Avaliar que áreas permanecem mais problemáticas. Rever as habilidades específicas aprendidas para essas áreas. Determinar alimento, sono e pensamento diários.
9	Rever os registros diários, inclusive os objetivos calóricos e os registros dos pensamentos não funcionais da semana anterior. Identificar quaisquer problemas ou regressão aos comportamentos anteriores que possam ter ocorrido. Rever as habilidades específicas aprendidas para essas áreas. Discutir como antecipar as recaídas e como apoiar a autoeficácia. Determinar o alimento e o sono diários e os registros dos pensamentos não funcionais. Próxima sessão em duas semanas.
10	Rever os registros diários, inclusive os objetivos calóricos e os registros dos pensamentos não funcionais das duas semanas anteriores. Discutir as reações ao tratamento TCC e enfatizar outra vez como localizar e corrigir recaídas futuras com revisão das habilidades aprendidas no programa.

[a] NEA = Night Eating Assessment, consiste de escalas analógicas visuais para identificar o quanto o indivíduo com a SCN está faminto, triste, ansioso por um alimento, ansioso, agitado, compelido a comer e aborrecido. O paciente é incentivado a preencher essa avaliação antes do episódio do comer noturno.

Os aspectos-chave do tratamento TCC para a SCN incluem manter o registro dos alimentos e do sono todos os dias e preencher as avaliações da fome, da ansiedade e das emoções antes da alimentação noturna. Os participantes foram incentivados a escolher uma hora para o "fechamento da cozinha", e as técnicas comportamentais foram usadas para fornecer obstáculos e desencorajar a alimentação depois dessa hora. Foi incentivado o aumento da consciência em relação às escolhas dos alimentos durante a noite e o estabelecimento de uma escala de alimentação diurna, e a restrição calórica foi introduzida na terceira sessão para aqueles com o objetivo de perder peso. Outros tópicos objetivados foram higiene do sono, redução do estresse pela respiração profunda e relaxamento muscular, e exercícios.

Um estudo-piloto teve a participação de 16 pessoas, sendo que nove concluíram o estudo (Allison et al., 2005). As análises realizadas após a última observação revelaram reduções significativas nas quatro medidas importantes ao final do tratamento, incluindo a Escala dos sintomas da alimentação noturna (NESS – Night Eating Syndrome Scale; O'Reardon et al., 2004a), a proporção da ingestão calórica consumida depois do jantar; o número de despertares e de ingestões notur-

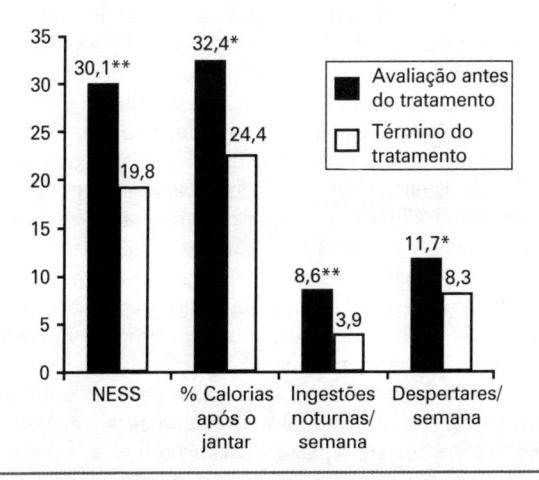

Figura 8.1 Tratamento da terapia cognitivo-comportamental para a síndrome do comer noturno: análises realizadas depois da última observação para as medidas dos resultados importantes.
NESS = Night Eating Symptom Scale (Escala dos sintomas da alimentação noturna) * $P<0,05$; ** $P<0,01$.

nas (Figura 8.1). Os pacientes que concluíram demonstraram melhoras mais acentuadas, redução das ingestões noturnas de 6,4 para 0,3 por semana ($P<0,01$) e redução do percentual de calorias consumidas depois do jantar de 33,7 para 18,7% ($P<0,05$). Eles também perderam uma quantidade de peso significativa (de 84,4±23,5 kg na avaliação antes do tratamento para 81,5±22,0 kg em 10 sessões, $P<0,01$). Há necessidade de um estudo controlado da TCC para a SCN, com acompanhamento por um período mais longo, para investigar a extensão da sua eficácia.

Tratamento medicamentoso

Assim como as abordagens psicossociais para o tratamento da SCN, os estudos dos tratamentos medicamentosos também estão nas fases iniciais. Os relatos de caso de sucesso com a D-fenfluramina (O'Reardon et al., 2004b; Spaggiari et al., 1994) sugeriram que o tratamento com ISRSs pode ser benéfico. Uma série de casos usando a paroxetina foi bem-sucedida em quatro pacientes (Miyaoka et al., 2003). Além disso, um estudo aberto da sertralina, 12 semanas, 17 pacientes com SCN, revelou reduções significativas nos índices da escala NESS, no número de despertares e ingestões noturnos, no percentual de ingestão calórica depois do jantar e peso (-4,8 kg) (O'Reardon et al., 2004b).

Um estudo duplo-cego, controlado po placebo, de oito semanas, foi relatado faz pouco tempo comparando sertralina ($n=17$) com placebo ($n=17$) (O'Reardon et al., 2006). Um paciente de cada grupo participou em aberto no início por causa da ausência de resposta; não houve outras desistências. Os resultados foram similares àqueles do estudo aberto, com reduções significativas para o grupo sertralina *versus* grupo-placebo na escala NESS e no número de despertares e ingestões noturnos. O percentual de ingestão calórica após o jantar foi reduzido em 68% no grupo sertralina *versus* 29% no grupo-placebo, mas essa diferença não foi significativa depois da correção de Bonferroni. Dos pacientes que receberam sertralina, 71% foram classificados como "responsivos" de acordo com a Clinical Global Impression of Improvement Scale (CGI-I <2), e 41% foram classificados como "recuperados" (CGI-I =1). Apenas 18% do grupo-placebo alcançou o estado responsivo. As pessoas com IMC >25 perderam uma quantidade significativa de peso enquanto estavam sob o uso de sertralina (-2,9±3,8 kg) em comparação com aquelas que receberam placebo (-0,3±2,7 kg, $P<0,01$).

Relatos de caso de topiramato também demonstraram alguns resultados promissores no tratamento da SCN. Winkelman (2003) relatou sucesso em dois pacientes com SCN e em dois com TARS, com perda de peso significativa. Em uma série adicional de casos de seis pacientes não responsivos à sertralina, houve reduções acentuadas no índice NESS, no percentual das calorias consumidas depois do jantar e no peso (-4,6 kg em 12 semanas, $P<0,05$), com quedas não significativas nos despertares e ingestões noturnos (Allison, 2005). Um participante foi retirado por causa dos efeitos colaterais cognitivos. Estudos controlados do topiramato para a SFN e possivelmente para o TARS parecem garantidos.

Por fim, os tratamentos farmacoterapêuticos que foram relatados como de auxílio no TARS são: L-dopa e carbidopa, bromocriptina, codeína e clonazepam (Schenck e Mahowald, 2000; Schenck et al., 1993). Os TARSs, incluindo o sonambulismo, são relatados como induzidos pela risperidona, olanzapina, bupropiona e zolpidem, entre outros medicamentos (Khazaal et al., 2003; Lu e Shen, 2004; Paquet et al., 2002; Schenck et al., 2005).

Monitoramento e acompanhamento

As informações disponíveis do curso a longo prazo da SCN estão limitadas a um relato recente do tratamento de manutenção, aberto, com sertralina (O'Reardon et al., 2005). Nesse estudo, 15 pacientes foram acompanhados por seis meses, sendo que 10 deles concluíram os 12 meses de tratamento. Aos seis meses, 11 dos 13 que responderam ao tratamento agudo com sertralina foram mantidos nos seus estados responsivos (CGI-I<2) e dois pacientes com melhora mínima apenas depois de oito semanas foram convertidos ao estado de responsivos, o que por sua vez correspondeu a uma taxa de remissão (CGI-I=1) de 67% da amostra. Todos os 10 pacientes que concluíram os 12 meses de acompanhamento foram responsivos, inclusive um paciente que apresentou recaída aos seis meses. A dosagem média na oitava semana foi de 96,7±44,2 mg/dia. Aos 6 e 12 meses, a média total diária aumentou para 123,3±45,8 mg e 150±47,1 mg, respectivamente. As melhoras relacionadas ao tratamento foram mantidas aos 6 e 12 meses, e a perda de peso pareceu continuar durante a fase de manutenção (−4,4 kg na oitava semana, −6,4 kg no sexto mês, e −8 kg no décimo segundo mês). Há necessidade de estudos do curso natural da SCN e outros transtornos da alimentação noturna, bem como do acompanhamento dos pacientes que receberam tratamento, incluindo as abordagens psicossociais e farmacológicas.

OUTRAS SÍNDROMES DOS TASOE

Os pacientes com TASOE são aqueles com transtorno da compulsão alimentar periódica e com a síndrome do comer noturno descritos anteriormente, sendo que a maioria deles apresenta formas sublimiares ou variantes da anorexia nervosa ou bulimia nervosa.
Esses pacientes podem ser

1. Indivíduos com características comportamentais e psicológicas da anorexia nervosa que não estão abaixo dos 85% do peso corporal ideal (p. ex., aqueles com sobrepeso ou obesos e que perderam uma grande quantidade de peso) ou mulheres que satisfazem os critérios para anorexia nervosa mas não apresentam amenorreia por pelo menos três meses.
2. Indivíduos que comem com compulsão e praticam manobras de purgação menos de duas vezes por semana.
3. Indivíduos com peso normal que praticam a purgação, mas não comem de forma compulsiva (p. ex., aquelas pessoas com episódios bulímicos subjetivos e purgação).
4. Indivíduos que mastigam e cospem o alimento, mas não o engolem para evitar o ganho de peso.
5. Indivíduos que, depois da cirurgia bariátrica, manifestam características psicológicas e comportamentais similares àquelas observadas na anorexia nervosa e na bulimia nervosa (Segal et al., 2004).

Na ausência de estudos sistemáticos do tratamento de pacientes com essas e outras condições, que hoje são classificados com TASOE, o tratamento deve seguir um plano baseado nos sintomas que mais se assemelham com o transtorno completo. Na adaptação do plano de tratamento para a pessoa, é importante considerar as várias dimensões na apresentação do paciente, incluindo o estado nutricional (obeso, sobrepeso, peso normal, abaixo do peso), comportamento (restrição alimentar, compulsão alimentar, comportamentos compensatórios, comportamentos de verificação ou de evitação), fatores psicológicos (insatisfação com a imagem corporal, psicopatologia comórbida), e motivação para a mudança (egossintonicidade vs. egodistonicidade dos sintomas). O exame dessas dimensões do funcionamento ajuda o médico na estruturação do tratamento adaptado de forma individual, que aplica vários aspectos dos programas de tratamento para a anorexia nervosa, bulimia nervosa, transtorno da alimentação periódica ou síndrome de alimentação noturna com base no perfil do sintoma específico e nos objetivos do paciente.

REFERÊNCIAS

Agras WS, Telch CF, Arnow B, et al: Weight loss, cognitive-behavioral, and desipramine treatments in binge eating disorder: an additive design. Behav Ther 25:225-238, 1994

Agras WS, Telch CF, Arnow B, et al: One-year follow-up of cognitive-behavioral therapy for obese individuals with binge eating disorder. J Consult Clin Psychol 65:343-347, 1997

Allison K: Treatment of the night eating syndrome. Presentation at the annual meeting of the Eating Disorders Research Society, Toronto, ON, September 2005

Allison KC, Stunkard AJ: Obesity and eating disorders. Psychiatr Clin North Am 28: 55-67, 2005

Allison K, Crow S, Stunkard A, and Eating Disorders Look AHEAD Study Group: The prevalence of binge eating disorder and night eating syndrome in adults with rype 2 diabetes mellitus (abstract). Obes Res 12:A89, 2004a

Allison KC, Stunkard AJ, Thier SL: Overcoming Night Eating Syndrome: A Step-by-Step Guide to Breaking the Cycle. Oakland, CA, New Harbinger, 2004b

Allison K, Martino N, O'Reardon J, et al: CBT treatment for night eating syndrome: a pilot study (abstract). Obes Res 13:A83, 2005

Allison KC, Wadden TA, Sarwer DB, et al: Night eating syndrome and binge eating disorder among persons seeking bariatric surgery: prevalence and related features. Surg Obes Relat Dis 2:153-158, 2006

American Psychiatric Association: Diagnostic and Statistical Manual of Mental Disorders, 4th Edition, Text Revision. Washington, DC, American Psychiatric Association, 2000

Anderson GS, Stunkard AJ, Sorensen TIA, et al: Night eating and weight change in middle-aged men and women. Int J Obes Relat Metab Disord 28:1338-1343, 2004

Appolinario JC, McElroy SL: Pharmacological approaches in the treatment of binge eating disorder. Curr Drug Targets 5 :301-307, 2004

Appolinario JC, Bacaltchuk J, Sichieri R, et al: A randomized, double-blind, placebo-controlled study of sibutramine in the treatment of binge-eating disorder. Arch Gen Psychiatry 60:1109-1116, 2003

Birketvedt G, Florholmen J, Sundsfjord J, et al: Behavioral and neuroendocrine characteristics of the night-eating syndrome. JAMA 282:657-663, 1999

Blocher McCabe E, LaVia MC, Marcus MD: Dialectical behavior therapy for eating disorders, in Handbook of Eating Disorders and Obesity. Edited by Thompson JK. New York, Wiley, 2004, pp 232-244

Brownell KD: The LEARN Program for Weight Management, 10th Edition. Dallas, TX, American Health Publishing Company, 2004

Bulik CM, Sullivan PF, Kendler KS: Medical and psychiatric morbidity in obese women with and without binge eating. Int J Eat Disord 32:72-78, 2002

Coates TJ: Successive self-management strategies towards coping with night eating. J Behav Ther Exp Psychiatry 9:181-183, 1978

Devlin MJ, Goldfein JA, Dobrow IJ: What is this thing called BED? Update on binge eating disorder nosology. Int J Eat Disord 34:1-17, 2003

Devlin MJ, Goldfein JA, Flancbaum L, et al: Surgical management of obese patients with eating disorders: a survey of current practice. Obes Surg 14: 1252-1257, 2004

Devlin MJ, Goldfein JA, Petkova E, et al: Cognitive behavioral therapy and fluoxetine as adjuncts to group behavioral therapy for binge eating disorder. Obes Res 13:1077-1088, 2005

de Zwaan M: Weight and eating changes after bariatric surgery, in Bariatric Surgery: A Guide for Mental Health Professionals. Edited by Mitchell JE, de Zwaan M. New York, Roucledge, 2005, pp 77-99

de Zwaan M, Burgard MA, Schenck CH, et al: Night time eating: a review of the literature. European Eating Disorders Review 11:7-24, 2003

Dingemans AE, Bruna MJ, van Furth EF: Binge eating disorder: a review. Int J Obes Relat Metab Disord 26:299-307, 2002

Engel S: Item response theory of the night eating syndrome. Presentation at the annual meeting of the Eating Disorders Research Society, Toronto, Canada, ON, September 2005

Fairburn CG, Bohn K: Eating disorder NOS (EDNOS): an example of the troublesome "not otherwise specified" (NOS) category in *DSM-N*. Behav Res Ther 43:691-701, 2005

Fairburn CG, Marcus MD, Wilson GT: Cognitive-behavioral therapy for binge eating and bulimia nervosa: a comprehensive treatment manual, in Binge Eating: Nature, Assessment, and Treatment. Edited by Fairburn CG, Wilson GT. New York, Guilford, 1993, pp 361-404

Fairburn CG, Cooper Z, Doll HA, et al: The natural course of bulimia nervosa and binge eating disorder in young women. Arch Gen Psychiatry 57:659-665, 2000

Fichter MM, Quadflieg N, Gnutzmann A: Binge eating disorder: treatment outcome over a 6-year course. J Psychosom Res 44:385-405, 1998

Gladis MM, Wadden TA, Vogt R, et al: Behaviotal treatment of obese binge eaters: do they need different care? J Psychosom Res 44:375-384, 1998

Gluck ME, Geliebter A, Satov T: Night eating syndrome is associated with depression, low self-esteem, reduced daytime hunger, and less weight loss in obese outpatients. Obes Res 9:264-267, 2001

Golay A, Laurent-Jaccard A, Habicht F, et al: Effect of orlistat in obese patients with binge eating disorder. Obes Res 13:1701-1708, 2005

Gupta MA: Sleep related eating in bulimia nervosa: an underreported parasomnia disorder (abstract). Sleep Research 20:182, 1991

Khazaal Y, Krenz S, Zullino DF: Bupropion-induced somnambulism. Addict Biol 8:359-362, 2003

Kotler LA, Boudreau GS, Devlin MJ: Emerging psychotherapies for eating disorders. J Psychiatr Pract 9:431-441, 2003

Kuldau JM, Rand CSW: The night eating syndrome and bulimia in the morbidly obese. Int J Eat Disord 5:143-148, 1986

Linehan MM: Cognitive-Behavioral Treatment of Borderline Personality Disorder. New York, Guilford, 1993a

Linehan MM: Skills Training for Treating Borderline Personality Disorder. New York, Guilford, 1993b

Lu ML, Shen WW: Sleep-related eating disorder induced by risperidone. J Clin Psychiatry 65:273-274, 2004

Marcus MD: Adapting treatment for patients with binge-eating disorder, in Handbook of Treatment for Eating Disorders, 2nd Edition. Edited by Garner DM, Garfinkel PE. New York, Guilford, 1997, pp 484-493

McElroy SL, Arnold LM, Shapira NA, et al: Topiramate in the treatment of binge eating disorder associated with obesity: a randomized, placebo-controlled trial. Am J Psychiatry 160:255-261, 2003

McElroy SL, Kotwal R, Hudson JI, et al: Zonisamide in the treatment of binge-eating disorder: an open-label, prospective trial. J Clin Psychiatry 65:50-56, 2004a

McElroy SL, Shapira NA, Arnold LM, et al: Topiramate in the long-term treatment of binge-eating disorder associated with obesity. J Clin Psychiatry 65:1463-1469, 2004b

Miyaoka T, Yasukawa R, Tsubouchi K, et al: Successful treatment of nocturnal eating/drinking syndrome with selective serotonin reuptake inhibitors. Int Clin Psychopharmacol 18:175-177, 2003

O'Reardon JP, Ringel BL, Dinges DF, et al: Circadian eating and sleeping patterns in the night eating syndrome. Obes Res 12:1789-1796, 2004a

O'Reardon JP, Stunkard AJ, Allison KC: A clinical trial of sertraline in the treatment of the night eating syndrome. Int J Eat Disord 35:16-26, 2004b

O'Reardon J, Allison K, Martino N, et al: Maintenance treatment of the night eating syndrome with sertraline, a selective serotonin reuptake inhibitor (abstract). Obes Res 13:A193, 2005

O'Reardon JO, Allison KC, Martino NS, et al: A randomized placebo-controlled trial of sertraline in the treatment of the night eating syndrome. Am J Psychiatry 163:893- 898, 2006

Paquet V; Strul J, Servais L, et al: Sleep-related eating disorder induced by olanzapine (letter). J Clin Psychiatry 63:597, 2002

Pawlow LA, O'Neil PM, Malcolm RJ: Night eating syndrome: effects of brief relaxation training on stress, mood, hunger, and eating patterns. Int J Obes Relat Metab Disord 27:970-978, 2003

Pendleton VR, Goodrick GK, Poston SC, et al: Exercise augments the effects of cognitive-behavioral therapy in the treatment of binge eating. Int J Eat Disord 31: 172- 184, 2002

Perkins SJ, Murphy R, Schmidt U, et al: Self-help and guided self-help for eating disorders. Cochrane Database Syst Rev (3):CD004191, 2006

Powers PS, Perez A, Boyd F, et al: Eating pathology before and after bariatric surgery: a prospective study. Int J Eat Disord 25:293-300, 1999

Rand CSW, Macgregor MD, Stunkard AJ: The night eating syndrome in the general population and among postoperative obesity surgery patients. Int J Eat Disord 22:65-69, 1997

Raymond NC, de Zwaan M, Mitchell JE, et al: Effect of a very low calorie diet on the diagnostic category of individuals with binge eating disorder. Int J Eat Disord 31:49-56, 2002

Schenck CH, Mahowald MW: Combined bupropion-levodopa-trazodone therapy of sleep-related eating and sleep disruption in two adults with chemical dependency. Sleep 23:587-588, 2000

Schenck CH, Hurwitz TD, Bundlie SR, et al: Sleep-related eating disorders: polysomnographic correlates of a heterogeneous syndrome distinct from daytime eating disorders. Sleep 14:419-431, 1991

Schenck CH, Hurwitz T, O'Connor KA, et al: Additional categories of sleep-related eating disorders and the current status of treatment. Sleep 16:457-466, 1993

Schenck CH, Connoy DA, Castelanos M, et al: Zolpidem-induced sleep-related eating disorder (SRED) in 19 patients (abstract). Sleep 28(suppl):A259, 2005

Segal A, Kinoshita KD, Larino MA: Postsurgical refusal to eat: anorexia nervosa, bulimia nervosa or a new eating disorder? A case series. Obes Surg 14:353-360, 2004

Sherwood NE, Jeffery RW, Wing RR: Binge status as a predictor of weight loss treatment outcome. Int T Obes Relat Metab Disord 23:485-493, 1999

Spaggiari MC, Granella F, Parrino L, et al: Nocturnal eating syndrome in adults. Sleep 17:339-344, 1994

Striegel-Moore RH, Cachelin FM, Dohm FA, et al: Comparison of binge eating disorder and bulimia nervosa in a community sample. Int J Eat Disord 29: 157-165, 2001

Stunkard AJ, Grace WJ, Wolff HG: The night-eating syndrome: a pattern of food intake among certain obese patients. Am J Med 19:78-86, 1955

Stunkard AJ, Berkowitz R, Wadden T et al: Binge eating disorder and the night eating syndrome. Int J Obes Relat Metab Disord 20: 1-6, 1996

Tantleff-Dunn S, Gokee-LaRose J, Peterson RD: Interpersonal psychotherapy for the treatment of anorexia nervosa, bulimia nervosa, and binge eating disorder, in Handbook of Eating Disorders and Obesity. Edited by Thompson JK. New York, Wiley, 2004, pp 163-185

Telch CF, Stice E: Psychiatric comorbidity in women with binge eating disorder: prevalence rates from a non-treatment-seeking sample. J Consult Clin Psychol 66:768- 776, 1998

Thorpy MJ (ed): International Classification of Sleep Disorders: Diagnostic and Coding Manual. American Sleep Disorders Association, Diagnostic Classification Steering Committee. Lawrence, KS, Allen Press, 1990

Wadden TA, Foster GD, Sarwer DB, et al: Dieting and the development of eating disorders in obese women: results of a randomized controlled trial. Am J Clin Nutr 80:560-568, 2004

Wilfley DE, MacKenzie KR, Robinson Welch R, et al: Interpersonal Psychotherapy for Group. New York, Basic Books, 2000

Wilfley DE, Welch RR, Stein RI, et al: A randomized comparison of group cognitive-behavioral therapy and group interpersonal therapy for the treatment of over-weight individuals with binge-eating disorder. Arch Gen Psychiatry 59:713-721, 2002

Williamson DA, Lawson OD, Bennett SM, et al: Behavioral treatment of night bingeing and rumination in an adult case of bulimia nervosa. J Behav Ther Exp Psychiatry 20:73-77, 1989

Wilson GT: Acceptance and change in the treatment of eating disorders and obesity. Behav Ther 27:417-439, 1996

Winkelman JW: Clinical and polysomnographic features of sleep-related eating disorder. J Clin Psychiatry 59:14-19, 1998

Winkelman JW: Treatment of nocturnal eating syndrome and sleep-related eating disorder with topiramate. Sleep Med 4:243-246, 2003

Winkelman JW; Herzog DB, Fava M: The prevalence of sleep-related eating disorder in Psychiatric and non-Psychiatric populations. Psychol Med 29: 1461-1466, 1999

Yanovski SZ, Nelson JE, Dubbert BK, et al: Association of binge eating disorder and psychiatric comorbidity in obese subjects. Am J Psychiatry 150:1472-1479, 1993

Yanovski SZ, Gormally JF, Leser MS, et al: Binge eating disorder affects outcome of comprehensive very-low calorie diet treatment. Obes Res 2:205-212, 1994

9

Aspectos psiquiátricos da cirurgia bariátrica

James E. Mitchell, M.D.
Lorraine Swan-Kremeier, Ph.D.
Tricia Myers, Ph.D.

Hoje, estima-se que a maioria dos norte-americanos adultos está com sobrepeso ou é obesa e que a taxa de obesidade tem aumentado de forma acentuada nas últimas duas décadas (Ogden et al., 2003). A obesidade grave está associada ao excesso de complicações clínicas, incluindo diabete melito, hipertensão, dislipidemia, incontinência urinária, doença cardiovascular e uma variedade de neoplasias (incluindo câncer de mama, útero, próstata e cólon) (Kushner e Roth, 2003). Ao mesmo tempo que há um aumento da obesidade, ocorre o aumento da procura pelos procedimentos da cirurgia bariátrica como uma maneira de tratar as pessoas com obesidade grave, em particular com índice de massa corporal (IMC) acima de 40 ou IMC acima de 35 em pacientes com determinadas condições comórbidas, como hipertensão, diabete tipo II e dislipidemia.

Nosso objetivo neste capítulo é fornecer uma visão geral do conhecimento atual em relação à cirurgia bariátrica, incluindo seu histórico, dos procedimentos usados hoje em dia e complicações resultantes destes. Discutimos a avaliação psicológica dos pacientes que são candidatos a ela, a relação entre a psicopatologia e a cirurgia bariátrica, os resultados psicossociais daqueles que se submeteram à cirurgia e o controle psicológico desses pacientes no pré e no pós-operatório.

VISÃO GERAL DOS PROCEDIMENTOS DA CIRURGIA BARIÁTRICA

O primeiro procedimento bastante usado, conhecido como *bypass jejunoileal* (Balsiger et al., 2000), envolvia a passagem intestinal em que o duodeno proximal era desviado para o íleo distal (Figura 9.2). Isso resultou em uma grave má-absorção associada a uma variedade de efeitos adversos, incluindo diarreia, desnutrição proteico-calórica e várias deficiências vitamínicas e minerais, bem como cálculo renal, cálculo biliar e o risco de deficiência hepática oriunda da cirrose (Latifi et al., 2002). Em virtude dessas complicações, o *bypass* jejunoileal deixou de ser recomendado.

Depois da introdução de grampos cirúrgicos durante a Segunda Guerra Mundial, os pesquisadores desenvolveram uma série de procedimentos de restrição gástrica, incluindo a *gastroplastia por banda horizontal* e a *gastroplastia vertical com bandagem*. Na primeira, um pe-

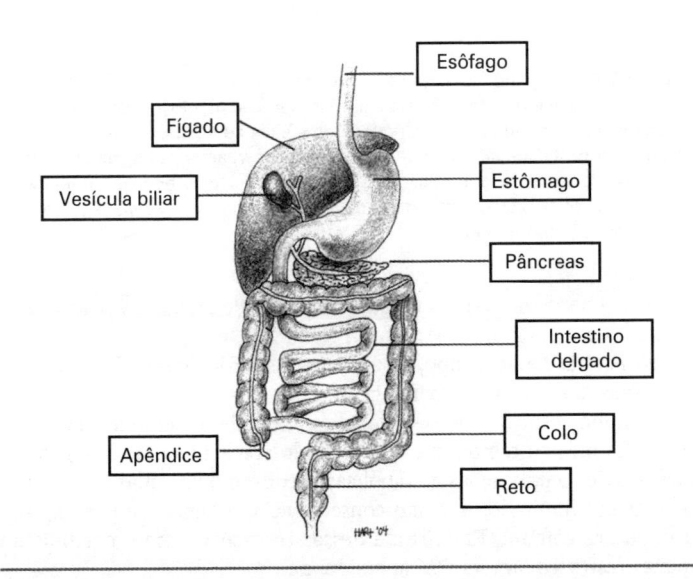

Figura 9.1 Anatomia gastrintestinal normal.

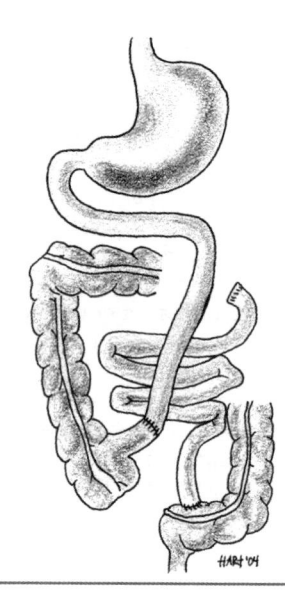

Figura 9.2 *Bypass* jejunoileal, que envolve circuito intestinal em que o duodeno proximal é desviado para o íleo distal. Esse procedimento resultou em grave má-absorção associada a uma variedade de efeitos adversos, incluindo diarreia, desnutrição proteico-calórica e várias deficiências vitamínicas e minerais, bem como cálculo renal, cálculo biliar e o risco de deficiência hepática oriunda da cirrose (Latifi et al., 2002). Em virtude dessas complicações, o *bypass* jejunoileal deixou de ser recomendado.

queno segmento era criado na parte superior do estômago pelo uso de grampos em uma linha horizontal (Figura 9.3), mas, nesse caso, o estômago dilatava com o tempo, resultando em perda de peso limitada. Na gastroplastia vertical com bandagem (Figura 9.4) eram aplicados grampos na linha vertical, com o segmento proximal escoando no segmento distal. Ao mesmo tempo que esse método apresentava a vantagem da ausência de complicações metabólicas, o consumo de líquidos com altas calorias era ilimitado, e, como consequência, o ganho de peso após a cirurgia era comum. Em virtude dessas restrições, esse procedimento apenas restritivo também foi abandonado.

O *bypass* gástrico foi originalmente introduzido em 1969, e envolve a criação de um segmento na parte superior do estômago com desvio do volume gástrico maior e a conexão do segmento gástrico com a alça do intestino proximal, sendo que foi modificado para incorporar a téc-

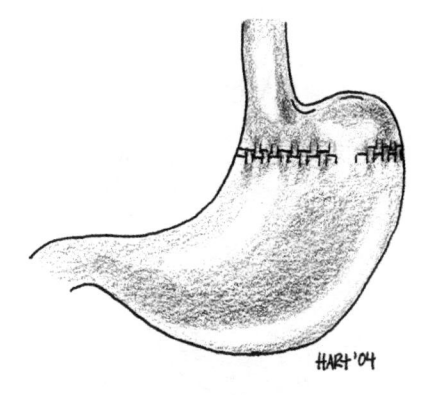

Figura 9.3 Gastroplastia por banda horizontal, em que um segmento é criado na parte superior do estômago pela introdução de uma sutura em linha horizontal. O estômago crescia com o passar do tempo, resultando em uma perda de peso limitada. Em virtude dessa restrição, esse procedimento apenas restritivo foi abandonado.

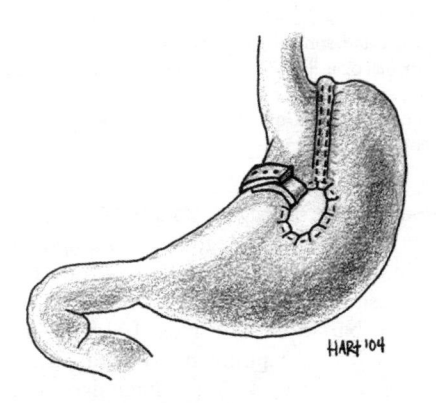

Figura 9.4 Gastroplastia vertical com bandagem, em que eram aplicados grampos na linha vertical, com o segmento proximal escoando no segmento distal. Ao mesmo tempo que esse método apresentava a vantagem da ausência de complicações metabólicas, o consumo de líquidos com as altas calorias era ilimitado, e, como consequência, o ganho de peso após a cirurgia era comum. Em virtude dessas limitações, esse procedimento apenas restritivo também foi abandonado.

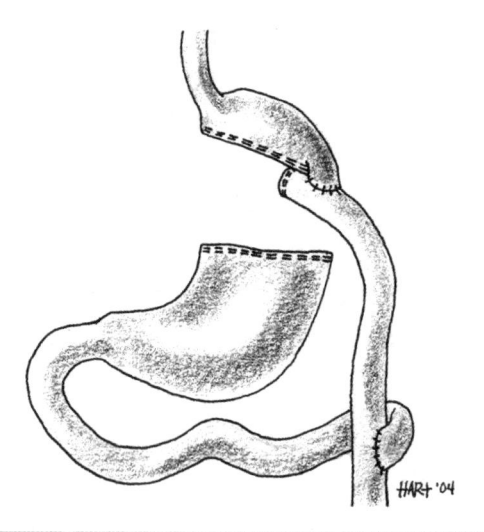

Figura 9.5 *Bypass* gástrico, que envolve a criação de um segmento na parte superior do estômago com desvio do volume gástrico maior e a conexão do segmento gástrico com a alça do intestino proximal, sendo que foi modificado para incorporar a técnica de Y-de-Roux para a drenagem do segmento, evitando o refluxo biliar. O seu tamanho era reduzido logo após para aproximadamente 15 a 20 mL. Além disso, a linha dos grampos era transeccionada para evitar falhas nessa mesma linha. Hoje, ela é considerada o procedimento preferido na cirurgia bariátrica nos Estados Unidos e em muitos centros está sendo realizada laparoscopicamente.

nica de Y-de-Roux para a drenagem do segmento, evitando o refluxo biliar. Seu tamanho era reduzido logo após para aproximadamente 15 a 20 mL. Além disso, a linha dos grampos era transeccionada para evitar falhas nessa mesma linha. Hoje, ela é considerada o procedimento preferido na cirurgia bariátrica nos Estados Unidos e em muitos centros está sendo realizada laparoscopicamente (Figura 9.5).

Um breve caso clínico ilustra o resultado desse procedimento:

Caso clínico

A senhora N.C., 42 anos, branca, apresentava problemas de obesidade desde a adolescência. Quando terminou o ensino médio, sua altura era

1,67 m e seu peso 72,50 kg aproximadamente, o que significava estar com 13,60 kg de sobrepeso. Durante sua vida adulta lutou contra a obesidade, tentou várias dietas comerciais para perda de peso e comprou muitos livros sobre estas. Durante algumas dessas tentativas, perdia quantidades significativas de peso, às vezes 13,60 kg, mas retornava ao peso anterior, ganhando mais do que perdera. Essa era uma situação contínua de preocupação e frustração para ela. Começou a considerar a cirurgia bariátrica aos 40 anos, pesando 117,90 kg. Nessa época, já começava a apresentar complicações clínicas ocasionadas pela obesidade, incluindo dislipidemia, hipertensão e dores frequentes nos joelhos e nos tornozelos. Socialmente também sofria, uma vez que tinha duas filhas em idade escolar e durante a maior parte desse período ela não pode apoiá-las participando de suas atividades na escola porque se sentia constrangida e desconfortável em relação ao seu peso.

Trabalhava com regularidade e estava casada, mas seu círculo social limitava-se a poucos amigos que também apresentavam sobrepeso. Ela evitava ir ao *shopping* e outros lugares públicos. O relacionamento com seu marido era tenso na maior parte do tempo, ele apresentava um sobrepeso modesto, porém não compreendia como sua esposa continuava a ganhar peso de forma tão rápida. Era raro participarem de alguma atividade social juntos e não tinham vida sexual ativa há vários anos.

Ela se submeteu ao *bypass* gástrico com Y-de-Roux, pois estava decidida a obter o melhor dos resultados possíveis, concordava com as informações dietéticas que recebia, compareceu às consultas de acompanhamento e perdeu peso de forma rápida. Em um período de quatro meses, perdeu 22,60 kg e continuou a perder nessa proporção por mais seis meses. Nesse ponto, sua perda de peso não era mais tão significativa, o que passou a ser uma situação de grande preocupação para ela, que retornou ao médico que realizou a cirurgia. Foi encaminhada para o aconselhamento com um nutricionista, nessa época também decidiu que precisava modificar seu estilo de vida e começou cuidar mais da sua ingestão calórica diária, evitando em particular alimentos com alto teor de gordura, e iniciou um programa regular de exercícios. Com esse novo estilo de vida, foi capaz de estabilizar seu peso e, pelo menos a curto prazo, evitar a recuperação de mais peso.

A banda gástrica foi introduzida em 1983, e a forma ajustável em 1992. A banda gástrica ajustável (Figura 9.6) tornou-se muito popular em várias partes do mundo, sendo disponibilizada nos Estados Unidos a partir de 2000.

Em geral, os pacientes perdem 60 a 80% do seu peso excessivo durante os primeiros 18 meses, a partir do *bypass* gástrico Y-de-Roux.

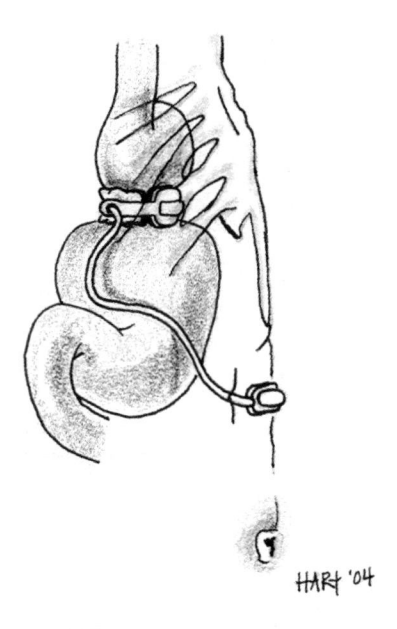

Figura 9.6 Banda gástrica ajustável.
A banda gástrica foi introduzida em 1983, e a forma ajustável em 1992. A banda gástrica ajustável tornou-se muito popular em várias partes do mundo, sendo disponibilizada nos Estados Unidos a partir de 2000.

A perda de peso é mais modesta com os procedimentos de banda. Mais recente, o *desvio biliopancreático*, com e sem preservação pilórica (*duodenal switch*), foi introduzido para os pacientes "superobesos" (ver Scopinaro et al., 2002) (Figura 9.7). Esses procedimentos resultam em uma total e profunda má-absorção e em uma taxa de complicação significativamente maior do que a observada em outros procedimentos, sendo reservados para pacientes com obesidade extrema em determinados centros.

Os procedimentos da cirurgia bariátrica podem estar associados a complicações graves, às vezes, fatais. Problemas que se desenvolvem durante a própria cirurgia incluem trauma de órgãos, como o baço, sangramento e complicações oriundas da anestesia. As complicações perioperatórias de curto prazo compreendem obstrução intestinal, colapso

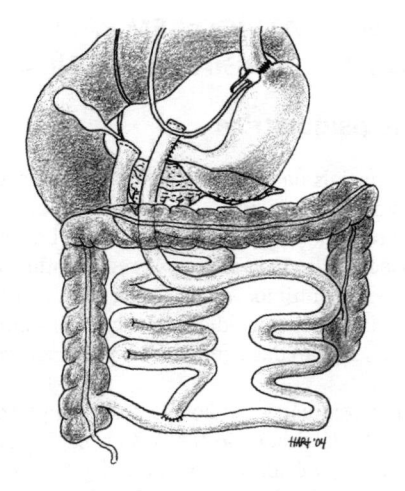

Figura 9.7 Derivação biliopancreática.
Esse método, com e sem preservação pilórica (*duodenal switch*), foi introduzido para os pacientes "superobesos" (Scopinaro et al., 2002). Esses procedimentos resultam em uma total e grave má-absorção e em uma taxa de complicação significativamente maior do que a observada em outros procedimentos, sendo reservados para pacientes com obesidade extrema em determinados centros.

pulmonar e distensão da porção desviada do estômago (Byrne, 2001). O vazamento pós-operatório também é uma complicação grave e pode necessitar de uma outra intervenção. Pode, também, ocorrer infecção da incisão. As complicações a longo prazo incluem obstrução intestinal, doença da vesícula biliar e várias deficiências nutricionais, inclusive em vitamina B_{12}, em magnésio e em cálcio (Byrne, 2001; Elliot, 2003). Em um relato recente de reivindicações de seguros de 2.522 cirurgias bariátricas em pacientes não idosos, a taxa de complicação foi de 21,9% durante a fase inicial cirúrgica, mas aumentou para 39,6% em 180 dias após a alta hospitalar. Um total de 10,8% dos pacientes sem complicações por 30 dias desenvolveram complicações entre 30 e 180 dias. Em geral, 18,2% apresentaram-se para algum tipo de consulta pós-operatória no hospital em virtude de uma complicação (com readimissão, consulta hospitalar ambulatorial ou consulta emergencial) em um período de 180 dias (Encinosa et al., 2006).

ASPECTOS PSIQUIÁTRICOS EM PACIENTES CANDIDATOS À CIRURGIA BARIÁTRICA

Comorbidade psiquiátrica

Os benefícios potenciais da perda de peso nas condições clínicas relacionadas à obesidade, na maioria das vezes, servem como estímulos primários para a realização da cirurgia bariátrica. Entretanto, as consequências psicossociais da obesidade, por regra, influenciam a motivação do paciente e, por último, a decisão de submeter-se a uma intervenção cirúrgica. Por isso, os médicos devem estar informados sobre o que é conhecido a respeito das experiências psicológicas e psicossociais dos candidatos.

As condições psiquiátricas não são raras em pessoas obesas submetidas à cirurgia bariátrica, e, portanto, a avaliação cuidadosa da presença de psicopatologia é um componente decisivo na avaliação pré-cirúrgica. Uma história de diagnóstico de Eixo I é relatada em 27 a 42% dos pacientes com cirurgia bariátrica (Gentry et al., 1984; Gertler e Ramsey-Stewart, 1986), sendo mais frequentes os transtornos da adaptação, transtornos do humor, transtornos de ansiedade e transtornos da alimentação. Uma pesquisa dos diagnósticos psiquiátricos e históricos de tratamentos nos candidatos, conduzida por Sarwer e colaboradores (2004), enfatizou a prevalência da comorbidade psiquiátrica nesses pacientes. Dos 90 pacientes entrevistados, 56 satisfizeram os critérios para diagnóstico de Eixo I em alguma época da vida, e metade desses pacientes preencheram os critérios para diagnóstico múltiplo. O transtorno de depressão maior, seguido do transtorno da compulsão alimentar periódica (TCAP) e do transtorno do uso abusivo de substâncias, esteve entre os mais comuns. Quase 40% das pessoas relataram já terem recebido tratamento para essas condições, em princípio na forma de medicamentos psiquiátricos. Interessante é que a maioria dos pacientes (71,9%) teve estes medicamentos prescritos pelos seus clínicos gerais *versus* um profissional em saúde mental.

Estudos anteriores apresentam achados similares. Larsen (1990) relatou histórias ao longo da vida de transtornos da adaptação (15%), de transtornos de ansiedade (14%) e de transtornos do humor (8%) em uma amostra de candidatos. Em uma pesquisa conduzida por Powers e colaboradores (1992), 62 transtornos de Eixo I estiveram presentes entre os pacientes com cirurgia bariátrica, sendo os transtornos do humor (34%), transtornos de ansiedade (9%) e transtornos do uso abusivo de substância (8%) os diagnósticos mais comuns. Essas taxas de prevalência que, em geral, estão baseadas nas pessoas que satisfazem todos os critérios para o diagnóstico de Eixo I, podem, na verdade, subestimar a comorbidade psiquiátrica nas populações com cirurgia bariátrica. Se os diagnósticos sublimiares forem considerados, é provável que a presença de depressão, ansiedade, uso abusivo de substância e outras psicopatologias seja mais prevalente.

Embora os transtornos da personalidade sejam menos estudados em pacientes com cirurgia bariátrica, o aumento das taxas destes também é observado. Uma história pré-cirúrgica de diagnóstico de Eixo I foi encontrada em 22% dos pacientes com cirurgia bariátrica no estudo de Larsen (1990). Powers e colaboradores (1992) relataram achados similares. Já Glinski e colaboradores (2001) relataram taxas de prevalência mais altas, com 36% das amostras satisfazendo os critérios para diagnóstico de Eixo I. Uma revisão da literatura sugere que um perfil de transtorno da personalidade "mista", em geral, refletindo características de dependência e de evitação, é mais comum (Glinski et al., 2001; Larsen, 1990; Powers et al., 1992).

Apesar de a pesquisa disponível sugerir que transtornos psiquiátricos e de personalidade sejam comuns entre os pacientes com cirurgia bariátrica, esses resultados devem ser interpretados com cautela por causa das várias limitações desses estudos. As variações demográficas, metodológicas e medidas de avaliação das pesquisas dificultam a obtenção de conclusões definitivas. Poucos estudos incluíram grupos-controle com pacientes que não fizeram a cirurgia ou comparações com normais não obesos. Além disso, é importante considerar o contexto em que essas pessoas estavam inseridas quando foram submetidas à cirurgia bariátrica. Em uma sociedade que incentiva a magreza enquanto estigmatiza e discrimina as pessoas obesas, não é surpresa que estas, que não se enquadram nos ideais sociais, sejam submetidas a um tratamento social, ocupacional e pessoal inadequado, e sintam, em geral, angústia psicológica e adotem estilos de personalidade defensiva convenientes. Essas perspectivas podem ajudar os profissionais em saúde a compreender melhor as experiências multifacetadas dos pacientes com cirurgia bariátrica e guiá-los na antecipação das suas necessidades pós-cirúrgicas.

Psicopatologia relacionada aos transtornos da alimentação

Conforme observado antes, existe uma taxa bastante alta de transtornos da alimentação, a princípio TCAP, nos pacientes com cirurgia bariátrica (um balanço completo do TCAP é apresentado no Capítulo 8 deste livro).

As pesquisas da prevalência desses transtornos naqueles pacientes enfatizam a difusão da compulsão alimentar periódica, do TCAP e de outros comportamentos alimentares anormais. Estudos relatam taxas de prevalência da compulsão alimentar periódica em 50% dos pacientes que procuram a cirurgia bariátrica (Hsu et al., 1996, 1997; Powers et al., 1999). Em um estudo conduzido por Mitchell e colaboradores (2001), quase metade dos pacientes entrevistados 13 a 15 anos após a cirurgia de *bypass* gástrico admitiu sintomas e comportamentos pré-cirúrgicos que teriam satisfeito os critérios de TCAP. Taxas similares foram relatadas por Powers e colaboradores (1999) e Hsu e colaboradores (1996).

Outros comportamentos alimentares anormais nos pacientes com cirurgia bariátrica têm sido assunto de pesquisas. Embora menos comuns, a compulsão alimentar periódica, a síndrome do comer noturno (SCN) e a prática de "beliscar" são observadas em pacientes com cirurgia bariátrica. A SCN, uma variante do transtorno da alimentação sem outra especificação (descrito em detalhes no Capítulo 8), não está ainda incluída no DSM-IV-TR (American Psychiatric Association, 2000). Essa síndrome constitui uma forma de patologia alimentar caracterizada pela ausência de fome durante o período do dia, superalimentação à noite e insônia inicial e intermitente (Stunkard et al., 1955). Em uma revisão, as taxas de prevalência da SCN em populações obesas variaram de 8 a 64% (Ceru'-Bjork et al., 2001), e em pacientes com cirurgia bariátrica variaram de 10 a 42% (Hsu et al., 1996; Powers et al., 1999). A alimentação contínua por longos períodos de tempo, em geral, referidas como "beliscar", "sobrinhas" ou "mordidinhas" também é considerada um problema significativo para os pacientes com cirurgia bariátrica (Saunders et al., 1998). As consequências da SCN e do "beliscar" estão, a princípio, relacionadas ao ganho de peso excessivo, obesidade e condições clínicas relacionadas à obesidade.

Questões psicossociais

Para compreender na sua totalidade a experiência dos pacientes com cirurgia bariátrica, é necessário considerar o impacto da obesidade na autoestima, na imagem corporal, no funcionamento interpessoal e ocupacional, e na qualidade de vida geral. A pesquisa na área do funcionamento psicossocial é um tanto variável em relação às amostras demográficas, aos procedimentos cirúrgicos, ao plano do estudo e às medidas de avaliação e aos resultados, porém, independentemente dessas limitações, existe um consenso entre os relatos de que a atividade psicossocial dos pacientes obesos é significativamente deficiente.

Para alguns, o impacto negativo da obesidade mórbida na autoavaliação resulta em níveis de deficiência comparáveis àqueles atribuídos às sequelas clínicas da obesidade. O constrangimento, a vergonha e a insatisfação com sua própria aparência são os primeiros sentimentos a influenciar a autoavaliação. Por consequência, a crença de que a perda de peso melhora a autoestima é uma esperança comum entre pacientes que visam à cirurgia bariátrica. Fantasias de melhora da autoimagem, autoconfiança e vida social, em geral, se tornam fortes motivadores no momento da escolha. Libeton e colaboradores (2004) relataram que a insatisfação e o constrangimento em relação a aparência, peso e imagem corporal são os primeiros motivos (em segundo lugar as preocupações com a saúde) a levar à busca pela cirurgia bariátrica em 32% das suas amostras.

O funcionamento social, sexual e ocupacional também são deficientes em pacientes com cirurgia bariátrica, já que essas questões são pouco focadas nas pesquisas. Muito do que se sabe hoje sobre essas áreas está baseado em relatos clínicos não publicados. Conforme observado na seção anterior sobre a comorbidade psiquiátrica, as características do transtorno da personalidade esquiva e de dependência são comuns. Muitos pacientes relatam evitação significativa das atividades sociais e/ou daquelas que envolvem alimentação, atividade física e exposição corporal, por medo do constrangimento e do ridículo. De forma similar, é normal que a atividade sexual seja evitada devido à imagem corporal, ao constrangimento e às limitações físicas. Às vezes, as condições clínicas relacionadas à obesidade, como apneia do sono, doença cardíaca e/ou osteoartrite, interferem nas capacidades dos pacientes em desempenhar responsabilidades profissionais, afetando a frequência no trabalho levando-os a deixar o emprego. Para alguns, trabalhar pode ser impossível. A deficiência nesses aspectos importantes do funcionamento psicossocial é quase sempre significativa para os candidatos à cirurgia bariátrica, sendo a primeira razão da procura por esta, e requer sempre investigação.

O impacto da obesidade no estado clínico está bem-documentado, porém sabe-se menos sobre a interferência deste na *qualidade de vida*, na experiência de felicidade e na satisfação relacionada ao físico, ao psicológico, ao emocional, ao social e aos aspectos espirituais individuais (Livingston e Fink, 2003). As avaliações da qualidade de vida relacionadas à saúde (HRQOL), como o questionário do impacto do peso na qualidade de vida – Lite (IWQOL-Lite), são usadas com frequência na avaliação da qualidade de vida dos pacientes com cirurgia bariátrica. Embora os estudos disponíveis sobre esse assunto variem na metodologia e nos recursos de avaliação, os resultados apontam de forma concreta para deficiência considerável em vários aspectos da qualidade de vida dos candidatos à cirurgia bariátrica (Waden et al., 2001).

RESULTADOS PSICOSSOCIAIS DA CIRURGIA BARIÁTRICA

As revisões sistemáticas dos resultados psicossociais da cirurgia bariátrica (Herpertz et al., 2003) tentam determinar como esta influencia no funcionamento psicológico e psicossocial, e como este influencia no resultado da cirurgia bariátrica, sendo que a mais comum é a avaliação pelo percentual de perda de peso excessivo.

Ao que tudo indica, a cirurgia bariátrica apresenta influência geral positiva na sintomatologia psiquiátrica. Vários pesquisadores relataram melhora nos sintomas depressivos após a cirurgia (Gentry et al., 1984; Gertler e Ramsey-Stewart, 1986; Larsen, 1990; Powers et al., 1997). Melhoras nos sintomas de ansiedade também são relatadas (Hafner et al., 1990; Larsen, 1990). Embora a cirurgia bariátrica pareça produzir um efeito positivo no nível de psicopatologia, estudos de acompanhamento de longo prazo sugerem que as melhoras em alguns aspectos podem reverter com o decorrer do tempo. Mitchell e colaboradores (2001) conduziram um estudo de acompanhamento de 13 a 15 anos, com 86 pacientes submetidos à cirurgia de *bypass* gástrico. Em algum momento após a cirurgia, 29% dos pacientes vivenciaram um episódio de depressão maior, e 24% lutaram contra os sintomas de fobia específica; dois pacientes faleceram por complicações das condições psiquiátricas (suicídio e sangramento gastrintestinal associado ao alcoolismo crônico).

As pesquisas também sugerem que as taxas de transtorno da personalidade podem diminuir depois da cirurgia, embora as reduções não sejam tão significativas quanto para aqueles de Eixo I. Larsen e Torgersen (1989) relataram redução da falta de autoconfiança e insegurança; da submissão excessiva; da dependência e da instabilidade emocional. Outro estudo (Chandarana et al., 1990) encontrou reduções nos traços de esquizofrenia, evitação e agressão passiva.

Como a psicopatologia influencia no resultado da cirurgia bariátrica também é assunto de interesse. A maioria das pesquisas nessa área usa a perda de peso como avaliação inicial do resultado. Embora os métodos variem, a pesquisa não demonstra que a comorbidade psiquiátrica afeta de forma negativa a perda de peso em pacientes operados. Entretanto, algumas evidências sugerem que psicopatologias mais graves e com características específicas, como instabilidade emocional, comportamento de autodestruição, deficiência no funcionamento interpessoal, suspeita e comportamentos de autodefesa, podem tornar a perda de peso insatisfatória (Barrash et al., 1987). A comorbidade psiquiátrica pré-cirúrgica também implica em risco para o aumento das complicações clínicas (Clark et al., 2003; Powers et al., 1988; Saltzstein e Gutmann, 1980) e redução da satisfação com o resultado cirúrgico (Valley e Grace, 1987).

Uma vez que a compulsão alimentar periódica e o TCAP são os transtornos da alimentação preexistentes mais comuns observados em pacientes com cirurgia bariátrica, como esta altera essas condições é de interesse considerável. Se a compulsão alimentar periódica for definida de maneira precisa como um envolvimento com o consumo de uma grande quantidade de alimento de forma intencional em um certo período de tempo (American Psychiatric Association 2000), a cirurgia bariátrica pode oferecer a cura para essa compulsão – em virtude da restrição gástrica anatômica. No entanto, os aspectos críticos da compulsão alimentar periódica, incluindo a perda do controle durante a alimentação e o desconforto significativo, podem persistir ou reiniciar após a cirurgia. Kalarchian e colaboradores (2002) relataram a perda do controle durante a alimentação em 46% dos pacientes após a cirurgia de *bypass* gástrico. Hsu e colaboradores (1996, 1997) também citaram a ocorrência dessa perda no pós-operatório, em seus estudos, 25,9% dos pacientes submetidos à gastroplastia por banda vertical satisfizeram todos os critérios para TCAP (não necessitando consumir uma grande quantidade de alimento de forma intencional).

Se a história pré-cirúrgica de comportamentos alimentares anormais (inclusive a compulsão alimentar periódica, a SCN e o "beliscar") interfere ou não, de forma negativa, o resultado da cirurgia ainda é uma questão que gera polêmica. Alguns estudiosos defendem que a compulsão alimentar periódica ou a síndrome do comer noturno pré-cirúrgica não está associada à trajetória do peso depois da cirurgia (Powers et al., 1999). Outros dizem que a presença de um transtorno da alimentação pré-cirúrgica, na verdade, resulta em menos perda de peso e/ou maior ganho de peso no acompanhamento de longo prazo.

Embora o TCAP pré-cirúrgico não impacte na perda de peso no primeiro ano após a cirurgia, em um estudo conduzido por Pekkarinen e colaboradores (1994), ele esteve associado ao maior ganho de peso no acompanhamento de dois anos. Pesquisas mais recentes confirmam que a compulsão alimentar periódica expõe o paciente ao reinício da comilança e perda do controle após a cirurgia, o que por sua vez está associado a uma menor perda de peso e maior retorno ao ganho de peso (Kalarchian et al., 2002; Mitchell et al., 2001).

O efeito positivo da cirurgia bariátrica nas variáveis psicossociais da autoestima, da imagem corporal e do funcionamento social, sexual e ocupacional é menos polêmico. De forma similar, existem algumas questões se a perda de peso secundária à cirurgia bariátrica melhora a qualidade de vida ou não. O que talvez seja mais importante é que melhoras significativas na qualidade de vida são observadas com relativa frequência, antes da perda máxima de peso. Em uma pesquisa seção-cruzada do HRQOL em pacientes com *bypass* gástrico antes da cirurgia, logo após a cirurgia e aos 6 e 12 meses depois da cirurgia, Dymek e colaboradores (2002) encontraram diferenças significativas no HRQOL nas semanas iniciais após o procedimento cirúrgico. Independentemente da recuperação de uma cirurgia expressiva, os pacientes que estavam nas semanas 2 a 4 pós-cirúrgica relataram melhoras significativas nas suas avaliações da saúde geral, na autoestima, na vitalidade e no funcionamento físico. O HRQOL foi similar àquele das pessoas normais do grupo-controle aos 6 e 12 meses de acompanhamento. Além disso, uma relação linear foi encontrada entre a quantidade de peso perdido e as melhoras no HRQOL (Dymek et al., 2001). Mesmo os pacientes que apresentaram complicações pós-cirúrgicas (i. e., vômitos, purgação e síndrome do dumping) relataram essas melhoras na qualidade de vida (Arcila et al., 2002).

Resumindo, a literatura enfatiza a alta prevalência da comorbidade psiquiátrica e o funcionamento psicossocial deficiente em pacientes com cirurgia bariátrica. Embora pareça que transtornos psiquiátricos e da alimentação específicos do período pré-cirúrgico interfiram no resultado da cirurgia bariátrica, em particular os relacionados às complicações clínicas, perda e manutenção do peso, uma considerável variação metodológica dificulta a avaliação dos resultados. Por isso, é fundamental que sejam empregados esforços para padronizar a avaliação psicológica pré-cirúrgica dos candidatos e que as pesquisas continuem a explorar as variáveis psiquiátricas e psicossociais no exame dos resultados da cirurgia bariátrica. Tais esforços são necessários para orientar o desenvolvimento dos procedimentos de seleção e preparação do paciente, bem como o desenvolvimento de intervenções apropriadas para os pacientes com risco de resultado insatisfatório.

AVALIAÇÃO PSICOLÓGICA PARA A CIRURGIA BARIÁTRICA

A avaliação comportamental expressiva do estado psicológico atual e anterior deve incluir a análise dos indicadores psicológicos que interferem de forma negativa no resultado da cirurgia. Ela é de importância vital para o conhecimento de potenciais complicações físicas desagradáveis, bem como de alterações comportamentais drásticas e de longo prazo ocasionadas pela cirurgia. Em geral, essa avaliação inclui a revisão dos históricos de autorrelato, e também uma entrevista presencial com o paciente. O ideal é que ela seja conduzida por um especialista em comportamento que tenha bom relacionamento com a equipe cirúrgica.

Banco de dados de autorrelatos

Bancos de dados de questionários de autorrelatos podem ser usados para obter o histórico detalhado sobre peso, padrões alimentares, tentativas de perda de peso anteriores e preocupações com o peso e a imagem corporais. Esses questionários são de especial ajuda quando preenchidos pelo paciente com suas informações antes da entrevista presencial, fornecendo ao entrevistador clínico dados pertinentes que possam ser usados para conduzir e objetivar a avaliação. Vários questionários com credibilidade e validade foram desenvolvidos para esse propósito – por exemplo, o Questionário para Transtornos da Alimentação (EDQ [Versão 9.0]; Mitchell et al., 1985 [incluído como apêndice do Capítulo 2 deste livro]) e o Inventário do Peso e Estilo de Vida (WALI; Wadden e Phelan, 2002).

Um deles pode ser enviado ao paciente antes da consulta marcada, com instruções para preenchimento e retorno tanto pelo correio quanto pessoalmente na hora da consulta clínica. Esse método é vantajoso no caso de pacientes que são capazes de acessar informações, como datas, nomes e dosagens de medicamentos, os quais podem não lembrar na hora da avaliação presencial. Outra opção é o médico solicitar que o paciente chegue 45 minutos antes da consulta para preencher o questionário de autorrelato, dessa forma, o entrevistador clínico pode ter mais tempo para rever o conteúdo dos históricos durante a preparação para a entrevista presencial.

As avaliações do autorrelato parecem ser bem aceitas pelos médicos e também pelos pacientes. Elas permitem que estes forneçam dados detalhados a respeito das circunstâncias pessoais, ao mesmo tempo que permitem aos médicos fazer outras perguntas de acompanhamento e ainda aproveitar o tempo, confiando que esses instrumentos forneçam um painel de informações importantes. Alguns desses questionários são organizados de forma que possam ser digitalizados, produzindo uma narrativa sobre o paciente para o registro médico. Hoje, esses bancos de dados necessitam de *softwares* apropriados para interpretar os questionários e são utilizados, com predominância, por pesquisadores; contudo, em um futuro próximo, os bancos de dados disponibilizados na Internet deverão possibilitar uma aplicação mais frequente dessas ferramentas úteis nos ambientes clínicos.

Independentemente da utilização desses históricos de autorrelatos, é importante avaliar vários tópicos-chave, incluindo sucesso nas tentativas anteriores de perda de peso, humor, comportamentos alimentares desordenados e crenças, e qualidade de vida. Também é útil incluir no questionário vários campos de alimentos em branco, quando o pacote de avaliação for enviado, para obter um quadro mais preciso dos hábitos alimentares atuais. A Tabela 9.1 fornece algumas sugestões para a avaliação do autorrelato, que podem ser usadas quando o médico estiver analisando a adequação da cirurgia para um determinado paciente.

A entrevista clínica

Cada vez mais as companhias de seguro e as equipes cirúrgicas solicitam que os pacientes façam avaliações psicológicas antes de submeterem-se a uma cirurgia bariátrica. Infelizmente, não existe, no momento, abordagem padronizada para as avaliações. A falta de concordância em relação ao que será incluído nelas é complicada pela falta de informações sobre quais fatores apresentam probabilidade de melhorar ou de comprometer o sucesso dos resultados. No momento, pouquíssimos fatores psicológicos são julgados como impeditivos para a cirurgia bariátrica, mesmo condições como psicose, retardo mental, dependência de substâncias, impulsividade excessiva e hipocondria grave não são consideradas contraindicações sólidas. Mesmo com esses obstáculos, as

Tabela 9.1
Questionários de autorrelato disponíveis

Questionário	Comentários
Questionário para os Transtornos da Alimentação (EDQ; Mitchell et al., 1985), Versão 8.4	Produz informações demográficas e histórico aprofundado da alimentação e do peso, além do tratamento anterior. Uma versão recente atualizada (9.0) pode ser obtida no Neuropsychiatric Research Institute (ver também apêndice do Capítulo 2, deste livro) e estará disponível *online* em breve.
Questionário dos Três Fatores da Alimentação (TFEQ; Stunkard e Messick, 1985)	Questionário com 51 itens que consiste de três subescalas: restritiva, desinibição e fome. Boa credibilidade e validade.
Questionário dos Padrões de Alimentação e de Peso – Revisado (QEWP-R; Spitzer et al., 1992)	Questionário com 28 itens que avalia a compulsão alimentar periódica e o TCAP.
Função Social-36 (SF-36; Ware et al., 1994)	Instrumento bastante utilizado para a avaliação de qualidade de vida relacionada à saúde com normas disponíveis para vários grupos de pacientes. Oito áreas do funcionamento social são avaliadas: função física, papel físico, dor corporal, saúde em geral, vitalidade, função social, aspecto emocional e saúde mental.
Impacto do Peso na Qualidade de Vida – Lite (IWQOL-Lite; Kolotikin et al., 2001)	Avalia a qualidade de vida específica para a obesidade. Produz índices em cinco domínios: função física, autoestima, vida sexual, angústia em público e trabalho. Também fornece um índice total.
Questionário de Depressão de Beck (BDI; Beck et al., 1961)	Avaliação de 21 itens amplamente empregada para avaliar o nível da depressão. Muita credibilidade e validade.

decisões "caso a caso" que viabilizam a cirurgia são, hoje em dia, feitas pelas equipes cirúrgicas.

No esforço de fornecer uma abordagem padronizada para o procedimento de avaliação psicológica para a cirurgia bariátrica, a Boston Interview for Gastric Baypass (Sogg e Mori, 2004) foi desenvolvida há pouco tempo. Essa entrevista semiestruturada avalia vários tópicos-chave, com base em estudos empíricos e nas opiniões clínicas dos autores, focando os dados que podem ser utilizados de imediato para as recomendações comportamentais possíveis de melhorar o resultado. Já que ela parece oferecer uma abordagem "padrão ouro" as recomendações que seguem são coerentes com esse protocolo.

História do peso, da dieta e da nutrição

Um histórico do peso deve ser obtido para possibilitar que o médico conheça melhor as contribuições ambientais e fisiológicas para a obesidade do paciente, bem como o efeito que esta causa na sua vida. Tanto as tentativas de perda de peso supervisionadas por médicos quanto aquelas baseadas em programas comerciais devem ser identificadas, assim como os grupos de autoajuda e os medicamentos prescritos e não prescritos. O paciente deve ser questionado diretamente sobre o uso de quaisquer compostos herbáceos, os quais são cada vez mais comercializados, específicos para redução de peso e deve ser incentivado a discutir o sucesso destes. O médico deve continuar usando cada um desses métodos na tentativa de identificar as possíveis questões relacionadas à adesão, que podem impactar de maneira negativa no resultado cirúrgico.

Comportamentos alimentares atuais

O entrevistador clínico deve obter dados precisos dos padrões alimentares do paciente, incluindo quaisquer comportamentos problemáticos que possam impedir o resultado cirúrgico. Essa linha de perguntas deve incluir a avaliação do TCAP e do consumo excessivo de bebidas de alto teor calórico, tanto aquelas julgadas limitadoras de perda de peso quanto aquelas que proporcionam o ganho de peso pós-cirúrgico. Os registros de alimentos incluídos nos questionários de autorrelatos podem ser úteis ao rever essas informações; no entanto, é importante observar que os pacientes obesos apresentam a possibilidade de não serem precisos nos relatos sobre o que e quanto comem, e as respostas, nesses questionários, devem ser revistas considerando isso.

Histórico médico

Além de obter um histórico médico detalhado, que é de total responsabilidade da equipe cirúrgica, também é importante avaliar a compreensão do paciente sobre seu estado clínico, seu grau de adesão às recomendações médicas gerais e a extensão da sua concordância com os medicamentos prescritos.

Conhecimento dos procedimentos e riscos cirúrgicos e dos regimes pós-cirúrgicos recomendados

Os pacientes devem ser questionados sobre o que conhecem do procedimento cirúrgico planejado e dos riscos inerentes, do procedimento de recuperação e dos regimes dietéticos recomendados, assim que a cirurgia seja realizada. Essa linha de questionamento objetiva avaliar se o paciente está tomando ou não uma decisão com embasamento sobre a cirurgia e permite ao médico fornecer orientação adicional sobre as questões que podem surgir. Em particular, essa avaliação ajuda o médico a detectar a presença de quaisquer déficits cognitivos ou motivacionais que possam exigir uma intervenção antes da cirurgia ou mesmo impedir a realização desta.

Motivação e expectativas dos resultados cirúrgicos

Os médicos também devem confirmar se as perspectivas do paciente são razoáveis, pedindo que ele identifique os motivos da procura pela cirurgia bariátrica, junto com a expectativa dos resultados físicos e psicossociais. Muitos apresentam expectativas irreais sobre a quantidade de peso que perderão e talvez precisem ser lembrados de que, embora possam esperar perder de 60 a 70% do peso extra, podem continuar com sobrepeso quando a perda de peso estabilizar. Outros podem procurar a cirurgia por razões superficiais ou esperar que a perda de peso melhore seus déficits em outras áreas, como na dos relacionamentos interpessoais. Nesse caso, os ensinamentos adicionais também são necessários. Além disso, os autores da Boston Interview for Gastric Baypass (Sogg e Mori, 2004) salientam a importância de determinar o nível de preparo do paciente para as alterações restritivas na alimentação exigidas no período pós-cirúrgico. A incapacidade de demonstrar habilidades adequadas para a solução de problemas relacionados a esse aspecto pode ocasionar o encaminhamento para um profissional de terapia comportamental antes da cirurgia.

Sistema de apoio e relacionamentos

Em geral, é bastante benéfico que os pacientes tenham uma pessoa conhecida de apoio, que possa ajudar no período pós-cirúrgico e que esteja alerta e atenta para as alterações em casa que podem aumentar a adesão. Também é importante observar que as alterações drásticas no peso após a cirurgia podem ter um impacto negativo potencial nos relacionamentos existentes. Por exemplo, os membros do sistema de apoio da pessoa podem se sentir ameaçados e/ou podem retardar a perda de peso de forma inconsciente ou não. Por isso, os pacientes devem ser interrogados sobre como os relacionamentos atuais podem ser influenciados pela cirurgia. Em alguns casos, a indicação de um aconselhamento para os companheiros ou familiares pode ser necessária.

Funcionamento psiquiátrico

Boston Interview for Gastric Baypass é um miniexame do estado mental para identificar os fatores cognitivos que interferem na realização bem-sucedida das recomendações de tratamento ou capacidades para as tomadas de decisão, e também para obter informações sobre os sintomas psiquiátricos, como psicose ou instabilidade de humor, que podem afetar de modo negativo a capacidade do paciente de tomar conta de si mesmo, após a cirurgia.

CONTROLE PSICOLÓGICO

Conforme observado na seção anterior, um subconjunto de pacientes terá problemas de humor, de relacionamento ou de alimentação após a cirurgia. A maioria não seguirá pelo menos uma das recomendações pós-cirúrgicas, em geral, aquelas sobre exercícios e/ou lanches. Também sabemos que aqueles que lutam contra o TCAP antes da cirurgia são, em especial, vulneráveis às recorrências de dificuldades no final do segundo ano após a cirurgia. Infelizmente, as informações disponíveis são limitadas em relação a como conduzir esses sintomas pós-cirúrgicos; apenas alguns relatos de casos clínicos e estudos de pesquisa são encontrados na literatura.

No único ensaio controlado publicado, os pacientes foram selecionados de forma aleatória para uma intervenção mínima ($n=15$) ou comportamental ($n=17$) (Tucker et al., 1991). Os grupos receberam orientação pré-cirúrgica sobre as alterações dietéticas recomendadas. Aqueles do grupo de intervenção comportamental também receberam, pelo correio, 12 pacotes educacionais sobre as alterações no estilo de vida e na alimentação, e tiveram seis meses de consultas após a cirurgia. Embora ambos tenham falhado na alimentação recomendada, aqueles do grupo de intervenção comportamental fizeram uma dieta menos gordurosa, relataram atividade física maior e satisfação familiar melhor do que aqueles do grupo de intervenção mínima, entretanto, estes consumiram mais proteínas. No resultado não houve diferenças estatísticas em relação à perda de peso ou às taxas de ingestão de calorias diárias, de frequência de vômitos ou de saúde emocional.

Embora os resultados tenham sido um pouco inconsistentes e vários desses estudos tenham perdido o rigor estatístico, os dados disponíveis sugerem que o resultado cirúrgico pode ser melhorado com a continuação do contato com o terapeuta e/ou a assistência regular de grupos de apoio no período pós-cirúrgico. Eles também sugerem que uma intervenção focada no apoio e na solução na fase pré-cirúrgica pode beneficiar aquelas pessoas com fatores de risco identificados, como o TCAP. Todavia, os profissionais da prática clínica podem atestar o fato de que esse subconjunto de pacientes é raramente consultado para intervenções psicológicas de maneira adequada, quando são consultados.

Intervenções pré e pós-cirúrgicas

Os pacientes bariátricos passam por três fases, por isso as intervenções devem corresponder às necessidades únicas no decorrer dos diferentes momentos dessas fases. Primeira fase, *pré-operatória*, quando o paciente está ativamente se preparando para a cirurgia, coletando informações e lidando com o processo de avaliação. A maioria fica excitada com a possibilidade de perda de peso drástica. Porém, para alguns, a apreensão e a incerteza são proeminentes. Além de realizar uma avaliação adequada, o médico também deve ajudar o paciente a explorar essa ou outras questões-chave antes da decisão de prosseguir com a cirurgia. Uma abordagem para essa exploração é a postura de não julgamento adotada na entrevista motivacional (Miller e Rollnick, 1991). No início, esta foi desenvolvida para usuário de substância, mas também ajuda a orientar os pacientes bariátricos pela autodescoberta. Além disso, as recomendações pré-cirúrgicas também podem induzir ao tratamento individual das comorbidades, como o uso abusivo de substâncias ou dependência, transtornos depressivos significativos e/ou transtornos de ansiedade sem outra especificação que, dependendo da gravidade, podem levar a complicações pós-cirúrgicas.

E devido ao fato do TCAP poder ressurgir por volta de dois anos depois da cirurgia, é de auxílio fornecer psicoeducação e, talvez, intervenção paicológica antes da cirurgia, no intuito de evitar a ocorrência de dificuldades. Por fim, os médicos, em especial aqueles com experiência em terapias comportamental e cognitivo-comportamental, podem também sugerir intervenções não cirúrgicas para a perda de peso como uma alternativa para a cirurgia bariátrica e como uma maneira de ajudar a preparar os pacientes, cujo IMC está muito alto, para os procedimentos de anestesia ou de laparoscopia com segurança.

Nos meses logo após a cirurgia, a maioria dos pacientes apresentará perda rápida de peso e melhoras no funcionamento emocional. Durante essa segunda fase, *pós-operatória inicial*, alguns lutarão contra os ajustes comportamentais necessários para o resultado ideal. O médico pode trabalhar para aumentar a adesão às recomendações de comer mais devagar, evitar bebidas com alto teor calórico, mastigar bem os alimentos e reconhecer e responder às sensações de saciedade (Kalarchian e Marcus, 2003). Quando ocorrem dificuldades, ele pode resolver o problema juntamente com a equipe cirúrgica a fim de reforçar as alterações apropriadas.

Um aspecto com o qual a maioria dos pacientes luta é com a adesão às recomendações para exercícios. Os médicos devem considerar o nível atual do condicionamento físico e estabelecer objetivos adequados com base nessas informações. Quando eles são muito altos, os pacientes, em geral, sentem frustração e podem desistir logo em seguida; por isso, os objetivos para os exercícios devem, no início, ser por curto espaço de tempo e com a frequência apropriada. Os pacientes também podem ser beneficiadas pelo automonitoramento, determinando um horário regular para os exercícios, e convidar alguém para se exercitar junto, aumentando, assim, a responsabilidade.

Em comparação aos primeiros seis meses, quando o ajuste físico é vital, os próximos 12 a 18 meses podem, para alguns, ser um período de declínio no funcionamento psicológico ou relacionamentos sociais. Durante essa terceira fase, *pós-operatória*, as condições pré-mórbidas podem ressurgir ou novas dificuldades podem aparecer, as quais devem ser tratadas com o aconselhamento individual para reduzir o impacto no resultado. É vantajoso para o médico manter contato intermitente durante esse período com aqueles pacientes que apresentam história de transtornos psiquiátricos, para que a intervenção, se necessária, possa ser instituída de maneira oportuna. A psicoeducação e a terapia de apoio também podem ser oferecidas durante as sessões de verificação mensal. Se for observado que um paciente apresenta aumento de dificuldades, as sessões podem ser marcadas com mais frequência, ou ele pode ser encaminhado para tratamento especializado. O uso de medicamento psicotrópico também é apropriado.

A desavença conjugal pode surgir durante esses meses, em especial naqueles relacionamentos que já estavam com problemas antes da cirurgia. O aconselhamento do casal é sensato nesses casos. O paciente deve continuar a encontrar seu conselheiro individual para fazer os ajustes pós-cirúrgicos e, ao mesmo tempo, o casal pode ser encaminhado para outro médico para tratar os assuntos de relacionamento, para que nas ocasiões em que a relação represente um problema, as questões potenciais de dedicação do médico para com um dos cônjuges em detrimento do outro sejam reduzidas. Entretanto, em alguns casos, introduzir outra pessoa importante ou algumas sessões individuais como uma fonte adicional de informação e/ou para fornecer orientação e perspectiva para a outra pessoa, é benéfico.

Conforme mencionado anteriormente, quase dois anos após a cirurgia um subconjunto de pacientes apresentará o retorno do ganho de peso, bem como o aumento das dificuldades psicológicas. É fundamental continuar reforçando a necessidade da atividade física e os comportamentos alimentares saudáveis para aumentar a perda de peso. Devido ao ganho de peso associado, também é importante fornecer tratamento cognitivo-comportamental para TCAP, naqueles em quem esse transtorno surgir (Peterson et al., 1998; Telch et al., 1990; Wilfley et al., 1993). Mesmo que o segmento do estômago seja substancialmente alterado, alguns pacientes começam a demonstrar perda do controle sobre a alimentação ou a adquirir hábitos alimentares improdutivos, como "beliscar" a todo momento, que podem afetar de forma acentuada o resultado.

O tratamento do TCAP pode ser providenciado na forma individual ou de grupo. Os pacientes automonitoram os tipos e quantidades de alimentos e de líquidos consumidos e também relatam os pensamentos e sentimentos que eles tiveram e que foram os desencadeadores, durante e logo após a compulsão alimentar periódica. Devido ao fato de o relato dos pacientes ser impreciso, no geral, e já que a importância dessa intervenção de automonitoramento precisa ser enfatizada, é necessária a revisão cuidadosa dos registros dos alimentos. As pessoas obesas, em geral, evitam comer durante a primeira parte do dia, então um padrão regular de três refeições e dois lanches é aconselhado. Estabelecer objetivos razoáveis para aumento dos exercícios e outra atividade física também é um ponto do tratamento. Os pacientes também são estimulados a participar de atividades ou comportamentos que ofereçam distração durante a época vulnerável, os quais sejam incompatíveis com a alimentação. A reestruturação cognitiva, uma técnica especializada usada para desafiar a precisão dos pensamentos problemáticos e da autossabotagem, é empregada para ajudá-los a explorar a evidência que apoia esses pensamentos e a que não apoia, para chegar a uma conclusão razoável baseada nessa evidência, mais do que apenas aceitar os pensamentos e sentimentos distorcidos pelo transtorno da alimentação.

Outras dificuldades associadas também podem ser o foco do tratamento. Por exemplo, distorções da imagem corporal, estratégias de enfrentamento ineficazes, solução de problemas insatisfatória e falta de assertividade, todas, podem ser trabalhadas com intervenções adequadas. Por fim, as técnicas de prevenção de recaída devem ser incorporadas em todos os planos de tratamento para tratar a manutenção contínua das mudanças sintomáticas.

REFERÊNCIAS

American Psychiatric Association: Diagnostic and Statistical Manual of Mental Disorders, 4th Edition, Text Revision. Washington, DC, American Psychiatric Association, 2000

Arcila D, Velazquez D, Gamino R, et al: Quality of life in bariatric surgery. Obes Surg 12:661-665, 2002

Balsiger BM, Murr MM, Poggio JL, et al: Surgery for weight control in patients with morbid obesity. Mecl Clin North Am 84:477-489, 2000

Barrash J, Rodriguez E, Scott DH, et al: The utility of MMPI subtypes for the prediction of weight loss after bariatric surgery. Int J Obes 11:115-128, 1987

Beck AT, Ward CH, Medelson M, et al: An inventory for measuring depression. Arch Gen Psychiatry 4:561-571, 1961

Byrne TK: Complications of surgery for obesity. Surg Clin North Am 81:1181-1193, vii-viii, 2001

Ceru'-Bjork C, Andersson I, Rossner S: Night eating and nocturnal eating-two different or similar syndromes among obese patients? Int J Obes Relat Metab Disord 25:365-372, 2001

Chandarana PC, Conlon P, Holliday RL, et al: A prospective study of psychosocial aspects of gastric stapling surgery. Psychiatr J Univ Ott 15:32-35, 1990

Clark MM, Balsiger BM, Sletten CD, et al: Psychosocial factors and 2-year outcome following bariatric surgery for weight loss. Obes Surg 13:739-745, 2003

Dymek MP, le Grange D, Neven K, et al: Quality of life and psychosocial adjustment in patients after Roux-en-Y gastric bypass: a brief report. Obes Surg 11:32-39, 2001

Dymek MP, le Grange D, Neven K, et al: Quality of life after gastric bypass surgery: a cross-sectional study. Obes Res 10:1135-1142, 2002

Elliot K; Nutritional considerations after bariatric surgery. Crit Care Nurs Q 26:133-138, 2003

Encinosa WE, Bernard DM, Chen CC, et al: Healthcare utilization and outcomes after bariatric surgery. Med Care 44:706-712, 2006

Gentry K, Halverson JD, Heisler S: Psychologic assessment of morbidly obese patients undergoing gastric bypass: a comparison of preoperative and postoperative adjustment. Surgery 95:215-220, 1984

Gertler R, Ramsey-Stewart G: Pre-operative psychiatric assessment of patients presenting for gastric bariatric surgery (surgical control of morbid obesity). Aust N Z J Surg 56:157-161, 1986

Glinski J, Wetzler S, Goodman E: The psychology of gastric bypass surgery. Obes Surg 11:581-588, 2001

Hafner RJ, Rogers J, Watts JM: Psychological status before and after gastric restriction as predictors of weight loss in the morbidly obese. J Psychosom Res 34:295-302, 1990

Herpertz A, Kielmann R, Wolf AM, et al: Does obesity surgery improve psychosocial functioning? A systematic review. Int J Obes Relat Metab Disord 27:1300-1314, 2003

Hsu LKG, Betancourt S, Sullivan SP: Eating disturbances before and after vertical banded gastroplasty: a pilot study. Int J Eat Disord 19:23-34, 1996

Hsu LKG, Sullivan SF, Benotti PN: Eating disturbances and outcome of gastric bypass surgery: a pilot study. Int J Eat Disord 21:385-390, 1997

Kalarchian MA, Marcus MD: Management of the bariatric surgery patient: is there a role for the cognitive behavior therapist? Cogn Behav Pract 10:112-119, 2003

Kalarchian MA, Marcus MD, Wilson GT, et al: Binge eating among gastric bypass patients at long-term follow-up. Obes Surg 12:270-275, 2002

Kolotikin RL, Crosby RD, Kosloski KD, et al: Development of a brief measure to assess quality of life in obesity. Obes Res 9:102-111, 2001

Kushner RF, Roth JL: Assessment of the obese patient. Endocrinol Metab Clin North Am 32:915-933, 2003

Larsen F: Psychosocial function before and after gastric banding surgery for morbid obesity: a prospective psychiatric study. Acta Psychiatr Scand Suppl 359:1-57, 1990

Larsen F, Torgersen S: Personality changes after gastric banding surgery for morbid obesity: a prospective study. J Psychosom Res 33:323-334, 1989

Latifi R, Kellum JM, De Maria EJ, et al: Surgical treatment of obesity, in Handbook of Obesity Treatment. Edited by Wadden TA, Stunkard AJ. New York, Guilford, 2002, pp 339-356

Libeton M, Dixon JB, Laurie C, et al: Patient motivation for bariatric surgery: characteristics and impact on outcomes. Obes Surg 14:392-398, 2004

Livingston EH, Fink AS: Quality of life: cost and future of bariatric surgery. Arch Surg 138:383-387, 2003

Miller WR, Rollnick S: Motivational Interviewing: Preparing People to Change Addictive Behavior. New York, Guilford, 1991

Mitchell JE, Hatsukami D, Eckert ED, et al: Eating Disorders Questionnaire. Psychopharmacol Bull 21:1025-1042, 1985

Mitchell JE, Lancaster KL, Burgard MA, et al: Long-term follow-up of patients' status after gastric bypass. Obes Surg 11:464-468, 2001

Ogden CL, Carroll MD, Flegal KM: Epidemiologic trends in overweight and obesity. Endocrinol Metab Clin North Am 32:741-760, 2003

Pekkarinen T, Koskela K, Hulkuri K, et al: Long-term results of gastroplasty for morbid obesity: binge-eating as a predictor of poor outcome. Obes Surg 4:248-255, 1994

Peterson CB, Mitchell JE, Engbloom S, et al: Binge eating disorder with and without a history of purging symptoms. Int J Eat Disord 24:251-257, 1998

Powers PS, Rosemurgy AS, Coovert DL, et al: Psychosocial sequelae of bariatric surgery: a pilot study. Psychosomatics 29:283-288, 1988

Powers PS, Boyd F, Blair CR, et al: Psychiatric issues in bariatric surgery. Obes Surg 2:315-325, 1992

Powers PS, Rosemurgy A, Boyd F, et al: Outcome of gastric restriction procedures: weight, psychiatric diagnoses and satisfaction. Obes Surg 7:471-477, 1997

Powers PS, Perez A, Boyd F, et al: Eating pathology before and after bariatric surgery: a prospective study. Int J Eat Disord 25:293-300, 1999

Saltzstein EC, Gutmann MC: Gastric bypass for morbid obesity: preoperative and postoperative psychological evaluation of patients. Arch Surg 115:21-28, 1980

Sarwer DB, Cohn NI, Gibbons LM, et al: Psychiatric diagnoses and psychiatric treatment among bariatric surgery candidates. Obes Surg 14: 1148-1156, 2004

Saunders R, Johnson L, Teschner J: Prevalence of eating disorders among bariatric surgery patients. Int J Eat Disord 6:309-317, 1998

Scopinaro N, Marinari BM, Camerini G: Laparoscopic standard biliopancreatic diversion: technique and preliminary results. Obes Surg 12:241-244, 2002

Sogg S, Mori DL: The Boston Interview for Gastric Bypass: determining the psychological suitability of surgical candidates. Obes Surg 14:370-380, 2004

Spitzer RL, Devlin M, Walsh TB, et al: Binge eating disorder: a multi-site field trial of the diagnostic criteria. Int J Eat Disord 11: 191-203, 1992

Stunkard AJ, Messick S: The Three-Factor Eating Questionnaire to measure dietary restraint, disinhibition, and hunger. J Psychosom Res 29:71-83, 1985

Stunkard AJ, Grace WJ, Wolff HG: The night-eating syndrome: a pattern of food intake among certain obese patients. Am J Med 19:78-86, 1955

Telch CF, Agras WS, Rossiter EM, et al: Group cognitive-behavioral treatment for the non-purging bulimic: an initial evaluation. J Consult Clin Psychol 58:629-635, 1990

Tucker JA, Samo JA, Rand CSW; et al: Behavioral interventions to promote adaptive eating behavior and lifestyle changes following surgery for obesity: results of a two-year outcome evaluation. Int J Eat Disord 10:689-698, 1991

Valley V, Grace DM: Psychosocial risk factors in gastric surgery for obesity: identifying guidelines for screening. Int J Obes 11:105-113, 1987

Wadden TA, Phelan S: Behavioral assessment of the obese patient, in Handbook of Obesity Treatment. Edited by Wadden TA, Stunkard AJ. New York, Guilford, 2002, pp 186-226

Wadden TA, Sarwer DB, Womble LG, et al: Psychosocial aspects of obesity and obesity surgery. Obes Surg 81:1001-1024, 2001

Ware JE, Kosinski M, Keller SD: SF-36 Physical and Mental Summary Scales: A User's Manual. Boston, MA, The Health Institute, 1994

Wilfley DE, Agras WS, Tdch CF, et al: Group cognitive-behavioral therapy and group interpersonal psychotherapy for the non-purging bulimic individual: a controlled comparison. J Consult Clin Psychol 61:296-305, 1993

10

Alterações no peso relacionadas a medicamentos
Influência no tratamento de pacientes com transtornos da alimentação

Pauline S. Powers, M.D.
Nancy L. Cloak, M.D.

Relações entre medicamentos psicotrópicos e alterações no peso são reconhecidas há décadas, mas o interesse nessas conexões cresceu de forma rápida nos últimos anos. Esse aumento da conscientização acompanha o da prevalência da obesidade e o reconhecimento do crescimento das suas complicações, em especial o diabete melito do tipo II. Outros fatores contribuintes prováveis são o aumento do número de medicamentos psicotrópicos no mercado, maior atenção aos efeitos adversos da medicação e expansão do uso de antipsicóticos atípicos e de estabilizadores do humor, para tipos diferentes de esquizofrenia e mania clássica. Conforme evidenciado pelas diretrizes publicadas em 2004 para prevenção e controle da obesidade e do diabete induzidos por antipsicóticos (American Diabetes Association et al., 2004), o efeito desses medicamentos no peso, na glicose e nos níveis lipídicos se tornaram de maneira rápida uma consideração-chave no plano de tratamento.

Menos evidente, mas de igual importância, são os efeitos potenciais dos medicamentos para alteração do peso nos pacientes com transtornos da alimentação. Em 2004, mais de 25 milhões de prescrições foram receitadas apenas para antipsicóticos atípicos (NDC Health Pharmaceutical Audit Suíte, 2004), sendo inevitável que algumas dessas prescrições fossem liberadas para pacientes com transtornos da alimentação ou para aqueles que estavam em risco de desenvolvê-los. Devido ao fato de as comorbidades psiquiátricas serem comuns entre tais pacientes (ver Tabela 10.1), os medicamentos psicotrópicos são uma preocupação importante, pois qualquer agente que altere o peso pode afetar o desenvolvimento ou o curso de um transtorno da alimentação. Como os médicos que prescrevem essas medicações para esses pacientes podem afirmar, as questões clínicas significativas costumam surgir em conjunto com a não adesão à medicação e/ou piora dos sintomas do transtorno da alimentação.

O papel desses medicamentos na precipitação ou acentuação dos transtornos da alimentação não foi bastante tratado na literatura, da mesma forma que a influência da patologia do transtorno da alimentação na adesão à medicação ainda não foi examinada de maneira sistemática. Neste capítulo revisamos os medicamentos conhecidos por alterarem o peso e discutimos exemplos e relatos de casos que ilustram a relação dos transtornos da alimentação com estes. Também oferecemos algumas recomendações preliminares para a condução desses problemas importantes.

Tabela 10.1
Comorbidade psiquiátrica em pacientes com transtornos da alimentação: tempo de vida aproximado da prevalência (%)

Transtorno comórbido	Transtornos da alimentação		
	Anorexia nervosa	Bulimia nervosa	TCA
Transtornos depressivos	50-70	50-70	50
Transtornos de ansiedade	23-66	25-75	9-46
Fobia social	24-55	17-59	
TOC	10-66	3-4	
TEPT		37	22
Transtorno bipolar	0-8	0-19	0-10
Transtornos de abuso de substâncias		22-28	8-33
Transtornos de personalidade			
Obsessivo-compulsiva	35-60	5	4
borderline		35-40	

Nota. TCA = Transtorno da compulsão alimentar; TOC = Transtorno obsessivo-compulsivo; TEPT = Transtorno de estresse pós-traumático.
Fonte. McElroy e colaboradores 2005; O'Brien e Vincent, 2003; Rachelle e Lilenfeld, 2004.

FISIOLOGIA DA REGULAÇÃO DO PESO

O conceito da regulação energética homeostática fornece a base para o entendimento dos efeitos dos medicamentos no peso. Devido a uma série de sistemas complexos, o corpo mantém seu *equilíbrio energético*: a comida ingerida (chamada de "entrada energética") menos as calorias consumidas ("saída energética") resulta em aumento, redução ou manutenção do peso de um indivíduo. Apesar de a quantidade de comida ingerida ser medida com relativa facilidade, avaliar o gasto de energia de forma precisa é mais difícil. O consumo de energia é determinado por três fatores importantes: o *consumo energético obrigatório* (taxa metabólica basal ou taxa metabólica em repouso associada), responsável pela grande parte da energia usada pela maioria das pessoas; a *atividade física*; e a *termogênese adaptativa sem exercícios*, que inclui as calorias usadas para digerir e processar o alimento, bem como as atividades sem propósito motor, como o estado de agitação. A Figura 10.1 ilustra os componentes do consumo energético.

Total de energia gasta

Termogênese não adaptativa ao exercício
- **Variável**
- Regulada pelo cérebro
- Responde à dieta e à temperatura

Atividade física
- **Variável**

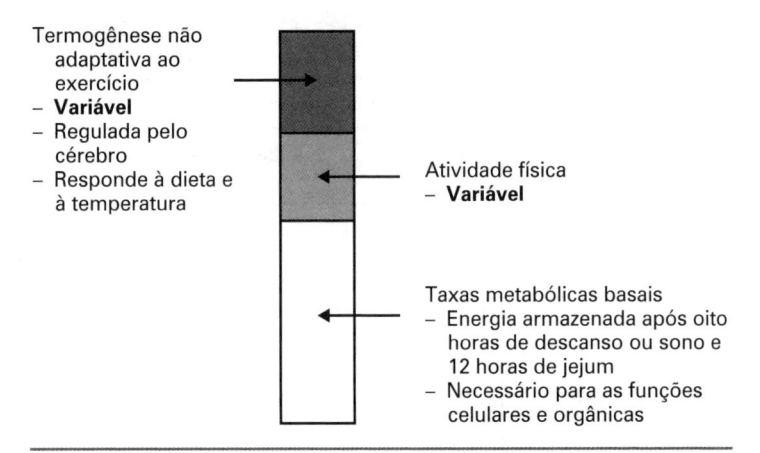

Taxas metabólicas basais
- Energia armazenada após oito horas de descanso ou sono e 12 horas de jejum
- Necessário para as funções celulares e orgânicas

Figura 10.1 Componentes do gasto energético.
O gasto energético é determinado por três fatores importantes: *gasto energético obrigatório* (taxa de metabolismo basal ou a taxa do valor metabólico latente associado mais próximo), que é responsável pela maioria da energia utilizada por grande parte das pessoas; *atividade física*; e *termogênese adaptativa sem exercícios*, que inclui as calorias utilizadas para digestão e processamento do alimento.

Entre outros fatores, a taxa metabólica basal é influenciada pela idade e pelo sexo. Com o envelhecimento, existe um declínio na taxa metabólica basal (em geral na atividade física). Devido ao fato desta aumentar com a massa muscular, os homens tendem a apresentar uma taxa cerca de 10% maior do que as mulheres (Donahoo et al., 2004).

Assim, considerando os efeitos dos medicamentos no peso, o médico deve levar em conta múltiplos fatores. Os medicamentos podem causar mudança no peso pela alteração da ingestão de energia, da taxa metabólica basal, da atividade física, da termogênese adaptativa sem exercício ou por alguma combinação desses componentes por meio dos impactos nos milhares de processos celulares que envolvem o cérebro, as funções neuroendócrinas e vários outros sistemas orgânicos. Pesquisas sobre a causa da alteração de peso associada aos medicamentos apenas começaram e, na maioria dos casos, os mecanismos exatos são desconhecidos.

MEDICAMENTOS QUE ALTERAM O PESO

A maioria dos medicamentos que alteram o peso provoca mais o ganho do que a perda deste. Essa característica reflete uma propensão biológica em que qualquer perturbação no sistema resulta em acúmulo de energia, devido à necessidade de sobrevivência. Ao mesmo tempo que a maioria desses medicamentos é usada para tratar as condições psiquiátricas ou neurológicas, os corticosteroides e alguns agentes antidiabéticos, anti-hipertensivos e hormonais, que também alteram o peso, são prescritos sem restrições.

Medicamentos que causam ganho de peso

Agentes psicotrópicos

Agentes antipsicóticos

Tanto os neurolépticos antigos quanto os antipsicóticos atípicos estão associados ao ganho de peso, apesar de a prevalência e o grau variarem entre os muitos agentes e de paciente para paciente. Em uma metanálise bastante citada de 81 estudos, a média de ganho de peso ao longo de 10 semanas, com doses-padrão de antipsicóticos, variou de 0,28 kg com ziprasidona até 5,67 kg com clozapina (Allison et al., 1999). A Figura 10.2 ilustra essas diferenças. O ganho de peso é ainda maior entre crianças e adolescentes que usam os antipsicóticos atípicos, em especial a olanzapina (E. Hollander et al., 2006) e a risperidona (Aman et al., 2005), que estão sendo estudadas. Pouco se conhece sobre o mais novo agente aripiprazol. Dois ensaios patrocinados pela indústria verificaram médias de perda de peso, com a aripiprazol, de 1,26 kg (Pigott et al., 2003) e de 1,37 kg (McQuade et al., 2004) após 26 semanas.

O mecanismo ou mecanismos do ganho de peso induzido pelos antipsicóticos não está claro. Um pequeno estudo constatou evidências do aumento da ingestão calórica em pacientes que recebiam olanzapina (Gothelf et al., 2002). O ganho de peso também está correlacionado com a afinidade do receptor de histamina$_1$ (H$_1$) (Kroeze et al., 2003), com a presença do alelo −759C para o receptor de serotonina$_{2C}$ (5-HT$_{2C}$) (Correll e Malhotra 2004) e com a ativação de neurônios de orexina na área do hipotálamo lateral/perifornical (Fadel et al., 2002). Devido à complexidade da regulação do peso, é provável que múltiplos mecanismos estejam envolvidos da mesma maneira.

Estabilizadores do humor

O lítio está associado a um ganho de peso médio de 10 kg ao longo de 6 a 10 anos (Garland et al., 1988). Dois estudos naturalísticos de grande porte, de longa duração (até 17 anos), indicaram que cerca de 20% dos pacientes que usam lítio terão um ganho de peso >10 kg (Vestergaard et al., 1980, 1988). Os mecanismos propostos para o ganho de peso induzido por lítio incluem atividade semelhante à da insulina em alguns pacientes, seus possíveis efeitos diretos no estímulo do apetite no hipotálamo, uso de bebidas com alto teor calórico para aliviar a sede e a retenção de líquidos.

O ganho de peso relatado é de até 71% em pacientes medicados com valproato para epilepsia ou para estabilização do humor (Jallon e Picard, 2001). Em um estudo aleatório, controlado por placebo, de um ano ($N=187$), 21% dos indivíduos que receberam valproato para o transtorno bipolar ganharam mais de 5% do seu peso da avaliação basal, comparados com 7% daqueles que receberam placebo (Bowden et al., 2000). Um estudo prospectivo de 32 semanas revelou ganho de peso médio de 5,8 kg nos pacientes com epilepsia que receberam valproato (Biton et al., 2001). Os mecanismos não estão claros, mas incluem a estimulação da liberação da insulina e/ou aumento da dis-

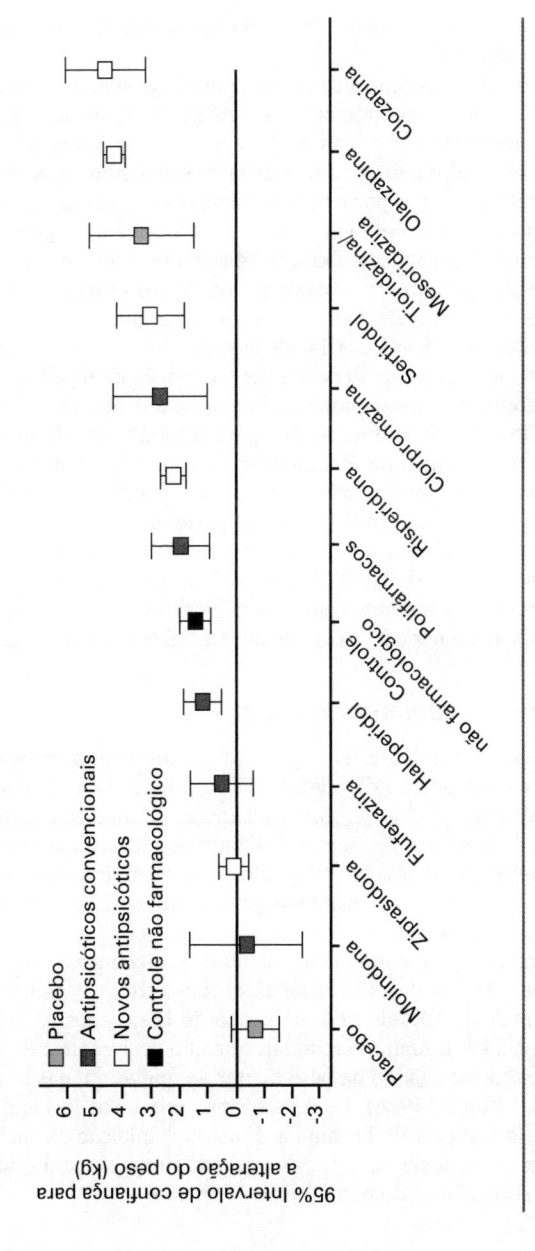

Figura 10.2 Intervalo de confiança (95%) de alteração de peso após 10 semanas de doses antipsicóticas padrão.
Fonte. Estimado a partir de modelos de efeito randômico da página 1690 de Alison e colaboradores, 1999.

ponibilidade dos ácidos graxos de cadeia longa, devido à ligação competitiva do valproato.

Ao mesmo tempo que a carbamazepina é considerada um estabilizador do humor de segunda linha por causa da sua toxicidade e das interações medicamentosas, parece que causa menos ganho de peso do que o lítio ou o valproato. As informações sobre ganho de peso com o uso dessa substância nos pacientes psiquiátricos são limitadas, embora um pequeno estudo controlado tenha relatado ganho de peso médio de 2 kg *versus* 0 kg com placebo, em 14 semanas (Joffe et al., 1986). Em estudos da epilepsia, as taxas de ganho de peso excederam 7% do peso da avaliação basal em 2 a 14% dos pacientes que receberam carbamazepina (Jallon e Picard, 2001). Os mecanismos propostos para essa constatação incluem estímulo do apetite e retenção de líquidos.

A lamotrigina é o mais novo anticonvulsivante aprovado pela U.S. Food and Drug Administration (FDA) para o tratamento da depressão bipolar e para a terapia de manutenção do transtorno bipolar. Parece que ela causa uma alteração mínima no peso. Um estudo aleatório controlado por seis meses, envolvendo 182 pacientes bipolares, mostrou ganho de peso de 1,1 kg comparado com a perda de peso de 0,3 kg com placebo (Calabrese et al., 2000). Uma revisão anterior dos dados de 463 pacientes epiléticos tratados com lamotrigina revelou ganho de peso médio de 0,5 kg no período médio de um ano (Devinsky et al., 2000).

Medicamentos antidepressivos

É provável que os antidepressivos sejam os agentes mais prescritos para pacientes com transtorno da alimentação. A intensidade da alteração do peso com esses agentes costuma ser menor do que com antipsicóticos ou estabilizadores do humor. Felizmente, muitos aparentam ser neutros em relação ao peso, já os antidepressivos tricíclicos (ADTs) e a mirtazapina, em particular, costumam causar ganho de peso, e a bupropiona, perda de peso.

O ganho de peso é um efeito colateral bem-conhecido dos ADTs. Por exemplo, 13,3% das 128 pessoas de um estudo da imipramina ganharam mais de 10% do peso da avaliação basal após 33 semanas (Frank et al., 1990). Aminas secundárias, como desipramina e nortriptilina, podem causar ganho de peso menor do que as aminas terciárias (Fernstrom e Kupfer, 1988). Os mecanismos propostos incluem o antagonismo do receptor de histamina, levando à inibição da saciedade e alterações no sistema do fator de necrose tumoral, conhecido por participar na regulação do peso (Hinze-Selch et al., 2000).

Os inibidores seletivos da recaptação de serotonina (ISRSs) podem causar redução no apetite, em especial no início do tratamento, quando os efeitos colaterais gastrintestinais também são comuns. Observações da perda de peso a curto prazo com fluoxetina induziram estudos controlados em grande escala de pacientes obesos, que demonstraram uma perda de peso inicial, mas sem diferença no tratamento em um ano (Michelson et al., 1999). Após a publicação de relatos de casos descrevendo ganho de peso em pacientes tratados, a longo prazo, com ISRSs, esse efeito foi investigado em vários estudos em grande escala. Dois desses estudos sugerem que as diferenças na probabilidade de ganho de peso podem existir entre as medicações dos pacientes.

Um estudo compilou dados de seis estudos aleatórios, destinados, a princípio, a comparar a eficácia de vários ISRSs com a nefazodona ($n = 513$). Entre os pacientes tratados, 4,3% perderam mais de 7% do peso da avaliação basal em algum ponto das primeiras 16 semanas. Contudo, durante as 46 semanas seguintes, 17,9% ganharam mais de 7% do peso da avaliação basal (Sussman et al., 2001). Em um estudo aleatório comparando fluoxetina, sertralina e paroxetina em 284 pacientes com transtorno da depressão maior, em um período superior a 26 a 32 semanas, o percentual de pacientes que apresentaram aumento de mais de 7% do peso da avaliação basal foi maior para os tratados com paroxetina (25,5%) do que para aqueles com fluoxetina (6,8%) ou com sertralina (4,2%). Um ganho de peso excessivo foi mais comum nas mulheres tratadas com paroxetina (Fava et al., 2000). Um estudo de acompanhamento, prospectivo, aberto, de dois anos, comparando vários antidepressivos em pacientes com transtorno obsessivo-compulsivo, verificou percentuais de pacientes com ganho de peso superior a 7% do peso da avaliação basal de 34,8% para clomipramina, de 14,3% para citalopram e paroxetina, de 10,7% para fluvoxamina, de 8,7% para fluoxetina e de 4,5% para sertralina (Maina et al., 2004). Uma limitação desses três estudos é a ausência do grupo controlado por placebo. Contudo, um estudo controlado por placebo comparando a fluoxetina com placebo, por 26 semanas, demonstrou que entre 388 pacientes que participaram do tratamento para depressão, 4,8% dos que receberam fluoxetina e 6,3% dos que receberam placebo apresentaram um aumento de peso superior a 7% do peso da avaliação basal, uma diferença insignificante (Michelson et al., 1999). Em todos os estudos anteriores, as alterações de peso variaram muito entre os pacientes, incluindo aqueles que receberam placebo.

Considerando o conjunto, esses achados indicam que as alterações de peso ao longo do tempo nos pacientes sob o uso de ISRSs ou de placebo variam muito. Com ISRSs, a perda de peso costuma ser mais intensa, mas ao longo do tempo o peso tende a retornar ao da avaliação basal. Na média, é provável que o ganho de peso com a maioria dos ISRSs seja equivalente ao do placebo, apesar de pacientes específicos apresentarem alterações de peso significativas. A paroxetina mostra maior probabilidade de causar ganho de peso, em especial nas mulheres.

Os mecanismos da alteração de peso, devido aos ISRSs, são desconhecidos, embora as diferenças na propensão de ganho de peso entre os diferentes ISRSs estejam associadas as suas propriedades únicas, exceto a inibição da recaptação de serotonina. Por exemplo, a afinidade para H_1 do citalopram e o bloqueio da recaptação de dopamina da sertralina são considerados responsáveis pelo aumento do apetite e pelas propriedades anoréxicas desses agentes, respectivamente (Harvey e Bouwer, 2000). A variação de peso que pode ocorrer é ilustrada no seguinte relato de caso.

Caso clínico

Marie, 17 anos, apresentou-se com bulimia nervosa clássica do tipo purgativo. Iniciou o tratamento com 60 mg/dia de fluoxetina. Sua compulsão alimentar periódica/purgativo cessou por completo, e ela passou a restringir sua alimentação a 800 cal/dia. No princípio pesava 54,5 kg e media 1,64 m (índice de massa corporal [IMC] = 20). Com a perda de peso, chegou a 45,3 kg (IMC=16,6) e foi levada por sua mãe para participar de um estudo de pesquisa de medicamentos para a anorexia nervosa. Durante o período de triagem, a fluoxetina foi descontinuada e ela ganhou 4,53 kg (IMC=18,3), não mais satisfazendo os critérios para o estudo. O risco de recaída foi considerado, e Marie entrou em um programa formal cognitivo-comportamental. Seu peso estabilizou sem a recorrência da compulsão alimentar periódica/purgativo.

Outros antidepressivos, como a venlafaxina e a nefazodona aparentam ser neutras em relação a alterações no peso, enquanto que a bupropiona está associada mais com a perda deste do que com o ganho (Sussman e Ginsberg 2000). Em contrapartida, a metanálise de um estudo controlado por placebo realizada durante o processo de licenciamento da mirtazapina mostrou que 10% dos que tomaram a medicação *versus* 1% dos que receberam placebo ganharam mais do que 7% de peso sobre a linha basal (Burrows e Kremer, 1997). Observações sobre os efeitos da trazodona sobre o ganho de peso foram inconclusivas, com alguns estudos reportando uma pequena perda de peso, enquanto outros relataram um ganho de peso mínimo (Trivedi e Rush, 1992). Entre os inibidores da monoaminoxidase, a fenelzina e, em menor extensão, a isocarboxazida foram associados com um ganho de peso, enquanto que a tranilcipromina aparentou ser neutra em relação ao peso (Cantu e Korek, 1988).

Outros agentes

Enquanto que a buspirona, a hidroxizina e a benzodiazepina, em geral, não influenciam o peso corporal, a gabapentina, que algumas vezes é utilizada *off label* para insônia e transtorno de ansiedade, tem sido associada com o ganho de peso. Um estudo não controlado revelou um aumento de peso de 5%, ou mais, em 35 dos 44 pacientes que tomaram gabapentina como única terapia ou como terapia adjunta para a epilepsia (DeToledo et al., 1997). A ciproeptadina, um anti-histamínico que algumas vezes é prescrito para pesadelos, é reconhecida como causadora de aumento de apetite e peso, talvez devido as suas propriedades antisserotonérgicas. De alguma forma é efetiva na promoção do ganho de peso em pacientes com anorexia nervosa, mas não para aqueles que apresentam compulsão e purgação (Halmi et al., 1986). Cada vez mais os novos anticonvulsivantes vêm sendo usados *off label* na psiquiatria para transtornos de ansiedade e do humor, e alguns podem ser aprovados para estas indicações, no futuro. Podemos assumir, com base na experiência com os antigos agentes, que muitos deles podem alterar o peso corporal. Um significativo ganho de peso foi observado em experimentos aleatórios controlados com pregabalina (Arroyo et al., 2004) e vigabatrina (Chadwick, 1999), enquanto que a tiagabina e o levetiracetam não foram associados a alterações de peso (Gidal et al., 2003; Loiseau, 1999).

Agentes não psicotrópicos

Os corticosteroides são conhecidos como causadores de ganho de peso por aumentarem o apetite. Uma avaliação sistemática desse efeito tem sido limitada, apesar de um estudo de 12 meses com pacientes de transplante renal ter encontrado uma média de ganho de peso de 5,3 kg a mais em pacientes que recebem esteroides, comparados com aqueles que recebem outros agentes imunossupressores (Rogers et al., 2005). Não é certo que haja associação entre o ganho de peso e o uso de corticosteroides inaláveis (Hedberg e Rossner, 2000).

De forma similar, a insulina com frequência causa ganho de peso em pacientes com diabete melito, com grandes aumentos mais observados naqueles com uso intensivo de insulinoterapia do que nos de regime convencional (Carlson e Campbell, 1993). Os mecanismos propostos incluem os efeitos anabólicos da insulina, redução da glicosúria e aumento da ingestão de alimentos relacionados com os episódios hipoglicêmicos. A composição do ganho de peso aparentemente tem variações em pacientes jovens portadores de diabete tipo I, em geral, ganhando massa, e pacientes mais velhos com diabete tipo II, em geral, ganhando gordura (Rigalleau et al., 1999). Tem sido postulado que o tratamento-padrão para o diabete melito tipo I pode precipitar transtornos da alimentação em indivíduos vulneráveis (Lawson et al., 1994). Esse efeito pode ser, em parte, devido ao ganho de peso que se segue às injeções de insulina (ou de insulina inalada).

Agentes antidiabéticos orais são prescritos com frequência para pacientes com transtorno da compulsão alimentar (TCA) com sobrepeso e comorbidade de diabete tipo II. As sulfonilureas, que estimulam a secreção da insulina, estão associadas com um ganho de peso médio de 1 a 4 kg ao longo de seis meses (Krentz e Bailey, 2005). As tiazolidinedionas podem também causar ganho de peso, talvez pela facilidade com que os lipídeos insulino-estimulados têm de acumular-se no tecido adiposo e pelo aumento da retenção de líquidos, em especial quando combinadas com outros agentes antidiabéticos. Em um estudo aleatório, pacientes tratados com pioglitazona ganharam, em média, 3,9 kg em seis meses, comparados com uma perda de peso de 0,8 kg naqueles que receberam placebo, apesar da taxa metabólica latente e da fome observada não ter sido alterada (Smith et al., 2005). A repaglinida e a nateglinida aparentam ser neutras em relação a alterações peso (Moses, 2000; Rosenstock et al., 2004), enquanto que a metformina (Belcher et al., 2005), a pramlintida (Hollander et al., 2004) e a exenatida (Mikhail, 2006) têm sido associadas com perda de peso.

Hormônios contraceptivos são associados ao ganho de peso devido a uma crença comum criada em torno deles, e esta preocupação com frequência resulta em descontinuidade precoce do uso. Contudo, em uma revisão sistemática, em 2004, de 42 estudos aleatórios controlados da combinação de contraceptivos estroprogestativos não encontrou evidências causais da relação entre esses agentes e as alterações de peso (Gallo et al., 2004). Apesar de um estudo ter revelado um ganho de peso de 4,3 kg ao longo de cinco anos em usuários de acetato de medroxiprogesterona de depósito, comparado com 1,8 kg em uma mulher usando um dispositivo intrauterino (Bahamondes et al., 2001), a maioria dos estudos com agentes progestacionais falharam na busca de evidências para o ganho de peso (Mainwaring et al., 1995; Moore et al., 1995). De forma similar, enquanto o tamoxifeno apresenta suposto ganho de peso, um estudo de observação prospectivo de 3 a 5 anos não encontrou evidências para isso em pacientes que o tomavam como adjuvante à terapia de câncer de mama (Kumar et al., 1997).

Além de serem muito usados no tratamento da comorbidade hipertensiva em pacientes TCAP com sobrepeso, os antidepressivos são, algumas vezes, prescritos *off label* na psiquiatria para transtornos de ansiedade e de movimento induzido por medicação. Uma revisão sistemática de oito estudos aleatórios controlados com duração de seis meses ou mais revelou um ganho de peso médio de 1,2 kg em pacientes hipertensivos tratados com antagonistas β-adrenérgicos, se comparados com placebo (Sharma et al., 2001). Isso pode resultar de uma variedade de efeitos desses agentes, incluindo reduções na taxa do metabolismo basal; intolerância ao exercício; e lipólise adrenérgico-agonista-mediada. Um ganho de peso significativo não foi reportado com outros agentes anti-hipertensivos.

Muitas das medicações gastrintestinais estão disponíveis de forma indiscriminada, e muitas são prescritas com frequência para pacientes com transtornos da alimentação. Por exemplo, a metoclopramida tem sido utilizada no tratamento dos sintomas do esvaziamento gástrico retardado em pacientes com anorexia nervosa. Embora seja teoricamente capaz de causar o ganho de peso devido a seus receptores dopaminérgicos (D_2) e serotonérgicos ($5-HT_3$), uma alteração de peso significativa foi descrita em um único caso. Nesse caso, uma paciente de 19 anos com anorexia do tipo restritivo apresentou ganho de peso de mais ou menos 8 kg ao longo de dois meses após a dosagem ter sido aumentada de 5 mg, quatro vezes ao dia, para 10 mg, quatro vezes ao dia. Nenhuma alteração no comportamento alimentar ou na atividade física pode ser associada ao rápido aumento de peso, o qual parou após a medicação ser descontinuada. Efeitos a longo prazo em seu transtorno da alimentação não foram descritos (Sansone e Sansone, 2003). Os bloqueadores dos receptores de histamina$_2$ (H_2) foram associados à perda de peso em alguns estudos, enquanto que laxantes, antieméticos e inibidores da bomba de prótons parecem não causar alterações neste.

Medicações que ocasionam perda de peso

Agentes psicotrópicos

Além dos medicamentos aprovados para o tratamento da obesidade, vários outros agentes estão associados à perda de peso (as medicações para obesidade aprovadas pela FDA incluem sibutramina, orlistate, fentermina, dietilpropriona, mazindol, fendimetrazina e benzfetamina). Medicações estimulantes, incluindo compostos de anfetamina e o metilfenidato, são bem-conhecidas por causarem uma redução do apetite e perda de peso. O modafinil, um agente não anfetamínico estimulante do estado de vigília aprovado para o tratamento de transtornos do sono é, algumas vezes, usado como *off label* na psiquiatria para o tratamento de efeitos sedativos causados por outros medicamentos. Nessa aplicação, ele demonstrou potencial para perda de peso significativa, como em um caso reportado no qual o paciente tomou modafinil para sedação associado com a clozapina e perdeu 18 kg ao longo de um ano (Henderson et al., 2005). Contudo, em experimentos controlados a longo prazo com pacientes narcolépticos, não foi percebida diferença entre o modafinil e o placebo nos efeitos sobre o peso (Moldofsky et al., 2000).

Agentes antipsicóticos

A molindona é a única medicação desta classe que com consistência tem sido associada à perda de peso. É um antigo antipsicótico, pouco utilizado, que apresenta características farmacológicas similares às dos antipsicóticos atípicos, apesar dos seus efeitos adversos não diferirem muito dos agentes típicos. Os mecanismos podem incluir sua falta de antagonismo ao receptor de histamina e sua habilidade de inibir de forma seletiva os autorreceptores dopamínicos.

Antidepressivos

Em um experimento aleatório controlado, a fluoxetina foi associada a uma pequena redução de peso durante o primeiro mês de tratamento, mas também a um aumento geral de peso após um ano, equivalente ao que ocorre com o placebo (Michelson et al., 1999). Reduções intensas de peso podem também ser esperadas com outros ISRSs, dado o fato de que a serotonina hipotalâmica endógena induz à saciedade. Na maioria das pesquisas, a bupropiona tem sido associada a uma modesta perda de peso de 0,5 a 1 kg, talvez devido a sua capacidade de inibir a recaptação de norepinefrina e de dopamina (Harto-Truax et al., 1983), já em um estudo com 423 pacientes com depressão significativa, aqueles que tomaram bupropiona por 52 semanas alcançaram uma perda de peso na faixa de 0,1 kg até 2,4 kg, com as perdas maiores ocorrendo naqueles que possuíam as bases de peso mais altas (Croft et al., 2002). Contudo, devido ao seu potencial para provocar convulsões, a bupropiona é contraindicada para pacientes com anorexia nervosa, ou bulimia nervosa, ou que apresentem um histórico desses transtornos.

Anticonvulsivantes

Vários anticonvulsivantes novos que causam perda de peso estão sendo estudados para uso em pacientes com transtornos da alimentação. O topiramato é aprovado tanto para tratamento adjunto dos transtornos convulsivos quanto para a profilaxia da enxaqueca. Perdas médias de 5,9 kg por ano, observadas em pacientes com epilepsia, conduziram a uma aplicação bem-sucedida no tratamento da obesidade (Bray et al., 2003), TCA (McElroy et al., 2001), bulimia nervosa (Hoopes et al., 2003) e ganho de peso relacionado com medicações antipsicóticas atípicas (Ko et al., 2005). A perda de peso aparenta ser dose-dependente, bem como os vários efeitos adversos tais como prejuízo cognitivo e parestesias. Relatórios de diminuição do apetite e perda de peso em pacientes participantes de um experimento com a zonisamida para a epilepsia levaram a um experimento randômico controlado com adultos obesos. Nesse experimento, a zonisamida resultou em uma perda de peso média de 5,3 kg acima da obtida com placebo, ao longo de 16 semanas (Gadde et al., 2003). O mecanismo de perda de peso induzida por esses anticonvulsivantes é desconhecido.

Agentes não psicotrópicos

Agentes antidiabéticos

Devido ao fato de muitos pacientes com TCAP apresentarem sobrepeso ou obesidade, medicações antidiabéticas são, com frequência, necessárias e algumas destas estão associadas com a perda de peso. A metformina é, em geral, prescrita para o tratamento do diabete tipo II devido aos seus efeitos sensibilizantes da insulina. Ela causa perda de peso em indivíduos com diabete tipo II pela redução do consumo de alimentos (Lee e Morley, 1998). Em um estudo com indivíduos não diabéticos e sem dieta alimentar, a perda de peso média induzida pela metformina foi de 2 kg ao longo de seis meses (Knowler et al., 2002). Eficácia equivalente à do orlistate no tratamento da obesidade tem sido demonstrada em estudos aleatórios (Gokcel et al., 2002). A acarbose e o miglitol inibem as enzimas intestinais alfa-glucosidase e, dessa forma, reduzem a digestão e a absorção dos carboidratos. Apesar da acarbose ter sido associada a uma leve perda de peso (cerca de 0,8 kg a mais do que a obtida com placebo) ao longo de um ano em pacientes sem dieta alimentar com diabete tipo II (Wolever et al., 1997), foi associada a uma perda de peso mais intensa em casos específicos (Yoo et al., 1999). Entre os novos agentes para o diabete tipo II estão o pramlintide e o exenatide, análogos à amilina e à incretina, respectivamente – dois peptídeos endógenos que reduzem a glicose do sangue. Em um experimento aleatório de 26 semanas, o exenatide foi associado a uma perda de peso dose-dependente de até 2,8 kg (DeFronzo et al., 2005). A combinação de análises de experimentos aleatórios encontrou uma média de perda de peso de 1,8 kg ao longo de 26 semanas em pacientes que também tomavam insulina (P. Hollander et al., 2004).

Medicações gastrintestinais

As informações sobre o efeito dos bloqueadores do receptor H_2 sobre o peso são variadas. Em experimentos randômicos controlados, esses agentes foram relatados como sendo inibidores da fome e auxiliares na perda de peso em pacientes obesos com dietas restritas (Stoa-Birketvedt et al., 1993) e nos diabéticos com sobrepeso sem dieta (Stoa-Birketvedt et al., 1998). A perda média em um recente experimento foi de 3,7 kg acima da do placebo após 12 semanas. Contudo, a famotidina e a nizatidina não foram efetivas na prevenção do ganho de peso associado aos antipsicóticos (Cavazzoni et al., 2003; Poyurovsky et al., 2004), e os bloqueadores do receptor H_2 não foram relatados como associados a alteração de peso significativa quando utilizados por longo tempo para a supressão ácida.

Resumo das medicações que alteram o peso

Como descrito nas sessões anteriores, muitos medicamentos têm sido associados com alterações de peso. As alterações de mudança de peso não parecem ser um simples efeito a tipos de medicamentos, por exemplo, alguns anticonvulsivantes comum a esses tipos de medicamentos; por exemplo, alguns anticonvulsivantes causam ganho de peso, enquanto que outros estão associados à perda de peso. Além disso, uma considerável variação individual ocorre no nível da alteração de peso associada a cada agente específico. É importante que os clínicos que trabalham com pacientes portadores de transtornos da alimentação estejam familiarizados com o impacto das medicações sobre o apetite e o peso, porque a escolha da medicação pode afetar tanto o curso do transtorno quanto a força de vontade do paciente de aderir ao regime medicamentoso. A Tabela 10.2 lista as medicações associadas ao ganho de peso, perda de peso e neutralidade em relação ao peso.

MEDICAMENTOS QUE ALTERAM O PESO E O TRANSTORNO DA ALIMENTAÇÃO

A associação dos medicamentos que alteram o peso com o transtorno da alimentação é bidirecional. Percepções distorcidas relacionadas ao transtorno da alimentação podem resultar em mau uso do medicamento ou a uma não adesão, enquanto que alterações de peso associadas a medicamentos podem complicar o curso do transtorno. Os clínicos que tratam de pacientes com transtornos da alimentação devem estar alertas a essas interações, as quais podem resultar em uma comorbidade considerável.

Impacto do transtorno da alimentação sobre o uso de medicamentos

O transtorno da alimentação e o mau uso dos medicamentos

Um dos aspectos do relacionamento entre as medicamentos que alteram o peso e o transtorno da alimentação é a do mau uso intencional do medicamento para purgar e/ou induzir a perda de peso. De fato, isso está listado entre os critérios para a bulimia nervosa de comportamentos compensatórios inadequados (American Psychiatric Association, 2000). Embora o uso excessivo ou inadequado de diuréticos, laxantes e xarope de ipeca seja relatado com frequência em pacientes com transtornos da alimentação, os clínicos também devem estar atentos aos problemas

Tabela 10.2
Influências no peso de alguns medicamentos utilizados com frequência

Classe de medicamento	Ganho de peso	Perda de peso	Neutros ao peso
Antidepressivos	Mirtazapina Paroxetina Tricíclicos Fenelzina Isocarboxazida	Bupropiona	Maioria dos ISRSs Nefazodona Tranilcipromina Venlafaxina
Estabilizadores do humor	Valproato Lítio Carbamazepina		Lamotrigina
Anticonvulsivantes	Valproato Carbamazepina Pregabalina Vigabatrina Gabapentina	Topiramato Zonisamida Felbamato	Tiagabina Lamotrigina
Antipsicóticos	Agentes típicos Clozapina Olanzapina Risperidona Quetiapina	Molindona	Ziprasidona Aripiprazol
Outros psicotrópicos	Ciproeptadina	Anfetamina Modafinil Metilfenidato	Buspirona Benzodiazepínicos
Antidiabéticos	Insulina Sulfonilureas Tiazolidinedionas	Metformina Acarbose Miglitol Pranlintida Exenatida	Repaglinida Nateglinida
Anti-hipertensivos	Betabloqueadores		Todos os outros
Gastrintestinais	Metoclopramida	Bloqueadores H_2[a]	Laxantes Antieméticos Inibidores da bomba de prótons
Hormonais	Corticosteroides		Contraceptivos Tamoxifen

Nota. ISRS = Inibidores seletivos da recaptação de serotonina.
[a]Associado com perda de peso em alguns estudos.

potenciais comuns a quaisquer outros medicamentos que possam afetar o peso. Mesmo se o paciente não apresentar uma prescrição médica, muitas dessas medicações estão disponíveis na Internet ou podem ser obtidas com familiares ou amigos.

Enquanto o mau uso das medicações que induzem a perda de peso pelos pacientes portadores de transtornos da alimentação não é estudado de forma sistemática, vários casos relatados e séries de casos justificam essa preocupação. Por exemplo, foi encontrado, em uma série de 104 consultas de transtornos da alimentação, uma taxa de 6,7% de abuso de hormônio da tireoide (Woodside et al., 1991). O mau uso do orlistate, como uma forma de purgação na bulimia nervosa, foi reportado em três pacientes. Dois deles obtiveram a medicação por meio de empregos na área da saúde (Fernandez-Aranda et al., 2001); o terceiro solicitou pela Internet (Malhotra e McElroy, 2002). Esses relatos são de particular preocupação porque o orlistate foi recentemente aprovado pelo FDA como medicação que não necessita de receita médica. Um outro relatório descreve um paciente com transtorno bipolar e transtorno da alimentação sem outra especificação (TASOE) que aumentou a dosagem do topamirato de 125 para 450 mg/dia e perdeu 6 kg em 15 dias ao mesmo tempo em que desenvolvia parestesias e prejuízos cognitivos (Colom et al., 2001). Um paciente com anorexia nervosa e um histórico de purgação recebeu a prescrição de fluoxetina para a depressão comórbida e percebeu que esta inibiu seu apetite, ele aumentou a dosagem de 60 para 120 mg/dia perdendo 9 kg em um período de dois meses (Wilcox, 1987).

Transtorno da alimentação e a não adesão a medicamentos

A não adesão a medicamentos que induzem o ganho de peso em pacientes com transtorno da alimentação é mais bem demonstrada pelo problema da omissão intencional de insulina em pacientes com a comorbidade de diabete melito do tipo I. Se a quantidade de insulina injetada é insuficiente, a glicose sanguínea aumenta, excedendo o limiar renal, causando a glicosúria, a qual resulta numa perda de peso pela excreção de calorias e diurese osmótica. Dessa forma, essa omissão faz com que os pacientes não apenas evitem o ganho de peso associado ao tratamento com insulina, mas também percam peso e/ou compensem a compulsão alimentar (i. e., purgação). Quase um terço dos pacientes com diabete tipo I relatam o uso desses tipos de comportamento em algum momento (Crow et al., 1998) – uma taxa que excede a prevalência dos transtornos da alimentação diagnosticados para tal população. Contudo, a omissão de insulina é mais comum entre pacientes que têm transtornos da alimentação do que entre aqueles que não têm: 44% *versus* 10% em um estudo (Bryden et al., 1999) e 54% *versus* 6% em outro (Rodin et al., 1991). É quase certo que ela contribui para as altas taxas de controle metabólico prejudicado e complicações diabéticas encontradas em indivíduos com diabete e transtornos da alimentação (Rydall et al., 1997). O caso a seguir ilustra esse problema.

Caso clínico

Sharon tinha 25 anos quando foi diagnosticada pela primeira vez como portadora de um transtorno da alimentação. Quando completou 16 anos, pesava 56,7 kg e media 1,67 m (IMC=20,2). Nos quatro meses seguintes, ela, de maneira espontânea, perdeu 3 kg e foi diagnosticada com diabete melito tipo I, chegando ao peso de 53,5 kg (IMC=19). A insulina foi iniciada e, em consequência, Sharon ganhou 5,4 kg (IMC=21). Ela então passou a seguir de forma compulsiva a dieta prescrita, mas não perdeu de imediato o peso que ganhara e, devido a uma compulsão alimentar por "carboidratos proibidos", ganhou 4,5 kg a mais. O médico lhe disse que ela precisava perder peso ou morreria. Com isso, passou a purgar por meio de vômitos e pela omissão periódica de insulina, acreditando que isso causava seu ganho de peso. Em nove anos foi hospitalizada, no mínimo, quatro vezes por ano devido a cetoacidose ou hipoglicemia. Ela desenvolveu várias complicações diabéticas graves, incluindo cegueira parcial e aumento dos níveis de creatinina. Seu peso oscilava entre 65,7 kg e 34 kg, quando, aos 25 anos, ela foi finalmente avaliada por um psiquiatra que diagnosticou anorexia nervosa.

Hoje em dia, depois de 15 anos de tratamento psiquiátrico, dos cuidados do especialista em diabete e sua equipe e duas longas internações psiquiátricas em hospital, ela não apresenta mais compulsões alimentares, purgações e restrições na ingestão alimentar nem omite sua insulina. Ela pesa 65,7 kg, está cega por completo de um dos olhos e apresenta outras complicações diabéticas. Apesar de ter sido predisposta ao transtorno da alimentação devido a um transtorno obsessivo-compulsivo preexistente, o desencadeador imediato de seu transtorno da alimentação foi o ganho de peso associado ao uso de insulina.

Comportamentos semelhantes ao da omissão de insulina também têm sido relatados em pacientes com doenças inflamatórias intestinais. Duas adolescentes com bulimia e doença inflamatória intestinal foram descritas como tendo descontinuado a sulfasalazina de forma a induzir diarreia como método de purgação (Gryboski, 1993). Uma dessas pacientes, subsequentemente, necessitou de hospitalização para tratamento com esteroides intravenosos e hiperalimentação parentereal.

A não concordância com a medicação psicotrópica que causa ganho de peso é frequente em pacientes com transtornos da alimentação e tem sido descrita na literatura sobre adesão à medicação em pacientes psiquiátricos em geral. Durante um estudo prospectivo de seis meses para ADTs, 44 pacientes que tomavam a amitriptilina e 70% dos que tomavam nortriptilina pararam com as medicações devido ao ganho de peso (Berken et al., 1984). Em um estudo com 51 pacientes psiquiátricos, o ganho de peso foi relatado como o mais incômodo dos 27 possíveis efeitos medicamentosos adversos e o mais provável de contribuir para uma baixa adesão no futuro (Gitlin et al., 1989). Um outro relato dos 239 membros da National Alliance of the Mentally Ill (Hoje, National Alliance on Mental Illness) concluiu que pacientes com sobrepeso que estavam insatisfeitos com seu ganho de peso eram 2,5 vezes mais propensos a relatarem uma não concordância (Weiden et al., 2004). As taxas de não adesão de pacientes com transtornos da alimentação podem vir a ser muito maiores.

Sendo que o mau uso do medicamento possui um potencial considerável para a morbidade e, até mesmo, mortalidade, os clínicos que tratam de pacientes portadores de transtornos da alimentação devem monitorar com cuidado o uso que estes fazem da medicação, assim como monitoram outros comportamentos relacionados ao transtorno da alimentação. Eles também devem ajudar seus colegas a reconhecer quando a resistência do tratamento do paciente ou sintomas inexplicáveis possam estar relacionados ao mau uso de medicamentos como parte de um transtorno da alimentação.

A influência da medicação nos transtornos da alimentação

Alterações externas no peso ou nos hábitos alimentares de fato parecem precipitar ou exacerbar os transtornos da alimentação em alguns indivíduos vulneráveis. Por exemplo, 9 de 97 pacientes (9,3%) que foram admitidos como externos em programas de transtornos da alimentação relataram que seus problemas alimentares haviam piorado após a realização de uma cirurgia bucal (Maine e Goldberg, 2001). Os sintomas de um paciente aumentaram com rapidez dentro do contexto de restrição alimentar durante um episódio de pancreatite (Zerbe, 1992). Pessoas que passaram por cirurgias para a obesidade devem limitar a quantidade e o tipo de alimento podendo vomitar caso comam muito. Vários casos de anorexia nervosa e bulimia nervosa que se desenvolveram após cirurgias bariátricas têm sido relatados em pacientes que não portavam transtornos da alimentação antes dessa cirurgia (Guisado et al., 2002). Nesses exemplos, o transtorno da alimentação surgiu pela primeira vez em um subconjunto de pacientes nos quais a ingestão calórica foi restrita por razões clínicas, de forma semelhante ao transtorno da alimentação que pode surgir pela primeira vez em uma minoria de indivíduos que iniciam uma dieta.

Assim como outras alterações no peso induzidas por fatores externos, os medicamentos podem representar um papel na precipitação ou acentuação do transtorno da alimentação. Devido a uma significativa comorbidade psiquiátrica nos transtornos da alimentação, conforme melhor descrito no Capítulo 3, muitos pacientes serão expostos a medicações psicotrópicas que alteram o peso, além disso, algumas dessas medicações são prescritas com exclusividade para os transtornos da alimentação. Por exemplo, o caso de Marie, discutido antes, ilustra os efeitos adversos potenciais da fluoxetina, a qual é aprovada para o tratamento da bulimia nervosa.

Em parte, devido ao fato dos agentes antipsicóticos atípicos causarem poucos efeitos colaterais neurológicos, tais como sintomas extrapiramidais e discinesia tardia, eles têm sido utilizados em pacientes portadores de transtornos da alimentação, em particular na anorexia nervosa. A olanzapina, que é associada com um ganho de peso significativo, foi relatada como sendo efetiva na melhora do ganho de peso em pacientes com anorexia nervosa por dois estudos-piloto abertos (Barbarich et al., 2004; Powers et al., 2002). Contudo, nenhum grande experimento controlado por placebo com a olanzapina foi relatado até o momento. A quetiapina também foi estudada em um estudo-piloto aberto entre pacientes com anorexia nervosa. Mesmo alguns pacientes tendo aumentado de peso, a média de ganho peso foi muito pequena, sendo percebidas melhoras modestas nos sintomas de ansiedade e depressão (Powers et al., 2007). Outros agentes antipsicóticos atípicos, incluindo clozapina, ziprasidona e aripiprazol, não foram estudados de forma sistemática. Embora seja esperado que a olanzapina, risperidona e quetiapina tenham efeitos benéficos na restauração do peso e, talvez, outros sintomas associados comuns, como ansiedade e depressão, existem vários desafios em relação ao uso desses medicamentos. Primeiro, muitos dos pacientes com anorexia nervosa relutam em tomar medicamentos que ocasionem ganho de peso. Segundo, e talvez o mais importante, os efeitos adversos de longa duração desses agentes em indivíduos com transtornos da alimentação são desconhecidos. O seguinte estudo de caso ilustra alguns desses problemas.

Caso clínico

Jamie é uma adolescente de 15 anos que foi admitida no hospital com os sinais e sintomas clássicos da anorexia nervosa do tipo restritivo. Sua altura era de 1,62 m e pesava 38,5 kg (IMC=14,6); ela tinha amenorreia há seis meses, embora reclamasse que estava gorda e que necessitava perder mais peso. Era muito resistente ao ganho de peso e ouvia algo que descrevia como sendo uma "voz masculina anoréxica" dizendo-lhe para não comer. Após várias semanas de tentativas com método de tratamento de restauração de peso padrão, seu psiquiatra decidiu prescrever a olanzapina. Ela então tornou-se mais cooperativa e de modo gradual atingiu uma faixa de peso corporal saudável entre 50,8 a 52,6 kg.

Após a alta, continuou o tratamento como paciente ambulatorial em outro estado, onde a nova equipe decidiu pesá-la de costas sem lhe revelar o peso. Após atingir 54,4 kg e descobrir, em uma outra balança, que havia excedido seu objetivo de faixa de peso, ela descontinuou a olanzapina de imediato e iniciou purgações na tentativa de perder peso. Sua trajetória ao longo dos dois anos seguintes foi conturbada, necessitando de novas hospitalizações antes de ser estabilizada.

Esse caso ilustra apenas um dos problemas associados com os medicamentos que causam ganho de peso. Para todos os pacientes, e em particular para aqueles com transtorno da alimentação, é importante que o paciente seja capaz de manter a confiança na equipe de tratamento. Ganhos de peso inesperados e não revelados quase sempre desestruturam essa confiança.

Vários relatos de casos publicados também salientam o papel dos medicamentos que alteram o peso para precipitar ou acentuar os transtornos da alimentação. A maioria envolve medicamentos associados ao ganho de peso. Por exemplo, entre oito pacientes mulheres jovens que ganharam em média 8,6 kg enquanto tomavam esteroides para várias condições médicas, duas desenvolveram anorexia, cinco foram diagnosticadas com bulimia nervosa e uma com transtorno da alimentação SOE (Fornari et al., 2001). Enquanto tomou risperidona, uma paciente apresentou um ganho de peso de 20 kg em paralelo a sua preocupação com o ganho de peso. Ela desenvolveu bulimia nervosa, a qual melhorou quando a risperidona foi descontinuada (Crockford et al., 1997). A clozapina tem sido associada com uma piora da bulimia nervosa (Brewerton e Shannon, 1992), e risperidona, olanzapina e zolpidem foram associados com o reinício de transtornos da alimentação relacionados com o sono, que desapareceram quando o medicamento foi descontinuado (Lu e Shen, 2004; Morgenthaler e Silber, 2002; Paquet et al., 2002). Uma paciente com anorexia nervosa que apresentou ganho de 8 kg após tomar a metoclopramida para sintomas gastrintestinais, necessitou de uma visita de emergência ao seu psicoterapeuta, apesar do impacto a longo prazo sobre seu transtorno da alimentação não ter sido descrito (Sansone e Sansone, 2003). Em um grupo de 74 pacientes recebendo clozapina ou olanzapina, 22% das mulheres e 6% dos homens preencheram os critérios para TCA e 11% das mulheres e 4% dos homens preencheram os critérios para bulimia nervosa (Theisen et al., 2003). Embora a causalidade não possa ser provada, essas porcentagens são bem maiores do que a prevalência dos dois transtornos na população em geral.

Vários relatos descrevem como as reações medicamentosas associadas com a perda de peso precipitam os transtornos da alimentação; por exemplo, o uso de topiramato para a epilepsia foi associado com a recaída da anorexia nervosa em um paciente previamente recuperado (Rosenow et al., 2002), enquanto a retirada dos esteroides prescritos para asma resultou em perda de peso e logo após no desenvolvimento da anorexia nervosa em outra mulher (Morgan e Lacey, 1996). Apesar de ser esperado que estimulantes prescritos para o transtorno de déficit de atenção/hiperatividade (TDAH) resultem em mau uso da medicação e piora dos sintomas do transtorno da alimentação, vários relatos de caso sugerem que seu uso em pacientes com bulimia nervosa, de fato, produziram efeito favorável na redução da compulsão e da purgação, sem causarem perda de peso (Dukarm, 2005). Contudo, deve ser observado que todos esses pacientes receberam, de forma concomitante, tratamentos específicos para seus transtornos da alimentação.

RECOMENDAÇÕES CLÍNICAS

As recomendações para a administração clínica dos medicamentos que alteram o peso em pacientes com transtorno da alimentação estão resumidas na Tabela 10.3. São dois os objetivos:

1. prevenir ou diminuir os efeitos adversos desses medicamentos;
2. diminuir a não adesão ao medicamento ou o seu mau uso devido à patologia do transtorno da alimentação.

Fortalecendo essas recomendações estão os princípios que guiam todos os tratamentos de transtornos da alimentação: manter uma aliança de tratamento positiva, monitorar seus sintomas e a situação clínica, trabalhar para alcançar objetivos comportamentais específicos em conjunto com um autoentendimento melhorado e com a comunicação frequente entre os membros da equipe de tratamento multidisciplinar.

O potencial efeito da medicação sobre o peso deve ser incluído na avaliação do risco/benefício antes de ser prescrito. Para pacientes com

Tabela 10.3
Recomendações para a administração dos medicamentos que alteram o peso em pacientes com transtornos da alimentação

---

Incluir potencial alteração de peso na avaliação de risco/benefício anterior à prescrição.
Quando possível, escolher agentes neutros em relação ao peso para pacientes com anorexia ou bulimia.
Comunicar-se e educar outros clínicos que prescrevem para o paciente.
Iniciar discussões sobre o potencial efeito do medicamento sobre o peso, antes da prescrição.
Identificar e corrigir as informações imprecisas e distorções cognitivas do paciente relacionadas com o medicamento.
Discutir a possibilidade de intervenções na prevenção ou tratamento de ganhos de peso relacionados com o medicamento.
Incluir questões associadas à adesão e ao mau uso de medicamentos que alteram o peso em contratos de tratamento de transtornos da alimentação.
Monitorar com cuidado o peso e os sintomas do transtorno da alimentação após o início ou alteração de dosagem de medicamento que altera o peso.
Monitorar a adesão ao medicamento e os sintomas de condições comórbidas.
Seguir as diretrizes de monitoramento metabólico de pacientes que tomam antipsicóticos.

anorexia nervosa, ou bulimia nervosa, ou histórico desses transtornos, agentes que são neutros em relação ao peso são preferidos com frequência àqueles que causam o ganho de peso, enquanto que os potenciais benefícios para a indicação primária sejam os mesmos. Por exemplo, o uso da lamotrigina em vez do ácido valproico deve ser recomendado para a manutenção do tratamento do transtorno bipolar em pacientes bulímicos, se não houver contraindicações. Uma exceção pode ser feita para o uso de curta duração da olanzapina em pacientes anoréxicos envolvidos em um tratamento para o transtorno da alimentação e que se preocupam com os efeitos positivos da medicação sobre seu peso. Sempre que possível, medicamentos que causam ganho de peso devem ser evitados em pacientes com TCA que estão com sobrepeso ou obesos. Assim, o terapeuta que estiver tratando o transtorno da alimentação deve se comunicar com os outros clínicos que prescreveram os medicamentos para o paciente e, quando necessário, orientá-los em relação ao potencial efeito destes sobre o peso e sobre os transtornos da alimentação.

Em muitas situações, o medicamento que altera o peso pode ser a melhor ou a única escolha para uma determinada condição comórbida. Essas circunstâncias requerem uma discussão sobre riscos e benefícios, negociação de um contrato de tratamento e uma atenção contínua em relação à qualidade da relação com o paciente, bem como com seu peso, comportamentos alimentares, adesão ao tratamento e condições comórbidas. Os clínicos devem discutir o potencial efeito do medicamento sobre o peso antes de prescrevê-lo para qualquer paciente psiquiátrico. As preocupações deste devem ser bem-direcionadas, de forma empática, com a identificação e correção de informações imprecisas e distorções cognitivas. Por exemplo, embora algumas medicações sejam, com frequência, associadas com o ganho de peso, elas não causam, necessariamente, ganho de peso em todas as pessoas. Os pacientes devem ser também informados de que estratégias de tratamento para o ganho de peso induzido por medicamento estão evoluindo com rapidez.

O uso correto da medicação deve ser incluído no contrato de tratamento de pacientes com transtornos da alimentação em conjunto com as intervenções que são implementadas caso a medicação produza efeitos adversos sobre o transtorno. Por exemplo, a um paciente com histórico de anorexia deve ser prescrito um estimulante para a comorbidade TDAH com a determinação de que uma perda de peso ou a evidência do mau uso da medicação resultará na descontinuação desta. Pacientes com bulimia nervosa, preocupados com o ganho de peso devido ao ácido valproico podem ser incentivados a iniciar um programa de exercícios e assegurados de que um ganho de peso superior a 2,3 kg será renegociado de imediato, a despeito da medicação. O início do uso de medicamento que altera o peso deve ser acompanhado de uma monitoração mais frequente do peso e dos comportamentos alimentares, ao menos até que o efeito deste sobre o paciente seja conhecido. Também é importante monitorar a adesão ao tratamento, assim como os sintomas de um transtorno comórbido para o qual isso é prescrito. Enquanto a adesão ao tratamento for difícil de ser mensurada, uma resposta positiva ao questionamento "Você não tomou alguma das doses na semana passada?" é associada a uma taxa de adesão menor que 60% (Stephenson et al., 1993). Os clínicos que prescrevem medicamentos antipsicóticos devem seguir as diretrizes estabelecidas para o monitoramento metabólico (American Diabetes Association et al., 2004).

REFERÊNCIAS

Allison DB, Mentore JL, Heo M, et al: Antipsychotic-induced weight gain: a comprehensive research synthesis. Am J Psychiatry 156:1686-1696, 1999

Aman MG, Arnold LE, McDougle CJ, et al: Acute and long-term safety and tolerability of risperidone in children with autism. J Child Adolesc Psychopharmacol 15:869-884, 2005

American Diabetes Association, American Psychiatric Association, American Association of Clinical Endocrinologists, et al: Consensus Development Conference on Antipsychotic Drugs and Obesity and Diabetes. Diabetes Care 27:596-601, 2004

American Psychiatric Association: Diagnostic and Statistical Manual of Mental Disorders, 4th Edition, Text Revision. Washington, DC, American Psychiatric Association, 2000

Atroyo S, Anhut H, Kugler AR, et al: Pregabalin add-on treatment: a randomized, double-blind, placebo-controlled, dose-response study in adults with partial seizures. Epilepsia 45:20-27, 2004

Bahamondes L, Del Castillo S, Tabares G, et al: Comparison of weight increase in users of depot medroxyprogesterone acetate and copper IUD up to 5 years. Contraception 64:223-225, 2001

Barbarich NC, McConaha CW; Gaskill J, et al: An open trial of olanzapine in anorexia nervosa. J Clin Psychiatry 65:1480-1482, 2004

Belcher G, Lambert C, Edwards G, et al: Safety and tolerability of proglitazone, metformin and gliazide in the treatment of type 2 diabetes. Diabetes Res Clin Pract 70:53-62, 2005

Berken GH, Weinstein DO, Stern WC: Weight gain: a side-effect of tricyclic antidepressants. J Affect Disord 7:133-138, 1984

Biton V, Mirza W; Montouris G, et al: Weight change associated with valproate and lamotrigine monotherapy in patients with epilepsy. Neurology 56: 172-177, 2001

Bowden CL, Calabrese JR, McElroy SL, et al: A randomized, placebo-controlled 12 month trial of divalproex and lithium in treatment of outpatients with bipolar I disorder. Arch Gen Psychiatry 57:481-489, 2000

Bray GA, Hollander P, Klein S, et al: A 6-month randomized, placebo-controlled, doseranging trial of topiramate for weight loss in obesity. Obes Res 11 :722-733, 2003

Brewerton TD, Shannon M: Possible clozapine exacerbation of bulimia nervosa (letter). Am J Psychiatry 149:1408, 1992

Bryden KS, Neil A, Mayou RA, et al: Eating habits, body weight, and insulin misuse: a longitudinal study of teenagers and young adults with type 1 diabetes. Diabetes Care 22:1956-1960, 1999

Burrows GD, Kremer CM: Mirtazapine: clinical advantages in the treatment of depression. J Clin Psychopharmacol 17(suppl):34-39, 1997

Calabrese JR, Suppes T, Bowden CL, et al: A double-blind, placebo-controlled, prophylaxis study of lamotrigine in rapid-cycling bipolar disorder. J Clin Psychiatry 61:841-850,2000

Cantu TG, Korek JS: Monoamine oxidase inhibitors and weight gain. Drug Intell Clin Pharm 22:755-759, 1988

Carlson MG, Campbell PJ: Intensive insulin therapy and weight gain in IDDM. Diabetes 42:1700-1707, 1993

Cavazzoni P, Tanaka Y, Roychowdhury SM, et al: Nizatidine for prevention of weight gain with olanzapine: a double-blind placebo-controlled trial. Eur Neuropsychopharmacol 13:81-85,2003

Chadwick D: Safety and efficacy of vigabatrin and carbamazepine in newly diagnosed epilepsy: a multicentre randomised double-blind study. Lancet 354: 13-19, 1999

Colom F, Vieta E, Benabarre A, et al: Topiramate abuse in a bipolar patient with an eating disorder. J Clin Psychiatry 62:475-476, 2001

Correll CC, Malhotra AK: Pharmacogenetics of antipsychotic-induced weight gain. Psychopharmacology (Berl) 174:477-489, 2004

Crockford DN, Fisher G, Barker P: Risperidone, weight gain, and bulimia nervosa (letter). CanJ Psychiatry 42:326-327, 1997

Croft H, Houser TL, Jamerson BD, et al: Effect on body weight of bupropion sustained-release in patients with major depression treated for 52 weeks. Clin Ther 24:662-672, 2002

Crow SJ, Keel PK, Kendall D: Eating disorders and insulin-dependent diabetes mellitus. Psychosomatics 39:233-243, 1998

DeFronzo RA, Ratner RE, Han J, et al: Effects of exenatide (exendin-4) on glycemic control and weight over 30 weeks in metformin-treated patients with type 2 diabetes. Diabetes Care 28:1092-1100, 2005

DeToledo JC, Toledo C, DeCerce J, et al: Changes in body weight with chronic, high-dose gabapentin therapy. Ther Drug Monit 19:394-396, 1997

Devinsky O, Vuong A, Hammer A, et al: Stable weight during lamotrigine therapy: a review of 32 studies. Neurology 54:973-975, 2000

Donahoo WT, Levine JA, Melanson EL: Variability in energy expenditure and its components. Curr Opin Clin Nutr Metab Care 7:599-605, 2004

Dukarm CP: Bulimia nervosa and attention deficit hyperactivity disorder: a possible role for stimulant medication. J Womens Health (Larchmt) 14:345-350,2005

Fadel J, Bubser M, Deutch AY: Differential activation of orexin neurons by antipsychotic drugs associated with weight gain. J Neurosci 22:6742-6746,2002

Fava M, Judge R, Hoog SL, et al: Fluoxetine versus sertraline and paroxetine in major depressive disorder: changes in weight with long term treatment. J Clin Psychiatry 61 :683-687, 2001

Fernandez-Aranda F, Amor A, Jimenez-Murcia S, et al: Bulimia nervosa and misuse of orlistat: two case reports. Int J Eat Disord 30:458-461,2001

Fernstrom MH, Kupfer DJ: Antidepressant-induced weight gain: a comparison study of four medications. Psychiatry Res 26:265-271, 1988

Fomari V, Dancyger I La Monaca G, et al: Can steroid use be a precipitant in the development of an eating disorder? Int J Eat Disord 30:118-122, 2001

Frank E, Kupfer DJ, Bulik CM, et al: Imipramine and weight gain during the treatment of recurrent depression. J Affect Disord 30:165-172, 1990

Gadde KM, Franciscy DM, Wagner HR 2nd, et al: Zonisamide for weight loss in obese adults: a randomized controlled trial. JAMA 289:1820-1825, 2003

Gallo ME, Grimes DA, Schulz KF, et al: Combination estrogen-progestin contraceptives and body weight: systematic review of randomized controlled trials. Obstet Gynecol 103:359-373,2004

Garland EJ, Remick RA, Zis AP: Weight gain: aside effect with antidepressants and lithium. J Clin Psychopharmacol 8:323-330, 1988

Gidal BE, Sheth RD, Magnus L, et al: Levetiracetam does not alter body weight: analysis of randomized, controlled clinical trials. Epilepsy Res 56:121-126, 2003

Gitlin MJ, Cochran SD, Jamison KR: Maintenance lithium treatment: side effects and compliance. J Clin Psychiatry 50:127-131, 1989

Gokcel A, Gumurdulu Y, Karakose H, et al: Evaluation of the safety and efficacy of sibutramine, orlistat and metformin in the treatment of obesity. Diabetes Obes Metab 4:49-55, 2002

Gothelf D, Falk B, Singer P, et al: Weight gain associated with increased food intake and low habitual activity levels in male adolescent schizophrenic inpatients treated with olanzapine. Am 1 Psychiatry 159:1055-1057, 2002

Gryboski JD: Eating disorders in inflammatoty bowel disease. Am 1 Gastroenterol 88:293-296, 1993

Guisado JA, Vaz FJ, Lopez-Ibor JJ, et al: Gastric surgery and restraint from food as triggering factors of eating disorders in morbid obesity. Int J Eat Disord 31:97-100, 2002

Halmi KA, Eckert E, LaDu TJ, et al: Anorexia nervosa: treatment efficacy of cyproheptadine and amitriptyline. Arch Gen Psychiatry 43:177-181, 1986

Harto-Truax N, Stern WC, Miller LL, et al: Effects of bupropion on body weight. J Clin Psychiatry 44: 183-186, 1983

Harvey BH, Bouwer CD: Neuropharmacology of paradoxic weight gain with selective serotonin reuptake inhibitors. Clin Neuropharmacol 23:90-97, 2000

Hedberg A, Rossner S: Body weight characteristics of subjects on asthma medication. Int J Obes Relat Metab Disord 24:1217-1225,2000

Henderson DC, Louie PM, Koul P, et al: Modafinil-associated weight loss in a clozapine-treated schizoaffective disorder patient. Ann Clin Psychiatry 17 :95-97,2005

Hinze-Selch D, Schuld A, Kraus T, et al: Effects of antidepressants on weight and on the plasma levels of leptin, TNF-alpha, and soluble TNF receptors: a longitudinal study in patients treated with amitriptyline or paroxetine. Neuropsychopharmacology 23:13-19,2000

Hollander E, Wasserman S, Swanson EN, et al: A double-blind placebo-controlled pilot study of olanzapine in childhood/adolescent pervasive development disorder. J Child Adolesc Psychopharmacol 16:541-548, 2006

Hollander P, Maggs DG, Ruggles JA, et al: Effect of pramlintide on weight in overweight and obese insulin-treated type 2 diabetes patients. Obes Res 12:661-668, 2004

Hoopes SP, Reimherr FW, Hedges DW; et al: Treatment of bulimia nervosa with topiramate in a randomized, double-blind, placebo-controlled trial, Part 1: improvement in binge and purge measures. 1 Clin Psychiatry 64:1335-1341, 2003

Jallon P, Picard F: Body weight gain and anticonvulsants: a comparative review. Drug Saf 24:969-978,2001

Joffe RT, Post RM, Uhde TW: Effect of carbamazepine on body weight in affectively ill patients. J Clin Psychiatry 47:313-314,1986

Knowler WC, Barrett-Connor E, Fowler SE, et al: Reduction in the incidence of type 2 diabetes with lifestyle intervention or metformin. N Engl 1 Med 346:393-403, 2002

Ko YH, Joe SH, Jung IK, et al: Topiramate as an adjuvant treatment with atypical antipsychotics in schizophrenic patients experiencing weight gain. Clin Neuropharmacol 28:169-175, 2005

Krentz AJ, Bailey CJ: Oral antidiabetic agents: current role in type 2 diabetes mellitus. Drugs 65:385-411, 2005

Kroeze WK, Hufeisen SJ, Popadak BA, et al: H1-histamine receptor affinity predicts short-term weight gain for typical and atypical antipsychotic drugs. Neuropsychopharmacology 28:519-526, 2003

Kumar NB, Allen K, Cantor A, et al: Weight gain associated with adjuvant tamoxifen therapy in stage I and II breast cancer: fact or artifact? Breast Cancer Res Treat 44:135-143, 1997

Lawson ML, Rodin GM, Rydall AC, et al: Eating disorders in young women with IDDM: the need for prevention. Eating Disorders: Journal of Treatment and Prevention 2:261-272,1994

Lee A, Morley JE: Metformin decreases food consumption and induces weight loss in subjects with obesity with type II non-insulin-dependent diabetes. Obes Res 6:47-53, 1998

Loiseau P: Review of controlled trials of Gabitril (tiagabine): a clinician's viewpoint. Epilepsia 40 (suppl 9):S14-S19, 1999

Lu ML, Shen WW: Sleep-related eating disorder induced by risperidone (letter). J Clin Psychiatry 65:273, 2004

Maina G, Albert U, Salvi V, et al: Weight gain during long term treatment of obsessive compulsive disorder: a prospective comparison between serotonin reuptake inhibitors. J Clin Psychiatry 65:1365-1371, 2004

Maine M, Goldberg MH: The role of third molar surgery in the exacerbation of eating disorders. J Oral Maxillofac Surg 59:1297-1300, 2001

Mainwaring R, Hales HA, Stevenson K, et al: Metabolic parameter, bleeding, and weight changes in U.S. women using progestin-only contraceptives. Contraception 51:149-153,1995

Malhotra S, McElroy SL: Orlistat misuse in bulimia nervosa. Am J Psychiatry 159:492-493, 2002

Malone M: Medications associated with weight gain. Ann Pharmacother 39:2046-2055,2005

McElroy SL, Arnold LM, Shapira NA, et al: Topiramate in the treatment of binge eating disorder associated with obesity: a randomized, placebo-controlled trial. Am J Psychiatry 160:255-261, 2002

McElroy SL, Kotwal R, Keck PE Jr, et al: Comorbidity of bipolar and eating disorders: distinct or related disorders with shared dysregulations. J Affect Disord 86:107-127,2005

McQuade RD, Stock E, Marcus R, et al: A comparison of weight change during treatment with olanzapine or aripiprazole: results from a randomized, double-blind study. J Clin Psychiatry 65 (suppl 18):47-56, 2004

Michelson D, Amsterdam JD, Quitkin FM, et al: Changes in weight during a 1-year trial of fluoxetine. Am J Psychiatry 156: 1170-1176, 1999

Mikhail N: Exanatide: a novel approach for treatment of type 2 diabetes. South Med J 99:1271-1279, 2006

Moldofsky H, Broughton RJ, Hill JD: A randomized trial of the long-term, continued efficacy and safety of modafinil in narcolepsy. Sleep Med 1: 109-116, 2000

Moore LL, Valuck R, McDougall C, et al: A comparative study of one-year weight gain among users of medroxyprogesterone acetate, levonorgestrel implants, and oral contraceptives. Contraception 52:215-219,1995

Morgan J, Lacey JH: Anorexia nervosa and steroid withdrawal. IntJ Eat Disord 2:213-215, 1996

Morgenthaler TI, Silber MH: Amnestic sleep-related eating disorder associated with zolpidem. Sleep Med 3:323-327, 2002

Moses R: A review of clinical experience with the prandial glucose regulator, repaglinide, in the treatment of type 2 diabetes. Expert Opin Pharmacother 1:1455-1467, 2000

NDC Health Pharmaceutical Audit Suite: The top 300 prescriptions for 2004. Available at http://www.rxlist.com/top200a.htm. Accessed December 24, 2005.

O'Brien KM, Vincent NK: Psychiatric comorbidity in anorexia and bulimia nervosa: nature, prevalence, and causal relationships. Clin Psychol Rev 23:57-74,2003

Paquet V, Strul J, Servais L, et al: Sleep related eating disorder induced by olanzapine (letter). J Clin Psychiatry 63:597, 2002

Pigott TA, Carson WH, Saha AR, et al: Aripiprazole for the prevention of relapse in stabilized patients with chronic schizophrenia: a placebo-controlled 26-week study. J Clin Psychiatry 64: 1048-1056,2003

Powers PS, Santana CA, Bannon YS: Olanzapine in the treatment of anorexia nervosa: an open label study. Int J Eat Disord 32:146-154, 2002

Powers PS, Bannon Y, Eubanks R, et al: Quetiapine in anorexia nervosa patients: an open label outpatient pilot study. Int J Eat Disord 40:21-26, 2007

Poyurovsky M, Tal V, Maayan R, et al: The effect of famotidine addition on olanzapine induced weight gain in first-episode schizophrenia patients: a double-blind placebo-controlled pilot study Eur Neuropsychopharmacol 14:332-336, 2004

Rachelle L, Lilenfeld R: Psychiatric comorbidity associated with anorexia nervosa, bulimia nervosa, and binge eating disorder, in Clinical Handbook of Eating Disorders: An Integrated Approach. Edited by Brewerton TD. New York, Marcel Dekker, 2004, pp 183-207

Rigalleau V, Delafaye C, Baillet L, et al: Composition of insulin-induced body weight gain in diabetic patients: a bio-impedance study. Diabetes Metab 25:321-328, 1999

Rodin G, Craven J, Littlefield C, et al: Eating disorders and intentional insulin undertreatment in adolescent females with diabetes. Psychosomatics 32: 171-176, 1991

Rogers CC, Alloway RR, Hanaway M, et al: Body weight alterations under early corticosteroid withdrawal and chronic corticosteroid therapy with modern immunosuppression. Transplant Proc 37:800-801, 2005

Rosenow F, Knake S, Hebebrand J: Topiramate and anorexia nervosa (letter). Am J Psychiatry 159:2112-2113, 2002

Rosenstock J, Hassman DR, Madder RD, et al: Repaglinide versus nateglinide monotherapy: a randomized, multicenter study. Diabetes Care 27: 1265-1270, 2004

Rydall AC, Rodin GM, Olmsted MP et al: Disordered eating behavior and microvascular complications in young women with insulin-dependent diabetes mellitus. N Engl J Med 336:1849-1854, 1997

Sansone RA, Sansone LA: Metoclopramide and unintended weight gain. Int J Eat Disord 34:265-268, 2003

Sharma AM, Pischon T, Hardt S, et al: Beta-adrenergic receptor blockers and weight gain: a systematic analysis. Hypertension 37:250-254, 2001

Smith SR, De Jonge L, Volaufova J, et al: Effect of pioglitazone on body composition and energy expenditure: a randomized controlled trial. Metabolism 54:24-32, 2005

Stephenson BJ, Rowe BH, Haynes RB, et al: The rational clinical examination. Is this patient taking the treatment as prescribed? JAMA 269:2779-278, 1993

Stoa-Birketvedt G: Effect of cimetidine suspension on appetite and weight in overweight subjects. BMJ 306:1091-1093, 1993

Stoa-Birketvedt G, Paus PN, Ganss R, et al: Cimetidine reduces weight and improves metabolic control in overweight patients with type 2 diabetes. Int J Obes Relat Metab Disord 22:1041-1045, 1998

Sussman N, Ginsberg DL: Weight effects of nefazodone, bupropion, mirtazapine, and venlafaxine: a review of the available evidence. Prim Psychiatry 7:33-48, 2000

Sussman N, Ginsberg DL, Bikoff J: Effects of nefazodone on body weight: a pooled analysis of selective serotonin inhibitor – and imipramine-controlled trials. J Clin Psychiatry 62:256-260, 2001

Theisen FM, Linden A, Konig IR, et al: Spectrum of binge eating symptomatology in patients treated with clozapine and olanzapine. J Neural Transm 110:111-121, 2003

Trivedi M, Rush A: A review of randomized controlled medication trials in major depression. Biol Psychiatry 31:188-189, 1992

Vestergaard E Amdisen A, Schou M: Clinically significant side effects of lithium treatment. Acta Psychiatr Scand 62:193-200, 1980

Vestergaard P, Poulstrup I, Schou M: Prospective studies on a lithium cohort, 3: tremor, weight gain, diarrhea, psychological complaints. Acta Psychiatr Scand 78:434-441, 1988

Weiden PJ, Mackell JA, McDonnell DD: Obesity as a risk factor for antipsychotic noncompliance. Schizophr Res 66:51-57, 2004

Werneke U, Taylor D, Sanders TAB, et al: Behavioural management of antipsychotic induced weight gain: a review. Acta Psychiatr Scand 108:252-259, 2003

Wilcox JA: Abuse of fluoxetine by a patient with anorexia nervosa (letter). Am J Psychiatry 144:1100, 1987

Wolever TM, Chiasson JL, Josse RG, et al: Small weight loss on long-term acarbose therapy with no change in dietary pattern of nutrient intake of individuals with non-insulin-dependent diabetes. Int J Obes Relat Metab Disord 21:756-763, 1997

Woodside DB, Walfish P, Kaplan AS, et al: Graves' disease in a woman with thyroid hormone abuse, bulimia nervosa, and history of anorexia nervosa. Int J Eat Disord 10:111-115, 1991

Yoo W; Park T, Baek H: Marked weight loss in a type 2 diabetic patient treated with acarbose. Diabetes Care 22:645-646, 1999

Zerbe KJ: Recurrent pancreatitis presenting as fever of unknown origin in a recovering bulimic. Int J Eat Disord 12:337-340, 1992

11

Terapia cognitivo-
-comportamental para os
transtornos da alimentação

Joel Yager, M.D.

A premissa de que a terapia cognitivo-comportamental (TCC) é um tratamento efetivo para os transtornos da alimentação está amparada pela literatura baseada em evidências convincentes. Nos Capítulos 7 e 8, Mitchell e colaboradores e Devlin e colaboradores revisaram estudos que sustentam a visão de que, hoje, a TCC é a intervenção mais efetiva para a bulimia nervosa e para o transtorno da compulsão alimentar periódica (TCAP), respectivamente. No Capítulo 5, Kaplan e Noble detalham que essa terapia é o único tratamento psicoterapêutico que demonstrou ser efetivo na prevenção de recaídas em pacientes anoréxicos acima dos 18 anos (Pike et al., 2003), apesar de, com certeza, a TCC não ser uma panaceia para essa condição difícil de tratar (Walsh et al., 2006). A efetividade da TCC nos pacientes com anorexia nervosa aguda, que estão bastante doentes, abaixo do peso e em fase de restauração deste, encontra menos suporte ainda; muitos deles apresentam menor probabilidade de se empenharem na TCC do que aqueles em fase de restauração do peso, além de serem bem mais propensos a abandonarem o tratamento (Halmi et al., 2005).

Devido ao auxílio da TCC na bulimia nervosa e no TCAP, este capítulo fornecerá aos médicos alguns raciocínios teóricos para a TCC no tratamento dos transtornos da alimentação; uma breve descrição das técnicas mais empregadas; uma visão geral das resistências, das complicações e da sua administração; e um guia dos recursos adicionais para mais conhecimentos sobre a administração dela em pacientes com transtornos da alimentação.

DISTORÇÕES COGNITIVAS E COMPORTAMENTOS MAL-ADAPTADOS NOS TRANSTORNOS DA ALIMENTAÇÃO

As percepções distorcidas sobre o peso e a imagem corporais constituem as partes centrais dos critérios diagnósticos para a anorexia nervosa, incluindo medo intenso de engordar e, tanto para a anorexia quanto para a bulimia, apresentação de uma autoavaliação influenciada de forma indevida pela imagem e peso corporais. Levando tudo em consideração, essas cognições fornecem suporte para um modelo *transdiagnóstico* (Fairburn et al., 2003), no qual as percepções distorcidas comuns do peso, da imagem corporal e dos alimentos estão associadas à autoestima.

Teóricos cognitivos descrevem crenças e pensamentos negativos, esquemas e atitudes não funcionais como direcionadores-chave para as emoções e comportamentos negativos na psicopatologia. Os pensamentos e crenças manifestos do indivíduo são, frequentemente, arraigados em estruturas cognitivas de ordem superior abrangentes, que difusamente incluem uma esfera mais ampla do autoconceito. Terapias cognitivas não tratam apenas as crenças individuais, mas também tentam revelar e trabalhar com os esquemas amplos e profundos, nos quais estão imersas. Exemplos específicos de percepções distorcidas são abundantes nos transtornos da alimentação e incluem muitos tipos de atitudes e esquemas perversos e desajustados a respeito do próprio corpo e imagem.

Apesar de existirem algumas percepções distorcidas em relação ao tamanho do corpo, nas quais o paciente acredita que seu corpo seja maior do que é, as atitudes sobre as percepções parecem muito patológicas. As características centrais de ordem auperior costumam ser aquelas associadas ao perfeccionismo e à baixa autoestima crônica (Fairburn et al., 2003). O humor e a autoestima são bem dependentes das percepções relacionadas à imagem e ao peso corporais. Exemplos clássicos disso nos transtornos da alimentação incluem o seguinte (conforme resumido por Garner et al., 1997):

- *Pensamento dicotômico de "tudo ou nada"* que costuma acompanhar o perfeccionismo (p. ex., "Se eu não tiver o controle total, perderei *todo* o controle e tudo ficará caótico. Se eu engordar um único quilo, acabarei ficando muito obesa")
- *Ampliação* (p. ex., "Se eu engordar um quilo, não caberei em minhas roupas")
- *Personalização autorreferenciada* (p. ex., "Se eu engordar dois quilos, todos notarão o quanto fiquei gorda")
- *Dramatização pessimista* (p. ex., "Se eu engordar um quilo, meu namorado me deixará porque fiquei gorda como uma porca")
- *Abstração seletiva* (p. ex., "Minha dieta me deixa moralmente mais forte do que todos os meus amigos")
- *Generalização extrema* (p. ex., "Eu cedi ao meu desejo por este bolo. Sou um fraco sem vontade")
- *Pensamento supersticioso* (p. ex., "Se eu desistir da minha dieta alimentar restrita, algo de ruim acontecerá com meu cachorro")

Outras distorções são descritas, incluindo a *fusão do pensamento e imagem corporal*, em que o simples pensar em comer algo proibido aumenta a avaliação da pessoa sobre sua imagem ou peso corporais, provocando a sensação de estar agindo de forma errada e fazendo com que ela se sinta gorda (Shafran et al., 1999).

Essas percepções envolvem não apenas o conteúdo do pensamento, mas também os processos de pensar, que podem ser irracionais e ter a intensidade das ideias superestimadas defendidas com fervor (McKenna, 1984), que chegam a proporções delirantes. Tais percepções podem ser sutis e reforçadas de modo contínuo por comportamentos negativos, como a constante visualização no espelho e verificação corporal provocados pela tendência de avaliação autodepreciativa, que leva à procura de falhas (Fairburn, 2006). Na maioria das vezes, os pacientes descartam as informações, o *feedback* ou as observações positivas e, de maneira seletiva, percebem, avaliam e focam as interpretações negativas.

Vários modelos cognitivos dos transtornos da alimentação sugerem que essas percepções distorcidas levam a alterações no comportamento alimentar, no exercício e em outros comportamentos relacionados, que conduzem a deficiências fisiológicas. Em um conjunto complexo de interações do circuito de *feedback*, em que vários elementos se reforçam entre si em uma espiral descendente, a baixa autoestima pode contribuir para as preocupações extremas com a imagem e peso corporais, que por sua vez levam a uma alimentação restritiva ou dieta rigorosa, as quais podem promover a compulsão alimentar periódica, provocando a autoindução de vômitos que reforçam todos os elementos citados antes, em especial, a baixa autoestima (Fairburn, 1993). Os subsistemas cognitivos interativos do peso e da imagem corporais, face a face com a autoestima, são importantes nesse modelo (Waller e Kennerley, 2003).

Também é concebível que por uma razão qualquer as anormalidades comportamentais sejam iniciadas por mecanismos biológicos ainda mal-definidos, e que pelo menos algumas distorções cognitivas no pensamento desenvolvem-se subsequentemente como epifenômenos para ajudar a reduzir a dissonância cognitiva. Em um ciclo vicioso de *feedback* negativo, a subnutrição afeta as funções cerebrais conduzindo a pensamentos mais primitivos, com obsessões mais intensas e estereotipadas, muitas das quais parecem melhorar "de forma espontânea" (i. e., sem psicoterapia formal), desde que o peso seja restaurado.

Os comportamentos desajustados relacionados aos transtornos da alimentação incluem aqueles especificamente associados aos padrões comportamentais anoréxicos, como alimentação restritiva e ritualística, assim como os rituais relacionados às compulsões alimentares periódicas. Os comportamentos compulsivos, em regra, envolvem o uso abusivo de exercícios e laxantes. Além disso, os comportamentos repetitivos, ainda mais sutis, podem atuar sub-repticiamente para reforçar pensamentos e atitudes negativos no *self*, como a verificação constante do peso, a avaliação das características corporais sentindo partes do corpo (p. ex., coxas, quadril) ou por se olhar no espelho a todo momento, reforçando qualquer coisa que alguém olhe com autodeclarações negativas (Fairburn, 2006).

Resumindo, as distorções cognitivas comuns dizem respeito tanto ao modo de pensar quanto ao conteúdo do pensamento. Embora ainda exista alguma discordância, muitas teorias postulam que pensamentos cognitivos distorcidos e desajustados conduzem a comportamentos anormais que, por sua vez, produzem deficiências fisiológicas que caracterizam os transtornos da alimentação. Independentemente da origem das cognições distorcidas e dos comportamentos desajustados, eles oferecem pontos de apoio ao redor dos quais os pacientes e médicos podem tentar intervenções para reverter os processos patológicos desses transtornos. O raciocínio é empírico e direto: pela repressão dos pensamentos distorcidos, os pacientes vivenciam remissões nas suas fases de autodepreciação e são capazes de agir de forma diferente em relação à alimentação, às manobras purgativas e aos comportamentos relacionados. Pela identificação de outras questões emocionais e preocupações cognitivas, as quais as distorções cognitivas relacionadas ao transtorno podem estar mascarando, os pacientes podem ficar mais bem-capacitados para lidar de modo direto com essas questões, aliviando algumas das tendências que geram a psicopatologia do transtorno da alimentação. Pela repressão dos comportamentos desajustados relacionados à alimentação, os pacientes devem ficar aptos a interromper os padrões cognitivos distorcidos que os acompanham como se fossem fundos musicais de temas intermináveis. As premissas básicas são que a correção das atitudes e pensamentos leva a comportamentos mais saudáveis e ao desaparecimento gradual das principais características dos transtornos da alimentação.

SELEÇÃO DE PACIENTES PARA A TCC

Antes de a TCC ser prescrita para um determinado paciente, vários itens clínicos devem ser considerados. É improvável que essa terapia funcione, não devendo ser prescrita para pacientes psicóticos, gravemente depressivos ou suicidas, ou que façam uso abusivo de substâncias (Wilson et al., 1997). Além disso, na presença de determinadas condições complicadoras, como motivações ambivalentes ou dificuldades complexas da personalidade, em particular aquelas associadas aos diagnósticos do Grupo B, é menos provável que ela seja efetiva no seu curso habitual curto, podendo necessitar de modificações e prorrogação, contudo, ainda poderá ser usada. O curso habitual da TCC talvez não ajude os pacientes anoréxicos com alimentação restritiva grave ou aqueles com TCAP e obesidade a perder peso e a manter essa perda. Os que talvez melhor se beneficiem com a TCC são aqueles mais bem-capacitados para acessar cognições específicas; identificar, nomear e discriminar entre os estados emocionais; compreender e aceitar o modelo cognitivo; aceitar a responsabilidade pessoal no trabalho de mudança; e formar uma aliança de trabalho sólida com os seus médicos (Safran e Segal, 1990).

O caso de Heather ilustra uma paciente típica selecionada para TCC:

> **Caso clínico**
>
> Aos 21 anos, Heather, estudante veterana de enfermagem, apresentava um histórico de episódios crescentes de compulsão alimentar periódica e manobras purgativas desde os seus 16 anos. Ela contou ser ansiosa e perfeccionista desde o início da infância e orgulhava-se por se aborrecer caso não fosse excelente na escola e nos esportes. Seu peso sempre foi normal. No ensino médio, um professor de ginástica fez um comentário despreocupado sugerindo que ela seria melhor no esporte se perdesse alguns quilos. Heather lembrou que passou a se sentir humilhada e desmoralizada desde então. Após tentar restringir sua ingestão calórica de modo drástico, descobriu que poderia "ter o melhor de dois mundos" comendo o que quisesse, quando quisesse e purgando tudo logo em seguida. Contudo, esses "maus hábitos" começaram a "fugir do controle", e ela não conseguiu mais controlar sua urgência e frequência. Quanto mais tentava, pior se sentia consigo mesma. Seus pensamentos diários eram cheios de questionamentos a respeito da necessidade de ser magra, de ser uma "perdedora" por não ser capaz de se controlar e por ser uma "porca gorda" sempre que "cedia" às suas vontades por comida.

APLICANDO A TCC EM PACIENTES COM TRANSTORNOS DA ALIMENTAÇÃO

Várias questões básicas merecem atenção. Para começar, cada pessoa requer uma avaliação individualizada dos seus principais sintomas cognitivos e comportamentais, bem como da contribuição relativa de cada um deles para as deficiências do paciente, e esses sintomas devem ser reavaliados com frequência durante o tratamento, com hipóteses terapêuticas. É imprescindível, para uma boa terapia, que os médicos avaliem não apenas os pensamentos, crenças e métodos do paciente, mas também sua motivação, temperamento, estrutura da personalidade e estilos afetivos, assim como outras questões sociais e interpessoais. Aqueles que retrocedem para esquemas padronizados e generalizações sobre métodos e distorções cognitivas, com frequência perdem as questões mais proeminentes, errando no tratamento. Além disso, embora seguir com rigidez o manual da TCC seja a forma mais provável de garantir o sucesso, é necessária alguma flexibilidade, e o médico deve estar sempre atento para as questões clínicas dominantes do paciente.

Algumas vezes, crises mais significativas na vida e/ou outros problemas psiquiátricos surgem e devem ter a preferência, e a TCC para o transtorno da alimentação deve ser deixada de lado por um período para que questões mais proeminentes possam ser tratadas. Sem dúvida alguma, o medicamento psiquiátrico pode ser usado em conjunto com a terapia cognitivo-comportamental.

Por fim, a importância dos chamados fatores não específicos na TCC, como em todas as formas de psicoterapia, necessita ser salientada. Nenhuma psicoterapia ocorre em um vazio e nenhuma psicoterapia personalizada, que inclua vários protocolos, é (ou deverá ser) aplicada de forma mecânica. Um estudo recente de psicoterapia para pacientes adultos, com anorexia nervosa de duração relativamente longa, mostrou que determinados fatores não específicos no controle clínico, quando aplicados de modo sistemático e assíduo na psicoterapia, produziram o mesmo impacto de uma TCC formal (McIntosh et al., 2005). Entre eles estão os componentes diretos das interações médico-paciente, como educação, tratamento, apoio e a promoção de uma relação terapêutica destinada a promover a adesão ao tratamento por meio de elogios, segurança e conselhos. A relação TCC funciona melhor em uma atmosfera de colaboração, na qual o médico questiona com assiduidade o paciente para certificar-se de que este está sintonizado com as questões, estratégias e táticas importantes. Quando dificuldades, resistências e impasses surgem, o médico deve se mostrar interessado, aberto a críticas, empático, flexível e empírico. Em algumas ocasiões, pode ser importante consultar outros membros da família para obter mais apoio, ou para o esclarecimento ou resolução de um impasse. Para os médicos, a implicação básica é que as dimensões da psicoterapia podem ser, por si só, de grande auxílio e, com certeza, não devem ser ignoradas quando outras intervenções mais específicas da TCC forem implementadas.

Um fator não específico muito importante desses tratamentos é o fato de eles estarem estruturados e consagrados pelo uso, aumentando, assim, a atenção assídua e cuidadosa que os pacientes devem receber pelo fato de estarem comprometidos com o tratamento. Também é esperado que eles façam algum trabalho de casa, o qual exija esforço e compromisso. Está claro que aqueles muito dispersivos e indisciplinados na realização do trabalho, ou que não possuam motivação ou energia mental suficientes para, de forma assídua, envolverem-se com essas tarefas, demonstram essas tendências de imediato, entre a primeira e a segunda consulta, e podem desistir ou mostrar que necessitam de modificações no tratamento logo no início – por exemplo, a aplicação de técnicas de entrevista motivacional (Miller e Rollnick, 2002).

Durante as últimas décadas, vários grupos projetaram, testaram e desenvolveram, de forma repetitiva, programas de TCC focados na bulimia nervosa, sendo a maioria deles baseada no manual para TCC-bulimia nervosa (CBT-bulimia nervosa) de Fairburn e colaboradores (1993). Esses programas foram modificados para o TCAP, obesidade e anorexia nervosa. Para a bulimia nervosa e TCAP, a maioria dos tratamentos está programada para 4 a 6 meses. Pacientes com anorexia nervosa costumam exigir terapias por prazos mais longos, em geral de 1 a 2 anos, no mínimo.

Uma síntese, apresentada de forma um pouco esquematizada na Tabela 11.1, está baseada em vários desses programas, para oferecer uma combinação das melhores práticas atuais de abordagem TCC para os transtornos da alimentação. Um programa paralelo para TCAP está descrito no Capítulo 8 deste livro.

A maioria dos programas foi desenvolvida para ocorrer em 3 ou 4 estágios. É uma característica as sessões estarem programadas para ocorrer com mais frequência no início, talvez duas vezes por semana, e com menor frequência ao final. O primeiro estágio foca a educação e o automonitoramento. O próprio ato deste aumenta a consciência da alimentação e de seus ajustes associados, dos gatilhos para comportamentos desajustados e de suas consequências emocionais e cognitivas, podendo ajudar os pacientes a adquirir um autocontrole adicional. Uma planilha típica de trabalho de automonitoramento para o paciente com bulimia nervosa está ilustrada na Figura 11.1.

Médico e paciente se beneficiam quando um protocolo específico é seguido de modo sistemático. Felizmente, vários desses manuais estão publicados, incluindo aqueles que oferecem versões separadas, para uso dos pacientes e para uso dos médicos. Vários dos recursos explicativos mais comuns estão relacionados na Tabela 11.2.

O sucesso da TCC está diretamente relacionado à atenção que o médico dedica ao tratamento. Por exemplo, se ao paciente é solicitado completar os registros detalhados do automonitoramento dos seus comportamentos patológicos relacionados à alimentação, aos pensamentos desajustados e as circunstâncias antecessoras e sucessoras aos comportamentos, durante as sessões com este, o médico deve dedicar tempo e interesse suficientes para examinar tais registros em detalhes, o necessário para reforçar o entusiasmo do paciente em continuar a fazer o trabalho necessário para gerá-los. A avaliação e o entusiasmo do médico em relação aos esforços do paciente costumam gerar a continuidade da aplicação. Contudo, se aquele parecer desinteressado, na maio-

Tabela 11.1
Protótipo dos elementos do programa de terapia cognitivo-comportamental (TCC) para a bulimia nervosa (passível de alteração para outros transtornos da alimentação)

Estágio 1 (aproximadamente 8 sessões)

Objetivos
Estabelecer uma relação terapêutica, orientando o paciente sobre a condição e o modelo, estabelecendo pesagens semanais, se apropriado, e alterando os comportamentos, como alimentação restritiva, compulsão alimentar periódica e purgação.

Técnicas
Estabelecer uma relação de confiança, avaliando o estado motivacional do paciente e determinando expectativas e parâmetros de tratamento, enquanto direciona, com frequência, as resistências e preocupações deste.
Nota: Quando o paciente é ambivalente em relação ao tratamento, pode ser inútil considerar os protocolos usuais para TCC. Em vez disso, os períodos iniciais do tempo devem ser dedicados à entrevista motivacional e ao aumento da motivação. Isso pode incluir discussões sobre as funções adaptativas do transtorno da alimentação (inclusive prós e contras de permanecer com o transtorno *versus* mudar).

Automonitoramento:
Registrar informações específicas sobre as refeições (que podem incluir estimativas de calorias de cada item consumido), bem como sobre a compulsão alimentar periódica, as purgações e os exercícios; e os antecedentes, comportamentos e consequências de cada evento em uma planilha de monitoração. Pode-se solicitar ao paciente que registre o horário dos eventos; os motivadores ambientais, cognitivo-emocionais e interoceptivos; os comportamentos alimentares reais e os associados; o que foi consumido e o que aconteceu após o consumo, considerando os pensamentos, as emoções e os comportamentos relacionados. Os que relutam ao automonitoramento devem ser incentivados de forma empática, mas firme, a se comprometerem em preencher seus diários.

Pesagem semanal (para os pacientes cujas alterações de peso forem assunto constante):
Em geral, esta deve ser realizada apenas uma vez por semana, para reduzir a tendência ao foco excessivo no peso, oriundo das pesagens diárias (ou mais frequentes).

Orientar sobre o peso, a alimentação e as consequências biológicas e psicológicas da desnutrição, da compulsão alimentar periódica e da purgação utilizando os recursos das discussões e das leituras específicas.

Prescrever programas regulares e estruturados para a alimentação.
A importância aqui é garantir que os pacientes não pulem as refeições, e que aqueles que necessitam de lanches, para uma ingestão adequada e/ou para evitar compulsões induzidas pela fome, realmente consumam os lanches.

(continua)

Tabela 11.1
Protótipo dos elementos do programa de terapia cognitivo-
-comportamental (TCC) para a bulimia nervosa (passível de
alteração para outros transtornos da alimentação) (*continuação*)

Estratégias de autocontrole incluindo:
Aumentar a atenção com a alimentação. Uma abordagem é o uso das técnicas
de automonitoramento. Não fazer outra coisa enquanto estiver comendo,
exceto prestar atenção e sentir o ato de comer, é outra (p. ex., evitar desviar a
atenção da alimentação, como assistir televisão ou dirigir enquanto come).
Evitar verificações corporais, olhar-se no espelho, pesar-se e folhear revistas
de moda, além de evitar perceber a frequência e a intensidade da necessidade
de praticar esses comportamentos.
Buscar atividades alternativas, convenientes, agradáveis e adaptativas para
substituir ou desviar a atenção da compulsão alimentar periódica, da purgação
ou dos exercícios excessivos (os chamados prazeres saudáveis).
Oferecer instruções de controle dos estímulos, como manipulações ambientais
para evitar situações sociais de "comidas venenosas" ou "tóxicas"; assegurar
o controle da quantidade da porção.
Desenvolver táticas de postergação para resistir aos impulsos de urgência,
aumentando o tempo de intervalo entre a ingestão e a purgação, até que o
desejo de purgar passe ou resulte em uma quantidade menor de calorias
purgadas, por ter havido tempo suficiente para assegurar alguma digestão
do que foi consumido (i. e., exposição e prevenção da resposta); desenvolver
o conceito de "dias saudáveis" no calendário, no qual os "dias permitidos"
para compulsão alimentar periódica e para purgação sejam gradual e
continuamente postergados, enquanto outras recompensas agradáveis são
oferecidas no caso de sucesso.
Permitir de forma explícita que o paciente seja complacente consigo próprio
em relação às expectativas perfeccionistas e de empenho (p. ex., expor
circunstâncias obrigatórias em torno das quais o paciente possa não ser
perfeito).

Estágio 2 (aproximadamente 7 sessões)
Objetivos
Desenvolver habilidades de enfrentamento adicionais para reduzir
comportamentos dietéticos e de alimentação restritiva, resistindo ou adiando
os comportamentos de compulsão alimentar periódica/purgativo. A ênfase é
crescente nas questões cognitivas.

Técnicas
Elaborar uma lista de alimentos ameaçadores e começar a introduzi-los,
em sequência, como componentes das refeições, iniciando com o menos
ameaçador, como uma forma de lidar com a restrição alimentar. Listar novos
lugares e circunstâncias para comer, em especial aqueles que eram evitados
como resultado do transtorno da alimentação.

(*continua*)

Tabela 11.1
Protótipo dos elementos do programa de terapia cognitivo-comportamental (TCC) para a bulimia nervosa (passível de alteração para outros transtornos da alimentação) *(continuação)*

Iniciar introduzindo vivências alimentares em lugares e circunstâncias seguras, para quebrar os padrões rígidos da alimentação social, que podem ter sido desenvolvidos durante o curso do transtorno.

Aumentar o uso de atividades e táticas alternativas para postergar e resistir à compulsão alimentar periódica/purgativo.

Reestruturação cognitiva – reestruturando pensamentos e atitudes:
A reestruturação cognitiva engloba atenção com as preocupações não funcionais da imagem e peso corporais e as percepções depressivas e autoderrotistas.

Identificar pensamentos problemáticos específicos e o contexto em que ocorrem para objetivá-los, externá-los e avaliá-los.

Incentivar o paciente a escrever diários detalhados dos pensamentos para coletar evidências, objetivando verificar ou ajudar a combater, desafiar ou desconfirmar as pressuposições dos pensamentos negativos e desajustados. Essas estratégias incluem a enumeração dos prós e contras em manter esses pensamentos e imaginar situações de "sucesso" potencial ou outras mudanças que permitam ao paciente revisar ou desistir desses pensamentos.

Desafiar o paciente a julgar os outros com os mesmos critérios rígidos que emprega para julgar-se.

Parar com as autodenominações negativas (usando a técnica *"pare"* utilizada no tratamento dos pensamentos obsessivos).

Usar a preocupação e a exposição, conjurando certos tipos de pensamentos temerários e seus resultados esperados, fazendo com que o paciente pense neles durante 5 a 30 minutos, para experimentar a emoção, no esforço de extinguir o medo. Isso é similar ao método empregado no tratamento dos transtornos de ansiedade e dos transtornos obsessivos-compulsivos (Fisher e Wells, 2005).

Aumentar as habilidades do paciente para solução de problemas por intermédio dos seguintes mecanismos:
Melhorar *a identificação do problema* pela reflexão, registro e designação de palavras e denominações para desconstruir estados de sentimentos obscuros, aflitivos, frustrantes e disfóricos. Auxiliar na identificação, no esclarecimento, na elucidação e na objetivação das percepções negativistas e desajustadas e seus esquemas associados.

Identificar *problemas interpessoais* específicos que possam contribuir para a origem de frustrações crônicas e específicas, os sentimentos de perda de controle, a raiva e a frustração, que acionam comportamentos e percepções desajustados relacionados ao transtorno da alimentação.

Auxiliar na *seleção e identificação das opções*, ajudando o paciente a identificar respostas emocionais, comportamentais e interpessoais alternativas para as percepções negativas e desajustadas automanifestas e, em seguida, analisar os prós e contras das respostas comportamentais e cognitivas que ele identificou.

(continua)

Tabela 11.1
Protótipo dos elementos do programa de terapia cognitivo-comportamental (TCC) para a bulimia nervosa (passível de alteração para outros transtornos da alimentação) (*continuação*)

Ajudar o paciente a *antecipar e, logo após, avaliar os resultados dos vários cursos de ação.*
Incentivar o paciente a *registrar suas tentativas para resolver os problemas* e comparar os resultados previstos com os obtidos.

Estágio 3 (3 ou 4 sessões)

Objetivos

Preparar o paciente para o término do programa, ajudando-o a rever o que foi conquistado; considerar as estratégias que melhor funcionaram; identificar e enquadrar as questões comportamentais, cognitivas, emocionais e interpessoais restantes; e desenvolver um plano para prevenção de recaídas.

Técnicas

Focar mais o futuro do que o presente:
Solicitar ao paciente que preveja e imagine situações, circunstâncias e cenários de alto risco que possam provocar uma recaída no futuro.
Instruir o paciente sobre como escrever as estratégias previstas destinadas a lidar com essas situações, utilizando as técnicas aprendidas durante o tratamento, incluindo novas estratégias de enfrentamento; imunizações cognitivas (i. e., o próprio fato dele ter previsto e estar atento e preparado com antecedência, pode diminuir a intensidade de uma ameaça que surja); pensamentos protetores, mantras e frases próprias; e evitar certas circunstâncias durante os períodos de vulnerabilidade, se necessário.
Orientar o paciente sobre a perspectiva de que um "descuido" não é uma "recaída". Deve ser solicitado a ele que escreva os "planos de manutenção", especificando o que deve ser feito no caso da ocorrência de um "descuido", iniciar com atenção, reintroduzir o automonitoramento e os planos de refeições estruturadas, inclusive lanches.
Instruir o paciente sobre como restabelecer a relação com os terapeutas quando houver necessidade.

Fonte. Sintetizado dos programas descritos por Agras e Apple, 1997; Fairburn et al., 1993; Garner et al., 1997; Wilson et al., 1997, entre outros.

ria das vezes o paciente segue a mesma atitude, sabotando as melhoras potenciais que poderiam ser obtidas com essa abordagem.

Em uma sessão normal, o médico dedica os primeiros 10 minutos para revisar o que está acontecendo no dia a dia do paciente e avaliar quaisquer questões ou preocupações ignoradas; utiliza os próximos 10 minutos para revisar as folhas do diário de automonitoramento, selecionando padrões e questões importantes; e os 20 minutos seguintes para estabelecer a agenda e os procedimentos para as questões cognitivas ou comportamentais que solicitam ser enfocadas no dia, por meio da educação, questionamento socrático e/ou formação de estratégias. Por fim, é feito um resumo do que foi discutido e determinado o dever de casa para a próxima consulta. Continuando com a história clínica de Heather:

Caso clínico

Aos 21 anos Heather apresentava compulsão alimentar periódica/purgativo várias vezes por semana, há quatro anos. Na época do seu primeiro relacionamento sério com um namorado, em que havia a possibilidade de viverem juntos, ela buscou tratamento pela primeira vez. Escondera seus problemas bulímicos do namorado e queria se livrar deles antes de ir morar com ele. Com essa motivação, Heather dedicou-se com assiduidade às tarefas determinadas por sua TCC. Com a ajuda do terapeuta e o uso da planilha de trabalho da terapia, aprendeu sobre os aspectos psicológicos e fisiológicos da bulimia nervosa e começou a registrar todos os dias seus comportamentos alimentares, pensamentos e sentimentos associados, entre outros comportamentos. Em duas semanas seus padrões alimentares haviam melhorado e seus episódios purgativos diminuíram de forma correspondente. Em um mês os episódios de compulsão alimentar periódica/purgativo estavam reduzidos para uma vez por semana. Após vários meses, eles desapareceram por completo e, aos seis meses, ela permanecia livre desses episódios relatando que ela e seu namorado estavam vivendo juntos e indo bem. Heather não necessitou de medicamentos psicotrópicos.

QUANDO A TCC É INSUFICIENTE OU INEFICAZ

Independentemente da eficácia demonstrada da TCC para o tratamento da bulimia nervosa, há muitos pacientes que não a fazem ou aqueles para quem o curso é insuficiente ou ineficaz. Várias circunstâncias clínicas, em que essas limitações são mais prováveis de ocorrer, foram descritas nas seções anteriores. Para o tratamento psicoterapêutico dos pacientes com bulimia nervosa, diversas estratégias adicionais foram propostas e são objeto de pesquisas atuais. Conforme discutido em detalhes no Capítulo 16, os impasses do tratamento e os chamados pacientes resistentes ao tratamento necessitam de reavaliações contínuas

Horário/ Programação	Alimentos consumidos	Comportamento do transtorno da alimentação (Comportamentos)	Pensamentos, sentimentos e acontecimentos anteriores (Antecedentes)	Pensamentos, sentimentos e acontecimentos posteriores (Consequências)
08h30min – casa, café-da-manhã	Café, pão, queijo 100g	–	–	–
Meio-dia – escola, almoço	Sanduíche de peru com pão de trigo, maçã e refrigerante diet	–		
16h – casa, lanche	Copo de leite, biscoito de chocolate	–		
19h – jantar com a família	Peito de frango grelhado, salada, batata cozida, porção pequena de sorvete			
20h	Compulsão alimentar – pacote de batatas fritas, meio litro de sorvete, 10 biscoitos	Três ocorrências de vômitos, mais dois laxantes	Minha mãe gritou comigo – Não pude interrompê-la e não consegui lidar com isso	Após ter vomitado, fui capaz de retornar à sala e deixar que ela gritasse comigo à vontade

Figura 11.1 Diário ilustrativo do automonitoramento de uma paciente em terapia cognitivo-comportamental (TCC) para bulimia nervosa.

e revisão das situações clínicas. Apenas alguns poucos aspectos serão considerados aqui. Quando a dificuldade estiver no estado motivacional básico do paciente para com o tratamento e a recuperação, *entrevistas motivacionais* e técnicas para aumento da motivação são aplicadas (Dunn et al., 2006; Feld et al., 2001; Vitousek et al., 1998). A premissa básica da intervenção é auxiliar os pacientes a formular suas próprias listas de prós e contras em permanecer na situação atual ou de tentar uma mudança. O médico mantém uma posição empática, não repreensível e uma postura socrática.

Para os pacientes que apresentam, com concomitância, graus significativos de caos comportamental, incluindo comportamentos autodestrutivos, vários programas estão pesquisando a utilidade potencial da *terapia comportamental dialética* (Palmer et al., 2003; Telch et al., 2001).

Para aqueles cujas principais crenças relacionadas ao transtorno da alimentação periódica, ou outras disfunções, aparentam estar mais fundamentadas, uma forma modificada de TCC, conhecida como *TCC focada em esquemas*, foi desenvolvida, mas ainda não foi testada (Waller e Kennerley, 2003). Essa terapia emprega várias técnicas cognitivas adicionais na tentativa de auxiliar os pacientes a modificar e reestruturar suas posições cognitivas. Como uma forma de ajudar a reduzir os pensamentos do tipo "tudo ou nada" e "preto e branco", lhes é solicitado que graduem seus pensamentos não funcionais por meio de uma técnica de escala linear, que necessita basicamente que eles estipulem um valor quantitativo para esses pensamentos, estimando o quanto estes são verdadeiros. Por intermédio de registros positivos de dados, é solicitado aos pacientes a produção de evidências objetivas que sustentem suas crenças distorcidas (na ausência de evidência de sustentação, supõe-se que alguns pacientes sejam capazes de rever seus pensamentos). A revisão histórica – em sua essência, um registro detalhado do pensamento, incluindo ACCs (Antecedentes, Comportamentos e Consequências) – é utilizada para sondar, de forma mais específica, os pensamentos distorcidos, crenças e esquemas não funcionais. Enfim, a reestruturação visual é empregada; tal abordagem é, em sua essência, uma forma de guia por imagens, por meio da qual é postulado que esquemas negativos não verbais podem ser avaliados e modificados.

Para pacientes que apresentam comorbidade com transtorno da personalidade, e, em particular, para aqueles que tendem ao pensamento dicotômico e dissoaciativo, a terapia cognitivo-analítica, uma psicoterapia com prazo relativamente curto com base em manual, combina

Tabela 11.2
Manuais ilustrativos da terapia cognitivo-comportamental (TCC) e materiais associados para médicos e pacientes

Manuais TCC para profissionais

Fairburn CG, Wilson GT: *Binge Eating: Nature, Assessment and Treatment*. New York, Guilford, 1993

Cooper Z, Fairburn CG, Hawker DM: *Cognitive-Behavioral Treatment of Obesity: A Clinician's Guide*. New York, Guilford, 2003

Manuais TCC e de autoajuda para pacientes

Cash TF: *The Body Image Workbook*. Oakland, CA, New Harbinger Publications, 1997

Cooper PJ, Fairburn CG: *Bulimia Nervosa and Binge Eating: A Guide to Recovery*. London, Constable & Robinson, 1993

Fairburn CG: *Overcoming Binge Eating*. New York, Guilford, 1995

Freeman C: *Overcoming Anorexia Nervosa: A self-Help Guide Using Cognitive Behavioural Techniques*. London, Robinson, 2002

McCabe R, McFarlane T, Olmsted M: *Overcoming Bulimia Workbook*. Oakland, CA, New Harbinger Publications, 2004

Heffner M, Eifert GH: *Overcoming Anorexia Workbook*. Oakland, CA, New Harbinger Publications, 2004

Conjunto de manuais para pacientes e médicos

Treasure J, Schmidt U: *Getting Better Bit(e) By Bit(e): A Survival Kit for Sufferers of Bulimia Nervosa and Binge Eating Disorders*. Hove, East Sussex, UK, Psychology Press, 1993

Schmidt U, Treasure J: *Clinician's Guide to Getting Better Bit(e) By Bit(e)*. Hove, East Sussex, UK, Psychology Press, 1997

Goodman LG, Villapiano M: *Eating Disorders: The Journey to Recovery Workbook*. New York, Brunner-Routledge, 2001

Villapiano M, Goodman LJ: *Eating Disorders – Time for Change: Plans, Strategies, Worksheets*. New York, Brunner-Routledge, 2001

Apple RF, Agras WS: *Overcoming Eating Disorder (ED): A Cognitive-Behavioral Treatment for Binge-Eating Disorder*. Client Kit. Oxford, UK, Oxford University Press, 1997

Agras WS, Apple RF: *Overcoming Eating Disorder (ED): A Cognitive-Behavioral Treatment for Binge-Eating Disorder*. Therapists' Edition. Oxford, UK, Oxford University Press, 1997

Programas TCC para transtornos da alimentação em CD-ROM ou em *sites* da Internet

Comercial: TCC de autoajuda para a bulimia nervosa:
Take Control of Bulimia (htpp://www.myselfhelp.com/Programs/TCB.html)
Overcoming Bulimia por Drs. Chris Williams, Ulrike Schmidt (htpp://www.calipso.co.uk/mainframe.htm)

(continua)

Tabela 11.2
Manuais ilustrativos da terapia cognitivo-comportamental (TCC) e materiais associados para médicos e pacientes (*continuação*)

Pesquisas atuais utilizando programas em CD-ROM ou Internet:

Dr. Ulrike Schmidt et al., Institute of Psychiatry Eating Disorders Unit at the Maudsley Hospital, King's College, London (htpp://www.iop.kcl.ac.uk/IoP/Departments/PsychMed/EDU/index. shtml)

Dr. Chris Williams et al., University of Glasgow (htpp://www.gla.ac.uk/departmens/psychologicalmedicine/staff/chriswilliams.html)

Dra. Jennifer Shapiro et al., University of North Carolina – estudo patrocinado por NIMH da TCC em CD-ROM para o transtorno da alimentação e obesidade (htpp://www.unceatingdisorders.org)

Dr. Fernando Fernández Aranda et al., University Hospital of Bellvitge, Barcelona, autoajuda busca na Internet: Guide for Treatment of Bulimia

---

elementos da terapia cognitiva e da terapia psicanalítica baseada na teoria das relações de objetos (Dare et al., 2001). Nesse modelo, os pacientes com transtorno da alimentação que vivenciaram traumas parentais na infância são mais propensos a desenvolver separações, com pensamentos extremos, orbitando ao redor de esquemas do mundo "bom/mau". Esse modelo sugere que aqueles que estiveram envolvidos, no início das suas vidas, em relações com pessoas que abusaram/foram abusados são mais propensos a sentir terror e raiva, enquanto aqueles que sofreram cuidados familiares controladores e se sentiram oprimidos são mais propensos a apresentar raiva e rebeldia. A premissa é de que tratar essas questões permite aos pacientes reformular suas experiências, reconhecer seus processos internos e revisar seus pensamentos (Ryle, 2004).

Conforme descrito nos Capítulos 12 e 16, apesar da falta do suporte das pesquisas da TCC, outras abordagens psicoterapêuticas para os transtornos da alimentação, que se originam de tradições clínicas muito antigas, podem auxiliar os pacientes. Em uma análise final, precisamos de linhas psicoterápicas mais abrangentes e mais bem-testadas para pacientes com transtornos da alimentação, e precisamos aprender a usar com discernimento e respeito as estratégias disponíveis hoje em dia, de forma que cada paciente, que confia em nós como seu terapeuta, receba o melhor que temos para oferecer no momento.

REFERÊNCIAS

Agras WS, Apple RF: Overcoming Eating Disorder (ED): A Cognitive-Behavioral Treatment for Binge-Eating Disorder. Client Kit. Oxford, UK, Oxford University Press, 1997

Dare C, Eisler I, Russell G, et al: Psychological therapies for adults with anorexia nervosa: randomised controlled trial of out-patient treatments. Br J Psychiatry 178:216-221, 2001

Dunn EC, Neighbors C, Larimer ME: Motivational enhancement therapy and selfhelp treatment for binge eaters. Psychol Addict Behav 20:44-52, 2006

Fairburn CG: Body checking, body avoidance and "feeling fat." Presentation at the Academy for Eating Disorders International Conference on Eating Disorders, Barcelona, Spain, June 1, 2006

Fairburn CG, Marcus MD, Wilson GT:. Cognitive-behavior therapy for binge eating and bulimia nervosa: a comprehensive treatment manual, in Binge Eating: Nature, Assessment, and Treatment. Edited by Fairburn CG, Wilson GT. New York, Guilford, 1993, pp 361-404

Fairburn CG, Cooper Z, Shafran R: Cognitive behaviour therapy for eating disorders: a "transdiagnostic" theoryand treatment. Behav Res Ther 41:509-528, 2003

Feld R, Woodside DB, Kaplan AS, et al: Pretreatment motivational enhancement therapy for eating disorders: a pilot study. Int J Eat Disord 29:393-400,2001

Fisher PL, Wells A: Experimental modification of beliefs in obsessive-compulsive disorder: a test of the metacognitive model. Behav Res Ther 43:821-829, 2005

Garner DM, Vitousek KM, Pike KM: Cognitive-behavioral therapy for anorexia nervosa, in Handbook of Treatment for Eating Disorders, 2nd Edition. Edited by Garner DM, Garfinkel PE. New York, Guilford, 1997, pp 94-144

Halmi KA, Agras WS, Crow S, et al: Predictors of treatment acceptance and completion in anorexia nervosa: implications for future study designs. Arch Gen Psychiatry 62:776-781, 2005

McIntosh VV; Jordan J, Carter FA, et al: Three psychotherapies for anorexia nervosa: a randomized, controlled trial. Am J Psychiatry 162:741-747, 2005

McKenna PJ: Disorders with overvalued ideas. Br J Psychiatry 145:579-585, 1984

Miller WR, Rollnick S: Motivational Interviewing: Preparing People for Change, 2nd Edition. New York, Guilford, 2002

Palmer RL, Birchall H, Damani S, et al: A dialectical behavior therapy program for people with an eating disorder and borderline personality disorder-description and outcome. Int J Eat Disord 33:281-286, 2003

Pike KM, Walsh BT, Vitousek K, et al: Cognitive behavior therapy in the posthospitalization treatment of anorexia nervosa. Am J Psychiatry 160:2046-2049, 2003

Ryle A: The contributions of cognitive analytic therapy to the treatment of borderline personality disorder. J Pers Disord 18:3-35,2004

Safran JD, Segal ZV: Interpersonal Process in Cognitive Therapy. New York, Basic Books, 1990

Shafran R, Teachman BA, Kerry S, et al: Br J Clin Psychol 38:167-179, 1999

Telch CF, Agras WS, Linehan MM: Dialectical behavior therapy for binge eating disorder. J Consult Clin Psychol 69:1061-1065, 2001

Vitousek K, Watson S, Wilson GT: Enhancing motivation for change in treatment resistant eating disorders. Clin Psychol Rev 18:391-420, 1998

Waller G, Kennerley H: Cognitive-behavioural treatments, in Handbook of Eating Disotders, 2nd Edition. Edited by Treasure J, Schmidt U, van Furth E. Chichester, West Sussex, UK, Penguin, 2003, pp 233-251

Walsh BT, Kaplan AS, Attia E, et al: Fluoxetine after weight restoration in anorexia nervosa: a randomized conttolled trial. JAMA 295:2605-2612, 2006

Wilson GT, Fairburn CG, Agras WS: Cognitive-behavioral therapy for bulimia nervosa, in Handbook of Treatment for Eating Disorders, 2nd Edition. Edited by Garner DM, Garfinkel PE. New York, Guilford. 1997. DD 67-93

12

Manejo psicodinâmico dos transtornos da alimentação

Kathryn J. Zerbe, M.D.

> Do ponto de vista dos pacientes, a psicanálise realiza várias coisas que não se poderia obter de nenhuma outra forma. Ela fornece apoio durante o processo de separação consciente e profundamente inconsciente e para suportar a dor que essas perdas acarretam. Isso mantém um senso de estar sendo ouvido com atenção por alguém solícito, que não permitirá que você seja autodestrutivo sem, ao menos, perguntar alguma coisa, mas que também, de forma não repreensiva, permitirá que você aceite as consequências dos seus erros.... Isso resulta em algo que chamo de "a câmara da verdade", uma condição em que pensamentos e sentimentos expressos de modo livre permitem que a realidade apareça.
>
> Lucy Daniels, *With a Woman's Voice:*
> *A Writer's Struggle for Emotional Freedom*

Lucy Daniels é escritora e psicóloga clínica da Carolina do Norte. Na análise da sua lista de realizações pessoais e profissionais, ninguém suspeitaria que ela também lutara por muitos anos contra um transtorno da alimentação grave. Em sua autobiografia *With a Woman's Voice: A Writer's Struggle for Emotional Freedom* (Daniels, 2001), ela descreve sua jornada para sair de um enorme abismo de sofrimento emocional.

A história é impressionante, mas os médicos que trabalham com as subespecialidades dos transtornos da alimentação não se surpreenderam com o que ela descreve ou com o ônus por uma batalha de 45 anos contra a anorexia nervosa, que a privou da qualidade de vida.

Ela suportou não apenas cinco anos de hospitalização psiquiátrica, mas também vários procedimentos terapêuticos sem sucesso ou de pouca valia, incluindo nutrição forçada, terapia eletroconvulsiva e insulino--terapia e psicoterapias de apoio. Ela acredita que essas dinâmicas pessoais desempenharam um papel significativo em sua inanição – obsessão com rituais de verificação corporal, sentimentos de autodepreciação e desgraça e antipatia pelo corpo feminino – e as descreve, de maneira ampla e dolorosa, em suas memórias.

Daniels nasceu para uma vida de privilégios. Seus pais eram ricos, com nível educacional elevado, ambiciosos e motivados. Como não perceberam o fato de sua talentosa filha pré-adolescente estar gravemente deprimida e emaciada e o quanto era impossível, em sua penúria, comunicar-se com qualquer pessoa? O leitor pode abrir qualquer página do livro das suas memórias e ler um relato sobre falhas notórias e empáticas, influências psicológicas evidentes e maus-tratos graves por parte de sua família. Como os pais de muitos dos nossos pacientes, os de Daniels também tentaram proporcionar coisas boas, e o fizeram sob muitos aspectos. O que é único na história dela não é o perfil dos seus sintomas anoréxicos, tampouco a dinâmica da estrutura familiar de uma criança despersonalizada. Sua trajetória é importante para os médicos, pois demonstra como ela pôde se curar do transtorno da alimentação grave para cultivar uma vida plena e o senso do *self*.

Daniels confere os créditos de seu sucesso ao trabalho realizado por seu psicanalista, quando ela já estava na meia-idade, Dr. Howie, com quem encontrou as palavras para descrever sua impressionante história e, então, reconstruir sua vida e, por fim, colocar sua infância negligenciada, a falta de sintonia com seus pais e seus vários desapontamentos em ordem para poder seguir em frente. Qualquer médico que ler "nas entrelinhas" assume que, ainda hoje, Daniels tem contra o que lutar. Mesmo assim, suas memórias são cheias de esperanças sobre como uma pessoa pode sobreviver, e até mesmo vencer, depois de anos sem muita ajuda para lidar com um transtorno da alimentação grave. Sua autobiografia também é um testemunho de como funciona uma terapia baseada na psicanálise, do porquê supõe-se que funcione e quando esse sucesso pode acontecer de maneiras qualitativamente diferentes de outras modalidades importantes e úteis de tratamento descritas neste livro.

A psicoterapia psicodinâmica, como a praticada no século XXI, é derivada da psicanálise e compartilha muitas das suas características. A diferença entre as duas formas de tratamento está além do objetivo deste capítulo (ver Blatt e Shahar, 2005; Wallerstein, 1986) e, hoje, é um assunto de importantes debates e de pesquisas contínuas na comunidade analítica. Para meus propósitos, os atributos comuns, aceitos entre os mecanismos terapêuticos da psicanálise e da psicoterapia psicodinâmica, são salientados quando procuro mostrar como os médicos podem empregar, de forma pragmática, os importantes conceitos derivados desse material de trabalho no tratamento psicossocial dos pacientes.

ASPECTOS-CHAVE DA PSICOTERAPIA PSICODINÂMICA

A grande maioria dos pacientes com transtornos da alimentação não responde às medicações nem a uma psicoterapia pouco intensiva, mas pode se beneficiar de um trabalho psicodinâmico mais intensivo e frequente (Hamburg et al., 1996; Thompson-Brenner e Westen, 2005; Westen, 2000; Yager, 1988, 1992; Zerbe, 1996, 2001a, 2001b, no prelo). Concordo com Lucy Daniels de que o tratamento psicodinâmico trabalha "várias ideias que não poderiam ser obtidas de nenhuma outra forma" (p. 240). Sua história pessoal é um exemplo único para a documentação clínica por ser bastante detalhada; seu relato fala de uma forma que evita resumos superficiais e estatísticas.

Começo expandindo cinco das principais questões concebidas por Daniels como essenciais no seu próprio tratamento, as quais comenta na epígrafe deste capítulo:

1. fornecer apoio durante o processo de trabalho pela separação e pela perda;
2. ouvir com atenção enquanto o paciente revela sua história pessoal;
3. confrontar o comportamento autodestrutivo no intuito de desenvolver formas melhores de enfrentamento;
4. insistir com o paciente por um período de tempo suficiente, em especial durante os momentos de falha ou de fraqueza percebidas;
5. criar um porto seguro, que não seja intrusivo, e ajudá-lo a suportar seus sentimentos mais difíceis ou experiências embaraçosas.

Esses principais aspectos da psicoterapia psicodinâmica e da psicanálise conduzem, na melhor das circunstâncias, os sentimentos do paciente para um senso de "liberdade sensacional" (Daniels, 2001, p. 319) que, de maneira paradoxal, acompanha "a sensação – mesmo que dolorosa – de, definitivamente, estar viva" (Daniels, 2001, p. 302).

Proporcionando apoio durante a elaboração de separação e perda

Nenhum ser humano atravessa os estágios da vida sem sofrer perdas. Cada perda real (p. ex., abandono, trauma, morte, divórcio, objetivos pessoais não alcançados) e percebida (p. ex., a sensação de falha por não ter um corpo perfeito; a crença de que nunca terá um relacionamento estável; a suspeita de que teria falhado com seus pais) causa uma pressão específica no indivíduo que já está sofrendo de alguma doença emocional ou física. Pacientes com transtornos da alimentação se defrontam com tipos complicados de dificuldades psicológicas e físicas, as quais estão subordinadas aos seus problemas específicos, além disso, também devem transpor as etapas do desenvolvimento normativo que exigem a luta contra as perdas. Em particular, para se recuperar do transtorno da alimentação o paciente deve, eventualmente, renunciar (p. ex., prantear) ao papel que o transtorno da alimentação desempenhou em sua vida como um aspecto fundamental da identidade (Boris, 1984; Kearney-Cooke, 1991; Zerbe, 1993a, 2001a, no prelo). Além disso, precisa lidar com as perdas comuns, mas dolorosas, que afetam a todos nós (p. ex., falhas de empatia relacionadas a pessoas importantes em nossas vidas; sensação de que nunca será amado por ser a pessoa que é ou por causa dos talentos que possui; sair de casa para estudar em um colégio ou para um emprego distante; crescer e se separar dos pais; a morte de um ente querido, avós, responsável, irmão, amigo, mentor ou cônjuge). A aquisição da autonomia e da separação é fundamentada na capacidade de prantear. Como Daniels (2001) resume, afirmando que a condição de ter uma personalidade é "valiosa" e "a pretensão de ter minha própria voz me separou daqueles a quem, um dia, supus pertencer" (p. 319).

A despeito da verdadeira causa do transtorno da alimentação de uma determinada pessoa, os vários fatores que recaem na psiquê colocam o indivíduo em uma posição difícil para lidar com essas realidades psicológicas. Conforme Daniels aludiu em sua declaração, o terapeuta psicodinâmico, que acompanha o paciente na busca de uma vida mais saudável, ouvirá muitas histórias por um longo período de tempo e, em "um porto seguro", a salvo de perdas, essas histórias devem ser trabalhadas da melhor forma para que se desenvolvam e possibilitem o abrir mão do mecanismo de enfrentamento da alimentação desordenada (ver Bowlby, 1988). Esse processo leva a uma grande "liberdade emocional", mas requer tempo significativo e paciência. E, como Daniels ainda descreve, crescer e se afastar do problema da alimentação são sempre acompanhados de um preço adicional, o de enfim deixar o tratamento, porque "ele trouxe uma nova forma de solidão", e "me entristece pensar que está chegando a hora do próximo passo dessa marcha para a liberdade, o qual exigirá que eu deixe o Dr. Howie" (p. 319). Nesta última instância, terapeuta e paciente precisam adotar sentimentos de partida para que um senso improdutivo de dependência ou impasse no tratamento não bloqueie a autonomia (Kearney-Cooke, 1991; Rinsley, 1982; Zerbe, no prelo).

Cada um de nós sabe, por experiência própria, que não se passa por uma perda com rapidez, essa é uma das razões pelas quais o processo psicodinâmico consome um tempo expressivo (em geral de 2 a 5 anos e, algumas vezes mais do que isso, como no caso de Daniels). Algumas terapias contemporâneas – por exemplo, a terapia ou psicoterapia interpessoal (TIP) – também enfatizam a importância de trabalhar a perda como principal aspecto do tratamento, e pesquisas documentam os benefícios que a TIP oferece para uma série de pessoas que lidam com perdas agudas (Weissman et al., 2000). O que é diferente para uma pessoa com transtorno da alimentação, e, por isso, a necessidade de um processo mais profundo, que evolua com o tempo, é que as perdas não são claras nem simples, e o paciente não possui a estrutura emocional para lidar com elas sozinho.

Os encontros regulares e frequentes (de 1 a 4 vezes por semana) criam um "casulo" em torno do paciente de forma que as perdas possam ser processadas e trabalhadas até que a "borboleta surja" (p. ex., um novo senso do *self* que pode lidar com a perda e começar a se perceber como funcional, sem o transtorno da alimentação). Também, implícito nesse modelo, é de que maneira o paciente possui tempo e espaço para se mover por meio dos estágios normativos de separação e individualização (Mahler et al., 1975), "reconferindo" sempre com o terapeuta, assim como faz a criança durante a subfase de aproximação. Dessa forma, o senso de ser alguém, como um ser humano individualizado, surge com o tempo, em conjunto com o "desejo inevitável" (Rinsley, 1980, 1982) de enfim se separar. O indivíduo vivencia uma variedade de sentimentos que afloram de forma inevitável durante os períodos de separação do terapeuta, como as interrupções entre as sessões, finais de semana, separação por férias e por ausências não planejadas. Essas separações normativas se tornam partes proferíveis e importantes do trabalho, que ajudam a formar uma estrutura emocional quando o paciente internaliza o terapeuta. Parte da "câmara da verdade" que nossos pacientes esquecem é a oportunidade de falar a verdade para promover o crescimento. Quantos adultos ouvimos confidenciar que seus sentimentos infantis de raiva, ressentimento, vergonha, mortificação, desapontamentos ou apenas discordância dos pais, irmãos, professores e outras pessoas importantes em suas vidas não eram aceitos? (ver Bowlby, 1988; Miller, 1981; Zerbe, 1993a, 1999, 2001a, 2001b). Revelar sentimentos vulneráveis leva a uma diminuição, desvalorização, punição e repreensões. Parece que eles sentem que nunca foram levados a sério ou reconhecidos como entidades únicas. Como consequência, seus sentimentos fortes permaneceram impronunciados, mas, em seguida apareceram nos estados afetivos desregulados, manifestando-se por meio dos sintomas do transtorno da alimentação ou outros transtornos psicológicos (p. ex., transtornos da personalidade) (Thompson-Brenner e Westen, 2005). Sentir e processar esses afetos, há tanto tempo reprimidos e negados, em um relacionamento terapêutico, resulta no senso de um melhor conhecimento de si próprio, de sentir-se compreendido e de ser permitido, e até mesmo encorajado, a falar sua própria verdade, a revelação terapêutica sinalizadora de que um ser humano individualizado está emergindo, capaz de se engajar por completo na vida (ver também Knapp, 2003, para outra autobiografia sobre esses princípios no tratamento do transtorno da alimentação).

Proporcionando a sensação de ser ouvido com atenção

Quando Daniels compartilha a importância de ser ouvida com atenção, ressalta um valor e uma tradição do trabalho psicodinâmico: a criação de uma narrativa de vida individual (Schafer, 1983, 1992; Spence, 1982). A estrutura do tratamento com um tempo regular e um "porto seguro", onde a história de vida individual de um paciente pode ser exposta em seu próprio ritmo, é um dos princípios mais importantes do trabalho psicodinâmico, uma vez que fundamenta o mecanismo para a mudança terapêutica. As capacidades autorreflexivas expandem (Fonagy et al., 2000, 2002; Mitrani, 1995) conforme os pacientes "começam a considerar as questões de autodefinição e de senso de ação" (Blatt e

Shahar, 2005, p. 429). De maneira poética, Lucy Daniels captura esses princípios específicos incrustados na relação dual paciente-terapeuta: "Ouvindo... Ouvindo... OUVINDO, de forma que preenchi toda a sala comigo. Fazendo de mim o mais importante assunto, no princípio de maneira dolorosa e confusa, depois clara e mais confiante ou, algumas vezes, encantada por ouvir a mim mesma" (p. 270).

Conforme a história é contada e recontada, o indivíduo fica mais à vontade com sua própria condição humana e com as existentes daqueles ao seu redor. Mesmo os paradigmas dos objetos internos do mundo do paciente sofrem modificações. A psicoterapia psicodinâmica, portanto, caminha da superfície para a profundidade, com aquele revelando, de forma gradual, novas facetas de si próprio, à proporção que se compromete com o trabalho e supera suas dificuldades (p. ex., resistências) de contar mais a respeito de si.

Em uma atmosfera de relativa neutralidade, a terapia psicodinâmica refreia os estímulos ou diretrizes a respeito do transtorno da alimentação do paciente, o máximo possível. A sabedoria convencional incentiva uma atmosfera neutra, pois fornece um ambiente em que o paciente pode desenvolver sua própria história ou narrativa, com o mínimo possível de dificuldades. A manutenção da neutralidade em volta do transtorno da alimentação ameaçador da vida é sempre muito difícil e, algumas vezes, impossível, já que o médico está na posição na qual salvar a vida do paciente é a prioridade. Por isso, é importante que o adjetivo *relativa* seja usado como um modificador antes de *neutralidade*. A despeito disso, tanto quanto possível, a postura de ouvinte, que procura estimular o paciente pela empatia, reflexão e paciência, serve ao duplo propósito de ajudá-lo a definir quem ele é e quem ele não é. Dessa forma, o *self* de uma pessoa com transtorno da alimentação expande na sua capacidade de se expor às tempestades afetivas e de lidar, de maneira construtiva, com a realidade, sem retornar com frequência ao transtorno da alimentação.

Confrontando o comportamento autodestrutivo

Todos os comportamentos dos transtornos da alimentação, pelo menos por definição, são autodestrutivos e potenciais ameaçadores da vida. Cada modalidade terapêutica (p. ex., terapia cognitivo-comportamental, hospitalização, educação do paciente, medicação) trata esse aspecto da doença para assegurar a melhora do paciente e a eventual cura deste. A psicoterapia psicodinâmica procura entender por que o paciente necessita agredir seu corpo, impedindo, dessa forma, de maneira implacável, um senso de prazer básico vital (i. e., a alimentação e a sexualidade). Déficits significativos de desenvolvimento (p. ex., os produzidos pela predisposição mórbida constitucional, pelos maus-tratos na infância, pelo abuso sexual, pela desatenção e narcisismo parentais e pelos limites comprometidos na família) são subjacentes aos transtornos da alimentação graves e tornam improvável o controle rápido dos sintomas manifestados. Com certeza, pesquisas e resultados de estudos de longa duração confirmam isso. Portando, qualquer médico que trabalhe com pacientes com esses transtornos deve desenvolver seu próprio estilo de confrontar e trabalhar os comportamentos autodestrutivos que acompanham o processo de cura.

Na psicoterapia psicodinâmica o paciente revela, na transferência, as necessidades de desfazer o movimento de avanço pela manifestação, em geral, na direção de uma acentuação do problema alimentar ou de outro comportamento autodestrutivo (p. ex., ausência às sessões, automutilação, recusa em tomar os medicamentos ou de consultar com outros membros da equipe, como o nutricionista e o clínico geral). O terapeuta psicodinâmico possui um papel ativo na percepção desses comportamentos, que são, no geral, de autodefesa, e em "questionar" o entendimento do paciente do motivo dessa debilitação do *self* estar acontecendo nesse momento no tratamento.

Nessa fase, o tratamento se torna mais intenso e mais arriscado para o paciente e para o terapeuta. No nível consciente, aquele diz que deseja melhorar e que tem feito um excelente uso das várias ferramentas terapêuticas, como educação ou terapia cognitivo-comportamental, uma condição que implica em progressos. Como a recaída pode ser trabalhada de modo produtivo, em especial se o paciente tiver uma necessidade inconsciente de autopunir-se? Em alguns casos, o indivíduo procura desafiar o terapeuta por estar sendo ajudado a superar o problema alimentar, possuindo a noção inconsciente de que o terapeuta está "controlando seu corpo" e "fazendo-o ser semelhante a ele" (Bromberg, 1996, 2001; McDougall, 1989; Zerbe, 1993b, 1996). Esse padrão comum de transferência deriva do desejo dinâmico de se separar e de punir o provedor primário de cuidados (em geral a mãe), ocasionando um conflito profundo na separação-individualização e em um emaranhamento patológico na família. O paciente pode, também, se sentir culpado por avançar, uma vez que isso significa agir melhor do que os outros, e colocar-se em uma situação de lealdade. A psicoterapia psicodinâmica "reativa um processo de desenvolvimento rompido antes" (Blatt e Shichman, 1983, p. 249) para que o paciente adquira uma percepção de autodefinição e um senso de relação maiores. Pela indicação repetida das tendências destrutivas e do autocuidado precário presente entre todos os pacientes com transtornos da alimentação, não está o terapeuta ajudando a corrigir um déficit de desenvolvimento que resultará em um funcionamento mais maduro e autônomo? Déficits dessa natureza costumam ser observados nas famílias em que houve desordem, abuso e disputas contínuas; algumas vezes, a criança é colocada no papel de cuidador dos pais (chamada de criança parentificada ou despersonalizada), a qual precisa deixar os pais carentes, se tiver algum, para levar sua própria vida. Qualquer que seja a dinâmica em jogo, o paciente deve desenvolver novos modelos de enfrentamento em virtude das influências reais e percebidas na sua vida ou retornará, o que é bem provável, para as suas antigas estratégias de fuga ou de comportamento autodestrutivo. Trazer à tona, várias vezes, as questões sobre o significado do progresso e das recaídas do paciente ajuda a compor uma estrutura para o domínio, que ao final leva à melhora do senso de autonomia e de dependência madura.

Mais uma vez, o exemplo extraído das memórias de Daniels documenta esse processo. Apesar de não mencionar que desenvolvia um bloqueio grave na escrita, enquanto outros avanços ocorriam em relação a sua anorexia, seu analista a questionou sobre a ausência de comentários a respeito do seu trabalho e como uma redução no seu processo criativo poderia estar apontando na direção de sua vida emocional. Daniels respondeu a essa confrontação, explicando opções de reações a respeito da pergunta sobre seu bloqueio: "Algumas vezes eu desejo me manter em silêncio. Outras vezes tenho que pedir desculpas ou expressar dúvidas. Mas ao longo do tempo aceitei, de bom grado, essas questões e me sinto grata pelas 'provocações' do Dr. Howie" (p. 273).

Apoiando o paciente nos momentos de fraqueza percebida

É inevitável que os seres humanos, nas suas trajetórias de crescimento, vivenciem desapontamentos, recuos e fraquezas, tornando-se mais conscientes de aspectos de si próprios dos quais não se orgulham. De forma paradoxal, qualquer tipo de conquista costuma se unir a um sentimento de perda de algo ou de alguém que está sendo deixado para trás, para poder haver o avanço em direção a um novo patamar; a ansiedade de assumir e dominar um novo papel ou identidade induz a um recuo. Na linguagem psicodinâmica, esse padrão de desassossego é denominado "neurose do sucesso", sendo familiar, em certo grau, a todos que se observam de perto. Essa propensão de "capturar a derrota a partir da vitória" pode variar desde ficar embaraçado até autodefensivo. Veja, por exemplo, aquele estudante que nunca termina sua tese e por isso nunca obtém a graduação, ou o romântico que diz desejar muito o casamento, mas que sempre se envolve com o "tipo errado" de parceira, evitando sempre ir para o altar. Em ambos os exemplos, de forma consciente, a pessoa deseja muito alcançar alguma coisa melhor na sua vida, mas, por outro lado, permanece resguardada em padrões autodefensivos.

Durante a psicoterapia psicodinâmica de longa duração, o médico testemunha o surgimento do progresso que costuma ser seguido de esperadas, mas temporárias, regressões, uma vez que aquele não é um processo linear. Pacientes com transtornos da alimentação apresentam recaídas com frequência, mesmo quando estão progredindo, e tendem a manifestar um sentimento de vergonha, inutilidade e derrota; em regra, essas recaídas anunciam um retorno parcial aos sintomas originais do transtorno da alimentação (p. ex., purgação, dietas, exercícios excessivos) ou podem assumir uma forma mais ampla de doença emocional (p. ex., depressão ou ansiedade graves, conflitos interpessoais significativos). Nesses momentos importantes, eles necessitam, mais do que nunca, que o terapeuta forneça um senso de estabilidade, de esperança e de perspectiva para que não sejam inundados por um sentimento de derrota e paralisados pela vergonha ou pela culpa.

Ao longo da história, uma variedade de dinâmicas pode ser verificada ao desempenhar um papel na percepção das falhas ou fraquezas do paciente. O terapeuta pode constatar expectativas familiares altas ou responsáveis ausentes, que não estão disponíveis para guiarem-no por intermédio das transições normativas da vida. Ao apoiá-lo, nos momentos de derrota ou de desapontamento, o terapeuta ajuda-o a alcançar um novo nível de domínio, pelo menos, de duas formas. O paciente possui a "experiência emocional corretiva" (Alexander e French, 1946; Friedman, 1978) de aprender que o apoio está disponível e é construtivo, mesmo quando se sente imperfeito ou deficiente e que também possui a oportunidade necessária de administrar esse reverso da sorte e os sentimentos de inadequação que sentimos, sendo que o mais provável é que os domine quando encontrados mais adiante. As emoções encontradas são, portanto, processadas de forma consciente, em vez de serem deixadas de lado, levando a uma integração nova do senso do *self*, como alguém que possui pontos fortes e fracos (Bromberg, 1996, 2001; A. Goldberg, 1999; Zerbe, 1993b, 2001b).

Lucy Daniels (2001) explica que seu bloqueio de escrita surgiu de forma gradual, uma vez que derivava dos sentimentos conflitantes de atração e repulsão que cultivava contra os abusos psicológicos do pai. A paciência do seu analista ("ouvinte incessante" [p. 273], "dizendo coisas benéficas ao longo do caminho" [p. 302]) permitiu-lhe o espaço emocional para, enfim, transpor as inibições criativas e as histórias românticas, tudo trabalhado por meio de uma série de imagens de sonhos analisadas por ela, que revelaram seus sentimentos de vergonha e inadequação como mulher. A psicoterapia psicodinâmica procura transformar todas as oscilações inevitáveis da vida em coisas que podem ser exteriorizadas, de forma que não sejam mais comandadas por sintomas autodestrutivos fundamentados no inconsciente. Supõe-se que isso leve mais tempo que os outros modelos de tratamento. Na psicoterapia psicodinâmica, as regressões e as "falhas percebidas" são, na realidade, acolhidas como parte essencial do trabalho de se tornar uma pessoa real que pode, de forma honesta e direta, lidar com as crises, as frustrações, as falhas, os retrocessos e as transições normativas ao longo do ciclo da vida, e emergir como uma pessoa mais forte por ter realizado isso.

Construindo um "porto seguro" onde o *"self* individual" possa crescer

Nas famílias em que há conflitos, ansiedade ou trauma, a criança costuma apresentar dificuldades na capacidade de autoalívio e falhas na constância do objeto. Pesquisas com lactantes demonstraram como os bebês regulam períodos de entrosamento e não entrosamento com seus cuidadores para desenvolver um senso de "estar internamente estimulado" (Edelman, 1992; Schore, 2001, 2003, 2005). Isto é, para que o desenvolvimento normativo continue, a criança deve ter a capacidade de manter o cuidador em mente nos momentos de angústia. Um resultado importante desse processo é a obtenção do sentimento de equilíbrio emocional no momento da raiva e eventual domínio sobre situações inquietantes dolorosas.

Cada escola de psicoterapia reconhece, de modo implícito, que uma falha na regulagem do afeto e do alívio do *self* nos momentos de angústia é a maior dificuldade encontrada no tratamento dos transtornos da alimentação. Várias técnicas são sugeridas (p. ex., crenças centrais desafiadoras; uso de afirmações, meditação, *yoga* ou exercícios de relaxamento; escrever um diário) para corrigir o problema. O cultivo de um "*self* individual", que possua a capacidade de obter conforto na solidão e de processar a experiência encontrando um significado, é uma característica essencial da psicoterapia psicodinâmica (Modell, 1993; Winnicott, 1960/1965). Essas são qualidades de especial importância para um paciente com transtorno da alimentação cultivar, porque ele precisa aprender a sustentar-se estando só e defender-se sem retornar aos seus sintomas manifestos. Na verdade, quando questionado sobre o momento que antecede uma compulsão alimentar ou um retorno aos exercícios excessivos, as restrições ou manobras purgativas, ele costuma dizer ao médico "Eu não suporto estar só".

Para viver bem, todas as pessoas devem desenvolver a capacidade de ficar sozinhas (Winnicott, 1960/1965), e a "camaradagem com a solidão" da psicoterapia psicodinâmica oferece o "espaço e o tempo individuais" em que a pessoa pode praticar esse exercício. Conforme o psicanalista Arnold Modell (1993) explica, essa capacidade é a "imagem-espelho da relação" que "permite ao indivíduo um certo grau de liberdade do domínio do passado" (p. 185). A capacidade de estar só, com certeza, sinaliza a maior oportunidade para o paciente ser capaz de realizar separações interpessoais, com sucesso, da sua família, que resultarão no término do tratamento. Lucy Daniels acredita que sua psicanálise "trouxe uma nova forma de solidão" e de "liberdade solitária" (p. 319) que pode nascer porque ela internalizou o Dr. Howie.

CONSIDERAÇÕES PSICODINÂMICAS ADICIONAIS

Nas seções a seguir, utilizo exemplos clínicos extraídos da prática e da supervisão de sessões terapêuticas para ilustrar alguns dos outros princípios da teoria psicodinâmica que ajudam na mudança efetiva na terapia de pacientes com transtornos da alimentação graves. Os assuntos selecionados aparecem com relativa frequência na terapia de longa duração com esses pacientes. Constatei que o pensamento sobre cada uma dessas áreas ajuda a conceituar o tratamento, em particular se parecer ter ocorrido um impasse neste. Trabalhar dentro de cada domínio também parece permitir uma produtividade bastante alta no avanço com a terapia e na possibilidade de o terapeuta e o paciente obterem um melhor entendimento da realidade psíquica individual, com resultados benéficos.

Entendendo o papel onipresente do conflito

Entender e individualizar conflitos intrapsíquicos evidentes ou sutis sempre desempenhou o papel principal na psicoterapia psicodinâmica. No início, a anorexia era descrita como o conflito da mulher entre seu desejo de ser mãe e sua defesa contra isso (Freud, 1892-1899/1962; ver também Battegay, 1991; Farrell, 2000). Ao mesmo tempo que essa formulação pode ser relevante para uma minoria dos casos, a experiência clínica demonstra que as cadeias de conflitos contra as quais o paciente luta são muito maiores do que as inibições em expressar sozinho seus impulsos libidinosos. No final do século XX, os transtornos da alimentação eram compreendidos por Hilde Bruch como também resultantes dos déficits de desenvolvimento e de envolvimento familiares (Bruch, 1973, 1978). Na essência, Bruch enfatiza que o conflito do paciente consiste em permanecer no papel de criança ou em crescer e deixar a família.

Essa ênfase na falha em alcançar o senso de separação leva a outros tipos de conflitos psicológicos que são minimizados na terapia. Em virtude de a formulação importante de "envolvimento" não tratar todas as preocupações centrais dos pacientes, trabalhar com conflitos intrapsíquicos é encontrar uma nova aplicação em uma ampla lista de condições psiquiátricas, incluindo os transtornos da alimentação (Abend, 2005; Brenner, 1982, 1994; Smith, 2005; Zerbe, 2001b, em fase de impressão). Quando desejos não confessados são expostos, as inibições de exteriorizar raiva ou demonstrar agressões apropriadas são feitas de forma expressiva, e as forças autodestrutivas que impulsionam o indivíduo para a morte são interpretadas, com isso desvios demonstráveis no funcionamento do paciente são, algumas vezes, observados. Sendo assim, o médico deve considerar como os aspectos da anorexia, da bulimia e do transtorno da compulsão alimentar periódica podem dissimular o conflito evidente ou sutil, conforme atestam os casos a seguir.

Caso clínico

Lindsey, agora com 21 anos, entrou cedo na puberdade. Seus colegas zombavam dela e, como é natural, ela demonstrava constrangimento, mas sentia uma raiva inconsciente. Também lutou contra o seu amadurecimento, lembrando que, conforme seus seios se desenvolviam e depois que menstruou, seu pai passava menos tempo com ela. Algumas vezes ele também ficava importuno, o que a levava a sentir "necessidade de se esconder". Lindsey desistiu da natação competitiva, ganhou 22,7 kg entre seus 12 e 16 anos de idade. Na psicoterapia psicodinâmica falou sobre o desenvolvimento do seu transtorno da alimentação, mas não fez qualquer ligação entre as mudanças ocorridas em sua imagem corporal e as reações negativas das outras pessoas.

Ela negou qualquer ocorrência de abuso sexual ou físico. Quando lhe foi dito que apresentava uma tendência a hesitar quando falava do afastamento do seu pai, ficou curiosa a respeito desta observação. Com o passar do tempo foi capaz de ligar os períodos de avanço na comida com a forma de lidar com seus sentimentos pela falta da atenção do pai. Nas interpretações centradas no conflito, Lindsey se colocava entre o amor por seu pai e a raiva que sentia por considerar que ele fizera pouco caso dela. A separação dos elementos do seu conflito entre amor e ódio levou a uma significativa alteração na regulagem do seu afeto e do seu controle sobre o transtorno da alimentação por facilitar a individuação e a autoafirmação (Blum, 2003).

Lindsey passou a falar de forma clara a respeito de suas experiências, voltando-se para a comida com menos frequência. No seu caso, a comida não era tanto uma modalidade de autoalívio como é para outros. O aumento do seu peso significou uma batalha interna entre o crescimento e seu relacionamento com o pai e os colegas. A compulsão alimentar periódica de Lindsey e seu peso de adolescente garantiram que não aflorasse sua sexualidade e, por isso, ela manteve uma ligação estreita, embora inconsciente, com o pai. Conforme foi sendo trabalhado seu conflito de separação do pai no processo psicoterápico, ela passou a reconhecer que seus medos sobre a sexualidade e a expressão da frustração e da irritação estavam ligados a ansiedades inconscientes de se separar e perder seu pai.

Devon tinha 18 anos, era compulsivo por exercícios e apresentava anorexia nervosa. Ele estava determinado a se tornar um jogador profissional de futebol, praticava sem parar apesar das intervenções familiares e do tratamento médico ambulatorial multidisciplinar (p. ex., medicamento psicotrópico, aconselhamento nutricional, psicoterapia individual, treinamento físico profissional para ajudá-lo a regular a quantidade de exercícios). Depois de uma internação hospitalar bem-sucedida, em que ganhou peso e controle suficiente dos seus sintomas para retornar à faculdade, seu processo psicoterapêutico individual se tornou mais intenso.

Ao mesmo tempo que fatores biológicos e genéticos estavam implicados no caso de Devon (sua irmã mais nova sofria de tiques faciais e de transtorno obsessivo-compulsivo), ele confidenciou que estava preocupado com o casamento dos pais e também com o transtorno psiquiátrico da irmã. De acordo com ele, todas as pessoas do seu núcleo familiar estavam sempre "incomodadas com alguma coisa, mas nunca dispostas a conversar sobre isso". Quando incentivado a falar abertamente sobre o que o sobrecarregava, ele salientou que estava irritado porque parecia nunca ter sido capaz de agradar seu pai. O interessante da situação é que essa também era uma reclamação da mãe de Devon em relação ao marido.

Os conflitos intrapsíquicos contra os quais esse jovem lutava desempenharam um papel significativo no desenvolvimento de sua anorexia, conforme evidenciado por sua necessidade de exercitar-se o tempo todo ter diminuído quando o seu aborrecimento e desapontamento em relação ao pai veio à tona. Na essência, o seu maior conflito estava centrado em uma raiva não expressa e nas preocupações relativas ao papel do pai e da sua falta de responsabilidade para com a família; Devon "vencia" sua raiva no campo de futebol. A despeito disso, também possuía bons sentimentos, evidenciados por sua insistência em atingir objetivos (p. ex., sua carreira esportiva) com os quais ele achava que conquistaria o desejado afeto do seu pai. Em sua doença está presente o desejo fixo de adquirir aprovação e mostrar sua agressão e desapontamento com o objeto da sua afeição, seu pai.

A doença de Devon também dependia de um conflito não resolvido devido ao crescimento em uma casa onde se sentia responsável pelo bem-estar da mãe e da irmã. Seu compromisso com os esportes representava o investimento libidinoso de avançar na vida, realizando alguma coisa que desejava e que era produtiva para ele. Entretanto, sua doença assegurava a atenção dos pais e mantinha-o no papel de um jovem que necessitava de apoio e ajuda. Não é preciso dizer que a terapia familiar também era um componente essencial no tratamento dos conflitos interpessoais que o paralisaram. Na terapia individual, os conflitos adicionais que ele apresentava entre sua lealdade e amor por sua família e a natureza imobilizante da sua raiva foram mostrados com frequência, levando a uma redução, ao longo do tempo, do seu vício por exercícios. Ele ficou mais capaz de colocar em palavras seus estados sentimentais intensos, antes embutidos em sua restrição alimentar e nos exercícios excessivos, levando ao aumento da liberdade emocional e do seu senso do *self*.

Reduzindo a necessidade de autopunição

Uma outra característica do processo da psicoterapia psicodinâmica é o trabalho explícito com o senso de culpa e a autorrecriminação do paciente. Autoinanição, vários métodos de purgação, exercícios excessivos e outras atitudes semelhantes, de forma paradoxal, servem de caminhos para a pessoa organizar e punir o *self*. Ao mesmo tempo que a organização do ego se consolida, mecanismos de enfrentamento mais saudáveis são executados de forma que a pessoa passa a realizar melhores autocuidados. Um sinalizador para o terapeuta não é apenas a melhora do controle dos sintomas da alimentação, mas também a melhora concomitante da capacidade do paciente de sentir que possui o direito de viver sua própria vida com menos culpa e necessidade de se punir por ter boas coisas.

Na conclusão de uma psicoterapia psicodinâmica bem-sucedida, o paciente deve apresentar aumento na capacidade de gratificação realística com exceção do transtorno da alimentação. Muitos médicos ficam chocados com a forma como os indivíduos equiparam seus transtornos da alimentação com suas identidades e como se apegam a isso. À medida que o tratamento progride, o paciente tem, *in vivo*, a experiência de não ser punido por viver sua própria vida, sendo incentivado a ter áreas de interesse e a voltar-se para novas atividades, em que uma gratificação realística seja possível. Conforme Weiss e Sampson (Weiss et al., 1986) demonstraram, os pacientes costumam testar o terapeuta enquanto tentam seguir em frente. Eles esperam que o médico reaja de forma negativa porque resolveram ter seus próprios pensamentos e por viverem de forma autônoma. A neutralidade do terapeuta e, algumas vezes, até mesmo o encorajamento são dispositivos técnicos importantes para ajudar um paciente a trabalhar um sentimento de culpa inconsciente, em especial a culpa de viver sua própria vida.

Caso clínico

Bette foi a segunda e a única filha (tinha um irmão) de um empresário alcoolista e de uma mãe com agorafobia e dominada pela ansiedade. Bette cresceu sacrificando muitos dos seus próprios desejos para cuidar da mãe, que estava impossibilitada de deixar a casa da família. Foi capaz de frequentar um pequeno colégio na comunidade e terminou sua graduação como assistente de dentista, controlando sua própria ansiedade pelo consumo de guloseimas das lanchonetes e confeitarias próximas. Quando procurou tratamento, ela estava deprimida do ponto de vista clínico, dominada pela ansiedade e perigosamente sem controle de sua alimentação.

Em um segmento marcante do tratamento que durou três anos, Bette explicou que era capaz de colocar mais limites em si própria quando tomava conta da mãe (e, por inferência, em uma transferência, o terapeuta). Ela ficou silenciosa depois de falar sobre seus objetivos e pareceu preocupada com o que aconteceria depois. Seus pensamentos progrediam de forma intermitente, como se ela estivesse tentando conter seu senso de realização para não ser punida por progredir. Seu terapeuta sabia que Bette sentia uma gratificação mais realística em sua vida, mas estava também horrorizada pela culpa de libertar-se das suas funções de cuidadora. Interpretações repetidas do medo de Bette de ser deixada sozinha e/ou punida por estar melhor tornaram-se a pedra fundamental do trabalho.

Demonstrando como e por que a história se repete

A repetição dos temas também é um componente central no trabalho da psicoterapia psicodinâmica. Com o tempo, o paciente tem uma perspectiva ao testemunhar "a repetição dos desejos, das intenções e dos sentimentos" (Galatzer-Levy e Cohler, 1993) que se manifestam várias vezes. O senso do *self* cresce quando, a cada repetição, o foco se desloca e se aprofunda, levando a um maior domínio da maturidade, da integridade e da autocoerência. A cada repetição, o papel do terapeuta é central, pois o próprio ato de ser ouvido com atenção ajuda o paciente a ouvir detalhes adicionais da sua própria história com novos significados, perspectivas e compaixão.

Caso clínico

Lauren estava com 39 anos quando iniciou seu tratamento para bulimia. Logo outros problemas também ficaram aparentes. "É a mesma história o tempo todo" disse Lauren no seu sexto ano de um processo significativo. Ela estava começando a ver como as dificuldades no seu local de trabalho eram causadas por problemas na regulagem da afetividade, exatamente o mesmo tipo de problema afetivo que a levou a procurar tratamento para seu transtorno da alimentação.

Em vez de falar de maneira direta dos seus sentimentos de raiva, ela praticava a compulsão alimentar periódica seguida de exercícios excessivos, não acreditava que outras pessoas ouviriam suas queixas e que seriam capazes de se aproximar com algum tipo de auxílio ou compromisso. Por conseguinte, se retirou para uma vida solitária, convencida de que nenhum emprego ou pessoa poderia ser satisfatório.

Convencida de que ninguém poderia ver dentro de sua solidão, manteve-se quieta e distanciada dos demais, sendo mais doadora do que receptora de atenção. Por trás dessa fachada de trabalhadora árdua, esposa e filha preocupada, havia uma pessoa emocionalmente enfraquecida que estava amargurada e furiosa pela criação que achava que deveria ter recebido, mas lhe fora negada. Seus ciclos de afastamento furiosos seguidos de subserviência inoportuna faziam com que todos percebessem que suas reações emocionais não podiam ser confiáveis.

O que a convenceu de sua necessidade de mudança foi perceber, durante a narrativa de sua vida pessoal, a repetição dessa situação, vezes sem conta, sob diferentes circunstâncias. A superfície da história era seu transtorno da alimentação, mas ouvi-la de novo a levou a uma avaliação mais profunda do seu mundo interno e, enfim, ao controle da bulimia. Durante todo esse processo, os temas centrais se repetiram inúmeras vezes, porém, com novas adições e maior domínio a cada vez que ela discutia sua vida.

Trabalhando com a transferência negativa e com a habilidade de ser o "objeto mau"

A capacidade de odiar, assim como de amar, é uma conquista do desenvolvimento (Blum, 1997; Winnicott, 1960/1965). Para os indivíduos que não vivenciaram na infância a experiência de confiar em seus cuidadores para estar com eles durante uma explosão de raiva ou de um afastamento por fúria, por medo de punição ou abandono, serem capazes de sentir ódio ou de se zangarem com seus terapeutas é um sinal de progresso significativo. Permitir que o paciente integre as transferências positivas e negativas é um dos aspectos da terapia psicodinâmica que exige o consumo da maior parte do tempo e o envolvimento pessoal, pois o processo requer a reorganização de todo o mundo do objeto interno do paciente.

Nenhum de nós entra nesse campo para ser odiado por nossos pacientes, portanto é uma necessidade conter e trabalhar seus ódios. Isso parece uma agressão (Zerbe, 1993a, 2001a, no prelo). Em geral, o progresso é observado nas ações que acontecem fora das sessões de terapia, quando o paciente melhora sua capacidade de lidar com as pressões no trabalho ou nos relacionamentos sem voltar para o transtorno da alimentação. Ao permitir que os sentimentos de transferência negativa sejam discutidos ou assumindo o papel de "objeto mau" (Fairbairn, 1943), sem se colocar na defensiva, o terapeuta permite que seu paciente passe para uma nova posição do desenvolvimento, em que amor e ódio podem ser vivenciados e integrados de maneira mais livre.

Caso clínico

Quando Lissa iniciou seu tratamento para bulimia nervosa, todas as coisas de sua vida pareceram ganhar valor negativo. Ela colecionava injustiças. Comparecia a todas as sessões no horário e parecia trabalhar com afinco, apenas para fazer meia-volta após sua hora e permitir que sua terapeuta soubesse, sem muitas dúvidas, que tudo o que dissera ou fizera não ajudava muito. Por quatro anos ela se rebelou contra cada uma das intervenções feitas pela médica. O que esta disse ou não disse, a localização do consultório, sua decoração, a psiquê e até mesmo seus animais de estimação (uma vez ela viu sua terapeuta caminhando com seus cachorros em um parque vizinho e de forma divertida implicou com ela dizendo o quanto eles eram "feios") foram combustíveis para suas projeções do quanto ela se sentia miserável a respeito de si própria.

A terapeuta procurou consultoria e decidiu assumir o papel de "objeto mau", permitindo que a paciente projetasse esses aspectos de ódio sobre "o outro" por um período de tempo razoável. Na teoria, com o tempo, a paciente recuperaria os aspectos nocivos de si e os integraria em si mesma como uma pessoa integral, um "*self*" que vê os outros de forma ambivalente e sendo mais humano por completo. Quando os pontos fortes e fracos de alguém podem ser levados em conta, essa pessoa tem menos necessidade psicológica de ter uma outra pessoa como um "objeto mau" e, portanto, liberta-se das imperfeições e falhas.

À medida que a terapia evoluiu, a paciente passou a perceber que os outros, em especial seus pais, fizeram o melhor que puderam com o que possuíam. Sem dúvidas, ela lutou muito contra um transtorno da alimentação – foi com certeza uma questão transgeracional. A paciente descobriu, nas discussões com sua mãe, que a avó havia incutido na sua mãe, durante a adolescência e a vida adulta, histórias sobre problemas da sua imagem corporal, fazendo com que a mãe de Lissa se sentisse culpada e vazia dos seus próprios desejos de viver longe da sua família.

A capacidade da terapeuta de resistir aos seus ataques de raiva com o tempo resultou em uma "reorganização" do mundo de relações de objeto interno da paciente. Ela não estragou mais os relacionamentos por transformar os outros em inimigos. Além disso, apresentou uma necessidade menor de perceber seu corpo como um inimigo, no final das contas, o objeto mau. Também passou a ser capaz de receber o melhor que sua terapeuta e as outras pessoas tinham a oferecer, tornando-se "um *self* mais verdadeiro" (Winnicott, 1960/1965, 1988) que não precisava mais da sua perfeição ou da dos outros.

Integrando dados sensoriais

Os médicos que trabalham com pacientes com transtorno da alimentação sabem como eles podem ser sensíveis às perturbações do ambiente externo, até mesmo a alterações aparentemente pequenas, como uma mudança na posição dos móveis no consultório do terapeuta. Essas pessoas sensíveis são difíceis de serem entendidas à primeira vista e de responderem sob o aspecto clínico de forma apropriada. Francis Tustin, falecido faz pouco, era um analista britânico que descreveu preocupações com uma pequena experiência sensorial, como um fenômeno autista que começa na infância como uma forma de organizar os dados sensoriais, em especial na superfície da pele (Hunter, 1994; Tustin, 1986, 1990). Mudanças no ambiente físico causam perturbações na superfície corporal que levam os pacientes com transtorno da alimentação a "reparar com compulsão o vazamento no seu *self* sensorial" (Schneider, 1995, p. 181) por meio do retorno aos sintomas alimentares.

Todos os seres humanos apresentam reações a alterações no seu ambiente, as quais se refletem no que há ao redor, mas uma barreira ao desenvolvimento dos pacientes anoréxicos e bulímicos prejudica seu senso de sentimentos físicos contidos nos seus próprios corpos. Eles não se ajustam, de imediato, às mudanças e procuram por uma instrução física em oposição à emocional. Dessa forma, eles retornam à natureza "compulsiva e rítmica" dos seus sintomas na busca por afeto e tranquilidade maternos. Sua sensibilidade aos objetos do consultório do terapeuta ou comentários sobre a sensação ou o sabor da comida em suas bocas denota uma forma primitiva desses pacientes encontrarem um senso de segurança. Na teoria, à medida que se sobe os degraus do desenvolvimento, as palavras são utilizadas para descrever as experiências, e as defesas de nível mais elevado entram em cena para ajudar a pessoa a lidar com seus "sentimentos maus" (Schafer, 2003).

Indivíduos com transtornos da alimentação tentam "reparar-se" por meio dos sintomas desse transtorno. Sua compulsão ou restrição alimentar é "a 'cola' que as mantém unidas" (Schneider, 1995, p. 181) e cria uma barreira ao desenvolvimento na posição autista-adjacente (Ogden, 1989). Na verdade, as experiências como alimentação exagerada, evacuação, exercícios em excesso, que acompanham determinados transtornos da alimentação, podem formar uma espécie de proteção que ajuda a manter unidas partes desintegradas do corpo de uma pessoa. Conforme o paciente desenvolve palavras para descrever as experiências e passa a confiar na regularidade do ambiente terapêutico, dominando as separações, novos níveis de desenvolvimento são alcançados.

Desde o início do tratamento, o terapeuta deve ouvir com atenção os dados sensoriais revelados durante a comunicação do paciente sobre os alimentos ou o ambiente, e tentar auxiliá-lo a integrar essas experiências à vida. O médico deve também considerar que o paciente pode estar utilizando o alimento como uma experiência de transição para se separar ou se aproximar daqueles que estão no seu mundo de objetos.

> **Caso clínico**
>
> Marie tinha 17 anos, recém-ingressa na faculdade, com anorexia subclínica e depressão grave. No segundo mês de tratamento, essa menina esquelética e brilhante perguntou ao terapeuta se era "mau ou bom" comer três quilos de sorvete todos os dias, uma vez que começava a se sentir menos deprimida. Ao mesmo tempo que estava satisfeito de a terapia e a medicação estarem funcionando, o terapeuta sabia que havia mais coisas que Marie desejava – necessitava – colocar em palavras. Percebendo que era importante manter-se em contato com a experiência sensorial dela, ele perguntou se ela comia o sorvete por causa "do sabor ou do aroma", ao que ela respondeu que não era pelo sabor em si, mas pela sensação do frio na boca, "como um cubo de gelo".
>
> O terapeuta continuou a ajudá-la a descrever como as sensações de "suavidade, cremosidade, maciez e frio" eram percebidas na boca e como elas desciam pelo esôfago. Em uma sessão de terapia familiar, a mãe da menina comentou sobre como ficou desesperada e que "jamais deixaria o pote exposto" se soubesse que ela comeria todo o sorvete. Nessa situação, a paciente estava usando o sorvete como uma forma primitiva de separação da sua mãe. Ela começava comendo o que queria em vez de seguir os conselhos maternos. Ao questionar se era "mau ou bom", na realidade, ela comunicou, de um modo sensorial, uma nova capacidade de autodefinição. Inclusa no seu ato de comer e sentir o sorvete, havia uma fronteira primitiva que estava sendo estabelecida entre ela e sua mãe.

O DESENVOLVIMENTO DA PESQUISA PSICODINÂMICA: IMPLICAÇÕES PARA MUDANÇAS TERAPÊUTICAS

Estudos sobre a eficácia da psicoterapia psicodinâmica no tratamento dos pacientes com transtornos da alimentação estão crescendo, mas ainda são limitados. Até o momento, a maioria deles é constituída de amostragens pequenas ou relatos de casos individuais (Dare et al., 2001). Conforme Dare e Crowther (1995) opinaram, com base nos seus anos de experiência trabalhando com a psicoterapia psicodinâmica no hospital Maudsley, em Londres, a psicoterapia psicanalítica possui um benefício claro para um pequeno número de pacientes, mas as pesquisas são um desafio para sua execução e financiamento.

No estudo de Dare e Crowther (1995) com uma abordagem tempo-limitada (i. e., um ano), os autores confirmaram suas hipóteses de que a aliança paciente-terapeuta e a formulação de uma "hipótese focal" sobre as dificuldades daquele são essenciais para bons resultados. De forma específica, os terapeutas desse estudo tentaram ajudar o paciente a entender o papel que os sintomas desempenhavam na vida. Eles verificaram que o transtorno da alimentação serviu a múltiplas funções, incluindo auxiliá-lo a reprimir afeto, reter um senso de impotência nas relações interpessoais e sabotar os movimentos de avanço na vida. Mesmo considerando que os terapeutas eram novatos na abordagem psicodinâmica e que um grupo de pacientes muito doentes apresentou resistências significativas de empenho no tratamento, ganhos notáveis foram observados durante o curso de um ano deste.

Dare e Crowther concluíram que, embora mais pesquisas com acompanhamento prolongado sejam essenciais para determinar as circunstâncias em que a abordagem psicodinâmica será mais útil e terá um melhor custo-benefício, para um certo número de pacientes, essa abordagem apresenta benefícios substanciais no controle dos sintomas. É interessante observar que os fatores verificados por eles como os mais importantes para o resultado também eram os mencionados nas memórias de Lucy Daniels e nas citações que selecionei para este capítulo. Dare e Crowther (1995) resumiram seus achados da seguinte forma: "A psicoterapia pode abrir a porta para uma forma particular de pensamento, fornecer uma nova visão de si mesmo no mundo e, como um meio de entender os relacionamentos, ser um recurso que o paciente utilizará na sua vida futura" (p. 307).

A pesquisa de Dare e Crowther também confirmou alguns outros critérios clínicos antigos a respeito do uso da psicoterapia psicodinâmica no tratamento dos transtornos da alimentação: o terapeuta precisa se desviar do preceito tradicional do anonimato absoluto, estar preparado para ser uma pessoa real mostrando seus sentimentos e não temer o emprego das interpretações. Outras questões constituintes encontradas na pesquisa foram o papel da relação terapeuta-paciente (i. e., paradigmas de transferência e contratransferência), demonstrando o papel influenciador do passado no presente, fazendo uso de *insights* derivados da psicologia do *self* contemporâneo e da terapia de relações--objeto, facilitando a expressão e a compreensão dos conflitos centrais do paciente e do histórico familiar. Para expandir, de forma *gradual*, a conscientização, Dare e Crowther afirmam que o terapeuta atua como um importante ouvinte dos medos internalizados do paciente. Essa tolerância silenciosa de sentimentos intensos, por parte do médico, promove o desenvolvimento da autonomia no paciente. Mais tarde, uma confrontação mais direta das resistências e defesas, em particular as relacionadas à culpa e à vergonha, pode continuar a garantir a expansão do ego saudável do paciente.

A psicoterapia psicodinâmica contemporânea também é uma teoria "de fases da vida", que se fundamenta na primeira infância e na vida da criança, mas não para por lá. Padrões afetivos (ver Fonagy et al., 2000, 2002; S. Goldberg et al., 1995) e estágios de separação/individualização (Margaret Mahler [Mahler et al., 1975]) estão sendo aplicados nos pacientes com transtornos da alimentação com base nos achados de pesquisas de lactantes. Por exemplo, em alguns centros, esses transtornos estão associados a padrões afetivos desorganizados, rejeitados e inseguros (Candelori e Ciocca, 1998; Fonagy et al., 2002; S. Goldberg et al., 1995). O European Collaborative Longitudinal Study on Eating Disorders (i. e., o European Union Research COST Programme) está incentivando projetos de pesquisa das emoções contemporâneas para testar a efetividade e eficácia de um grande número de programas de tratamento psicoterápico. Essa pesquisa europeia abrangente com certeza produzirá dados que ajudarão os médicos a combinar o estágio dos seus pacientes com as intervenções para os transtornos da alimentação, dependendo de uma série de fatores específicos. Os pacientes que necessitam apenas de um tratamento de baixa intensidade emocional recebem um com base no manual e diferenciado do daqueles cujas dificuldades interpessoais e problemas afetivos subjacentes necessitam de tratamento de longo prazo e de intensidade bem maior (Treasure, 1998; Treasure e Schmidt, 1997, 1999). Esses tratamentos são ligados para haver um foco significativo nos fatores interpessoais e no desenvolvimento do *self*, por isso fazem uso de alguns dos princípios implícitos contidos há muito tempo na psicoterapia psicodinâmica descritos neste capítulo.

Por fim, uma série de artigos têm sido publicados nos últimos anos baseada na análise complexa das observações de médicos experientes. Os dados relatados por esses médicos estão sendo estudados de forma conjunta e inferências realizadas a partir deles informam o tratamento para os transtornos da alimentação (Betan et al., 2005; Thompson-Brenner e Westen, 2005; Westen, 2000; Westen e Harnden-Fisher, 2001; Westen et al., 2004). Esses estudos não apenas demonstram diferentes subtipos de personalidade para os transtornos da alimentação, as quais podem definir a duração do tratamento e seu resultado, mas também sugerem uma variedade de intervenções que podem ser aplicadas com assiduidade "para ajudar a regular as emoções, na contenção da impulsividade e na solução de crises nos pacientes mais desregulados" (Thompson-Brenner e Westen, 2005, p. 522).

Como todos os outros estudos, essa prática de abordagem em rede dos dados relatados pelos médicos possui pontos fortes e limitações. Contudo, um dos resultados é a documentação do que hoje os profissionais da área fazem e como os médicos ajustam suas estratégias aos chamados "pacientes difíceis de tratar". De acordo com esses relatos, os terapeutas psicodinâmicos fazem um grande uso de intervenções da terapia cognitivo-comportamental e os terapeutas cognitivo-comportamentais empregam mais intervenções psicodinâmicas nos pacientes com os subtipos "difícil", desregulado e mais refratário ao tratamento. Esses relatos suportam os exames minuciosos contínuos, uma vez que ajudam os profissionais a determinar as constituintes mais específicas de um plano de tratamento bem-integrado (Westen, 2005). É provável que os dados adicionem evidências para a suposição de que a maioria dos médicos faz uso dos princípios dinâmicos, mesmo quando não o fazem de forma consciente, e prognostiquem por maior ênfase no ensino da terapia dinâmica nos programas de graduação e de residência.

CONCLUSÃO

A psicoterapia psicodinâmica, da forma como é praticada no século XXI, é otimista em relação à capacidade individual de crescimento e de desenvolvimento ao longo do ciclo da vida e de movimento para além dos sintomas que parecem não tratáveis, fatais em potencial, como os encontrados nos transtornos da alimentação graves. Iniciando com os comentários retirados da autobiografia da doutora Lucy Daniels, sobrevivente de uma batalha contra a anorexia que durou 45 anos, a qual se submeteu a um processo psicodinâmico, elaborei certas características da psicoterapia psicodinâmica que podem ser empregadas no trabalho clínico diário. Essa lista não inclusiva, abrange

1. fornecer apoio durante o processo do trabalho pela separação e pela perda;
2. comunicar um senso de estar sendo ouvido com atenção;
3. confrontar o comportamento autodestrutivo;
4. apoiar o paciente durante os momentos de fraquezas percebidas;
5. criar um "porto seguro" onde este possa se conhecer de forma mais plena.

Outras considerações importantes na psicoterapia psicodinâmica dos transtornos da alimentação são:

6. entender o papel do conflito;
7. diminuir a necessidade de autopunição;
8. percepção da repetição dos temas;
9. trabalhar com a transferência negativa;
10. integrar os dados sensoriais.

Pesquisas contemporâneas baseadas na teoria afetiva, na observação dos médicos envolvidos nesse campo e nos dados de acompanhamento das amostras de pacientes começaram a demonstrar as condições em que a abordagem psicodinâmica é de especial utilidade, e estão fornecendo *insights* de quando esses tipos de intervenções são importantes.

A dor psicológica, o déficit interpessoal, a habilidade deficiente para regular as emoções e a redução ou ausência do senso do *self* são assuntos do tratamento psicodinâmico para os transtornos da alimentação. Como em outras doenças psiquiátricas, uma pessoa com transtorno da alimentação expressa de maneira somática o que ainda não pode expressar em palavras. A psicoterapia psicodinâmica oferece ajuda ao indivíduo para seus problemas, colocando em palavras os conflitos e as lutas interpessoais que estão internalizadas; a força de mudança nesse tratamento é ajudar o paciente a produzir o senso da sua história pessoal, a narrativa da vida. Para a maioria deles, a abordagem psicodinâmica deve ser integrada com abordagens nutricional, educacional, cognitivo-comportamental e farmacológica. Entretanto, o suporte humanístico e existencial da psicoterapia psicodinâmica é de especial utilidade no processo de auxílio à pessoa com anorexia nervosa, bulimia nervosa ou transtorno da compulsão alimentar periódica, na consolidação do senso de representação e de identidade para atravessar as transições normativas da vida com maior realização e significado. Como Daniels explicou, dessa maneira o progresso em reivindicar a própria vida não ocorre sem lutas constantes ou sem problemas e desapontamentos que confrontam todos os seres humanos. Quando a pessoa confronta a mensagem de morte inserida no transtorno da alimentação, ela precisa aceitar a noção de que a "mudança pode apenas ser acomodada, mas não cessada" (Daniels, 2001, p. 258) se deseja abraçar o que quer que venha a significar uma vida plena.

REFERÊNCIAS

Abend S: Analyzing intrapsychic conflict: compromise formation as an organizing principle. Psychoanal Q 74:5-26, 2005

Alexander F, French TM: Psychoanalytic Therapy: Principles and Application. New York, WW Norton, 1946

Battegay R: The Hunger Diseases. Lewiston, NY, Hogrefe & Huber, 1991

Betan E, Kegley-Heim A, Conklin C, et al: Countertransference phenomena and personality. Am J Psychiatry 162:890-898, 2005

Blatt SJ, Shahar G: Psychoanalysis wirh whom, for what, and how? Comparisons with psychorherapy. J Am Psychoanal Assoc 52:393-447, 2005

Blatt SJ, Shichman S: Two primary configurations of psychopathology. Psychoanalysis and Contemporary Thought 6: 187-254, 1983

Blum HP: Clinical and developmental dimensions of hate. J Am Psychoanal Assoc 45:358-375, 1997

Blum HP: Psychic trauma and traumatic object loss. J Am Psychoanal Assoc 51: 415-431, 2003

Boris HN: On the treatment of anorexia nervosa. Int J Psychoanal 65:435-442, 1984

Bowlby J: A Secure Base: Clinical Applications of Attachment Theory. London, Routledge, 1988

Brenner C: The Mind in Conflict. Madison, CT, International Universities Press, 1982 Brenner C: The mind as conflict and compromise formation. Journal of Clinical Psychoanalysis 3:473-488, 1994

Bromberg P: Standing in the Spaces: Essays on Clinical Process, Trauma, and Dissociation. Hillsdale, NJ, Analytic Press, 1996

Bromberg P: Out of body, out of mind, out of danger: some reflections on shame, dissociation, and eating disorders, in Hungers and Compulsion: The PsychodynamicTreatment of Eating Disorders and Addictions. Edited by Petrucelli J, Stuart C. Northvale, NJ, Jason Aronson, 2001, pp 65-80

Bruch H: Eating Disorders: Obesity, Anorexia Nervosa, and the Person Within. New York, Basic Books, 1973

Bruch H: The Golden Cage: The Enigma of Anorexia Nervosa. Cambridge, MA, Harvard University Press, 1978

Candelori C, Ciocca A: Attachment and eating disorders, in Psychorherapeutic Issues on Eating Disorders: Models, Methods, and Results. Edited by Bria P. Ciocca A, De Risio S. Rome, Società Editrice Universo, 1998, pp 139-154

Daniels L: With a Woman's Voice: A Writer's Struggle for Emotional Freedom. Lanham, MD, Madison Books, 2001

Dare C, Crowther C: Living dangerously: psychoanalytic psychorherapy of anorexia nervosa, in Handbook of Eating Disorders: Theory, Treatment, and Research. Edited by Szmukler G, Dare C, Treasure T. New York, Wiley, 1995, pp 293-308

Dare C, Eisler I, Russell G, et al: Psychological therapies for adults with anorexia nervosa: randomised controlled trial of out-patient treatments. Br J Psychiatry 178: 216-221, 2001

Edelman G: Bright Air, Brilliant Fire. New York, Basic Books, 1992

Fairbairn WRD: The repression and return of bad objects (with special reference to the war neuroses), in Psychoanalytic Studies of the Personality. London, Routledge & Kegan Paul, 1943, pp 59-81

Farrell EM: Lost for Words: The Psychoanalysis of Anorexia and Bulimia. New York, Other Press, 2000

Fonagy P: Attachment Theory and Psychoanalysis. New York, Other Press, 1999

Fonagy P, Target M, Gergely G: Atrachment and borderline personality disorder: a theory and some evidence. Psychiatr Clin North Am 23: 103-122, 2000

Fonagy P, Gergely G, Jurist M, et al: Affect Regulation, Mentalization, and the Development of the Self. New York, Other Press, 2002

Freud S: Extracts frorrlthe Fliess papers (1892-1899), in The Standard Edition of the Complete Psychological Works of Sigmund Freud, Vol 1. Translated and edited by Strachey J. London, Hogarth Press, 1962, pp 175-280

Friedman L: Trends in psychoanalytic theory of treatment. Psychoanal Q 47:524-567, 1978

Galatzer-Levy RM, Cohler BJ: The Essential Other: A Developmental Psychology of the Self. New York, Basic Books, 1993

Goldberg A: Being of Two Minds: The Vertical Split in Psychoanalysis and Psychotherapy. Hillsdale, NJ, Analytic Press, 1999

Goldberg S, Muir R, Kerr J: Attachment Theory: Social, Developmental, and Clinical Perspectives. Hillsdale, NJ, Analytic Press, 1995

Hamburg P, Herzog D, Brotman A: Treatment resistance in eating disorders: psychodynamic and pharmacologic perspectives, in Challenges in Clinical Practice: Pharmacologic and Psychosocial Strategies. Edited by Pollack M, Otto M, Rosenbaum J. New York, Guilford, 1996, pp 263-275

Hunter V: Psychoanalysts Talk. New York, Guilford, 1994

Kearney-Cooke A: The role of the therapist in the treatment of eating disorders: a feminist psychodynamic approach, in Psychodynamic Treatment of Anorexia Nervosa and Bulimia. Edited by Johnson CL. New York, Guilford, 1991, pp 295-319

Knapp C: Appetites: Why Women Want. New York, Counterpoint, 2003

Mahler M, Pine F, Bergman A: The Psychological Birth of the Human Infant. New York, Basic Books, 1975

McDougall J: Theaters of the Body: A Psychoanalytic Approach to Psychosomatic Illness. New York, WW Norton, 1989

Miller A: Prisoners of Childhood: The Drama of the Gifted Child and the Search for the True Self. New York, Basic Books, 1981

Mitrani JL: Toward an understanding of unmentalized experience. Psychoanal Q 64:68-111, 1995

Modell AH: The Private Self. Cambridge, MA, Harvard University Press, 1993

Ogden TH: The Primitive Edge of Experience. Northvale, NJ, Jason Aronson, 1989

Rinsley DB: Treatment of the Severely Disturbed Adolescent. New York, Jason Aronson, 1980

Rinsley DB: Borderline and Other Self Disorders: A Developmental and Object Relations Perspective. New York, Jason Aronson, 1982

Schafer R: The Analytic Attitude. New York, Basic Books, 1983

Schafer R: Retelling a Life: Narration and Dialogue in Psychoanalysis. New York, Basic Books, 1992

Schafer R: Bad Feelings. New York, Other Press, 2003

Schneider JA: Eating disorders, addictions, and unconscious fantasy. Bull Menninger Clin 59:177-190, 1995

Schore AN: The effects of a secure attachment relationship on right brain development, affect regulation, and infant mental health. Infant Ment Health J 22:7-66, 2001

Schore AN: Affect Dysregulation and Disorders of the Self. New York, WW Norton, 2003

Schore AN: Attachment, affect regulation, and the developing right brain: linking developmental neuroscience to pediatrics. Pediatr Rev 26(8):204-216, 2005

Smith H: Dialogue in conflict: toward an integration of methods. Psychoanal Q 74: 327-363, 2005

Spence D: Narrative Truth and Historical Truth: Meaning and Interpretation in Psychoanalysis. New York, WW Norton, 1982

Thompson-Brenner H, Westen D: Personality subtypes in eating disorders: validation of a classification in a naturalistic sample. Br J Psychiatry 186:516-524, 2005

Treasure J: Staged matched interventions for eating disorders, in Psychotherapeutic Issues on Eating Disorders: Models, Methods, and Results. Edited by Bria P, Ciocca A, De Risio S. Rome, Società Editrice Universo, 1998, pp 59-66

Treasure J, Schmidt U: Clinician's Guide to Getting Better Bit(e) by Bit(e): A Survival Kit for Sufferers of Bulimia Nervosa and Binge Eating. Hove, East Sussex, UK, Psychology Press, 1997

Treasure J, Schmidt U: Beyond effectiveness and efficiency lies quality in services for eating disorders. European Eating Disorders Review 7:162-178, 1999

Tustin F: Autistic Barriers in Neurotic Patients. New Haven, CT, Yale University Press, 1986

Tustin F: The Protective Shell in Children and Adults. London, Karnac, 1990

Wallerstein RS: FortyTwo Lives in Treatment: A Study of Psychoanalysis and Psychotherapy. New York, Guilford, 1986

Weiss J, Sampson H, and Mount Zion Psychotherapy Research Group: The Psychoanalytic Process: Theory, Clinical Observations, and Empirical Research. New York, Guilford, 1986

Weissman MM, Markowitz JC, Klerman GL: Comprehensive Guide to Interpersonal Psychotherapy. New York, Basic Books, 2000

Westen D: Integrative psychotherapy: integrating psychodynamic and cognitive behavioral therapy and technique, in Handbook of Psychological Change: Psychotherapy Processes and Practices for the 21st Century. Edited by Snyder CR, Ingram R. New York, Wiley, 2000, pp 217-242

Westen D, Harnden-Fischer J: Personality profiles in eating disorders: rethinking the distinction between Axis I and Axis II. Am J Psychiatry 158:247-255, 2001

Westen D, Novotny CM, Thompson-Brenner H: The empirical status of empirically supponed psychotherapies: assumptions, findings, and reporting in controlled clinical trials. Psychol Bull 130:631-663, 2004

Winnicott DW: Ego distortion in terms of true and false self (1960), in The Maturational Processes and the Facilitating Environment: Studies in rhe Theory of Emotional Development. New York, International Universities Press, 1965, pp 140-152

Winnicott DW: Human Nature. London, Free Association Books, 1988

Yager J: The treatment of eating disorders. J Clin Psychiatry 49 (suppl 9):18-25, 1988 Yager J: Psychotherapeutic strategies for bulimia nervosa. J Psychother Pract Res 1 :91-102, 1992

Zerbe K: The Body Betrayed: Women, Eating Disorders, and Treatment. Washington, DC, American Psychiatric Press, 1993a

Zerbe K: Whose body is it anyway? Understanding and treating psychosomatic aspects of eating disorders. Bull Menninger Clin 57:161-177, 1993b

Zerbe K: Feminist psychodynamic psychotherapy of eating disorders: rheoretic integracion informing clinical practice. Psychiatr Clin North Am 19(4):811-827, 1996

Zerbe KJ: The crucial role of psychodynamic understanding in the treatment of eating disorders. Psychiatr Clin North Am 24:305-313, 2001a

Zerbe K: When the self starves: alliance and outcome in rhe treatment of eating disorders, in Hungers and Compulsions: The Psychodynamic Treatment of Eating Disorders and Addictions. Edited by Petrucelli J, Stuart C. New York, Jason Aronson, 2001b, pp 183-208

Zerbe K: Women's Mental Health in Primary Care. Philadelphia, PA, WB Saunders, 1999

Zerbe KJ: Integrated Treatment of Eating Disorders: Beyond the Body Betrayed. New York, WW Norton (in press)

13

Transtornos da alimentação em populações especiais
Comorbidades clínicas e condições difíceis ou raras

Stephanie L. Berg, MD
Arnold E. Andersen, MD

Neste capítulo descrevemos os transtornos da alimentação típicos, que ocorrem em populações variadas e que, em princípio, podem não estar sendo considerados, já que costumam estar associados, de forma estereotipada, às meninas adolescentes. Os médicos não diagnosticam os transtornos da alimentação se não pensam neles; quando as pistas epidemiológicas de praxe não estão presentes, a possibilidade de os considerarem é muito remota. Apesar desses transtornos serem mais comuns entre as mulheres ocidentais jovens (Hsu, 1996), é importante considerar que outras populações também são de risco. Focamos aqui os transtornos da alimentação em pessoas portadoras de diabete melito, em mulheres grávidas, em mulheres idosas e em homens. Além disso, consideramos o valor potencial da ampliação dos conceitos diagnósticos atuais da anorexia nervosa para que determinadas condições claras da categoria geral desse transtorno não sejam excluídas ou classificadas de forma errônea como atípicas.

DIABETE MELITO

Caso clínico

A senhora D., 40 anos, com história de ciclos de compulsão alimentar com purgação, alternada com restrições alimentares desde seus 14 anos, é portadora de diabete tipo I (dependente de insulina) há 10 anos. Sua primeira consulta com um psiquiatra ocorreu após ter sido admitida em um hospital clínico geral, por quatro vezes em dois anos, devido à cetoacidose diabética relacionada à desidratação. Durante sua última admissão, seu clínico geral solicitou uma avaliação psiquiátrica que revelou compulsão alimentar periódica, vômitos e restrição na ingestão de alimentos para manter seu peso baixo. O psiquiatra ficou tão preocupado com a falta de percepção da paciente, que achou adequado submeter o caso à apreciação de um comitê, que a transferiu para a unidade de transtornos da alimentação do hospital universitário estadual. Lá, foi constatado que ela estava com 86% do seu peso corporal ideal, que seus níveis de glicose no sangue estavam sensíveis e que precisava de ajustes quase que diários no seu regime de insulina. Durante a hospitalização, ela reclamava que sentia seu estômago cheio. Quando seus níveis glicêmicos ficavam altos, era comum se sentir deprimida e irritada. Seu peso foi restaurado para 100% do ideal e seu nível glicêmico foi estabilizado, por isso foi transferida para o regime de hospitalização parcial do programa de transtornos da alimentação, enquanto esteve na instituição local de assistência.

Uma vez que o diabete melito afeta 7% da população dos Estados Unidos (Engelgau et al., 2004), um número significativo de pessoas da subpopulação, com certeza, apresenta o transtorno da alimentação e o diabete melito do tipo I (dependente de insulina) ou II (não dependente de insulina).

Apesar de a literatura, em geral, não ser conclusiva, algumas pesquisas recentes sugerem um aumento na probabilidade de pacientes portadores de diabete melito apresentarem algum transtorno da alimentação. Um estudo de 3.000 indivíduos, oriundos de cuidados primários, encontrou um acréscimo na probabilidade (taxa de probabilidade de 2,4%) de transtorno da alimentação naqueles com diabete melito (Goodwin et al., 2003). O diagnóstico é mais difícil do que o normal com esses pacientes, por causa da superestimação do peso e da imagem corporal que, com frequência, se sobrepõe ao monitoramento rigoroso adaptado à dieta e aos exercícios necessários praticados pelos pacientes diabéticos para controlar seus níveis de glicose no sangue.

As teorias que associam os transtornos da alimentação ao diabete tipo I incluem a ênfase dada por profissionais da área médica à alimentação e aos exercícios saudáveis. Pacientes com perfeccionismo ou obsessão exageradas nessas referências, aumentadas pela supervalorização normal da imagem e do peso corporal entre os adolescentes e seus colegas, podem ser mais propensos a comportamentos alimentares desordenados. Sendo que o melhor e mais eficaz tratamento (*state-of-the-art*) para a regulagem da glicose, como a bomba de insulina, envolve avaliação minuto a minuto da glicose sanguínea e acarreta um esforço cuidadoso, atento e contínuo para estabilizar o metabolismo corporal (Rubin e Peyrot, 2001). O estresse psicológico extra imposto por esse tipo de hipervigilância, acentuado pelo medo das sequelas potenciais do diabete melito, expõe ainda mais as pessoas que são ansiosas a doenças psiquiátricas, inclusive à anorexia nervosa (Rubin e Peyrot, 2001).

Embora a prevalência dos transtornos da alimentação nos tipos I e II do diabete melito não pareça diferir, cada tipo pode estar associado a uma psicopatologia específica do transtorno (Herpertz et al., 2001). Pacientes portadores de diabete tipo II demonstram mais depressão e são mais propensos ao sobrepeso, além de apresentar dificuldades para emagrecer. A angústia pode derivar tanto das pressões relacionadas aos assuntos clínicos quanto das cognições relacionadas ao transtorno da alimentação quanto a perder peso corporal, acentuando os sintomas (Figura 13.1). Além disso, os pacientes que se privam da insulina como uma forma de manobra purgativa, apresentam dificuldades mais evidentes com a retinopatia (Rydall et al., 1997), com a neuropatia e com outras complicações da hiperglicemia. Esses achados sugerem que detectar e intervir nessa população de pacientes é de importância vital.

A detecção nos portadores de diabete melito é muito difícil. As possíveis pistas de transtornos da alimentação subjacentes nesses pacientes são episódios inexplicáveis de cetoacidose ou hipoglicemia, níveis de hemoglobina A1c (HgbA1c) sempre elevados (podem indicar a omissão de insulina para promover a perda de peso) e o controle habitual dos níveis da glicose sanguínea em pacientes internados, tarefa que é difícil no âmbito ambulatorial.

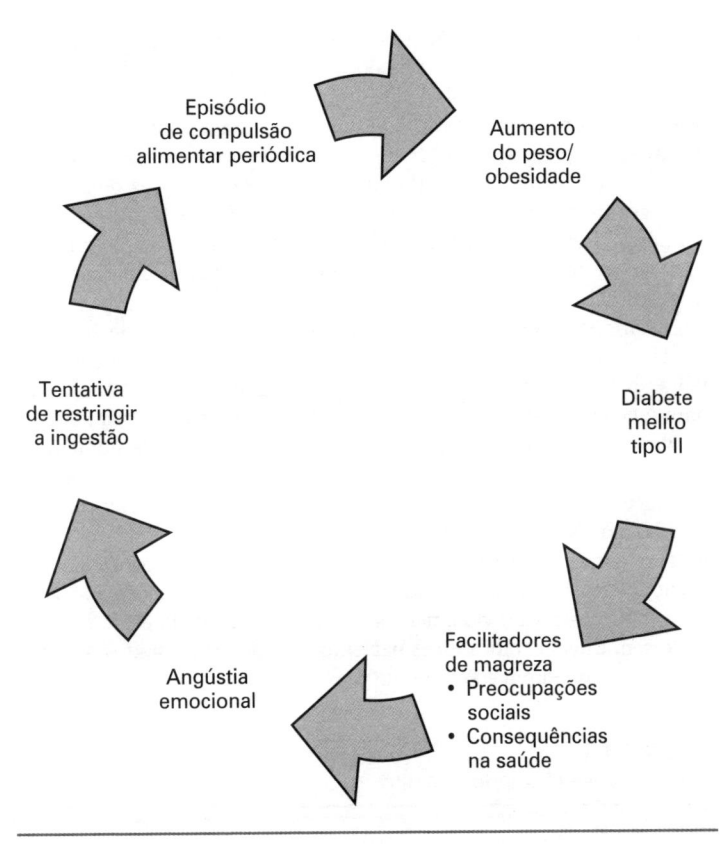

```
            Episódio                    Aumento
         de compulsão                   do peso/
        alimentar periódica             obesidade


    Tentativa                                    Diabete
    de restringir                                melito
    a ingestão                                   tipo II


                                        Facilitadores
              Angústia                  de magreza
              emocional                 • Preocupações
                                          sociais
                                        • Consequências
                                          na saúde
```

Figura 13.1 Ciclo do transtorno na bulimia nervosa/anorexia nervosa, tipo compulsão alimentar periódica/purgativo e diabete melito.

A ocorrência de complicações clínicas em pacientes com transtornos da alimentação e diabete melito comórbidos é mais alta do que naqueles que não apresentam essas comorbidades. Os que regulam seus níveis de insulina no corpo de forma exógena têm muitas oportunidades para o uso abusivo: podem manter os níveis de glicose altos e dessa forma perder peso pela glicosúria e, sem imaginar, provocarem hipoglicemia devido à falta do ajuste da insulina durante a restrição alimentar, ou ganhar peso pelo aumento das doses desta durante os episódios da compulsão alimentar periódica (Garner e Garfinkel, 1997).

As questões de tratamento incluem o controle apropriado dos regimes de insulina, que com frequência requer internações hospitalares para a estabilização inicial. A desidratação e a hipocalemia são riscos presentes. Os princípios básicos de nutrição para o diabete melito são aplicáveis na prescrição de dietas para pacientes com transtornos da alimentação – isto é, usar carboidratos complexos em vez de simples, evitar gorduras saturadas e combinar as refeições com o início da ação insulínica (Gearhart e Forbes, 1995). O exame físico completo na admissão deve focar, em especial, as sequelas da hiperglicemia de longa duração (Tabela 13.1).

Antidepressivos, inibidores seletivos da recaptação de serotonina, demonstram ser seguros e eficazes em pacientes diabéticos e em depressivos (Lustman e Clouse, 2002) e benéficos no tratamento de manutenção dos transtornos da alimentação (Mayer e Walsh, 1998). Em virtude de a depressão ser observada em um grande número de indivíduos com esses transtornos e poder impedir ainda mais o controle glicêmico, é prudente tratá-la de maneira eficaz. As questões a serem tratadas na psicoterapia incluem insatisfação corporal (em relação à imagem corporal e ao funcionamento deficiente), frustrações associadas ao controle do diabete e aquelas geradas por uma condição clínica crônica que ameaça a vida, necessitando de controle do estilo de vida, o que sem dúvida coloca esses pacientes um pouco afastados dos seus companheiros (Rubin e Peyrot, 2001).

Tabela 13.1
Complicações do diabete melito

Microvascular
Retinopatia
Nefropatia
Neuropatia
    Polineuropatia sensorial distal
    Mononeuropatia
    Neuropatia autonômica
        Hipotensão ortostática
        Gastroparesia
        Infarto silencioso do miocárdio
        Disfunção erétil

Macrovascular
Doença arterial coronariana
Doença cerebrovascular
Doença vascular periférica

A não adesão ao regime medicamentoso, ao controle da dieta e a outros aspectos do cuidado pessoal é comum entre os pacientes diabéticos com transtornos da alimentação. Em geral, ela está relacionada à percepção deficiente e provocada por aborrecimentos causados por vários aspectos do tratamento do diabete, incluindo procedimentos invasivos (p. ex., espetadelas nos dedos por causa do uso de medidores da glicose sanguínea, injeções de insulina) e vários outros efeitos adversos desagradáveis decorrentes da medicação (p. ex., desconforto gastrintestinal resultante de medicamentos como a metformina). Portanto, a adesão e o autocontrole são questões de importância crítica no manejo psicológico de pacientes diabéticos com transtornos da alimentação.

GRAVIDEZ

Caso clínico

A Sra. B., 28 anos, tem uma filha de 6 anos e estava com dificuldades de engravidar devido a uma anovulação. No esforço para manter seu peso em 50 kg (com 1,70 m de altura), há vários anos ela se alimentava de forma muito restritiva e exercitava-se por duas horas diárias. Como não engravidava, consultava em uma clínica de endocrinologia reprodutiva, onde não foi diagnosticada com transtorno da alimentação e recebeu citrato de clomifeno para estimular a ovulação. Quando concebeu, sofreu com vômitos graves durante as 17 primeiras semanas de gravidez, o que a levou a uma hospitalização por desidratação. Durante a gravidez, engordou apenas 6,4 kg por ter mantido a ingestão restrita de alimentos relativa às suas necessidades. Embora, segundo ela, ingerisse grandes quantidades de alimento, consumia apenas aqueles que considerava "seguros". Sua filha nasceu com 37 semanas e pequena para a idade gestacional. A senhora B. teve dificuldades para amamentar e introduziu a mamadeira quando a menina estava com quatro dias de vida. Também apresentou depressão significativa, que iniciou duas semanas após o parto, fato que ela atribuiu ao seu peso de 56,2 kg e às alterações na sua forma corporal. Então, passou a se exercitar por três horas diárias, em prejuízo significativo da relação com seu marido e filhas. A senhora B. iniciou o tratamento quando sua filha completou 5 meses, reconhecendo que os pensamentos intrusivos que tinha a respeito de a menina ser "muito gorda" eram problemáticos.

É comum que os transtornos da alimentação afetem as mulheres na infância. Portanto, os médicos devem avaliar em detalhes como esses transtornos podem impactar a gravidez, uma vez que ele pode causar efeitos adversos a longo prazo, tanto na mãe quanto na criança. Muitas mulheres, que nunca apresentaram transtornos da alimentação, podem desenvolver preocupações a respeito das alterações na forma do seu corpo e dos sintomas físicos associados à alimentação durante a gravidez, assim, algumas experiências descritas podem ser normativas – uma descoberta que, às vezes, pode confundir o diagnóstico de pacientes com transtorno da alimentação evidente relacionado à gravidez.

Cerca de 5% das mulheres grávidas apresentam níveis significativos de sintomas do transtorno da alimentação. Fatores como baixa escolaridade, pouca idade, histórico de sintomas anteriores desse transtorno e depressão aumentam o risco (Conti et al., 1998; Turton et al., 1999). Esses transtornos são muito comuns nas clínicas de infertilidade; em um estudo, 17% das mulheres tratadas para infertilidade apresentavam dificuldades associadas a eles (Stewart et al., 1991). Ao aconselhar mulheres que apresentam esses transtornos e que desejam engravidar, a melhor recomendação é de que o transtorno da alimentação seja tratado antes das tentativas de concepção, já que uma resposta insatisfatória ao tratamento indica grandes dificuldades de engravidar e riscos altos de complicações durante a gravidez e no período perinatal.

Na gravidez, o impacto da anorexia nervosa difere de muitas maneiras daquele da bulimia nervosa. Na anorexia conceitua-se que a fertilidade pode ser prejudicada pela anovulação associada ao hipogonadismo induzido pela subnutrição, mas essa hipótese permanece polêmica (Bulik et al., 1999). Mulheres anoréxicas podem ter taxas de fertilidade de quase um terço do esperado (Brinch et al., 1988). A bulimia está menos associada aos ciclos menstruais alterados e à redução da fertilidade (Crow et al., 2002). De fato, as taxas de gravidez na bulimia nervosa podem, na teoria, ficar elevadas devido aos comportamentos de risco, como a promiscuidade sexual e as crenças errôneas de que a amenorreia ou a irregularidade menstrual acarreta infertilidade (Morgan et al., 1999). Contudo, considera-se que as similaridades relativas a complicações, tratamentos e resultados da anorexia nervosa e da bulimia nervosa na gravidez sejam mais numerosas do que as diferenças.

Estudos que avaliaram as consequências dos sintomas dos transtornos da alimentação na gravidez geraram vários resultados (Figura 13.2). Alguns deles relataram que os sintomas melhoraram durante a gravidez (Brinch et al., 1988; Crow et al., 2004; Turton et al., 1999), sendo sustentados no pós-parto ou, alternativamente, com um retorno

Manual clínico de transtornos da alimentação

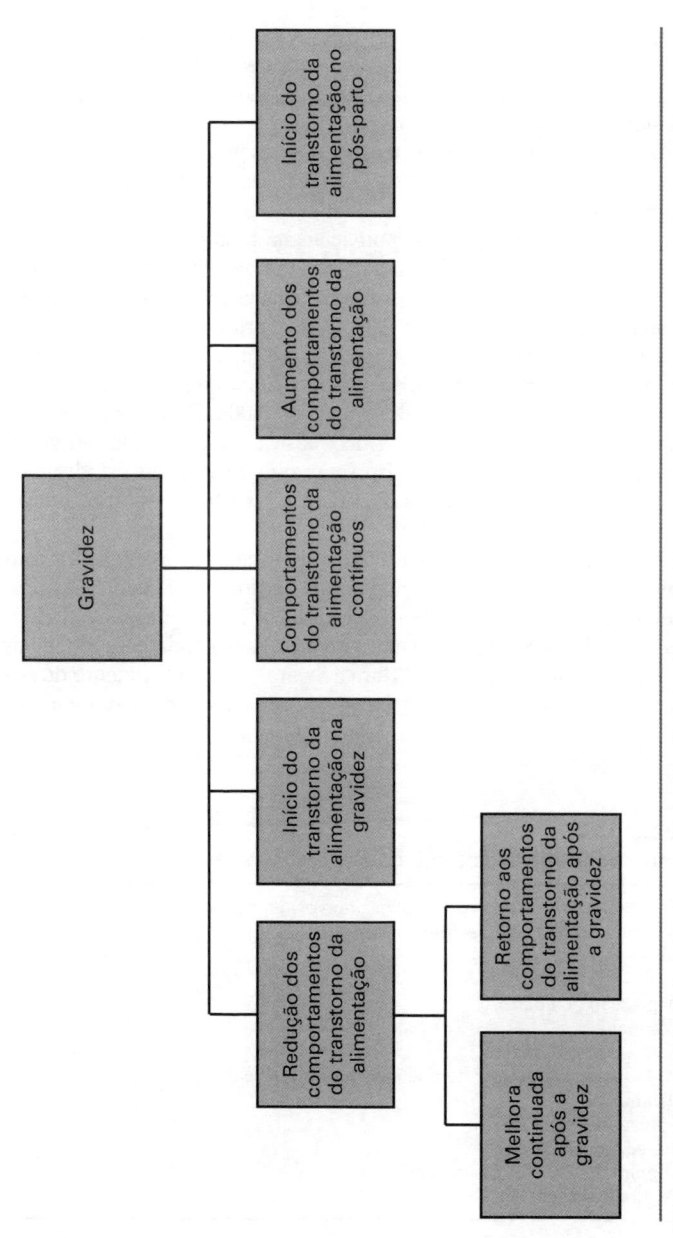

Figura 13.2 Resultados potenciais do transtorno da alimentação na gravidez.

Gravidez
- Redução dos comportamentos do transtorno da alimentação
  - Retorno aos comportamentos do transtorno da alimentação após a gravidez
  - Melhora continuada após a gravidez
- Início do transtorno da alimentação na gravidez
- Comportamentos do transtorno da alimentação contínuos
- Aumento dos comportamentos do transtorno da alimentação
- Início do transtorno da alimentação no pós-parto

dos sintomas (Morgan et al., 1999). Outros encontraram aumento dos sintomas durante a gravidez, julgado ocorrer em reação à forma corporal alterada e ao ganho de peso (Abraham, 1998; Kouba et al., 2005), há ainda aqueles que não encontraram alteração alguma nos sintomas (Carter et al., 2003). Algumas mulheres apresentam recaída dos transtornos da alimentação durante a gravidez (Turton et al., 1999) ou no período pós-parto (Mazzeo et al., 2006).

As complicações clínicas potenciais na gestante com transtornos da alimentação variam e dependem do grau de subnutrição e dos sintomas específicos do próprio transtorno (Tabela 13.2). As complicações durante a gravidez incluem taxas altas de aborto, cesarianas (em torno de 25%), hipertensão, pré-eclâmpsia, sangramento vaginal, aumento ou redução do ganho de peso, anemia e ruptura das suturas pós-episiotomia (Bulik et al., 1999; Franko e Spurrell, 2000; Franko et al., 2001; Kouba et al., 2005). Enquanto a taxa básica, na população em geral, para hiperêmese gravídica é baixa (por volta de 1%), essa síndrome é observada em até 67% das mulheres com transtorno da alimentação (Kouba et al., 2005).

Um dos mais notáveis e coerentes achados em mulheres com transtorno da alimentação é o aumento na incidência da depressão pós-parto, ocorrendo em 33% (Franko et al., 2001; Morgan et al., 1999), uma prevalência que excede em muito aquela estimada para a população em geral, que é de 13% (O'Hara e Swain, 1996). O aumento do risco pode ser resultante das preocupações a respeito do peso após o parto

Tabela 13.2
Complicações do transtorno da alimentação na gravidez

Hipotensão (anorexia nervosa e bulimia nervosa)/hipertensão (bulimia nervosa)
Ganho de peso abaixo ou acima do esperado
Anemia (anorexia nervosa)
Aumento dos riscos de
- Depressão pós-parto
- Cesariana
- Hiperêmese gravídica
- Interrupção da gravidez (terapêutica ou espontânea)
- Natimortos
- Apresentação pélvica
- Pré-eclâmpsia
- Ruptura das suturas pós-episiotomia
- Sangramento vaginal

e de maiores predisposições para os transtornos do humor (Abraham et al., 2001). Entretanto, a depressão pós-parto pode contribuir para a recidiva dos sintomas dos transtornos da alimentação, em especial nas pacientes com bulimia nervosa (Morgan et al., 1999). Bebês nascidos de mães com transtornos da alimentação são de maior risco para baixo peso ao nascer, para prematuridade, para baixo índice de Apgar, para microcefalia e para maior probabilidade de malformações, incluindo fenda labial e palatina (Conti et al., 1998; Kouba et al., 2005; Lacey e Smith, 1987; Park et al., 2003) (Tabela 13.3).

Além disso, as crianças nascidas de mães com transtornos da alimentação apresentam taxas mais altas de doenças psiquiátricas, incluindo depressão e alcoolismo. Os comportamentos alimentares dessas crianças tendem a ser anormais e incluem aumento da inquietação, insatisfação com a imagem corporal e comportamento imitador do transtorno da alimentação (Park et al., 2003). Das crianças nascidas de mães com transtorno, 17% não chegaram ao primeiro ano de vida (Brinch et al., 1988). Os relacionamentos entre mãe e filho podem ser perturbados de diversas formas – por exemplo, a relação pode ser distante ou sufocante em excesso, ou pode haver reversão na relação do cuidador. Os cuidados parentais perturbados das mães doentes e o posterior desenvolvimento de comportamentos anormais nas crianças podem ser resultantes de fatores genéticos, modelos de transtornos da alimentação nos pais, cuidados parentais precários devido aos comportamentos de transtorno da alimentação, comportamento imitador e/ou relações familiares anormais (Park et al., 2003).

Tabela 13.3
Riscos potenciais para os filhos de mães com transtornos da alimentação

Nascimento prematuro
Mortalidade perinatal (seis vezes mais)
Fenda palatina
Epilepsia
Retardos no desenvolvimento
Crescimento anormal
Objeção exagerada aos alimentos
Baixo peso ao nascer
Microcefalia
Baixo índice de Apgar

Do ponto de vista clínico, o estado cardiovascular deve ser monitorado com assiduidade nas gestantes que apresentam transtornos da alimentação. As deficiências resultantes de uma cardiomiopatia do xarope de ipeca, bradicardia ou hipocalemia podem reduzir os resultados cardíacos e comprometer a circulação fetal. As grávidas com transtornos da alimentação também apresentam risco de hipocalcemia e de gordura corporal baixa, que podem prejudicar a produção de leite e a capacidade de amamentar (James, 2001). Outras questões clínicas comuns, como doença renal, hiperamilasemia, hipo ou hipernatremia e fragilidade da pele, devem ser tratadas com cuidado. A Tabela 13.4 relaciona os valores laboratoriais que devem ser monitorados com frequência nas grávidas com transtornos da alimentação. O tratamento dessas pacientes requer uma abordagem em equipe, incluindo cuidados coordenados de obstetras, nutricionistas, psiquiatras e terapeutas. A detecção precoce é essencial para o tratamento apropriado.

A Tabela 13.5 sugere pontos de avaliação que auxiliam na triagem de todas as mulheres consultadas para o pré-natal e na identificação dos riscos individuais. A psicoterapia para as pacientes grávidas deve focar o incentivo da saúde do feto e da mãe. A equipe de tratamento deve concordar com a restauração do peso e com os objetivos saudáveis esperados pela estabilização do peso. Embora o monitoramento ambulatorial assíduo possa ser suficiente, o tratamento sob internação – voluntária, de preferência, mas involuntária em casos graves – pode ser seguro para a mãe e para o feto. Os sinais importantes incluem:

1. Ganho de peso insuficiente no segundo trimestre durante duas semanas consecutivas;
2. hiperêmese gravídica (Franko e Spurrell, 2000).

POPULAÇÃO DE FAIXA ETÁRIA ATÍPICA

Caso clínico

Senhora S., 60 anos, foi admitida no serviço de internação para transtornos da alimentação com apenas 70% do seu peso corporal ideal. Suas primeiras dificuldades relacionadas ao transtorno da alimentação ocorreram quando engravidou, aos 18 anos, e passou a restringir sua alimentação para esconder a gravidez. Sua criança nasceu sem complicações, mas, logo após o parto, a Sra. S. passou a ter compulsão alimentar periódica/purgativo pela preocupação de não estar perdendo o peso ganho na gravidez rápido o suficiente. Passou então a fazer uso de laxantes várias vezes ao dia, uma rotina que foi mantida por décadas até a sua internação. Aos 40 anos, teve o primeiro de uma série de episódios depressivos, que foram tratados por seu clínico geral de forma intermitente com medicamentos antidepressivos. Seu marido morreu há sete anos e desde essa época a frequência da compulsão alimentar periódica/purgativo aumentou para duas vezes ao dia. Em sua admissão, foi submetida a exames médicos completos para avaliar sua perda de peso, e foram encontradas atrofia cerebral difusa e osteoporose significativa. Ela solicitou transferência para uma unidade médica por um curto período de tempo, para tratamento de uma obstrução intestinal provocada por constipação grave.

Tabela 13.4
Resultados laboratoriais anormais encontrados nas grávidas com transtornos da alimentação

Hipocalemia
Hipofosfatemia
Hiponatremia
Hipocloremia
Nível elevado de bicarbonato
Hipomagnesemia
Aumento da gravidade urinária específica
Urina alcalina (devido ao uso abusivo de laxantes, diuréticos ou por vômitos)
Cetonúria
Leucopenia
Trombocitopenia
Anemia normocrômica, normocítica
Hipercarotenemia
Aumento da função hepática
Aumento da amilase salivar
Hiperaldosteronemia
Redução dos níveis de T_4, nível TSH normal
Hipercortisolemia
Redução da taxa de sedimentação dos eritrócitos

Nota. T_4 = tiroxina; TSH = hormônio estimulante da tireoide.
Fonte. Adaptada de James, 2001.

Tabela 13.5
Avaliação na triagem para detecção precoce de transtornos da alimentação em mulheres no pré-natal e na admissão para o parto

1. Ingestão atual de alimentos
2. Regime dietético ou rituais de alimentação
3. Presença de episódios de compulsão alimentar periódica
4. Histórico do peso corporal (p. ex., flutuações significativas)
5. Preocupações atuais sobre peso corporal/medo de ganho de peso na gravidez
6. Frequência da autopesagem
7. Comportamentos compensatórios e purgativos
8. Exercícios e comportamentos de jejum
9. Histórico da presença de anormalidades no ciclo menstrual

Fonte. Adaptada de Wolfe, 2005.

Embora os transtornos da alimentação ocorram com mais frequência em mulheres jovens entre 13 e 18 anos (Halmi et al., 1979), quase 5% dos pacientes estão entre 30 e 40 anos e pessoas ainda mais velhas com esses transtornos são vistas em número crescente. Em 1979, Carrier introduziu o termo "anorexia tardia" para descrever a condição dos indivíduos idosos anoréxicos. A anorexia nervosa nesses pacientes idosos pode ter iniciado com precocidade (p. ex., durante a adolescência) ou em uma idade avançada (Nicholson e Ballance, 1998). Dally (1984) descreveu um padrão de relacionamento interpessoal observado com frequência em mulheres com "anorexia tardia", no qual os comportamentos do transtorno da alimentação da paciente favorecem a dependência para com seu marido, a qual ele permite e perpetua. Além disso, assim como muitos indivíduos com transtorno da alimentação, essas mulheres apresentam desenvolvimento contínuo de conflitos. A limitada literatura sugere a vulnerabilidade para a doença por toda a vida, aumentada durante os momentos de transição significativos, como no parto, na viuvez ou na menopausa (Fornari et al., 1994). A Figura 13.3 descreve o ciclo de perpetuação na população idosa, que é similar àquele de outras populações com transtornos da alimentação, mas com ênfase adicional às reações das transições de vida tardias, incluindo o luto após a perda do parceiro.

Em qualquer idade, a ocorrência da perda de peso inexplicada requer avaliação médica completa, sendo de especial importância na população idosa, na qual as causas físicas da perda de peso são mais

Fatores que perpetuam
- Alívio das responsabilidades
- Controle dos relacionamentos
- *Feedback* positivo para perda de peso

Fatores que predispõem
- Características da personalidade
- Genética
- Pressão social para a magreza
- Incapacidade de adaptação aos eventos da vida

Fatores que precipitam
- Transições da vida (p. ex., filhos, perdas, menopausa, doença)

Figura 13.3 Ciclo dos sintomas dos transtornos da alimentação em idosos comparado com o da população de idade típica.
Fonte. Adaptada de Nicholson e Ballance, 1998.

importantes (Kasper et al., 2004). As preocupações relacionadas com a perda de peso na população de idosos são oriundas de várias fontes que estão relacionadas na Tabela 13.6.

As complicações clínicas do transtorno da alimentação nos pacientes idosos são similares àquelas que ocorrem nos jovens, mas admite-se que os idosos são mais vulneráveis a essas complicações. A Tabela 13.7 lista as complicações prováveis nessa população. Em especial, a atrofia cerebral está associada à redução da atenção e da concentração, ao discernimento deficiente e à incapacidade de elaborar pensamentos abstratos (Nicholson e Ballance, 1998). As avaliações laboratoriais básicas, sugeridas pelos exames físicos, devem ser realizadas, sendo importantes para descartar outras causas da perda de peso nos indivíduos idosos

Tabela 13.6
Diagnóstico diferencial para perda de peso na população de idosos

Perda de peso devido ao aumento do consumo de energia

Cardiovascular (p. ex., aumento da circulação proteica em alguns pacientes com lesões cardiovasculares crônicas)
Diabete melito
Hipertireoidismo
Infecção
Má-absorção
Medicamentos (p. ex., L-dopa, estimulantes)
Nicotina
Neoplasia
Doença de Parkinson
Feocromocitoma

Perda de peso devido à redução da ingestão nutricional[a]

Distúrbios gastrintestinais benignos* (p. ex., doença hepática devido à cirrose ou à hepatite, associada a náuseas e edema)
Depressão* (em especial nos residentes em clínicas de repouso)
Neoplasia* (p. ex., pulmonar, gástrica, de colo, de esôfago)
Insuficiência adrenal
Anemia
Distúrbios cardiovasculares (p. ex., insuficiência cardíaca congestiva)
Doença pulmonar obstrutiva crônica (p. ex., enfisema)
Demência (p. ex., mal de Alzheimer)
Hipercalcemia
Infecção (p. ex., HIV, infecção do trato urinário, endocardite)
Náuseas induzidas por medicamentos, disgeusia, disfagia
Transtornos neurológicos indutores de disfagias
Acesso precário aos alimentos devido a fatores financeiros limitantes, mobilidade limitada e apoio social insatisfatório
Uremia

[a] e * indicam as causas mais comuns.
Fonte. Compilada de Gazewood e Mehr, 1998; Huffman, 2002; Kasper et al., 2004; Lorefalt et al., 2004, entre outras fontes.

(Tabela 13.8). É frequente a depressão ocorrer de maneira comórbida em pacientes com transtornos da alimentação (Herzog, 1984). Em idosos, uma característica distinta entre estes e a depressão pode ser a perda do apetite em pessoas depressivas e sua preservação naquelas com transtornos da alimentação (Nicholson e Ballance, 1998). Outras condições psiquiátricas devem ser descartadas, incluindo o transtorno obsessivo-compulsivo, a psicose e a demência.

Tabela 13.7
Complicações clínicas dos transtornos da alimentação na população de idosos

Deficiência em vitaminas (p. ex., B_{12}, folato)
Albumina ou pré-albumina baixas
Desequilíbrio eletrolítico (p. ex., hipocalemia)
Anemia
Leucopenia
Osteoporose, fraturas patológicas, cifose
Alterações eletrocardiográficas
Insuficiência da válvula mitral ou tricúspide
Redução da motilidade gastrintestinal

Tabela 13.8
Avaliações laboratoriais de rotina sugeridas para os pacientes idosos com perda de peso

Eletrólitos
Contagem total de células sanguíneas
B_{12}
Folato
Testes da função tireoidiana
Testes da função hepática
Urinálise e cultura
Eletrocardiograma
Radiografia do tórax
Exame pélvico nas mulheres
Sangue oculto nas fezes pelo método guaiac

Embora as abordagens gerais para o tratamento em idosos não tenham sido estudadas ou relatadas de modo sistemático, elas são similares àquelas utilizadas em pacientes jovens e consideram a psicoterapia estruturada e, se necessário, a prescrição de renutrição, além do tratamento adequado para outras questões médicas (p. ex., osteoporose, desequilíbrio eletrolítico, deficiência em vitamina B_{12} ou em folatos) e o envolvimento da família, quando possível e indicado.

HOMENS COM TRANSTORNOS DA ALIMENTAÇÃO

> **Caso clínico**
>
> Sr. G., um jovem de 18 anos, foi admitido no serviço de internação para transtornos da alimentação porque apresentava dificuldades com a purgação involuntária de todo alimento ingerido desde os últimos três meses. Um ano antes de sua admissão, ele ganhara 4,5 kg sobre seu peso médio de 80 kg (tem 1,80 m de altura). Era uma estrela da luta livre no seu time escolar, mas, devido ao ganho de peso, o técnico lhe dissera que tomasse "quaisquer medidas necessárias" para retornar a sua faixa de peso anterior; passou então a vomitar após cada refeição na semana anterior aos torneios de luta livre, a correr em espaço aberto por 8 km usando roupas de inverno e cuspindo em canecas nos dias de torneio. Com isso perdeu 4,5 kg. Contudo, mesmo após o término da temporada de luta livre, o rapaz não foi capaz de parar com esse comportamento, passando à compulsão alimentar periódica seguida de vômitos autoinduzidos. Ele se apresentou na clínica de avaliação de transtornos da alimentação e do peso e foi diagnosticado com bulimia nervosa, respondendo bem às 10 sessões de terapia cognitivo-comportamental (TCC) e às prescrições nutricionais.

A constatação de que homens também apresentam transtornos da alimentação tem crescido nas últimas décadas. A "andrologia" chama a atenção para essa ocorrência. Esses transtornos são mais comuns em homens do que se imaginava e apresentam algumas características diagnósticas, aspectos sociais contextuais e subtipos relativamente exclusivos. Embora a fenomenologia dos transtornos em homens permaneça estável como base para uma identificação segura, os estereótipos sociais, as discordâncias clínicas válidas sobre os critérios diagnósticos e as grandes variações nos dados de prevalência estão em aberto para discussões (Andersen, 1990).

A despeito do fato de que os dois casos aceitos como os primeiros com diagnóstico de anorexia nervosa em 1689 serem para um homem e para uma mulher, em seguida os homens foram negligenciados por várias razões. No auge do reconhecimento inicial dos transtornos endócrinos, no final do século XIX, a anorexia nervosa era considerada resultante da necrose pós-parto da hipófise, uma etiologia presumida que com certeza excluía os homens. Estes também foram excluídos durante a vigência das teorias psicanalíticas iniciais, pois não satisfaziam o principal critério temático dinâmico do "medo da gravidez oral". Uma vez que os critérios diagnósticos atuais para a anorexia nervosa do DSM-IV-TR (American Psychiatric Association, 2000) incluem a amenorreia como um dos critérios, os homens foram outra vez excluídos ou, na melhor das hipóteses, reconhecidos de má vontade. O ICD-19 (World Health Organization, 1992), de maneira mais neutra para o gênero, cita "anormalidade no funcionamento da gonadotrofina". A bulimia nervosa, reconhecida como uma entidade diagnóstica há apenas 25 anos, tem sua base mais comportamental e neutra em relação ao gênero. As características diagnósticas principais da anorexia nervosa *tanto* para homens *como* para mulheres são:

1. comportamento alimentar anormal – autoinanição direcionada pela internalização e supervalorização dos benefícios socioculturais obtidos da magreza ou da mudança da imagem corporal;
2. psicopatologia central anormal – um medo mórbido de engordar (enfatizado pelos psicopatologistas britânicos) e/ou a busca incansável da magreza (historicamente enfatizada nos Estados Unidos por Hilde Bruch), ambas incluídas na pouco reconhecida categoria psicopatológica das "crenças supervalorizadas";
3. sintomas e sinais clínicos de inanição por mais de três meses (tempo suficiente para evitar um supradiagnóstico, que pode ocorrer se dietas intensivas de curta duração forem consideradas na triagem de diagnóstico).

O estudo mais detalhado da estimativa da prevalência dos transtornos da alimentação em homens, na população geral, sugeriu que a proporção homem-mulher da comunidade está entre 1:2 e 1:3, o que está muito acima das proporções estabelecidas nas admissões clínicas (relatadas como sendo entre 1:10 e 1:20) (Woodside et al., 2001). Várias razões podem ser responsáveis pelos números mais baixos de prevalência das estimativas clínicas estabelecidas para homens:

1. A pouca atenção do médico para os transtornos da alimentação em homens pode resultar em taxas baixas de detecção.
2. Tanto a anorexia nervosa como a bulimia nervosa são bastante egodistônicas e mais vergonhosas para homens, mes-

mo considerando que a vergonha ainda é significativa, as mulheres podem estar mais preparadas para aceitar que apresentam um transtorno da alimentação.

3. Algumas características clínicas não essenciais dos transtornos da alimentação em homens podem reduzir a probabilidade de serem diagnosticados: foco masculino mais acentuado na parte superior do seu corpo do que na inferior e por estarem preocupados, quase que na mesma intensidade, com as alterações do aspecto físico (que recaem mais na musculatura) e com a perda de peso, dessa forma eles podem ter pouco em comum com os objetivos de peso habituais dos testes comparativos, como estar abaixo dos 50 kg, objetivo de muitas mulheres. Entre os homens, na ausência de uma boa razão pessoal, fazer dieta é uma atitude atípica, enquanto que não fazê-la é atípico entre as mulheres nas sociedades ocidentais.

4. Determinadas formas de transtornos da alimentação predominantes em homens, como a que a princípio foi inadequadamente definida como "anorexia nervosa reversa" e depois renomeada dismorfia muscular, estão associadas à percepção distorcida de que não são corpulentos ou musculosos o suficiente. Assim como na anorexia nervosa, essa síndrome é caracterizada pela distorção perversa da imagem corporal e pelas crenças supervalorizadas.

5. Avaliações e ações clínicas graves utilizadas com frequência, como as do Eating Attitudes Test e do Eating Disorder Inventory, foram normatizadas para as mulheres. Estudos demonstram que devido à tendência feminina para as questões incorporadas nesses instrumentos, os homens com transtornos da alimentação clínicos obtêm uma pontuação mais baixa do que as mulheres com níveis comparáveis de deficiência clínica.

6. Os critérios DSM atuais (i. e., DSM-IV-TR) – em particular aqueles para a anorexia nervosa – estão desatualizados por causa das propensões do gênero desenvolvidas.

Uma vez que o transtorno da alimentação tenha sido reconhecido em um homem, o tratamento pode prosseguir com base nas orientações de tratamentos atuais, com poucas modificações baseadas nas necessidades específicas do gênero: os homens aparentam cooperar melhor se forem admitidos em programas hospitalares especializados, caso disponíveis, que os aceitem e desenvolvam rotinas específicas orientadas para eles (muitos dos programas de transtorno da alimentação excluem os homens, uma prática que parece inaceitável em pacientes com outros diagnósticos psiquiátricos). A existência de grupos apenas de homens diminui o senso de isolamento. Eles relatam que o treinamento intenso, que começa de forma bem modesta, com ênfase na boa forma física e na redução do peso, funciona como incentivador moral importante durante a recuperação do peso, mas enfatiza o desejo por uma massa muscular maior sem gordura.

Apesar dos poucos estudos sistemáticos baseados em evidências até o momento, algumas vezes tratamos homens com mais de 18 anos que assinaram o termo de consentimento para testosterona exógena, empregada durante a fase de restauração do peso para atingir níveis normais de testosterona e, em consequência, um meio hormonal mais normal, até que a produção da sua própria gonadotrofina tenha retornado. Essa restauração também pode promover um aumento da massa muscular sem gordura e melhorar o humor, e os pacientes costumam comentar de forma positiva os efeitos subjetivos desse tratamento combinado com um programa de atividade física. Nesses regimes, destinados aos homens que estão no fim da fase de crescimento ou bem próximos dela, a testosterona exógena é descontinuada quando estes atingem um peso corporal satisfatório.

As necessidades psicoterapêuticas dos homens, em regra, incluem discussões sobre a sexualidade e sobre dúvidas que possam ter sobre sua própria orientação sexual, mas os homens homossexuais continuam a ser uma minoria entre aqueles com transtornos da alimentação, e os médicos não devem fazer pressuposições a respeito da orientação sexual do paciente. Hoje, a assexualidade é a condição sexual mais comum entre os adolescentes masculinos com anorexia nervosa.

Em resumo, o reconhecimento e o tratamento de homens com transtornos da alimentação estão melhorando, mas ambos continuam defasados em comparação aos das mulheres que são reconhecidos e diagnosticados.

ALÉM DOS LIMITES RESTRITOS DO DIAGNÓSTICO DA ANOREXIA NERVOSA

A despeito dos avanços nos sistemas de diagnóstico dos transtornos da alimentação nas últimas décadas, pelas diversas renovações do DSM, seus critérios para esses transtornos continuam muito rígidos e limitados, ou são interpretados de uma forma muito restrita, levando a uma classificação incorreta de casos típicos e óbvios de anorexia nervosa como casos atípicos ou de transtorno da alimentação sem outra especificação (TASOE). Por exemplo, no DSM-IV-TR, o critério de peso abaixo de 85% para o diagnóstico da anorexia é uma sugestão, não uma determinação. Na prática, esse critério é considerado como uma exigência. Os resultados da classificação incorreta dos pacientes como apresentando um transtorno da alimentação "atípico" ou um TASOE, algumas vezes, são muito graves: algumas companhias de seguro negam os benefícios para avaliação diagnóstica e para tratamento de casos "atípicos", considerando-os menos importantes, apesar de vários estudos contestarem esse equívoco. Os médicos podem sentir-se menos seguros quanto ao tratamento de pacientes com transtornos da alimentação considerados "atípicos". Se eles se fixarem nas características centrais para o diagnóstico da anorexia nervosa descritas anteriores, os casos "verdadeiros" serão reconhecidos sem o risco de exclusão dos homens devido à exigência de amenorreia, típica do gênero feminino, ou de "menos de 85%" do peso corporal esperado, quando, na verdade, *as características para a inanição clínica sustentada são oriundas da autoinanição impelida pelas crenças supervalorizadas* de que tudo isso é necessário (Watson e Andersen, 2003).

REFERÊNCIAS

Abraham S: Sexuality and reproduction in bulimia nervosa patients over 10 years. J Psychosom Res 44:491-502, 1998

Abraham S, Taylor A, Conti J: Postnatal depression, eating, exercise, and vomiting before and during pregnancy. Int J Eat Disord 29:482-487, 2001

American Psychiatric Association: Diagnostic and Statistical Manual of Mental Disorders, 4th Edition, Text Revision. Washington, DC, American Psychiatric Association, 2000

Andersen AE: Males With Eating Disorders. Philadelphia, PA, Brunner/Mazel, 1990

Brinch M, Isager T, Tolstrup K: Anorexia nervosa and motherhood: reproduction pattern and mother behavior of 50 women. Acta Psychiatr Scand 77:98-104, 1988

Bulik CM, Sullivan PF, Fear JL, et al: Fertility and reproduction in women with anorexia nervosa: a controlled study. J Clin Psychiatry 60:130-135, 1999

Carrier J: L'anorexie mentale. Paris, Librairie E Le Francois, 1979

Carter FA, McIntosh VVW, Joyce PR, et al: Bulimia nervosa, childbirth, and psychopathology. J Psychosom Res 55:357-361, 2003

Conti J, Abraham S, Taylor A: Eating behavior and pregnancy outcome. J Psychosom Res 44:465-477, 1998

Crow SJ, Thuras P, Keel PK, et al: Long-term menstrual and reproductive function in patients with bulimia nervosa. Am J Psychiatry 159:1048-1050, 2002

Crow SJ, Keel PK, Thuras P, et al: Bulimia symptoms and other risk behaviors during pregnancy in women with bulimia nervosa. Int J Eat Disord 36:220-223, 2004

Dally P: Anorexia tardive-late onset marital anorexia nervosa. J Psychosom Res 28:423-428, 1984

Engelgau MM, Geiss LS, Saaddine JB, et al: The evolving diabetes burden in the United States. Ann Intern Med 140:945-950, 2004

Fornari V, Kent J, Kabo L, et al: Anorexia nervosa: "thirty something." J Subst Abuse Treat 11:45-54, 1994

Franko DL, Spurrell EB: Detection and management of eating disorders during pregnancy. Obstet Gynecol 95:942-946, 2000

Franko DL, Blais MA, Becker AE, et al: Pregnancy complications and neonatal outcomes in women with eating disorders. Am J Psychiatry 158:1461-1466, 2001

Garner DM, Garfinkel PE (eds): Handbook of Treatment for Eating Disorders, 2nd Edition. New York, Guilford, 1997

Gazewood JD, Mehr DR: Diagnosis and management of weight loss in the elderly. J Fam Pract 47:19-25, 1998

Gearhart JG, Forbes RC: Initial management of the patient with newly diagnosed diabetes. Am Fam Physician 51:1953-1968, 1995

Goodwin RD, Hoven CW, Spitzer RL: Diabetes and eating disorders in primary care. Int J Eat Disord 33:85-91, 2003

Halmi KA, Casper RC, Eckert ED, et al: Unique features associated with age of onset of anorexia nervosa. Psychiatry Res 1:209-215, 1979

Herpertz S, Albus C, Kielmann R, et al: Comorbidity of diabetes and eating disorders: a follow-up study. J Psychosom Res 51:673-678, 2001

Herzog DB: Are anorexic and bulimic patients depressed? Am J Psychiatry 141: 1594-1597, 1984

Hsu LK: Epidemiology of the eating disorders. Psychiatr Clin North Am 19:681-700, 1996

Huffman GB: Evaluating and treating unintentional weight loss in the elderly. Am Fam Physician 65:640-650, 2002

James DC: Eating disorders, fertility, and pregnancy: relationships and complications. J Perinat Neonatal Nurs 15(2):36-48, 2001

Kasper DL, Braunwald E, Fauci A, et al (eds): Harrison's Principles of lnternal Medicine, 16th Edition. New York, McGraw-Hill Professional, 2004

Kouba S, Hallstrom T, Lindholm C, et al: Pregnancy and neonatal outcomes in women with eating disorders. Obstet Gynecol 105:255-260, 2005

Lacey JH, Smith G: Bulimia nervosa: the impact of pregnancy on mother and baby. Br J Psychiatry 150:777-781, 1987

Lorefalt B, Ganowiak W; Palhagen S, et al: Factors of importance for weight loss in elderly patients with Parkinson's disease. Acta Neurol Scand 110:180-187, 2004

Lustman PJ, Clouse RE: Treatment of depression in diabetes: impact on mood and medical outcome. J Psychosom Res 53:917-924, 2002

Mayer LE, Walsh BT: The use of selective serotonin reuptake inhibitors in eating disorders. J Clin Psychiatry 59 (suppl 15):28-34, 1998

Mazzeo SE, Slof-Op't Landt MCT, Jones I, et al: Associations among postpartum depression, eating disorders, and perfectionism in a population-based sample of adult women. Int J Eat Disord 39:202-211, 2006

Morgan JF, Lacey JH, Sedgwick PM: Impact of pregnancy on bulimia nervosa. Br J Psychiatry 174:135-140, 1999

Nicholson SD, Ballance E: Anorexia nervosa in later life: an overview. Hosp Med 59:268-272, 1998

O'Hara MW; Swain AM: Rates and risk of postpartum depression: a meta-analysis. Int Rev Psychiatry 8:37-54. 1996

Park RJ, Senior R, Stein A: The offspring of mothers with eating disorders. Eur Child Adolesc Psychiatry 12 (suppl 1):110-119, 2003

Rubin RR, Peyrot M: Psychological issues and treatments for people with diabetes. J Clin Psychol 57:457-478, 2001

Rydall AC, Rodin GM, Olmsted ME et al: Disordered eating behavior and microvascular complications in young women with insulin-dependent diabetes mellitus. N Engl J Med 336:1905-1906, 1997

Stewart DE, Robinson E. Goldbloom DS, et al: Infertility and eating disorders. Am J Obstet Gynecol 165:1576-1577, 1991

Turton P, Hughes E, Bolton H, et al: Incidence and demographic correlates of eating disorder symptoms in a pregnant population. IntJ Eat Disord 26:448-452, 1999

Watson TL, Andersen AE: A critical examination of the amenorrhea and weight criteria for diagnosing anorexia nervosa. Acta Psychiatr Scand 108: 175-182, 2003

Wolfe BE: Reproductive health in women with eating disorders. J Obstet Gynecol Neonatal Nurs 34:255-263, 2005

Woodside DB, Garfinkel PE, Lin E, et al: Comparisons of men with full or partial eating disorders, men without eating disorders, and women with eating disorders in the community. Am J Psychiatry 158:570-574, 2001

World Health Organization: International Classification of Diseases, 10th Revision. Geneva, World Health Organization, 1992

14

Os atletas e os transtornos da alimentação

Pauline S. Powers, M.D.
Ron A. Thompson, Ph.D.

Evidências significativas sugerem que atletas de deteminadas modalidades esportivas apresentam maior risco para a alimentação desordenada e transtornos da alimentação do que a população em geral. Múltiplos fatores parecem aumentar essa predisposição. Nos últimos anos, o esporte mundial reconheceu a gravidade dessa doença e está adotando medidas para diminuir os riscos identificados. Neste capítulo examinamos a relação entre os atletas e esses transtornos e revisamos os riscos exclusivos dessa população. Salientamos as dificuldades na identificação dos transtornos da alimentação; discutimos questões polêmicas a respeito de o atleta poder ou não praticar seu esporte durante o tratamento; revisamos os elementos-chave deste, em especial como ele difere para cada atleta; descrevemos as poucas evidências disponíveis para a sua prevenção; e, para finalizar, oferecemos orientações de senso comum para os atletas, os familiares e as equipes do esporte e da saúde.

PAPEL DO AMBIENTE ATLÉTICO NA PREDISPOSIÇÃO DOS ATLETAS PARA OS TRANSTORNOS DA ALIMENTAÇÃO

Para muitos indivíduos, o esporte e a participação esportiva podem fornecer uma experiência agradável e bastante saudável, que ajuda a elevar a autoestima e a autossuficiência, ao mesmo tempo que proporciona uma "proteção" contra os transtornos da alimentação (Fulkerson et al., 1999). Contudo, isso não quer dizer que não existam ambientes esportivos que predisponham o atleta a riscos em relação a esses transtornos (Thompsom e Sherman, 1999a, 1999b). Uma metanálise de 34 estudos envolvendo a relação entre a participação esportiva e problemas de alimentação sugeriu que a prática esportiva pode servir como fator de proteção para alguns atletas, mas também pode ser fator de risco para outros (Smolak et al., 2000). Esses achados mostram que não é a participação esportiva em si que cria o risco para o atleta, mas alguns aspectos de esportes e/ou ambientes esportivos. Embora os esportistas estejam expostos aos mesmos fatores de risco que os não atletas, junto com os riscos específicos do ambiente esportivo, eles são considerados de maior risco. Vários aspectos específicos dos ambientes de práticas esportivas e de determinados esportes proporcionam esses riscos adicionais ao atleta.

Ênfase na esbeltez e magreza

Devido às pressões para perda de peso ou de gordura corporal, os atletas que participam de esportes que enfatizam a magreza ou o tamanho pequeno parecem ser mais propensos aos transtornos da alimentação (Brownell e Rodin, 1992) e a problemas relacionados, como o da tríade atlética feminina (i. e., alimentação desordenada, amenorreia e osteoporose) (Torstveit e Sundgot-Borgen, 2005a, 2005b). Essas pressões estão, em grande parte, relacionadas à noção, que prevalece no ambiente esportivo, de que a magreza ou a esbeltez podem melhorar o desempenho atlético (Wilmore, 1992). Essa opinião é defendida por treinadores e atletas, independentemente de a pesquisa nessa área estar, na melhor das hipóteses, equivocada. Essa anuência leva muitos atletas a se entregarem a uma dieta restritiva e/ou a treinamentos excessivos no esforço de ficarem magros com o propósito de melhorar o desempenho. Contudo, os esportes de alto risco parecem incluir não apenas aqueles que enfatizam a aparência magra, como um elemento intensificador do desempenho, mas quase todos os que têm foco ou ênfase na imagem corporal não saudável.

Uniformes e roupas esportivas que salientam a forma corporal

Um foco corporal não saudável pode ser resultante de uniformes esportivos (National Collegiate Athletic Association, 2005). Se um atleta, em especial do sexo feminino, está constrangido ou insatisfeito com seu corpo, pode sentir-se muito exposto em seu uniforme. Em consequência, pode ficar mais propenso a recorrer à perda de peso como forma de enfrentamento, aumentando o risco para um transtorno da alimentação. Contudo, os riscos não estão apenas relacionados com aparência ou tamanho, tais condições também podem ser importantes na competição pela magreza.

Competição pela magreza

Alguns atletas entram em uma competição motivadas pela imagem esportiva esbelta. Eles observam os outros e sentem necessidade de competir pela perda de peso pelas mesmas razões que os não atletas. No entanto, também tendem a ser mais competitivos do que os outros, tanto nas comparações corporais quanto na competição esportiva (Thompson e Sherman, 1999b). Discutimos antes a convicção de que atletas delgados/magros apresentam melhor desempenho; se o atleta percebe que seu competidor de melhor desempenho também é magro, pode criar uma outra razão, com base nessa percepção, para a perda de peso (International Olympic Committee Medical Commission, 2005; National Collegiate Athletic Association, 2005). Uniformes esportivos também aumentam as chances de haver competição pela imagem esbelta, por facilitar comparações físicas não saudáveis.

Aspectos subculturais não saudáveis

Alguns esportes envolvem convicções, atitudes e comportamentos não saudáveis que parecem estar incluídos nessa subcultura específica do esporte. Para ilustrar, a corrida de cavalos esportiva não apenas aceita, mas facilita os métodos não saudáveis e patogênicos para perda de peso utilizados pelos jóqueis para "ajustar o peso" (King e Mezey, 1987). Esses procedimentos arriscados de perda de peso envolvem o uso de saunas (individuais) e banheiros com privadas especiais próximos à pista de corrida, os quais favorecem a desidratação, e o vômito autoinduzido pelos jóqueis, que tentam perder peso com rapidez para atingir seus limites de peso. O Museu Hípico de Kentucky exibe uma ampla coleção de fotografias de jóqueis com transtornos da alimentação (com descrição detalhada de como eles mantêm seu baixo peso), sem qualquer sugestão de que esses comportamentos são patológicos ou de que devem ser feitas tentativas para modificar o comportamento desses homens.

Talvez o exemplo mais óbvio e melhor conhecido da subcultura associada aos transtornos da alimentação seja o esporte da luta livre e a questão do "corte de peso". Em regra, os competidores "lutam" em uma ou duas categorias de peso abaixo daquela do seu peso corporal normal. A crença-mestra nesse esporte é de que aqueles que conseguem perder peso suficiente (em especial pela desidratação) para se encaixarem em uma categoria de luta mais baixa, mas mantendo sua força, terá uma vantagem decisiva sobre seus oponentes. (É claro que esse "raciocínio" falha por não levar em conta que o oponente da luta livre segue o mesmo conjunto de crenças e comportamentos). No passado, essa perda de peso pré-luta era realizada pelo "corte de peso" até a pesagem antes dela, em geral com uma dieta restritiva e exercícios excessivos, além de uma série de comportamentos e técnicas desidratantes por natureza, que eram muito bem-conhecidas pelos lutadores e seus técnicos. Era comum que, logo após a pesagem e antes da luta, o lutador se reidratasse e comesse (com frequência, de forma exagerada ou compulsiva) para restaurar a sua força (e peso). Essas convicções e comportamentos a respeito do "corte de peso" pareciam ser aceitos como parte do esporte, pelo menos até 1998, quando três lutadores acadêmicos morreram em um período de 33 dias como resultado de complicações relacionadas ao "corte de peso" (Thompson, 1998). Como consequência, ao menos no nível acadêmico, medidas mais protetoras foram implantadas para resguardar os atletas. Contudo, em virtude da força da subcultura de "corte de peso", seria ilusório assumir que esses procedimentos não são mais usados.

O papel do técnico

Iniciamos discutindo o fato de que a prática do esporte pode afetar os atletas de forma positiva ou negativa. Não há dúvidas de que a mesma coisa acontece com os técnicos, uma vez que eles têm um grande poder e influência sobre seus atletas (p. ex., LeUnes e Nation, 1989; Sherman e Thompson, 2001; Zimmerman, 1999), e dependendo de como isso é utilizado, a influência destes sobre as atitudes e comportamentos alimentares do esportista pode ser positiva ou negativa. É certo que as considerações feitas pela imprensa popular (p. ex., Ryan, 2000), bem como pela literatura profissional (p. ex., Rosen e Hough, 1988; Thompson, 1998), sugerem que os técnicos podem precipitar uma alimentação desordenada ou exacerbar um transtorno da alimentação já existente. Em seus papéis de autoridade, alguns transmitem aos atletas mensagens que acabam promovendo ou favorecendo determinados comportamentos de transtorno da alimentação, sendo mais um fator de risco. Entretanto, uma recente avaliação dos técnicos acadêmicos indicou que a maioria deles possui algum conhecimento ou treinamento a respeito do transtorno da alimentação, que não desejam ver seus atletas subnutridos e estão cientes da gravidade dos sintomas/comportamentos desses transtornos para a saúde e para o desempenho daqueles (Trattner Sherman et al., 2005). Esses técnicos podem desempenhar um papel positivo ao facilitar a identificação, o manejo, o tratamento e a prevenção dos transtornos da alimentação (National Collegiate Athletic Association, 2005).

O tipo de esporte e o risco

Embora seja provável que os transtornos da alimentação estejam presentes em todos os esportes, pelo menos entre as modalidades femininas (Trattner Sherman et al., 2005), o risco de um transtorno não é igual para todas. Evidências concretas sugerem que atletas de esportes que valorizam a imagem esbelta ou a magreza são de maior risco para o transtorno da alimentação e para a alimentação desordenada do que aquelas dos esportes que "não valorizam a imagem esbelta" (Beals e Manore, 2002; Sundgot-Borgen, 1993; Sundgot-Borgen e Larsen, 1993; Sundgot-Borgen e Torstveit, 2004; Torstveit e Sundgot-Borgen, 2005a, 2005b). Na categoria dos esportes que valorizam a imagem "esbelta" estão aqueles caracterizados pela "estética", pela "resistência" e pelas "categorias de peso" (Torstveit e Sundgot-Borgen, 2005a, 2005b). Algumas evidências sugerem também que os atletas de esportes com banca examinadora são mais propensos do que aqueles dos esportes com um único árbitro (Zucker et al., 1999). Portanto, os atletas que são de maior risco participam de esportes que valorizam a imagem esbelta/magra (p. ex., corrida a distância e salto em altura), bem como de esportes estéticos em que são julgados (p. ex., mergulho, patinação artística e ginástica), ou esportes que têm um componente de estética (p. ex., balé, líder de torcida), ou de esportes que empregam as categorias de peso (p. ex., remo e luta livre peso leve) e de esportes que usam roupas esportivas que salientam a forma corporal (p. ex., natação e voleibol).

IDENTIFICAÇÃO E AVALIAÇÃO DOS TRANSTORNOS DA ALIMENTAÇÃO EM ATLETAS

Dificuldades significativas se contrapõem à fácil identificação do atleta com transtorno da alimentação. Primeiro, apesar da alimentação desordenada ser comum entre eles, na verdade poucos satisfazem os critérios do DSM-IV-TR (American Psychiatric Association, 2000) para o transtorno da alimentação (Johnson et al., 1999). Contudo, essa preocupação não pode ser, de fato, muito crítica, pois a alimentação desordenada algumas vezes é tão perigosa quanto uma anorexia nervosa ou bulimia nervosa clássicas. Talvez seja mais importante identificar a sequência completa da alimentação desordenada em atletas do que determinar se satisfazem ou não os critérios diagnósticos formais. Nesta seção, descrevemos os métodos disponíveis para identificar a alimentação desordenada e os transtornos da alimentação em atletas.

Dificuldades no reconhecimento: o papel das crenças mal-direcionadas no desempenho atlético saudável

Um importante problema ao lidar com atletas é a crença infundada de que a perda de peso melhora o desempenho atlético. Mais precisamente, a perda de peso em *alguns* atletas, *algumas vezes* melhora seu desempenho, mas a perda de peso em outros, *algumas vezes, prejudica* seu desempenho. Fatores que aparentam ser mais importantes do que a perda de peso na determinação do desempenho atlético são: a herança genética (Wolfarth et al., 2005), a massa muscular (Arslan, 2005) e a motivação (Orlick, 2000). As evidências sugerem que alguns atletas muito talentosos são geneticamente dotados de determinadas fibras musculares, que melhoram certos tipos de desempenho atlético (p. ex., Roger Bannister, que foi a primeira pessoa a correr uma milha em menos de quatro minutos) (Kyrolainen et al., 2003). Independentemente disso, a crença de que a perda de peso melhora o desempenho é bastante aceita no âmbito esportivo.

Um outro desafio na identificação desses transtornos é a facilidade de interpretar de modo errôneo seus sintomas, como a amenorreia e o exercício excessivo, por considerá-los "normais" ou, até mesmo, desejáveis (Trattner Sherman et al., 2005). Às vezes, o excesso de exercícios é difícil de ser identificado com precisão em não atletas, podendo ser muito mais difícil em atletas. Com isso, os sintomas-chave do transtorno da alimentação, como dieta desmedida, perda de peso, amenorreia e exercícios excessivos, podem ser negligenciados ou mesmo considerados evoluções positivas.

Outro fator importante é a suposição de que todos os que apresentam bom desempenho são saudáveis, sendo frequente atletas com transtornos da alimentação serem capazes de bom desempenho, mesmo com compulsão alimentar periódica/purgativo ou com restrição alimentar. O bom desempenho pode dificultar o reconhecimento do transtorno da alimentação pela equipe esportiva, pelos familiares ou pelos amigos. Infelizmente, muitas das graves complicações psicológicas surgem em silêncio ou sem aviso e, algumas vezes, os sinais e sintomas mais perigosos não são percebidos durante a carreira do atleta. Uma complicação física muito indesejável, que pode se desenvolver sem aviso, é a morte súbita de origem cardíaca associada ao prolongamento do intervalo QT (Roden, 2006). Os atletas com essa tendência genética e que se exercitam em excesso, alimentam-se com restrição e/ou têm o hábito da purgação podem sofrer de arritmias cardíacas potencialmente letais, como a *torsades de pointes* associada aos intervalos QT prolongados (ver Figura 14.1). Alguns medicamentos também podem induzi-la no contexto da síndrome do intervalo QT prolongado (Abriel et al., 2004). A complicação fisiológica que pode surgir mais tarde é a osteoporose, embora estudos de longo prazo não tenham sido realizados com atletas aposentados, muitos dos pacientes recuperados do transtorno da alimentação apresentaram-na anos depois (Lucas et al., 1999).

Fatores de risco

Muitos estudos tentam encontrar fatores de risco que identifiquem atletas com especial propensão para o desenvolvimento da alimentação desordenada ou do transtorno da alimentação evidente. Entre aqueles que predispõem mulheres atletas, Sundgot-Borgen (1994) e Williamson e colaboradores (1995) identificaram o envolvimento em esportes que valorizam a imagem corporal; a pressão das pessoas influentes (técnicos ou pais) para a perda de peso com a finalidade de melhorar o desempenho; o superenvolvimento com os esportes, com poucas atividades sociais ou recreacionais; treinos mesmo quando doentes ou lesionados; exercícios além do tempo programado pela boa prática ou além do tempo que os outros atletas do mesmo esporte ou equipe praticam; eventos traumáticos; ferimentos; desempenho insatisfatório; ou troca do pessoal técnico. Alguns pesquisadores, ao estudar os estilos de

A Potencial de ação cardíaca

(0) (1) (2) (3) 0 mV

B Superfície ECG

P R Q S T

Intervalo QT

Intervalo QT prolongado

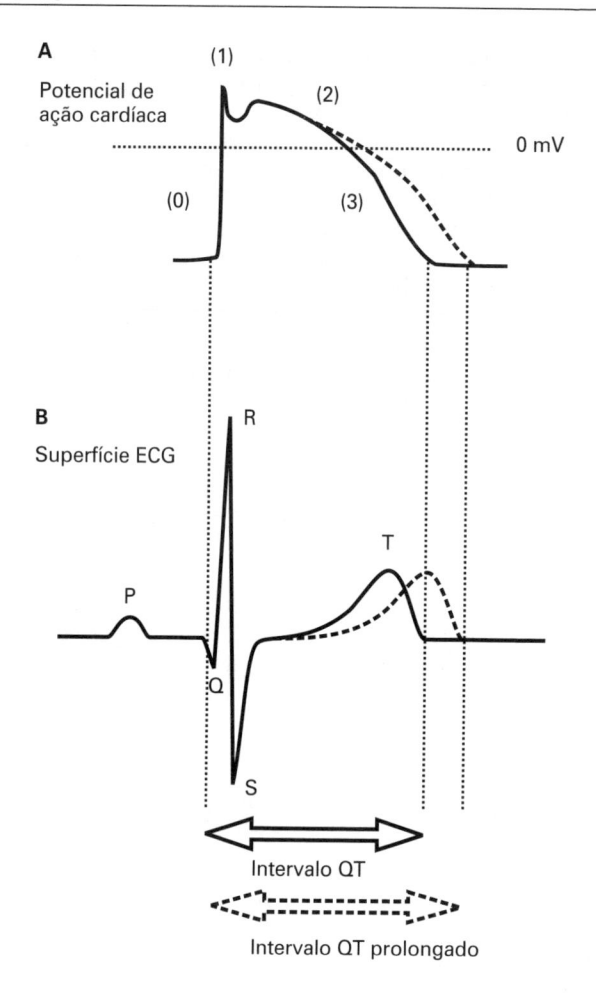

Figura 14.1 Ilustração do intervalo QT prolongado que predispõe para arritmia *torsades de pointes*.
Nota. ECG = Eletrocardiograma.
Fonte. Reimpressa, com autorização de Abriel H, Schlapfer J, Keller DI, et al.: "Molecular and Clinical Determinants of Drug-Induced Long QT Syndrome: An Iatrogenic Channelopathy" *Swiss Medicine Weekly* 123:685-694, 2004. Utilizada com permissão.

técnicos, concluíram que estes ou treinadores críticos podem contribuir para o surgimento de comportamentos que envolvem a alimentação desordenada (Ryan, 2000).

Thompson e Sherman (1999b) propuseram que o "supercomprometimento" e a "superconcordância" representam fatores de risco adicionais. Eles perceberam muitas similaridades entre o que era considerado traços de um "bom atleta" e as características da personalidade observadas em pacientes com anorexia nervosa (Tabela 14.1). Em geral, para ser considerado um bom atleta é preciso ter um bom comprometimento com o treino, que no indivíduo com anorexia nervosa pode ser interpretado como exercício excessivo. Um bom atleta é descrito como compreensivo, enquanto que a mesma característica na anorexia nervosa é chamada de "superconcordância". Essas similaridades tanto podem predispor à doença quanto dificultar a identificação de um transtorno da alimentação que está em desenvolvimento.

Relacionados a esses fatores de risco estão os traços obsessivo-compulsivos, em particular aqueles relacionados ao perfeccionismo. Vários estudos sugerem que esses traços predispõem para anorexia nervosa (e talvez para bulimia nervosa) (Anderluth et al., 2003). Entre os pacientes com um diagnóstico de anorexia, pelo menos um quarto satisfaz os critérios para transtorno obsessivo-compulsivo ou para transtorno da personalidade obsessivo-compulsiva (Kaye et al., 2004). Em relação aos esportes, o fato de haver tendências de natureza tanto competitiva como perfeccionista pode predispor o atleta a desenvolver

Tabela 14.1
Similaridades entre os traços de um "bom atleta" e as características da anorexia

Bom atleta	Indivíduo anoréxico
Obstinação mental	Ascetismo
Comprometimento com o treino	Exercícios excessivos
Busca da perfeição	Perfeccionismo
Compreensão	Superconcordância
Dieta	Abstinência
Desempenho apesar da dor	Negação do desconforto

Fonte. Reimpressa com autorização de Thompson RA, Sherman RT: " 'Good' Athlete Traits and Characteristics of Anorexia Nervosa: Are They Similar? *Eating Disorders* 7:181-190, 1999b. Utilizada com permissão.

transtornos da alimentação e responder à pergunta de por que uma pessoa entra para o esporte.

Detecção do transtorno da alimentação em atletas

Embora os fatores de risco observados na subseção anterior possam estar associados à alimentação desordenada, mesmo na ausência de um transtorno da alimentação evidente, determinados sinais e sintomas extras podem indicar que o atleta está desenvolvendo um transtorno mais grave. Estão incluídos aqui fadiga, humor deprimido, incapacidade para concentração, reclusão social, intolerância ao frio, dor abdominal e distensão, constipação, cefaleia leve, insônia, irritabilidade e abstenção de atividades sociais.

Ferramentas de triagem específicas para detectar os transtornos da alimentação incluem o Eating Disorder Inventory (nas versões 2 e 3) (Garner, 1994, 2003) e o Bulimia Test – Revisado (Brelsford et al., 1992). Contudo, eles não são específicos para atletas com transtornos da alimentação e não enfocam de maneira adequada os esportistas, talvez porque a forma de investigação seja óbvia para sintomas dos transtornos da alimentação – e o atleta pode não desejar ou não ser capaz de reconhecê-los. O Eating Disorder Examination (Fairburn e Cooper, 1993) é considerado o padrão ouro para a detecção de transtornos da alimentação, mas sua administração requer um treinamento extenso e o teste tem a duração de uma hora sendo aplicado por uma pessoa treinada. O Athletic Milieu Direct Questionnaire (Nagel et al., 2000) é o mais novo teste desenvolvido para detectar os transtornos da alimentação em atletas, mas, como nos demais instrumentos mencionados, aqueles percebem, de imediato, o propósito do teste e podem optar por não responder de forma honesta.

Black e colaboradores (2003) descreveram o Physiologic Screening Test for Eating Disorders/Disordered Eating Among Female Collegiate Athletes. Esse teste apresenta a vantagem de incluir os sintomas e sinais fisiológicos, ou seja, tanto aqueles que podem ser avaliados de imediato quanto os que não estão relacionados ao transtorno da alimentação de forma óbvia. Seus 18 itens contêm quatro avaliações fisiológicas (percentual de gordura corporal, proporção quadril-cintura, pressão sanguínea sistólica de pé e aumento da glândula parótida), seis questões de entrevista (p. ex., tonturas e distensão abdominal) e oito itens de autorrelatos (p. ex., horas de exercício fora da programação e irregularidade menstrual). Os autores relatam que o teste é bastante sensível (87%) e específico (78%) para a detecção e a exclusão de atletas que apresentam alimentação desordenada ou transtornos da alimentação. Apesar dele não resolver o problema da identificação dos esportistas que satisfazem os critérios de diagnósticos para transtornos da alimentação, o teste pode oferecer um primeiro passo de triagem adequada. Depois da identificação dos indivíduos com questões de transtorno da alimentação por meio da triagem, uma avaliação mais completa, realizada por um especialista nessa doença, ou uma avaliação utilizando o Eating Disorder Examination, pode estabelecer o diagnóstico de anorexia ou bulimia nervosa.

CRITÉRIOS DE AVALIAÇÃO PARA PARTICIPAÇÃO ESPORTIVA DE PACIENTES SINTOMÁTICOS

Quando um atleta é diagnosticado com transtorno da alimentação, surge, de imediato, a pergunta se ele pode continuar praticando esportes, pergunta essa que é inevitavelmente formulada pelo atleta, pelo técnico, pelo treinador, pelo médico da equipe e/ou pelos pais. A forma como essa questão é considerada e conduzida pelo tratamento e pelas equipes esportivas desempenha um papel importante na saúde geral do atleta e na atividade acadêmica e atlética.

Razões para considerar a prática esportiva

Do ponto de vista da saúde, os médicos devem, de maneira ponderada, perguntar por que devem considerar a prática esportiva (treinando e/ou competindo) para um atleta sintomático. A resposta mais tradicional ou "segura" argumentaria que o atleta não pode treinar ou competir enquanto os sinais ou sintomas do transtorno estiverem presentes. Contudo, existem várias razões, as quais devem ser consideradas, que permitem aos atletas doentes continuar participando, mas apenas se os critérios para a manutenção da saúde forem colocados em primeiro lugar como forma de proteção ao atleta.

Identidade e autoestima

A importância do esporte na vida de alguns esportistas não deve ser subestimada. Ser um atleta pode ser a identidade do papel primário ou único do indivíduo, além de proporcionar a sua fonte inicial de autoestima. Como disse um atleta: "Eu sou um jogador de basquete anoréxico; sem o basquete sou apenas um anoréxico". Sem o esporte, o atleta pode se tornar (mais) depressivo e sofrer outras exacerbações dos sintomas do transtorno da alimentação.

Ligação e apoio

Permitir que os atletas treinem ou participem de competições é proporcionar-lhes a oportunidade de permanecerem ligados aos companheiros de equipe, à equipe e ao esporte. Esse senso de ligação e as possibilidades de apoio oferecidas pelos treinadores e colegas de equipe – "a família esportiva" do atleta – podem ser benéficos para a sua recuperação.

Monitoramento e segurança

Se a participação no esporte for negada, a capacidade de monitorar a condição do atleta pode ficar bastante reduzida. Beumont e colaboradores (1994) sugeriram que é difícil, se não impossível, manter os pacientes com transtornos da alimentação longe dos exercícios. Atletas doentes podem, de fato, ser mais hábeis do que seus companheiros de equipe no exercício, colocando suas necessidades de manter o condicionamento como uma desculpa e uma razão para os exercícios extras. Quando lhe for permitido treinar e competir como parte de um time, suas condições e sintomas podem ser monitorados com mais facilidade por pessoas aptas (i. e., técnicos) e pela medicina esportiva (p. ex., preparador físico ou médico da equipe) podendo ser melhor amparado.

Facilitando a alimentação

O exercício (nesse caso a prática esportiva) pode facilitar a alimentação e as alterações de peso que talvez sejam necessárias ao tratamento (Beumont et al., 1994).

Motivação

A participação no esporte pode ser utilizada para motivar o atleta em tratamento. Se ele não estiver progredindo no tratamento ou, na pior hipótese, recusa o tratamento, a ameaça de afastá-lo do treino e das competições pode ser cogitada e, em última análise, esses privilégios podem ser retirados. Muitos atletas, pelo menos aqueles que desejam de verdade participar, cumprirão o tratamento com rigor para manter ou reconquistar sua participação esportiva. No caso de o treino ou da competição ser negado, o atleta deve permanecer como parte da equipe e participar de todas as atividades da equipe/esportivas que sejam possíveis e seguras (p. ex., competições, exercícios e encontros de equipe). Essa conciliação permite a continuidade do senso de ligação e oferece, no mínimo, a oportunidade de observar e monitorar as condições clínicas e psicológicas do atleta.

Decisões sobre a prática esportiva

Várias questões devem ser consideradas em relação à determinação da prática esportiva para um atleta com transtorno da alimentação.

Diagnóstico

Enquanto o atleta satisfizer os critérios diagnósticos para anorexia nervosa, sua prática esportiva (treinamento, exercícios e competições) deve ficar suspensa (International Olympic Committee Medical Commission, 2005; Sherman e Thompson, 2001). Um esportista com anorexia nervosa manifesta está muito doente para treinar ou competir, e impedir a prática esportiva nessa situação comunica a ele que a saúde não fica subordinada ao atletismo. A atividade esportiva pode ser mencionada para atletas com diagnósticos de transtornos da alimentação diferentes da anorexia nervosa, caso satisfaçam vários critérios. Primeiro eles devem ser "liberados" pela equipe de tratamento. Isto é, os médicos responsáveis devem determinar que tipo de prática esportiva não colocará o atleta em risco médico ou psicológico adicional. Além disso, esta equipe precisa especificar quais atividades o atleta está liberado para praticar.

Relação entre transtornos da alimentação e prática esportiva

Ao determinar como e quando o atleta deve continuar treinando e competindo, a natureza da relação do transtorno da alimentação com o esporte deve ser examinada com cuidado (Sherman e Thompson, 2001). Essa relação pode ser do tipo direto, em que as pressões associadas ao esporte são exercidas sobre o atleta para que perca peso, para que adote métodos patogênicos de perda de peso ou para que pratique exercícios em excesso. No esporte de luta livre, esse tipo de pressão é referida como "transtornos na alimentação induzidos pelo esporte" (Enns et al., 1987). De forma similar, considere a situação da corredora de longa distância que usa seu esporte para criar um déficit de energia e perda de peso, porque ela, seu técnico e seu esporte endossam a crença de que um corpo magro e esbelto tem um desempenho melhor. Na maioria desses ambientes, é provável que treinar e competir na presença de sintomas sejam contraindicados, pelo menos até que o atleta apresente progressos no tratamento e possa proteger-se dos aspectos da participação em seu esporte que não são muito saudáveis.

Em outras situações, a relação entre o transtorno da alimentação do atleta e a prática esportiva pode ser indireta ou o transtorno pode não estar relacionado ao esporte. Nesses casos, o esporte não envolve perda de peso, redução da gordura corporal nem exercícios excessivos para um desempenho melhor. É o caso de quando atleta emprega os sintomas do transtorno da alimentação para aliviar a pressão ou a ansiedade associadas ao desempenho esportivo ou para aliviar os sentimentos desagradáveis associados ao desempenho insatisfatório. Existe uma probabilidade de que alguns atletas desse grupo apresentem um transtorno da alimentação mesmo que não sejam atletas. Eles podem ser cogitados para a participação esportiva quando sintomáticos, enquanto satisfizerem alguns critérios de manutenção da saúde.

O desejo do atleta de participar no esporte

É comum que os indivíduos com transtornos da alimentação estejam motivados a agradar (ou, ao menos, não desagradar) pessoas importantes. Como consequência, tomam suas decisões com base naquilo que imaginam que os outros desejam. Atletas não são diferentes das suas contrapartes não atletas nesse assunto. De fato, eles desejam agradar não apenas familiares e amigos, mas também seus técnicos, companheiros de equipe e fãs. Proporcionar ao atleta a oportunidade de tomar suas próprias decisões sobre esse assunto pode ser o primeiro passo para ajudá-lo a estabelecer padrões internos para as suas tomadas de decisões, bem como providenciar a maneira mais satisfatória de afastá-lo do esporte. Alguns esportistas com transtornos da alimentação, que de fato não desejam continuar no esporte, podem não ter estrutura psicológica para comunicar essa decisão aos técnicos, aos companheiros de equipe e aos pais, temendo que fiquem tristes com sua desistência. A esse respeito, a equipe de tratamento pode oferecer-se para resolver essa questão, assumindo a responsabilidade da decisão e informando aos que necessitam saber que a continuidade da prática esportiva é contraindicada.

Progresso no tratamento

Uma vez que a equipe de tratamento tenha determinado que a participação esportiva não aumenta os riscos clínicos e psicológicos e que o transtorno da alimentação não está relacionado de modo direto à participação no esporte, e visto que o atleta escolheu participar do esporte e foi liberado pelo médico, o próximo critério é que esteja em tratamento. Após um período de tempo razoável, a equipe de tratamento deve saber não só se o atleta está em tratamento, mas também se está melhorando. Caso ele não esteja melhorando, deve ser informado de que sua participação no esporte está suspensa, pelo menos até que níveis aceitáveis de melhora sejam alcançados. Em resumo, se o progresso não ocorrer, a participação esportiva deve ser suspensa (International Olympic Committee Medical Commission, 2005; Sherman e Thompson, 2001). Nessa eventualidade, o atleta deve ser notificado de que essa mudança é para sua proteção e não interpretada como uma punição, também deve ser informado de maneira clara sobre as alterações específicas que devem ser realizadas para que ele possa retornar ao esporte.

Critérios de manutenção da saúde

Além dos critérios mencionados antes, espera-se que os atletas satisfaçam outros de manutenção da saúde destinados a proteger o indivíduo. Alguns são de natureza geral e devem ser aplicados para todos os atletas em tratamento, tais como a manutenção do índice de massa corporal (IMC) de, no mínimo, 19, a ingestão de calorias suficientes para satisfazer os objetivos nutricionais relacionados ao ganho de peso ou à manutenção e a concordância com todas as entrevistas e recomendações do tratamento. Outros critérios podem ser elaborados para satisfazer necessidades específicas de uma pessoa em particular (p. ex., seguir um regime de exercícios/atividades prescrito).

O caso a seguir ilustra algumas das questões que podem surgir durante a avaliação de atletas com transtornos da alimentação.

> **Caso clínico**
>
> Amy, uma corredora de longa distância de 20 anos, foi encaminhada para uma avaliação do transtorno da alimentação pelo médico da equipe do seu time de *cross country* (corrida ao ar livre em terreno acidentado) da faculdade. Durante a avaliação, ela contou ao especialista que não desejava se pesar e, caso fosse necessário pesar-se, não queria saber o peso. Sendo este de 50,35 kg com 1,62 m de altura (IMC=19,1), o que, de acordo com o médico da equipe, representava uma redução de 3,63 kg ao longo do último ano. O treinamento prescrito pelo técnico envolvia seis dias de exercícios por semana, que incluíam corridas de 7 a 8 quilômetros semanais. Ela admitiu que, às vezes, corria mais por conta própria. Também revelou que se imaginava "gorda", em especial por ser uma atleta de corrida a distância, e que necessitava perder peso. Negou o uso de qualquer método patológico para perda de peso, mas admitiu que vomitara, de vez em quando, no período da faculdade. Informou ainda que sua ingestão calórica diária era de 1.500 a 1.600 calorias. Quando questionada sobre seu ciclo menstrual, disse que seus períodos estavam irregulares há 4 a 5 meses. Amy foi diagnosticada com transtorno da alimentação sem outra especificação e foi informado a ela que teria de retornar para tratamento ambulatorial. A corredora perguntou se poderia continuar a praticar seu esporte durante o tratamento, sendo-lhe dito que sua prática esportiva seria permitida caso fosse atestado pela equipe médica que isso não aumentaria seu risco físico ou psicológico, se estivesse progredindo no tratamento, se mantivesse seu IMC, no mínimo, em 19 e se concordasse com todas as recomendações do tratamento. Foi informada de que a permissão para sua participação no esporte poderia ser suspensa a qualquer momento pela equipe médica caso qualquer uma das condições de manutenção da saúde não fosse satisfeita.

Consideração final sobre a participação esportiva de atletas sintomáticos

A decisão de permitir que um atleta com transtorno da alimentação continue treinando e competindo enquanto está sintomático relaciona-se por completo com a manutenção e a melhora da saúde psicológica, bem como do tratamento do atleta; não tendo nenhuma relação com o desempenho esportivo. Mesmo que a equipe esportiva seja consultada, quando apropriado, as decisões a respeito do treinamento e competição devem ser uma atribuição dos responsáveis pelo tratamento clínico. Se a qualquer momento houver dúvidas a respeito de a participação esportiva ser ou não apropriada, o atleta deve ser afastado da atividade. Esse princípio explícito passa a mensagem clara para os atletas que, apesar de os profissionais em saúde entenderem e apreciarem a importância do esporte nas suas vidas, a saúde deles está muito acima do esporte.

TRATAMENTO DE ATLETAS COM TRANSTORNOS DA ALIMENTAÇÃO

Os princípios gerais para o tratamento de atletas com transtornos da alimentação são similares aos dos pacientes não atletas, mas algumas considerações especiais demandam atenção. Para atletas com transtornos, é comum existirem outras preocupações a respeito da confiança e da comunicação entre as equipes esportiva e de tratamento clínico.

Anorexia nervosa e a tríade da atleta

A anorexia nervosa e a *tríade da atleta* – transtornos da alimentação, amenorreia e osteoporose – possuem semelhanças importantes. O termo foi escolhido, em parte, para enfatizar para a equipe esportiva a importância dos transtornos da alimentação (em particular a anorexia nervosa), mas pode causar confusão. Por exemplo, é comum atletas masculinos desenvolverem transtornos da alimentação e sintomas análogos; em vez de baixos níveis de estrogênio e amenorreia, eles sofrem decréscimos de testosterona e estrogênio, o que também predispõe para a osteoporose. Além disso, algumas pessoas que apresentam a *tríade da atleta* também podem desenvolver todos os sintomas constantes no DSM-IV-TR para a anorexia nervosa ou para a bulimia nervosa e suas condições serem classificadas na categoria denominada *transtorno da alimentação sem outra especificação*. Em geral, esportistas com subpeso e tríade não estão 15%, ou mais, abaixo do peso ideal. Muitas atletas com essa tríade possuem uma anorexia nervosa subclínica. Em regra, essas pacientes necessitam de um programa de restauração de peso associado ao aconselhamento nutricional e à psicoterapia, como descrito em outros capítulos deste livro (ver, em particular, o Capítulo 2, "Avaliação e determinação das abordagens iniciais para o tratamento de pacientes com transtornos da alimentação"; o Capítulo 4, "Tratamento da anorexia nervosa no âmbito hospitalar: internação integral e parcial"; e o Capítulo 5, "Tratamento da anorexia nervosa no âmbito ambulatorial").

Restauração do peso

Durante essa fase do tratamento, o nível inicial da atividade deve ser restrito até que uma avaliação completa da condição física do atleta seja concluída. Além da avaliação laboratorial e do exame físico, o médico deve obter um eletrocardiograma para avaliar a presença de arritmias e de intervalos QT prolongados, que são de especial perigo para essa população. De forma similar, o médico deve solicitar densitometria óssea (DEXA) para detectar anormalidades na densidade óssea, uma vez que esse grupo de pacientes apresenta risco acentuado para osteopenia ou osteoporose (Waldrop, 2005).

Níveis de atividade

Mudanças nos níveis de atividade são permitidas na proporção que o paciente com *tríade* ou anorexia nervosa começa a obter progressos no tratamento e no ganho de peso. Na fase inicial do tratamento, o nível de atividade prescrito não deve ser, necessariamente, diferente daquele para qualquer outro paciente não atleta. As decisões relativas às atividades dependem da sua condição de saúde física e psicológica e de seu progresso no tratamento.

Se for permitido elevar seus níveis de atividade para próximo dos níveis habituais anteriores ao diagnóstico e antes de ter sido alcançado, pelo menos, 90% do peso corporal esperado (baseado na sua altura, histórico de peso, idade e genética), ele deve receber tratamento sob internação hospitalar ou residencial. Embora a permissão dessa atividade para tais pacientes ainda seja polêmica, os exercícios controlados ou o aumento da atividade física em ambiente terapêutico controlado são procedimentos aceitos e eficazes, constantes de alguns programas de tratamento (p. ex., Calogero e Pedrotty, 2004). Contudo, nesses programas a decisão de permitir que o paciente participe dessas atividades tem pouco ou nada a ver com o fato dele ser um atleta. Ao contrário, a decisão é baseada no que a equipe de tratamento entende como sendo seguro e terapêutico para a atual condição.

No caso de um atleta com anorexia nervosa ser tratado no âmbito ambulatorial, recomendamos que ele satisfaça os critérios referidos antes, na subseção "Decisões sobre a prática esportiva", relacionados às decisões referentes à permissão para treinar ou competir. Mesmo que a sua condição e seu progresso no tratamento não permitam o comprometimento no treinamento e nas competições de forma total, a equipe de tratamento pode considerar um retorno ao treino adaptado – treinamento das habilidades relacionadas ao esporte, que não necessitem de atividades que aumentem o risco de complicações físicas para o atleta. Por exemplo, um jogador de basquete pode praticar arremessos, se os ganchos (arremessos com uma das mãos) parecerem muito vigorosos, ele pode se restringir aos arremessos de lance livre. Aos jogadores de vôlei ou de tênis é permitido treinar apenas os saques. Para outros esportes ou para decisões sobre os níveis mais elevados de atividade aceitável, a equipe de tratamento pode consultar a equipe médica esportiva do atleta (i. e., o técnico atlético, o médico da equipe, o psicólogo esportivo e o fisiologista de exercícios). Outra vez, a preocupação primária dos profissionais da medicina esportiva envolvidos nessa consultoria deve ser muito mais a saúde física e mental do atleta do que seu desempenho (Sherman e Thompson, 2006).

A razão da permissão para que o paciente participe, em algum grau, da atividade tem pouco a ver com sua participação esportiva propriamente dita. Esta deve ser permitida porque facilita as alterações necessárias na alimentação e no peso. E, como mencionado antes (ver "Identidade e autoestima"), o atleta que tem permissão para treinar, na modalidade adaptada ou parcial, pode manter mais elevada a autoestima pelo seu senso valorizado da identidade como atleta e ser capaz de sustentar um sentimento de ligação e apoio com a equipe. A permissão ou a proibição dessas atividades pode servir de motivação para ele.

Aconselhamento nutricional

Existem numerosos mitos a respeito da ingestão nutricional apropriada para atletas de diferentes esportes. No início do tratamento, o foco deve estar no consumo adequado de calorias e, quando houver aumento da ingestão e do peso, pode mudar para um equilíbrio apropriado de proteínas, carboidratos e gorduras. É pouco evidente que os atletas necessitem de uma composição nutricional muito diferente dos não atletas. De fato, as orientações nutricionais bem embasadas recomendam o uso da pirâmide alimentar, em conjunto com os conceitos gerais de moderação e variedade (p. ex., Clark, 2003; Girard Eberle, 2000). Mesmo assim, os nutricionistas devem ficar atentos para as ideias nutricionais erradas dos atletas e preparados para fornecer informações corretas.

Psicoterapia

O tipo e o foco da psicoterapia dependem, em parte, da idade e da fase do desenvolvimento do atleta. Em geral, adolescentes e crianças necessitam de terapia familiar, e, entre os atletas, a discussão pode girar em torno do esporte. Alguns precisam de ajuda para conciliar sua vida com os interesses e as atividades, além do esporte, já outros desejam encerrar a participação esportiva e precisam de auxílio para isso. Há ainda aqueles que não estão adequados ao esporte que, a princípio, escolheram, e precisam reconhecer que enfrentarão decepções inevitáveis e contínuas se mantiverem seu foco apenas nesse esporte. Considere, por exemplo, uma ginasta cuja atuação tem sido excepcional, mas, agora, por causa do seu desenvolvimento físico, está muito alta e não consegue mais realizar suas manobras com a mesma habilidade anterior.

Atletas adultos também necessitam de psicoterapia individual e de assistência para se emanciparem dos pais. Isso pode ser complicado se os familiares estiverem envolvidos demais no desempenho ou no sucesso do atleta. Aqueles que costumam se exercitar em excesso para enfrentar seus sentimentos talvez precisem conhecer maneiras alternativas de lidar com o estresse.

Bulimia nervosa

A bulimia nervosa pode ser de difícil diagnóstico, em especial se a pessoa estiver no seu peso normal e apresentar poucos sinais e sintomas físicos. O termo *bulimia do exercício* tem sido empregado para descrever pessoas que se exercitam além das suas necessidades, para compensar uma alimentação normal ou compulsão alimentar periódica, porém não é um diagnóstico DSM-IV-TR. A classificação correta dos pacientes que se exercitam para compensar a compulsão alimentar periódica é bulimia nervosa, do tipo não purgativo, de acordo com os atuais critérios do DSM (American Psychiatric Association, 2000).

Em geral, o técnico ou os colegas de equipe percebem a bulimia nervosa logo no início, e podem ser os primeiros a questionar o atleta e a incentivá-lo a fazer uma avaliação e tratamento. Os elementos básicos deste são similares àqueles indicados para não atletas, sendo que o mais efetivo é a terapia cognitivo-comportamental (TCC). Uma vez que muitos atletas bulímicos podem exercitar-se com compulsão, em vez de vomitar, como forma de compensar a superalimentação, o foco da TCC pode diferir daquele dos não atletas – isto é, ele pode estar nos episódios de compulsão alimentar periódica e nos exercícios excessivos. O atleta necessita identificar os gatilhos da compulsão alimentar periódica e dos exercícios. Diferente daqueles que vomitam como manobra purgativa e que respondem bem às técnicas preventivas logo após a compulsão alimentar periódica, aquele que pratica exercícios em excesso como manobra purgativa pode exercitar-se a qualquer momento, e não apenas em uma hora ou nas próximas horas da compulsão. Interromper essa prática pode ser muito desafiador.

Apesar de a U.S. Food and Drug Administration ter aprovado o uso da fluoxetina para o tratamento da bulimia nervosa com base em um estudo de grande porte multicêntrico ("Fluoxetine in the Treatment of Bulimia Nervosa", 1992), existem considerações especiais em relação ao uso desse medicamento nos atletas, em especial naqueles que praticam o exercício como método purgativo, que devem ser ponderadas. Para aqueles que apresentam características obsessivo-compulsivas, a fluoxetina é uma boa opção. Contudo, como alguns pacientes apresentaram sedação e baixo ganho de peso durante o uso desse medicamento, os efeitos adversos devem ser discutidos com o paciente antes da prescrição. Mas o problema principal, em particular para os atletas que demonstram "bulimia do exercício", é a falta de conhecimento do efeito potencial da fluoxetina na redução dos episódios de exercícios excessivos.

Transtorno da compulsão alimentar periódica

Embora a prevalência exata do transtorno da compulsão alimentar periódica entre os atletas seja desconhecida, ela é muito comum. Necessidades calóricas são dignas de nota em determinados esportes que envolvem esforço muscular para sustentação, como o futebol e o futebol americano, sendo que alguns supervalorizam o tamanho corporal maior que o normal. Em um estudo de grande porte da National Collegiate Athletic Association (Johnson et al., 1999), os jogadores de futebol americano apresentaram maior propensão para relatos de episódios frequentes de superalimentação do que os de outros esportes. Essa superalimentação tende a promover ganho de peso e pode levar ao transtorno da compulsão alimentar periódica sindrômico total, se o atleta começar a sentir-se culpado e sem o controle de sua alimentação.

PREVENÇÃO DOS TRANSTORNOS DA ALIMENTAÇÃO EM ATLETAS

Em razão de os transtornos da alimentação ocorrerem em idade e fases de desenvolvimento diferentes e entre grupos com habilidades e estressores diferentes, é provável que estratégias opcionais para prevenção sejam necessárias para os vários grupos de atletas. Até o momento, o maior interesse está voltado aos atletas universitários e de elite, uma vez que esses transtornos, em geral, surgem entre o início e o meio da adolescência, as estratégias de prevenção nesse grupo mais jovem são necessárias e indispensáveis.

Evidências sugerem que um currículo idealizado para os estudantes do ensino fundamental dentro do contexto das práticas esportivas pode ser útil. Por exemplo, em uma pesquisa envolvendo o programa ATHENA (Athletes Targeting Healthy Exercise and Nutrition Alternatives), 928 meninas atletas do ensino médio, em 40 equipes esportivas de 18 escolas, participaram de oito semanas com sessões de 45 minutos semanais incorporadas às atividades usuais de educação física. As atletas envolvidas no programa relataram redução no uso habitual de pílulas de emagrecimento e no uso de substâncias que melhoram o desempenho atlético, também relataram mudanças positivas na autoeficácia do treinamento intenso e comportamentos alimentares saudáveis (Elliot et al., 2004).

Técnicos

Embora a prevenção exija cultura apropriada dos atletas em relação aos transtornos da alimentação, a educação dos técnicos pode ser tão ou mais importante. Eles possuem grande poder e influência sobre seus atletas que é pouco provável que os programas de prevenção sejam bem-sucedidos sem o apoio deles (National Collegiate Athletic Association, 2005; Trattner Sherman et al., 2005). Por isso, a participação em programas de prevenção para os técnicos deve ser prioritária.

Primeiro, precisam ser melhor informados sobre alimentação, nutrição, peso, riscos das dietas, sobre a *tríade da mulher atleta* e de como esses aspectos afetam o desempenho e a saúde do atleta. Infelizmente, os técnicos não só nutrem muitas das mesmas ideias errôneas a respeito do peso e da alimentação que o público leigo, como também acatam mitos sobre eles associados aos seus esportes em particular.

Segundo, devem reconhecer que possuem poder e influência sobre seus atletas e que essa vantagem pode auxiliar ou prejudicar. Muitos técnicos são como pais substitutos (Zimmerman, 1999) para a "família esportiva" do atleta.

Terceiro, uma vez que os técnicos tendem a manter seu foco no desempenho atlético, e isso é compreensível, precisam reconhecer e lembrar que o desempenho é multidimensional e determinado por vários fatores, não apenas pelo peso ou pelo corpo esbelto. Com certeza todos os técnicos sabem que há atletas mais pesados que apresentam um bom desempenho e atletas magros que não apresentam-no. Os técnicos devem enfatizar muito mais a saúde e a boa nutrição do que o peso. Podem fazer isso lembrando aos seus atletas que a boa saúde talvez seja o principal contribuinte para um bom desempenho e que a boa nutrição talvez seja o principal para a boa saúde. Para compreender e trabalhar melhor com essas questões, os técnicos devem utilizar fontes comprovadas de informações baseadas em evidências e recomendar que seus atletas e membros da equipe de medicina esportiva confiem nessas informações. Também devem estar mais familiarizados com as várias estratégias de sucesso que não focam o peso para melhorar o desempenho; muitas delas envolvem abordagens psicológicas ou treinamento mental para aumentar a motivação, a concentração e a confiança (Orlick, 2000).

Quarto, devem incentivar e oferecer apoio apropriado, efetivo, além de identificação precoce e tratamento. O apoio, o incentivo e a participação do técnico no tratamento do esportista com transtorno da alimentação são facilitadores e tão importantes quanto o envolvimento da família.

Quinto, alguns técnicos precisam objetivar o estabelecimento de relacionamentos interpessoais com seus atletas. Alguns destes reclamam que são tratados apenas como "atletas" ou "corpos" por seus técnicos, em vez de "pessoas". Relacionamentos melhores são capazes de aperfeiçoar a comunicação relacionada a questões importantes, como alimentação e treinamento saudáveis, bem como de facilitar uma identificação precoce. Alguns atletas sugerem que essa melhora também aumenta o desempenho, tornando-se um bônus.

Familiares

Apesar de ser comum a recomendação para que os familiares sejam envolvidos na prevenção dos transtornos da alimentação, poucas pesquisas descrevem estratégias efetivas para a participação deles. Sugestões para os familiares que ajudam a evitar ou detectar os transtornos entre seus filhos adolescentes e jovens adultos (Powers, 2000) são apresentadas no apêndice deste capítulo. Embora os fatores de risco da predisposição para esses transtornos entre atletas e não atletas estejam propensos a surgir muito antes do ensino médio, essas sugestões permitem aos familiares detectar seu desenvolvimento.

CONCLUSÃO

Atletas de esportes que enfatizam o corpo delgado ou a imagem corporal esbelta ou de esportes que possuem certas classes de peso são mais propensos a desenvolver transtornos da alimentação, mas a sua identificação, nesses grupos, pode ser uma tarefa desafiadora. Uma vez que o transtorno esteja identificado, a equipe médica precisa determinar se o atleta sintomático pode ou não continuar a praticar seu esporte. A saúde mental e física dele são mais importantes do que o seu desempenho atlético e deve ser o fator de referência na determinação do grau de exigência da excelência do desempenho atlético. O exercício deve ser incorporado ao tratamento de uma maneira que reflita um propósito de esporte e de exercício para o paciente. Apesar de poucas estratégias de prevenção comprovadas terem sido desenvolvidas para esses casos, existem alguns métodos promissores e o papel do técnico e do ambiente atlético no esforço da prevenção oferece algumas oportunidades muito promissoras para pesquisas futuras.

REFERÊNCIAS

Abriel H, Schlapfer J, Keller DI, et al: Molecular and clinical determinants of drug-induced long QT syndrome: an iatrogenic channelopathy. Swiss Med Wkly 123:685-694, 2004

American Psychiatric Association: Diagnostic and Statistical Manual of Mental Disorders, 4th Edition, Text Revision. Washington, DC, American Psychiatric Association, 2000

American Psychiatric Association: Practice Guideline for the Treatment of Patients With Eating Disorders, 3rd Edition. Arlington, VA, American Psychiatric Association, 2006. Available at: http://www.psych.org/psych_pract/treatg/pg/Eating Disorders3ePG_04-28-06.pdf. Accessed January 10, 2007.

Anderluth MB, Tchanturia K, Rabe-Heskethd S, et al: Childhood obsessive-compulsive personality traits in adult women with eating disorders: defining a broader eating disorder phenotype. Am J Psychiatry 160:242-247, 2003

Arslan C: Relationship between the 30-second Wingate test and characteristics of isometric and explosive leg strength in young subjects. J Strength Cond Res 19:658-666, 2005

Beals KA, Manore MM: Disorders of the female athlete triad among collegiate athletes. Int J Sport Nutr Exerc Metab 12:281-293, 2002

Beumont PJV, Arthur B, Russell, JD, et al: Excessive physical activity in dieting disorder patients: proposals for a supervised exercise program. Int J Eat Disord 15:21-36, 1994

Black DR, Larkin LJS, Coster DC, et al: Physiologic Screening Test for Eating Disorders/Disordered Eating Among Female Collegiate Athletes. J Athl Train 38:286-297,2003

Brelsford TN, Hummel RM, Barios BA: The Bulimia Test-Revised: a psychometric investigation. Psychol Assess 4:399-401, 1992

Brownell KD, Rodin J: Prevalence of eating disorders in athletes, in Eating, Body Weight, and Performance in Athletes: Disorders of Modern Society. Edited by Brownell KD, Rodin J, Wilmore JH. Philadelphia, PA, Lea & Febiger, 1992, pp 128-145

Calogero RM, Pedrotty KN: The practice and process of healthy exercise: an investigation of the treatment of exercise abuse in women with eating disorders. Eat Disord 12:273-291, 2004

Clark N: Nancy Clark's Sports Nutrition Guidebook, 3rd Edition. Champaign, IL, Human Kinetics, 2003

Elliot DL, Goldberg L, Moe EL, et al: Preventing substance abuse and disordered eating: initial outcomes of the ATHENA (Athletes Targeting Healthy Exercise and Nutrition Alternatives) program. Arch Pediatr Adolesc Med 158: 1043-1049, 2004

Enns Mp, Drewnowski A, Grinker JA: Body composition, body size estimation, and attitudes toward eating in male college athletes. Psychosom Med 49:56-64, 1987

Fairburn CG, Cooper Z: The Eating Disorder Examination, 12.0D, in Binge Eating: Nature, Assessment, and Treatment. Edited by Fairburn CG, Wilson GT. New York, Guilford, 1993, pp 317-260

Fluoxetine in the treatment of bulimia nervosa: a multicenter, placebo-conrrolled, double-blind trial. Fluoxetine Bulimia Nervosa Collaborative Study Group. Arch Gen Psychiatry 49: 139-147, 1992

Fulkerson JA, Keel PK, Leon GR, et al: Eating-disordered behaviors and personality characteristics of high school athletes and nonathletes. Int J Eat Disord 26:73-79, l999

Garner DM: Eating Disorder Inventory-2. Odessa, FL, Psychological Assessment Resources, 1994

Garner DM: Eating Disorder Inventory-3. Odessa, FL, Psychological Assessment Resources, 2003

Girard Eberle S: Endurance Sports Nutrition. Champaign, IL, Human Kinetics, 2000 International Olympic Committee Medical Commission, Working Group Women in Sport: Position stand on the female athlete triad, 2005. Available at: http://multimedia.olympic.org/pdf/en_report_917.pdf. Accessed January 10, 2007.

Johnson C, Powers PS, Dick R: The National Collegiate Athletic Association study. Int J Eat Disord 26:209-220, 1999

Kaye WH, Bulik CM, Thornton L, et al: Comorbidity of anxiety disorders with anorexia and bulimia nervosa. Am J Psychiarry 161:2215-2221, 2004

King MB, Mezey G: Eating behaviour of male racing jockeys. Psychol Med 17:249-253, 1987

Kyrolainen H, Kivela R, Koskinen S, et al: Interrelationships between muscle structure, muscle strength, and running economy. Med Sci Sports Exerc 35:45-49, 2003

LeUnes AD, Nation JR: Sport Psychology: An Introduction. Chicago, IL, Nelson Hall, 1989

Lucas AR, Melton LJ 3rd, Crowson CS, et al: Long-term fracture risk among women with anorexia nervosa: a population-based cohort study. Mayo Clin Proc 74:972-977, 1999

Nagel DL, Black DR, Leverenz LJ, et al: Evaluation of a screening test for female college athletes with eating disorders and disordered eating. J Athl Train 35:431-440, 2000

National Collegiate Athletic Association; NCAA Coaches Handbook: Managing the Female Athlete Triad. Indianapolis, IN, National Collegiate Athletic Association, 2005

Orlick T: In Pursuit of Excellence: How to Win in Sports and Life Through Mental Training. Champaign, IL, Human Kinetics, 2000

Powers PS: Athletes and eating disorders: protective and risk factors. Healthy Weight Journal *July/August* 2000, pp 59-61

Roden DM: Long QT syndrome: reduced repolarization reserves and the genetic link. J Intern Med 259:59-69, 2006

Rosen L, Hough DO: Pathogenic weight control behaviors of female college gymnasts. Phys Sportsmed 16:141-144, 1988

Ryan J: Little Girls in Pretty Boxes: The Making and Breaking of Elite Gymnasts and Figure Skaters. New York, Warner Books, 2000

Sherman RT, Thompson RA: Athletes with disordered eating: four major issues for the professional psychologist. Prof Psychol 32:27-33, 2001

Sherman RT, DeHass D, Thompson RT, et al: NCAA coaches survey: the role of the coach in identifying and managing athletes with disordered eating. Eat Disord 13:447-466, 2005

Smolak L, Murnen SK, Ruble AE: Female athletes and eating problems: a meta-analysis. Int J Eat Disord 27:371-380, 2000

Sundgot-Borgen J: Prevalence of eating disorders in elite female athletes. Int J Sport Nutr 3:29-40, 1993

Sundgot-Borgen J: Risk and trigger factors for the development of eating disorders in female elite athletes. Med Sci Sports Exerc 26:414-419, 1994

Sundgot-Borgen J, Larsen S: Pathogenic weight-control methods and self-reported eating disorders in female elite athletes and controls. Scand J Med Sci Sports 3: 150-155, 1993

Sundgot-Borgen J, Torstveit M: Prevalence of eating disorders in elite athletes is higher than in the general population. Clin J Sport Med 14:25-32, 2004

Thompson RA: The last word: wrestling with death. Eat Disord 6:207-210, 1998

Thompson RA, Sherman RT: Athletes, athletic performance, and eating disorders: healthier alternatives. J Soc Issues 55:317-337, 1999a

Thompson RA, Sherman RT: "Good" athlete traits and characteristics of anorexia nervosa: are they similar? Eat Disord 7:181-190, 1999b

Torstveit MK, Sundgot-Borgen J: The female athlete triad: are elite athletes at increased risk? Med Sci Sports Exerc 37:184-193, 2005a

Torstveit MK, Sundgot-Borgen J: The female athlete triad exists in both elite athletes and controls. Med Sci Sports Exerc 37:1449-1459, 2005b

Trattner Sherman R, Thompson RA: Practical use of the International Olympic committee Medical Commission Position Stand on the Female Athlete Triad: a case example. IntJ Eat Disord 39:193-201, 2006

Waldrop J: Early identification and interventions for female athlete triad. J Pediatr Health Care 19:213-220, 2005

Williamson DA, Netemeyer RG, Jackman LP, et al: Structural equation modeling of risk factors for the development of eating disorder symptoms in female athletes. Int J Eat Disord 17:387-393, 1995

Wilmore JH: Body weight standards and athletic performance, in Eating, Body Weight, and Performance in Athletes: Disorders of Modern Society. Edited by Brownell KD, Rodin J, Wilmore JH. Philadelphia, PA, Lea & Febiger, 1992, pp 315-329

Wolfarth B, Bray MS, Hagberg JM, et al: The human genome for performance and health-related fitness phenotypes: the 2004 update. Med Sci Sports Exerc 37:881-903, 2005

Zimmerman TS: Using family systems theory to counsel the injured athlete, in Counseling in Sports Medicine. Edited by Ray R, Wiese-Bjornstal DM. Champaign, IL, Human Kinetics, 1999, pp 111-126

Zucker NL, Womble LG, Williamson DA, et al: Protective factors for eating disorders in female college athletes. Eat Disord 7:207-218, 1999

APÊNDICE: Atletas estudantes e os transtornos da alimentação: um guia para os pais[1]

1. *Perda de peso.* Muitos adolescentes que começam um esporte perdem peso. Contudo, se a variação for muito grande, é sensato verificar se ele ainda permanece na sua curva de crescimento. Durante o desenvolvimento existem diferenças individuais no crescimento. Os pediatras desses jovens mantêm esse registro e como rotina delineiam a curva do crescimento individual. Com isso, eles podem determinar se o atleta está abaixo da sua curva normal de crescimento.
2. *Reprogramando os objetivos de peso.* Uma vez que a maioria das adolescentes (e talvez dos adolescentes) faz dieta em algum momento, pode ser difícil determinar se uma pequena perda de peso é um sinal precoce de um transtorno da alimentação emergente. Além disso, muitos perdem peso quando iniciam pela primeira vez uma atividade esportiva, passando a fazer parte de uma equipe. Se o adolescente decide perder uma quantidade modesta de peso e ao conseguir fica satisfeito, é bem provável que não haja qualquer problema. Entretanto, se o objetivo do peso inicial é atingido e ele restabelece um novo ainda menor, isso pode indicar problema.
3. *Amenorreia.* Se a menina apresenta ausência regular da menstruação, é preciso assumir isso de forma séria. Apesar do estresse do exercício físico poder causar amenorreia, a ausência da menstruação também pode ser um sinal precoce de um transtorno da alimentação. Independentemente da causa, a amenorreia durante a adolescência é perigosa, uma vez que está associada ao desenvolvimento precoce da osteoporose (enfraquecimento dos ossos e fratura óssea).
4. *Exercício excessivo.* Embora seja difícil julgar quando o exercício é excessivo, se o adolescente se exercita mais do que o esperado para seu esporte em particular ou para seu nível específico nesse esporte, uma conversa com o atleta ou com o técnico é necessária. Por exemplo, se o atleta faz parte de um time de basquete e o técnico espera que os participantes corram 1,5 km em dois dias da semana e o seu adolescente corre 1,5 km todos os dias, isso pode ser um problema. Porém, um atleta de elite que esteja treinando para uma maratona pode exercitar-se muitas horas ao dia.
5. *Comportamento dietético impróprio.* Se o adolescente pertence a um grupo de atletas que estão seguindo práticas dietéticas extremas ou não usuais, isso requer a atenção. Se mais de um atleta do grupo tem um transtorno da alimentação, pode haver uma ênfase inadequada na dieta por parte do técnico ou do grupo em geral. O uso de eliminadores de gordura auxiliares, laxantes ou diuréticos também é perigoso.
6. *Comentários negativos feitos pelo técnico ou treinador.* Se o técnico fez comentários negativos sobre peso, imagem corporal ou desempenho de qualquer atleta daquele esporte, é aconselhável marcar um encontro com ele e pedir-lhe que não faça tais comentários. Mais ainda, muitos técnicos de atletas de elite recebem treinamento sobre transtornos da alimentação. Por exemplo, a USA Gymnastics patrocina programas educacionais direcionados aos técnicos para ensiná-los sobre os transtornos da alimentação e como preveni-los em seus atletas. Faz pouco tempo, a National Collegiate Athletic Association (NCAA) publicou um livro de consulta para técnicos a respeito da *tríade da mulher atleta* (i. e., alimentação desordenada, amenorreia e osteoporose). Ele auxilia na determinação, caso o técnico tenha participado desses empreendimentos educacionais. Se houver suspeita de que o técnico está dirigindo comentários aos atletas que são depreciadores, pode ser de auxílio comparecer a alguns treinos e competições para avaliar as atitudes dos técnicos.
7. *Uso de exercícios como manobra purgativa.* Se o adolescente se exercita com regularidade após o consumo de alimentos, ele pode estar utilizando o exercício para "queimar" calorias e isso pode ser uma forma de comportamento purgativo.
8. *Prática intensa de exercícios ou busca por um esporte após uma decepção significativa.* Por exemplo, se, em regra, o adolescente é sociável, mas terminou o namoro e passou a não ver mais os amigos e dedica muitas horas diárias ao exercício, isso pode ser um problema.
9. *Evitando tarefas próprias da idade.* Se um atleta fica preocupado com o exercício a ponto de não se socializar mais, nem de manter o desempenho escolar, ou iniciou um processo de emancipação dos seus pais, o exercício pode ter se tornado uma solução imprópria para um problema em uma dessas áreas.
10. *Desempenho atlético e perda de peso.* A crença de que apenas a perda de peso melhora o desempenho atlético é incorreta. A herança genética, massa muscular e motivação são os três fatores que mais influenciam o desempenho. Se o atleta ou técnico acredita que uma perda de peso sempre crescente continuará a melhorar o desempenho, isso pode colocar o adolescente em risco de um transtorno da alimentação.
11. *Participação em esportes de alto risco.* Alguns esportes, como a ginástica ou o fisiculturismo, são julgados como de desempenho atlético e de estética, e podem colocar o adolescente em um risco específico. Antes da participação nesses esportes, é aconselhável conhecer as atitudes do técnico e o treinamento que ele possui para prevenção de transtornos da alimentação.
12. *Expectativas irreais de objetivos esportivos.* Apesar de ser de auxílio incentivar um atleta que apresenta potencial para se tornar um atleta de elite, é contraprodutivo, e talvez perigoso, incentivá-lo quando não tem chances para isso. Uma avaliação realística do potencial do atleta realizada pelos pais, pelo técnico e pelo atleta diminui a probabilidade de uma grande decepção mais tarde.

---

[1]Adaptado com permissão de Powers PS: "Athletes and Eating Disorders: Protective and Risck Factors" *Healthy Weight Journal* Julho/Agosto, 2000, pp. 59-61.

15

Considerações culturais nos transtornos da alimentação

Tracy M. Anthony, MD.
Joel Yager, MD.

Os transtornos da alimentação são vistos pela história como endêmicos na cultura ocidental e até mesmo como síndromes relacionadas à cultura (Keel e Klump, 2003). Por décadas, o protótipo do paciente foi, e continua a ser, o da mulher branca de nível socioeconômico mais elevado. Contudo, essa característica está mudando. Cada vez mais os transtornos típicos e atípicos são descritos em populações não brancas: no ocidente, nos países desenvolvidos, no oriente, nos países em desenvolvimento.

Várias síndromes semelhantes à anorexia nervosa, "anorexia sagrada", descritas há centenas de anos, foram explicadas, em termos culturais, como mulheres que "se mantinham desnutridas como um caminho para chegar a Deus" (Pearce, 2004). Em uma revisão da história da anorexia, Bemporad (1996) descreveu meninas e mulheres que, por devoção inflexível à autonegação e à mortificação da carne, "conquistavam um senso de superioridade em suas santidades e nas crenças de pertencer aos eleitos de Deus" (pág. 223). Hoje, o valor cultural que predomina foca a supervalorização da magreza como o modelo de beleza física e, por consequência, de sucesso. Esses valores e pressões culturais, por sua vez, levam a comportamentos dietéticos a serviço da melhora da autoimagem, aceitação e *status*. Cada vez mais, estes permeiam todas as camadas e subculturas da sociedade, graças às influências ambíguas da mídia de massa, as quais levam à mudança das práticas alimentares, de exercícios e da moda entre os filhos dos imigrantes recém-chegados nos Estados Unidos e na Europa Ocidental, contribuindo para as alterações no peso e na prevalência dos transtornos da alimentação e da obesidade. Qualquer um que tenha uma televisão está exposto a essas mensagens, e quase nenhuma subcultura do mundo contemporâneo, independentemente da sua origem étnica, influência familiar, grupo de colegas ou descendência, está livre delas. No entanto, cada uma das subculturas e suas incontáveis microculturas correspondentes disputa, de forma diferenciada, com as múltiplas mensagens relacionadas à alimentação, ao peso e à imagem corporais, que recebem da mídia e de todos os outros pontos de contato com a cultura ocidental dominante. Isso afeta a maneira como as subculturas e seus indivíduos avaliam, vivenciam e manifestam os padrões desordenados da alimentação, ficando claro que esse é um fenômeno mundial (Becker et al., 2004; Pike e Borovoy, 2004; Pike e Walsh, 1996).

Como resultado da globalização, os padrões dietéticos e de exercícios parecem seguir essas mudanças culturais. As taxas de obesidade aumentam em todo o mundo, tanto nos países em desenvolvimento quanto nos desenvolvidos, como resultado da chamada "transição nutricional" (Popkin, 2001; Popkin e Gordon-Larsen, 2004). Essa transição envolve alterações significativas na dieta e no exercício, em particular no aumento do consumo de uma dieta mais ocidental, que inclui alta ingestão de gorduras saturadas, açúcar e alimentos industrializados, e na redução da atividade física. Popkin (2001) ressaltou que esses padrões foram observados nas culturas dominantes e nas subculturas da América do Norte, assim como nas da Ásia, da América Latina, do Oriente Médio e parte da África. Um dos mecanismos pelo qual essa transição ocorre é a promoção agressiva das lanchonetes de marcas, as conhecidas *fast-foods*. De forma correspondente, os altos níveis de obesidade são acompanhados pelo desejo de magreza e pela propensão a padrões alimentares desordenados. Como resultado, essa tendência conduz ao reconhecimento mundial da existência de comportamentos alimentares patológicos.

Um exemplo muito importante foi descrito por Becker (2004) que, trabalhando com adolescentes em Fidji, descobriu que a magreza e a remodelação do corpo não eram fatores daquela cultura antes da introdução da televisão e que seus nativos "incentivavam de modo enfático apetites e formas corporais mais robustas". Além disso, os nativos de Fidji, por tradição, não aderiam às práticas de remodelamento corporal. No entanto, em uma série de entrevistas com adolescentes fidjianas realizada três anos após a introdução da televisão, Becker observou que elas começavam a desenvolver preocupações com o peso e a imagem corporais, também passaram a apresentar comportamentos alimentares e dietéticos desordenados, além do desejo de modificar seus corpos.

Com o foco inicial nos Estados Unidos, exploramos neste capítulo os comportamentos alimentares patológicos e os transtornos da alimentação nas populações não brancas, discutimos avaliações da predisposição, com base na cultura, para os transtornos da alimentação em indivíduos de minorias étnicas e salientamos as considerações de tratamento, de especial importância, nessas populações. Também preparamos relatos de casos que ilustram alguns dos vários pacientes que atendemos.

EPIDEMIOLOGIA DOS TRANSTORNOS DA ALIMENTAÇÃO NAS POPULAÇÕES NÃO BRANCAS

Conforme descrito no Capítulo 1 deste livro, os dados epidemiológicos a respeito das taxas de incidência e de prevalência dos transtornos da alimentação são limitados. Os dados sobre as taxas de transtornos da alimentação em populações não brancas são ainda mais limitados e não podem ser usados de forma confiável para estimar as taxas em grupos não brancos e étnicos. Poucos dados sistemáticos estão disponíveis para gerar boas comparações das taxas dos transtornos entre os indivíduos de minorias comparados com indivíduos brancos. Opiniões informais de vários centros de tratamento sugerem que, quando comparados com brancos, os indivíduos de minorias tendem a apresentar risco semelhante para o transtorno da compulsão alimentar periódica (TCAP) e riscos baixos para bulimia nervosa e anorexia nervosa. Contudo, muitos estudos revelam que, em conformidade com a visão tradicional, os comportamentos alimentares desordenados e as preocupações desajustadas com o corpo são menos frequentes nas minorias do que nas populações brancas.

IMAGEM CORPORAL E COMPORTAMENTO ALIMENTAR E DIETÉTICO NAS MULHERES NÃO BRANCAS

Os valores ocidentais, que promovem a autonomia e o sucesso do indivíduo, sugerem que a beleza física dota a mulher com vantagens para a conquista desses objetivos. Para muitas delas, a magreza é o principal determinante da beleza física. Mulheres que se identificam com essas ideias atuais podem ser, em especial, vulneráveis ao desenvolvimento de comportamentos alimentares desordenados.

Considerando esses valores culturais onipresentes, bem como as pressões associadas, por que os indivíduos de minorias expostos à cultura ocidental não desenvolveram transtornos da alimentação nas mesmas proporções que os brancos? É possível que algumas culturas minoritárias detenham certos fatores protetores que reduzem o risco do desenvolvimento de determinados transtornos. De forma correspondente, os indivíduos que mantêm afinidades culturais fortes e identificações com suas culturas de origem podem ser menos vulneráveis às influências motivadoras dos transtornos da alimentação da cultura dominante.

Dois aspectos da afinidade cultural, identidade étnica e aculturação, recebem especial atenção na literatura desses transtornos. Em termos gerais, *identificação étnica* refere-se ao "relacionamento psicológico de membros de grupos de minorias étnicas e raciais com seu próprio grupo" (Phinney, 1990). O *modelo de desenvolvimento de identidade da minoria* (Atkinson, 2004) define os diversos graus de identidade étnica, como sendo a maior identificação com sua própria cultura de origem, em conjunto com a integração dessas raízes com as experiências da cultura dominante, a qual progride à medida que caminham para os estágios superiores. No Estágio 1, os indivíduos sentem *conformidade*, preferindo o grupo dominante e rejeitando os valores do seu grupo de origem. No Estágio 2, há *dissonância*, os indivíduos apresentam conflitos entre os valores determinados pelo grupo que domina e aqueles do seu grupo de origem. No Estágio 3, os indivíduos apresentam *resistência e imersão*, e endossam por completo as crenças e práticas da sua cultura de origem e rejeitam os valores da cultura dominante. No Estágio 4, há *introspecção*, os indivíduos "vivenciam sentimentos de insatisfação e desconforto em relação às ideias do grupo apegado com rigidez à fase de resistência e imersão". Indivíduos nesse estágio começam a buscar maior autonomia individual. No Estágio 5, de *sinergismo*, os indivíduos analisaram e integraram as práticas e crenças de sua cultura de origem com as da dominante.

Cada um dos estágios desse modelo traz seus próprios riscos de vulnerabilidade para os transtornos da alimentação. Por exemplo, durante o Estágio 1, a alimentação desordenada pode ser resultante das inúmeras tentativas de se tornar mais identificado com as práticas, valores e crenças do grupo que domina. Essas identificações podem ocorrer em maior ou menor abrangência em qualquer um dos estágios, fase em que o indivíduo se sente compelido a assimilar o grupo dominante. Além disso, o racismo intragrupo, auto-ódio e tentativas de fuga dos sentimentos de opressão podem levar a uma rejeição futura do seu próprio grupo de origem e ao desejo de parecer mais similar ao grupo dominante.

A *aculturação* ocorre conforme indivíduos e seus grupos como um todo aceitam e adquirem os valores e crenças da cultura atual. É evidente a exposição às influências motivadoras dos transtornos da alimentação.

Negras

Caso clínico

Cherise, com 17 anos, estudante do ensino médio, cresceu em uma comunidade de negros com predominância da classe média em uma grande área urbana. Seus pais trabalhavam para o governo federal. Ela estava determinada a cumprir bem seu papel na escola pública e ir para a faculdade, apresentava boa socialização com seus colegas, que também compartilhavam dos seus valores e perspectivas. Cherise e vários dos seus amigos tinham uma constituição física "robusta" e, como grupo, estavam determinados a perder peso antes da graduação, para terem uma "aparência bonita" na faculdade no ano seguinte. Havia o incentivo entre os companheiros do grupo para "dietas extremas". A menina descobriu ser incapaz de comer de modo normal, dando início a episódios frequentes de compulsão alimentar periódica e de purgação, desenvolveu sintomas depressivos moderados e procurou ajuda. Seus pais estavam interessados e envolvidos com seu bem-estar. Por meio da combinação de psicoterapia cognitivo-comportamental, 60 mg/dia de fluoxetina e aconselhamento dietético, seus sintomas alimentares e seu humor melhoraram de forma considerável. Cherise foi capaz de se formar com honras e continuou seus estudos na faculdade local, onde seu desenvolvimento acadêmico e social continuou bem-sucedido.

Imagem corporal

Múltiplos estudos mostram que as mulheres negras apresentam taxas mais altas de sobrepeso e de obesidade do que as brancas. No entanto, quando o índice de massa corporal (IMC) é controlado, as mulheres negras relatam níveis mais altos de satisfação e um nível geral de imagem corporal mais positivo do que as brancas (Wilfley et al., 1996). Em um estudo utilizando o Questionário para Exame dos Transtornos da Alimentação, Pernick e colaboradores (2006) encontraram que as adolescentes brancas e latinas apresentavam índice mais elevado do que as adolescentes negras em uma subescala de preocupação com o peso. No Projeto EAT, um estudo envolvendo preocupações e comportamentos relacionados ao peso entre adolescentes, as negras foram menos propensas a perceberem-se como estando acima do peso, a desejar perder peso e a estar insatisfeitas com suas formas corporais (Neumark-Sztainer et al., 2002). Em um estudo dos transtornos da alimentação e da distorção da imagem corporal realizado em uma amostra de mulheres negras e brancas, D. E. Wilfley e colaboradores (dados não publicados) relataram que as brancas apresentaram propensão mais significativa de perceberem-se mais pesadas do que suas melhores amigas e também uma propensão maior para endossar atitudes negativas a respeito do seu peso do que as negras. Uma compleição mais cheia parece ser mais bem-aceita entre as mulheres negras do que entre as brancas. Isso sugere que a identidade étnica também pode ser protetora nas negras, apesar de os estudos terem sido mistos. Novos estudos devem avaliar a relação entre a identidade étnica das mulheres negras e seu nível de satisfação com sua imagem corporal.

Comportamento alimentar e dietético

Em geral, os estudos revelam taxas mais baixas de transtornos da alimentação para as mulheres negras do que para as brancas (Pike et al., 2001). Em um estudo comparando 1.061 mulheres negras com 985 brancas, Striegel-Moore e colaboradores (2003) verificaram que 15 mulheres brancas, e nenhuma negra, satisfaziam os critérios para anorexia nervosa. Da mesma forma, um número maior de brancas do que de negras satisfazia os critérios para bulimia nervosa e para TCAP. No entanto, outros estudos encontraram valores mistos a respeito das taxas de TCAP, e alguns sugerem que as mulheres negras apresentam taxas equivalentes ou maiores de compulsão alimentar periódica e de TCAP do que as brancas (Regan e Cachelin, 2006; Regan e Hersch, 2005; Shisslak et al., 2006). Esses achados são compatíveis com os níveis mais altos de obesidade e com uma aceitação maior do sobrepeso entre as mulheres negras.

Latino-americanas

Caso clínico

Belinda, hispano-americana de 16 anos, que abandonou a escola, foi admitida na unidade pediátrica por desnutrição, com um IMC de 14, ocorrido em um contexto de autoinanição, compulsão alimentar periódica e manobras purgativas. Ela veio de uma família bem pobre, sofria abusos e fugiu para as ruas aos 13 anos; tornou-se amiga de um membro de gangue de 19 anos, vendedor de drogas ilícitas, e entrou em uma vida de uso abusivo de cocaína e metanfetaminas e, várias vezes, sofreu abuso físico e sexual. Desenvolveu sintomas de anorexia nervosa, tipo compulsão periódica/purgativo, aos 14 anos. Belinda procurava sua mãe sem regularidade em busca de socorro, quando se sentia adoentada e esgotada, e em um desses períodos a mãe arrastou-a até o centro médico devido a sua condição emaciada. Durante sua internação na unidade pediátrica, não foi cooperativa e disse que, na verdade, não desejava perder peso. Após tentativas quase infrutíferas por parte dos pediatras e da equipe de serviço de saúde mental no sentido de instituir um programa de tratamento estruturado, que incluia nutrição por gavagem gástrica durante a noite, e, depois de algumas semanas sem sucesso na unidade de saúde mental para adolescentes, foi liberada com IMC de 17. Participou com indiferença das sessões de acompanhamento com seu pediatra do sistema de saúde mental. No início dos seus 20 anos, entrou em um programa de reabilitação de drogas, realizou um teste supletivo e tentou levar uma vida mais estruturada e normal, permanecendo "limpa e sóbria" a partir de então. Ela também buscou por tratamento. Contudo, seus sintomas do transtorno da alimentação persistiram, e Belinda faleceu devido à desnutrição aos 40 e poucos anos.

O termo "latino-americano" abrange um grupo grande e diversificado, com várias outras qualificações, como "hispânicos", "latinos" ou "latinas". Indivíduos latino-americanos podem ser originários de qualquer país da América Central e do Sul, do Caribe ou da Europa. Cada grupo possui seus próprios e únicos costumes e práticas. Contudo, a maioria dos estudos dos transtornos da alimentação trata de forma generalizada todos os indivíduos latino-americanos, independentemente do seu local de origem.

Imagem corporal

Em um artigo criterioso da avaliação da predisposição, com base na cultura, e do tratamento dos transtornos da alimentação, Kempa e Thomas (2000) sugerem que, uma vez que a cultura latino-americana em si, teoricamente, pode colocar a mulher em risco para essas doenças, além dos efeitos da aculturação, as latinas podem apresentar um duplo peso e vulnerabilidade a elas. De acordo com Kempa e Thomas, as características tradicionais que podem contribuir para essa vulnerabilidade incluem a supervalorização do domínio masculino, os papéis de autossacrifício e de submissão da mulher, a fidelidade aos costumes familiares, a manutenção do respeito pessoal e algumas práticas religiosas. Em um mundo machista, o ressentimento ou esforços femininos suprimidos de reivindicar o controle pode, mais tarde, colocá-las em risco para o desenvolvimento dos transtornos da alimentação. Enquanto o papel feminino tradicional e o do gênero submisso, em geral atribuídos às mulheres latino-americanas, estiverem mais associados aos distúrbios corporais e a níveis de insatisfação corporal (Kempa e Thomas, 2000), maior será a aculturação no estilo de vida ocidental dominante, o que pode impactar de forma negativa a imagem corporal entre essas mulheres.

Em virtude da complexidade dessas influências em potencial, não é surpresa que estudos empíricos da imagem corporal das latino-americanas tenham apresentado resultados variados. Ao contrário do que Kempa e Thomas (2000) possam ter previsto, Warren e colaboradores (2005) verificaram que as espanholas e as méxico-americanas apresentaram níveis mais baixos de insatisfação corporal do que as brancas. White e Grilo (2005) também constataram que as latino-americanas e negras apresentaram níveis mais baixos de insatisfação corporal do que as brancas. Contudo, o Projeto EAT observou que as adolescentes latino-americanas apresentaram maior probabilidade de perceberem-se com sobrepeso e de expressar níveis baixos de satisfação corporal (Neumark-Sztainer et al., 2002). Essas diferenças podem refletir o fato de que as adolescentes latino-americanas estudadas no Projeto EAT empenharam-se mais do que as latinas em outros estudos para serem assimiladas pela cultura dominante.

Comportamento alimentar e dietético

Apesar de os dados serem esparsos, as mulheres latino-americanas apresentam comportamentos dietéticos equivalentes ou mais patológicos do que as brancas, incluindo dieta excessiva e manobras purgativas (Neumark-Sztainer et al., 2002). O Projeto EAT constatou que as adolescentes latino-americanas apresentaram as taxas mais altas de tentativas de perda de peso, de compulsão alimentar periódica e de dieta crônica gerais entre os diferentes grupos étnicos examinados. A dieta excessiva é considerada um indicador precoce do transtorno da alimentação. Em um estudo multiétnico utilizando o Teste das Atitudes Alimentares (Eating Attitudes Test [EAT]), Bisaga e colaboradores (2005) verificaram que mulheres brancas não hispânicas e hispânicas apresentaram índices mais elevados para atitudes e comportamentos do transtorno da alimentação.

Ásio-americanas

Caso clínico

Tina, 20 anos, segunda geração de nipo-americanos, estudante de uma renomada universidade, era a segunda dos filhos em uma família profissionalmente orientada para o sucesso. Desenvolveu anorexia nervosa, do tipo restritivo, durante o ensino médio. Com excelente desempenho acadêmico, ótima atleta e uma musicista competitiva, internalizou o esforço para o sucesso em todas as áreas que caracterizavam seus pais e o irmão mais velho. Seu perfeccionismo era impiedoso e era bastante autodepreciativa sempre que falhava em atingir seus altos padrões de desempenho. Hospitalizada quando chegou à exaustão e a um declínio de sua qualidade no desempenho escolar e com um IMC de 15, ela respondeu bem ao tratamento em um programa residencial estruturado. Nesse ponto, expressou agradecimento por ter tido a oportunidade de rever seus valores, objetivos e comportamentos, optando por continuar com o tratamento.

Imagem corporal

Os estudos com ásio-americanas encontram as mesmas dificuldades observadas nos estudos com latino-americanas – a saber, o termo *ásio-americano* implica em homogeneidade, enquanto que o grupo é extremamente heterogêneo. Dessa forma, os muitos estudos que aglutinam todos os ásio-americanos sob uma única categoria são, sem dúvida, muito simplistas. No entanto, da mesma forma que também é verdadeiro para a cultura latino-americana, certos valores e crenças compartilhados podem permitir que alguns padrões culturais comuns sejam identificados, independentemente do país de origem.

Os valores culturais tradicionais, em especial, enfatizam a comunidade e a família, e tendem a rebaixar o indivíduo, e são importantes para entender como as mulheres ásio-americanas percebem-se. Hall (1995) sugeriu que manter determinados padrões de aparência física assume grande importância sob pressão coletiva. A aculturação também é outro fator para a mulher ásio-americana. Para algumas, assim como para as caucasianas na cultura dominante, o sucesso pessoal e o poder podem ser vistos como relacionados a uma orientação para a perfeição na expressão da magreza, conforme idealizada na imagem de beleza ocidental. Mesmo assim, os estudos mostraram taxas mais baixas de sobrepeso e taxas mais altas de subpeso nas populações ásio-americanas (Neumark-Sztainer et al., 2002), sendo que os poucos estudos existentes sugerem que a satisfação com a imagem corporal entre mulheres ásio-americanas é baixa. O Projeto EAT constatou que os níveis de insatisfação corporal entre adolescentes ásio-americanas é similar ou maior do que aqueles entre as brancas (Neumark-Sztainer et al., 2002). Essa insatisfação foi conceituada como estando relacionada à tendência daquelas de se ajustarem a uma norma social que enfatiza a magreza. Em um estudo realizado por Davis e Katzman (1999) focando o efeito da aculturação nos fatores como a autoestima, a depressão e as características associadas aos transtornos da alimentação, as mulheres sino-americanas com altos padrões de aculturação apresentaram taxas mais altas de insatisfação corporal e uma "tendência para a magreza", quando comparadas com as brancas.

Comportamento alimentar e dietético

Davis e Katzman (1999) constataram que mulheres sino-americanas com padrões elevados de aculturação obtiveram pontuações mais altas no instrumento de avaliação Eating Disorders Inventory (EDI) e em uma avaliação separada dos comportamentos bulímicos do que as mulheres chinesas menos aculturadas no EDI, que incluiu uma avaliação da bulimia. Um relato do Projeto EAT revelou que adolescentes ásio-americanas foram mais propensas do que as brancas para relatos de dietas crônicas, de comportamentos de controle de peso não saudáveis, além de ter sido dito pelo clínico geral que elas apresentavam um transtorno da alimentação (Neumark-Sztainer et al., 2002). Contudo, utilizando os dados do mesmo estudo, Croll e colaboradores (2002) observaram que, junto com as mulheres negras, as ásio-americanas relataram as taxas mais baixas para comportamentos do transtorno da alimentação.

Americanas nativas

Caso clínico

Trisha, americana nativa de 30 anos, cresceu em uma área rural do sudoeste, ora vivendo em sua terra tribal com sua família, ora em cidades e vilas vizinhas com outros familiares. Quando criança, sofreu abuso emocional por parte da família e sexual por parte de primos e vizinhos em várias ocasiões. Seu pai esteve nas Forças Armadas, e sua mãe foi educada em internatos do governo. Um irmão mais velho enfrentou problemas significativos de dependência alcoólica e se afastou da família, para grande decepção dos pais. Ela começou a ganhar peso aos 15 anos e, preocupada em não ficar obesa, passou a restringir sua ingestão alimentar de forma grave, mas desenvolveu com rapidez um padrão diário de compulsão alimentar e purgação, e não foi capaz de concluir o ensino médio. Sua localidade não possuía terapeutas da área da saúde mental, portanto, não lhe foi possível acessar um serviço apropriado. Ao longo dos seus 20 anos, ficou limitada por sua anorexia nervosa e morou com vários membros da família, obtendo subempregos ocasionais.

Imagem corporal

Mais uma vez, a população de americanos nativos abrange um grupo bastante diversificado de culturas, etnias e graus de assimilação. Além disso, existe pouca informação a respeito da percepção da imagem corporal por parte destes. Os poucos estudos que consideraram a imagem corporal sugerem que as mulheres americanas nativas apresentam níveis altos de insatisfação corporal. Smith e Krejci (1991), utilizando o EDI, constataram que elas apresentaram propensão significativamente menor de concordância com a afirmativa "Estou satisfeita com a imagem do meu corpo" do que as brancas ou as latino-americanas.

Comportamento alimentar e dietético

Adolescentes americanas nativas podem estar associadas a taxas maiores de comportamentos do transtorno da alimentação do que as brancas. Smith e Krejci (1991) perceberam que aquelas atingiram as pontuações mais altas nas avaliações dos comportamentos e atitudes do transtorno da alimentação no EDI e na avaliação da bulimia, quando comparadas com as latino-americanas e brancas. Croll e colaboradores (2002) relataram que o transtorno foi mais prevalente entre as adolescentes americanas nativas e as latino-americanas. Esse estudo também revelou que as americanas nativas foram mais propensas a se entregar a certos comportamentos, como pular refeições, tabagismo, usar pílulas dietéticas e autoinduzir vômitos para controlar o peso.

TRANSTORNOS DA ALIMENTAÇÃO EM HOMENS NÃO BRANCOS

Assim como na população de brancos, os transtornos da alimentação são observados com menor frequência entre os homens não brancos do que entre as mulheres não brancas. Apesar dos poucos e inconsistentes dados, as informações disponíveis sobre os homens também revelam diferenças étnicas. Croll e colaboradores (2002) perceberam que os americanos nativos são mais propensos a exibir um comportamento de transtorno da alimentação, quando comparados com brancos, negros e latino-americanos. Para uma abordagem mais detalhada a respeito desses transtornos em homens, veja o Capítulo 13 deste livro.

TENDÊNCIAS INTERNACIONAIS NO COMPORTAMENTO ALIMENTAR E DIETÉTICO

A literatura contém uma grande quantidade de trabalhos que exploram as populações internacionais que apresentam variados graus de ocidentalização (Gordon et al., 2001; Lee et al., 1996). A maioria dos relatos revela aumento nos padrões da alimentação desordenada e dos transtornos da alimentação clínicos em vários países estudados. O trabalho de Sing Lee com pacientes com transtornos, em Hong Kong e na China, desafia os critérios estabelecidos utilizados para o diagnóstico desses transtornos (Lee et al., 1996). De forma específica, de acordo com Lee, os critérios DSM (American Psychiatric Association) para a anorexia nervosa parecem inadequados para um subtipo de pacientes, que ele identificou como apresentando comportamentos de restrição alimentar patológicos e perda de peso grave, mas que não aparentavam medo de ficar gordos (medo mórbido de engordar), característica esta considerada essencial para a formação da anorexia nervosa. É frequente os pacientes de Lee atribuírem seus transtornos e restrições alimentares a falta de apetite ou a desconfortos somáticos associados ao consumo de alimentos e negarem sentir medo de ficar gordos. De acordo com os critérios DSM para anorexia nervosa, esses pacientes apresentam um transtorno da alimentação atípico. Lee sugere que os médicos devem se esforçar para distinguir os significados idiossincrásicos do paciente associados aos comportamentos alimentares e do transtorno da alimentação de cada anorexia nervosa, e como eles podem estar fundamentados nas crenças e práticas complexas de cada cultura específica (Lee et al., 1996).

AVALIAÇÃO DOS TRANSTORNOS DA ALIMENTAÇÃO CONSIDERANDO OS ASPECTOS CULTURAIS

Assim como o profissional que lida com pacientes de grupos culturais ocidentais dominantes, ao avaliar os membros de grupos minoritários para o transtorno da alimentação, o médico deve levar em conta as crenças culturais, a aculturação e a identidade étnica no contexto do desenvolvimento da identidade pessoal do indivíduo. Fatores indicativos do quanto o indivíduo está assimilado à cultura dominante são importantes. Para os imigrantes e para a primeira e a segunda gerações de grupos minoritários, os médicos devem avaliar, quando apropriado, as influências da idade na época da imigração ou a geração dos imigrantes, a fluência no inglês e a família étnica de cultura dominante mais importante, familiares por afinidade e colegas do grupo. Todas essas questões devem ser tratadas dentro dos protocolos de avaliação normais para os transtornos da alimentação, descritos no Capítulo 2 deste livro. Contudo, estar sensível à cultura também exige que o médico compreenda como uma comunidade e cultura étnica específica conceituam a comida, a alimentação, o peso, a imagem corporal e, em particular, como a família compreende e reage as atitudes e comportamentos desses transtornos. Uma vez determinado que a família é um elemento-chave na avaliação de qualquer criança ou adolescente, é de vital importância compreender as questões da doença em todos os pacientes, independentemente da idade, considerando as dinâmicas familiares dentro das estruturas culturais diferentes. O questionamento pertinente inclui:

- Como sua família, familiares por afinidade, amigos e colegas veem as questões relativas a aparência física, comportamentos dietéticos e peso?
- De que forma sua família e sua comunidade costumam incorporar as refeições e os alimentos na vida diária e nas celebrações?
- Que tipos de pressão, caso haja alguma, você sente que seus amigos e parentes exercem em você a respeito da sua alimentação, imagem corporal, peso e comportamentos relacionados à alimentação?

Esses temas são de especial importância nas culturas que valorizam estar um pouco acima do peso. Tais crenças podem perpetuar-se por gerações e até mesmo serem incentivadas entre os membros da família. Identificar os pontos de conflito entre a família e os amigos, os colegas, além de crenças e atitudes próprias do paciente, a respeito da imagem corporal, dos padrões alimentares e dos comportamentos dietéticos preferidos, pode revelar questões importantes a serem discutidas no tratamento.

A maioria dos exames e questionários estruturados mais utilizados na avaliação dos transtornos é padronizada para amostras de pacientes brancas femininos, e poucos são os padronizados para populações não brancas. Além disso, como mencionado antes, o debate sobre a validade transcultural de alguns dos critérios utilizados no diagnóstico dos transtornos da alimentação continua. Novas pesquisas ainda são necessárias, mas os médicos devem ficar alertas para apresentações atípicas desses transtornos. Os pacientes que apresentam síndromes do transtorno que não satisfazem aos critérios formais do DSM para anorexia nervosa ou bulimia nervosa com exatidão, podem, além de tudo, estar sofrendo prejuízos significativos e continuam merecendo tratamento apropriado.

Negras

A maioria dos negros representa um amálgama de vários grupos étnicos originários tanto da África quanto da Europa. Embora sua cultura como grupo esteja identificada mais com a cultura dominante do que com as culturas nativas africanas, existem muitas subculturas distintas afro-americanas. Sendo assim, os médicos devem avaliar com precisão algumas vulnerabilidades específicas entre os membros desse grupo. Por exemplo, entre aqueles que adotaram o ideal europeu de beleza, a autoestima das mulheres negras pode ficar mais baixa, em parte porque vivenciam uma representação negativa em relação aos seus atributos e tipo físicos.

Uma vez que é comum os médicos assumirem que as negras são muito menos propensas a exibir transtornos da alimentação do que as brancas, pode ser menos provável que eles as diagnostiquem. Como resultado, muitos casos podem ser omitidos devido a uma detecção precária. Considerando as elevadas taxas de obesidade e sobrepeso entre as negras, os médicos que trabalham com essas pacientes devem suspeitar, em especial, da compulsão alimentar e do transtorno da compulsão alimentar periódica nessa população.

Latino-americanas

Conforme comentado na seção "Imagem corporal e comportamento alimentar e dietético nas mulheres não brancas", uma vez que os elementos dos papéis tradicionais das mulheres latino-americanas e as influências associadas à identificação com a cultura ocidental dominante contribuem para a vulnerabilidade aos transtornos da alimentação, é importante que as complexidades diversificadas da identidade étnica, as quais possam contribuir para o surgimento e a manutenção desses transtornos, sejam percebidas e avaliadas em pacientes latino-americanas. Assim, como para qualquer paciente com transtorno da alimentação, o envolvimento familiar pode ser parte integrante do tratamento. Para muitos, mesmo quando o paciente é fluente no idioma inglês, a presença de um médico que fale espanhol, em geral, faz uma diferença considerável na avaliação da família.

Ásio-americanas

Muitas das questões descritas em relação às mulheres latino-americanas se aplicam às ásio-americanas. Uma atenção particular deve ser dada para as apresentações atípicas da anorexia nervosa, que podem ser mais prevalentes entre as ásio-americanas do que entre as outras populações, talvez com menos expressão do medo mórbido de engordar e maior grau de queixas somáticas manifestadas, como desconforto e distensão abdominal. Entre as populações de ásio-americanas menos identificadas com a cultura dominante, as discussões claras e abertas a respeito de questões emocionais podem ser culturalmente vergonhosas, sendo desencorajadas por amigos e familiares, e os valores culturais predominantes, como "um autocontrole rígido emocional e moral", descrito por Sing Lee (1995), contribuem para abrandamento ou negação dos sintomas dos transtornos da alimentação. Pensando nisso, os médicos não devem interpretar o estoicismo* aparente, os abrandamentos ou a negação evidente primária como sendo resistência ou falta de cooperação. Ao contrário, eles devem ser empáticos e criar um ambiente seguro e sem julgamentos, em que a paciente se sinta incentivada a revelar informações que talvez nunca lhe tenha sido permitido compartilhar com outra pessoa.

Americanas nativas

As considerações culturais variam de acordo com a cultura tribal específica e a identificação com as maneiras tradicionais do indivíduo, com o grau de adoção da cultura dominante, com o pensamento "cultural duplo" de cada um e com a abertura para os valores e crenças médicas ocidentais. Com o aumento da obesidade entre certas populações de americanos nativos, surgem relatos de TCAP e de bulimia nervosa. Para as americanas nativas residentes em reservas e em povoados, talvez a informação sobre os transtornos da alimentação não esteja disponível como em outras localidades. Devido ao estigma associado às dificul-

---

*N. de T. Estoicismo = filosofia criada pelo grego Zenão de Cício que se caracteriza por uma ética em que a imperturbalidade, a extirpação das paixões e a aceitação resignada do destino são as marcas fundamentais do homem sábio, o único apto a vivenciar a verdadeira felicidade.

dades psiquiátricas e à desconfiança relacionada à forma dos cuidados psiquiátricos ocidentais, as pacientes americanas nativas, que adotam as crenças e práticas tradicionais, podem ficar relutantes na busca por ajuda. Nessas circunstâncias, os médicos da área da saúde mental tomam conhecimento dos sintomas alimentares dos pacientes e recebem solicitação para consulta e assistência dos funcionários das escolas e dos cuidadores primários mais do que pela própria paciente. Ajudar esses cuidadores e assistentes da linha de frente a entenderem a natureza e o tratamento dos transtornos da alimentação para que eles possam lidar melhor diretamente com os pacientes pode ser a melhor estratégia.

A deficiência em terapeutas da saúde mental americanos nativos, com conhecimentos sobre transtornos da alimentação, dificulta o acesso dessa população aos tratamentos. Quando as pacientes americanas nativas que seguem as crenças tradicionais buscam atendimento por profissionais ocidentais, é essencial que se faça uma abordagem respeitosa das suas crenças sobre a saúde e daquelas dos seus familiares e da comunidade sobre os sintomas dos transtornos da alimentação. Essa exploração deve incluir, de forma sutil, se e como as crenças espirituais relacionadas aos sintomas da doença desempenham um papel na compreensão da paciente.

TRATAMENTO DOS TRANSTORNOS DA ALIMENTAÇÃO PARA PACIENTES NÃO BRANCOS

Embora não haja dados disponíveis que sugiram que os fatores raciais e étnicos, por si só, atuem nos resultados do tratamento dos transtornos da alimentação, com certeza exercem grande influência no acesso aos tratamentos e na utilização dos serviços de saúde. Ao mesmo tempo que a busca por ajuda e a utilização do tratamento parecem ser inadequadas para todos os segmentos da população com transtornos da alimentação, o acesso e a utilização do tratamento são piores para as populações minoritárias; Striegel-Moore e colaboradores (2003) verificaram baixas taxas de tratamento entre mulheres brancas e negras no seu estudo. Uma pesquisa da avaliação das barreiras no tratamento em uma população etnicamente diversa, realizado por Cachelin e colaboradores (2001), constatou que 85,2% da amostra queria o tratamento, enquanto apenas 57% procurou se tratar, nessa pesquisa dentre as razões citadas para não procurou tratamento estavam: dificuldades financeiras, falta de seguro, medo de ser estigmatizado, desconhecimento dos recursos disponíveis, sentimentos de vergonha, procura por outras fontes, não percepção da existência de problema e conselheiros sem a mesma etnia.

De modo geral, o plano de tratamento para populações não brancas deve ser estruturado depois do tratamento nas populações culturais dominantes, descritos em outros capítulos deste livro. Contudo, os pontos a seguir sobre o tratamento nas populações com diversidade étnica podem ser úteis. Para muitos pacientes de comunidades étnicas minoritárias, muito mais do que nas populações brancas dos Estados Unidos, o tratamento, na maioria das vezes, é realizado por clínicos gerais e não por especialistas em saúde mental, o que é apenas um exemplo das muitas disparidades existentes. Muitas das comunidades são autoisoladas, e, com frequência, os pacientes relutam em buscar ajuda além das fronteiras da sua própria comunidade. A esse respeito, assegurar a disponibilidade de profissionais treinados, oriundos das mesmas comunidades, e oferecer profissionais fluentes no idioma nativo desses pacientes que não falam inglês são ingredientes importantes para os serviços de saúde que consideram os aspectos culturais. Conforme ilustrado nos vários casos apresentados anteriormente (ver seção "Imagem corporal e comportamento alimentar e dietético nas mulheres não brancas"), as disparidades no acesso aos tratamentos afetam pacientes e familiares dos muitos grupos minoritários e contribuem para resultados insatisfatórios (Cachelin e Striegel-Moore, 2006). Além disso, nas comunidades onde os pacientes cultuam crenças de saúde que admitem curandeiros tradicionais, essas opiniões devem ser respeitadas; até que seja provado o contrário, a integração de práticas tradicionais com tratamentos baseados em evidências parece ser o curso mais sensato para assegurar que os indivíduos aceitem o tratamento de maneira voluntária e, talvez, aumente suas chances de recuperação.

Em cada situação os médicos devem considerar de que maneira os comportamentos e atitudes relacionados aos transtornos da alimentação derivam da intensidade com que as identificações pessoais, as crenças e as práticas de cada pessoa se prendem aos valores dos seus grupos tradicionais; o quanto a fidelidade ao grupo de origem conflita com seus desejos de assimilar e identificar-se com o grupo ocidental dominante; e, em que grau os apoios associados e/ou conflitos oriundos da família, dos amigos e dos colegas facilitam ou comprometem as intervenções terapêuticas.

CONCLUSÃO

Embora o reconhecimento dos transtornos da alimentação em minorias étnicas nos Estados Unidos e em outras comunidades internacionais esteja muito atrás do reconhecimento nas populações ocidentais dominantes, o surgimento destes e do aumento aparente da sua prevalência nessas populações é digno de nota. A aplicação dos princípios gerais de consideração dos aspectos culturais para a sua avaliação e tratamento exige que os médicos sejam competentes não apenas no entendimento e no tratamento desses transtornos, mas também que lidem com as considerações culturais específicas dos indivíduos e das famílias para quem eles estão oferecendo serviços de saúde. Acreditamos que no futuro haverá critérios diagnósticos e ferramentas de avaliação que levem em consideração a diversidade da apresentação clínica dos transtornos da alimentação em diferentes culturas. Prevemos o treinamento de um grande número de terapeutas abertos aos aspectos culturais, que sejam especialistas no tratamento dos transtornos da alimentação. Apenas podemos acreditar que as enormes barreiras aos tratamentos para muitos pacientes de minorias étnicas sejam reduzidas de forma que essas populações desfrutem de maior probabilidade de receber um tratamento competente e eficaz que, cada vez mais, torna-se disponível para outras populações.

REFERÊNCIAS

Atkinson DR: Counseling American Minorities, 6th Edition. New York, McGraw-Hill, 2004, pp 39-47

Becker AE: Television disordered eating, and young women in Fiji: negotiating body image and identity during rapid social change. Cult Med Psychiatry 20:533-559, 2004

Becker AE, Keel P, Anderson-Fye E, et al: Genes and/or jeans? Genetic and sociocultural contributions to risk for eating disorders. J Addict Dis 23:81-103, 2004

Bemporad JR: Self-starvation through the ages: reflections on the pre-history of anorexia. Int J Eat Disord 19:217-237, 1996

Bisaga K, Whitaker A, Davies M, et al: Eating disorders and depressive symptoms in urban high school girls from different ethnic backgrounds. J Dev Behav Pediatr 26:257-266, 2005

Cachelin FM, Striegel-Moore RH: Help seeking and barriers to treatment in a community sample of Mexican American and European American women with eating disorders. Int J Eat Disord 39:154-161, 2006

Cachelin FM, Rebeck R, Veisel C, et al: Barriers to treatment for eating disorders among ethnically diverse women. Int J Eat Disord 30:269-278, 2001

Croll J, Neumark-Sztainer D, Story M, et al: Prevalence and risk and protective factors related to disordered eating behaviors among adolescents: relationship to gender and ethnicity. J Adolesc Health 31:166-175, 2002

Davis C, Katzman MA: Perfection as acculturation: psychological correlates of eating problems in Chinese male and female students living in the United States. Int J Eat Disord 25:65-70, 1999

Gordon R, Katzman M, Nasser M (eds): Eating Disorders and Cultures in Transition. New York, Routledge, 2001

Hall CC: Beauty is in the soul of the beholder: psychological implications of beauty and African American women. Cult Divers Ment Health 1:125-137, 1995

Keel PK, Klump KL: Are eating disorders culture-bound syndromes? Implications for conceptualizing their etiology. Psychol Bull 129:747-769, 2003

Kempa ML, Thomas AJ: Culturally sensitive assessment and treatment of eating disorders. Eat Disord 8:17-30, 2000

Lee S: Self-starvation in context: towards a culturally sensitive understanding of anorexia nervosa. Soc Sci Med 41:25-36, 1995

Lee S, Lee AM, Leung T: Cross cultural validity of the Eating Disorder Inventory: a study of Chinese patients with eating disorders in Hong Kong. IntJ Eat Disord 22:1-12, 1996

Neumark-Sztainer D, Croll J, Story M, et al: Ethnic/racial differences in weight-related concerns and behaviors among adolescent girls and boys: findings from Project EAT. J Psychosom Res 53:963-974, 2002

Pearce JMS: Richard Morton: origins of anorexia nervosa. Eur Neurol 52:191-192, 2004

Pernick Y, Nichols JF, Rauh MJ, et al: Disordered eating among a multi-racial/ethnic sample of female high-school athletes. J Adolesc Health 38:689-695, 2006

Phinney JS: Ethnic identity in adolescents and adults: review of research. Psychol Bull 108:499-514, 1990

Pike KM, Borovoy A: The rise of eating disorders in Japan: issues of culture and limitations of the model of "Westernization." Cult Med Psychiatry 28:493-531, 2004

Pike KM, Walsh BT: Ethnicity and eating disorders: implications for incidence and treatment. Psychopharmacol Bull 32:265-274, 1996

Pike KM, Dohm FA, Striegel-Moore RH, et al: A comparison of black and white women with binge eating disorder. Am J Psychiatry 158:1455-1460, 2001

Popkin BM: The nutrition transition and obesity in the developing world. J Nutr 131(3):871S-873S, 2001

Popkin BM, Gordon-Larsen P: The nutrition transition: worldwide obesity dynamics and their determinants. Int J Obes Relat Metab Disord 28 (suppl 3):S2-S9, 2004

Regan PC, Cachelin FM: Binge eating and purging in a multi-ethnic community sample. Int J Eat Disord 39:1-4,2006

Regan P, Hersch J : Influence of race, gender and socioeconomic status on binge eating frequency in a population-based sample. Int J Eat Disord 38:252-256, 2005

Shisslak CM, Mays MZ, Crago M, et al: Eating and weight control behaviors among middle school girls in relationship to body weight and ethnicity. J Adolesc Health 38:631-633, 2006

Smith JE, Krejci J : Minorities join the majority: eating disturbances among Hispanic and Native American youth. Int J Eat Disord 10: 179-186, 1991

Striegel-Moore RH, Dohm FA, Kraemer HC, et al: Eating disorders in white and black women. Am T Psychiatry 160:1326-1331, 2003

Warren CS, Gleaves DH, Cepeda-Benito A, et al: Ethnicity as a protective factor against internalization of a thin ideal and body dissatisfaction. Int J Eat Disord 37:241-249, 2005

White MA, Grilo CM: Ethnic differences in the prediction of eating and body image disturbances among female adolescent psychiatric inpatients. Int J Eat Disord 38:78-84, 2005

Wilfley DE, Schreiber GB, Pike KM, et al: Eating disturbance and body image: a comparison of a community sample of adult black and white women. Int J Eat Disord 20:377-387, 1996

16

Tratamento de pacientes com transtornos da alimentação crônicos e refratários

Joel Yager, MD.

A despeito das importantes e recentes pesquisas do tratamento dos transtornos da alimentação, um grande número de pacientes que sofrem dessas condições não melhora, e o curso da doença parece refratário. Considerando a anorexia nervosa e a bulimia nervosa, revisei neste capítulo as características clínicas associadas a resultados insatisfatórios, fatores que contribuem para a intratabilidade associada à falta de resposta ao tratamento e as estratégias para lidar com pacientes que não melhoram com os programas usuais de tratamento. As dificuldades associadas à condução do transtorno da compulsão alimentar periódica e à obesidade foram consideradas no Capítulo 8 ("Tratamento de transtornos da alimentação sem outra especificação"), no Capítulo 9 ("Aspectos psiquiátricos da cirurgia bariátrica") e no Capítulo 10 ("Alterações no peso relacionadas a medicamentos: influência no tratamento de pacientes com transtornos da alimentação") deste livro.

CRONICIDADE DA DOENÇA

Anorexia nervosa

Infelizmente, a anorexia nervosa crônica é muito comum. Na revisão de 119 estudos que relataram resultados de uma série de casos, abrangendo 5.590 pacientes, a mortalidade foi significativamente alta. Entre os pacientes sobreviventes, na média, menos da metade se recuperou, um terço melhorou e um quinto permaneceu doente, e a presença de outros transtornos psiquiátricos durante o acompanhamento foi frequente, levando os autores a concluir que pouco mudou em relação aos efeitos da anorexia nervosa no século XX (Steinhausen, 2002). Em um estudo de acompanhamento, com 242 adolescentes avaliados por 6,4 anos, apenas 50% satisfizeram todos os três critérios de recuperação, que incluíam melhora dos transtornos da alimentação, atuação psicossocial boa ou satisfatória e ausência de qualquer outro transtorno psiquiátrico (Steinhausen et al., 2003). Apesar da plena recuperação ter levado de 5 a 7 anos, mesmo para os pacientes recuperados da anorexia nervosa por completo (Strober et al., 1997), evidências de vários estudos sugerem que após um período de 7 (Dally, 1969) a 12 anos (Ratnasuriya et al., 1991), é improvável que pacientes anoréxicos melhorem. Contudo, sempre há esperanças, já que a cronicidade há longo tempo estabelecida não indica um resultado inevitavelmente insatisfatório. Em um estudo, um pequeno grupo de pacientes, classificados antes como tendo obtido resultado insatisfatório após quatro anos, apresentou bom resultado depois de 20 anos (Ratnasuriya et al., 1991).

Apesar das evidências conflitantes e de algumas pesquisas não terem revelado características prognósticas desfavoráveis precisas, muitos estudos relataram características clínicas específicas associadas a resultados insatisfatórios. A Tabela 16.1 relaciona as características, selecionadas da literatura, que são consideradas indicadoras de cronicidade. Indivíduos com síndromes combinadas, nos quais tanto a anorexia nervosa quanto a bulimia nervosa estão presentes, são considerados, em especial, com poucas chances de melhora (G. F. M. Russel, 1979). Também está associado aos transtornos da alimentação em adolescentes o aumento do risco de consequências clínicas e psiquiátricas de longo prazo (Tabela 16.2), que se agregam às deficiências crônicas enfrentadas pelos pacientes, que muito provavelmente precisarão de atenção contínua (Johnson et al., 2002).

Cursos crônicos variam em conjunto com uma série de aspectos clínicos:

1. *Estabilidade* versus *instabilidade do curso clínico*. Alguns pacientes permanecem com baixo peso crônico e presos aos mesmos rituais compulsivos de alimentação e de exercícios dia após dia, ano após ano. Outros mantêm seus pesos en-

Tabela 16.1
Características clínicas associadas a resultados insatisfatórios

Baixo peso inicial
Compulsão alimentar periódica
Vômitos
Uso abusivo de purgativos
Duração prolongada e cronicidade da doença
Duração prolongada das internações hospitalares
Insucesso nos tratamentos anteriores
Sintomas da personalidade obsessivo-compulsiva
Impulsividade
Idade avançada no início da doença (após a adolescência)
Possível início da doença na juventude (p. ex., na pré-adolescência)
Compatibilidade pré-mórbida
Problemas sexuais
Perturbações nos relacionamentos familiares[a]

[a]Inclui características como: comunicação precária; altos níveis de controle, conflito, hostilidade e emoções negativas expressas; abuso psicológico, físico e/ou sexual; negligência parental; e psicopatologia parental grave.
Fonte: Fichter et al., 2006; Steinhausen, 2002; Strober et al., 1997.

Tabela 16.2
Condições clínicas e psiquiátricas associadas aos transtornos da alimentação que contribuem para curso crônico

Transtornos de ansiedade
Sintomas cardiovasculares
Fadiga crônica
Dor crônica
Transtornos depressivos
Doenças infecciosas
Insônia
Sintomas neurológicos
Tentativas de suicídio

Nota. Transtornos da alimentação em adolescentes aumentam o risco para outros transtornos no início da vida adulta.
Fonte. Compilada de Fichter et al., 2006; Johnson et al., 2002; e Steinhausen, 2002, entre outros.

tre 60 a 70% do peso ideal recomendado e com raridade faltam ao trabalho por décadas. Uns vivem uma existência social isolada, enquanto outros desfrutam de relacionamentos aparentemente satisfatórios com seus familiares. Há, ainda, aqueles que apresentam cursos mais voláteis e imprevisíveis, com surtos de comportamentos e emoções autodestrutivos e de oscilações de peso corporal – padrões que não são reciprocamente exclusivos. Após anos com baixo peso crônico e de rituais invariáveis, por razões que são difíceis de entender, alguns pacientes de uma hora para outra alteram seus padrões, para melhor ou para pior, sendo que alguns apresentam melhora real e outros vivenciam comportamentos autodestrutivos pela primeira vez (p. ex., ciclos de compulsão alimentar periódica/purgativo ou manifestações de uso abusivo de laxantes depois de vários anos de alimentação apenas restritiva). Alguns alternam entre períodos de alimentação restritiva, compulsão alimentar periódica com purgação e compulsão alimentar periódica sem purgação. Assim como em outros fenômenos biológicos complexos, os padrões de comportamento mais ou menos previsíveis podem súbita e inexplicavelmente atingir um ponto máximo e tornarem-se caóticos.

2. *Determinação das deficiências que contribuem para a cronicidade.* As deficiências que mais debilitam variam muito entre os pacientes. Para alguns, as físicas e comportamentais são as mais problemáticas, enquanto para outros as psicológicas e sociais podem acarretar consequências mais significativas. Alguns são capazes de conduzir sua carreira profissional apesar do baixo peso e dos episódios diários de compulsão alimentar periódica/purgativo, enquanto outros são incapazes por completo pela vergonha, autoimagem negativa, obsessões e compulsões relacionadas à alimentação, independentemente de manterem pesos normais e de relatarem episódios pouco frequentes de compulsão alimentar periódica/purgativo. Para o primeiro grupo, os comportamentos e pensamentos relacionados aos transtornos da alimentação parecem ocupar uma posição em separado do restante da vida produtiva. Para ilustrar, acompanhei pacientes com anorexia nervosa por 10 a 20 anos, hoje estão por volta dos 40 anos de idade pesando 60 a 70% do peso esperado,

e mantendo suas carreiras profissionais em sucesso contínuo, como corretores de valores, enfermeiros, psiquiatras, assistentes sociais, médicos, advogados e empresários. No segundo grupo há um grande número de pacientes cuja evitação, timidez, ansiedade, disforia e outras características comórbidas concomitantes lhes conferem disfunções de certa grandeza que não podem ser apenas atribuídas à presença de um transtorno da alimentação.

Diferenças acentuadas na debilidade ocorrem em complicações físicas específicas. Por exemplo, fatores genéticos e ambientais múltiplos, sem dúvida, contribuem para que alguns pacientes sejam, em especial, vulneráveis à osteoporose, ou a uma deterioração dental grave e outros a pancreatite e a inflamação das glândulas salivares acentuadas, enquanto um grupo diferente, com comportamento alimentar desordenado comparável, apresenta dificuldades menores.

É claro que alguns estão debilitados, sendo incapazes de agir de forma autônoma ou sem supervisão. Para ilustrar, trato de uma senhora de 48 anos, doente desde a adolescência, nunca conseguiu emprego e abusa do uso de laxantes (em regra, consome centenas de comprimidos por semana), requer observação constante e frequentes internações hospitalares devido a complicações clínicas; de uma enfermeira de 35 anos, cujos breves períodos em empregos esporádicos ao longo dos últimos 15 anos foram alternados por fases de debilitação devido à perda de peso grave; de uma moça de 28 anos, doente desde os 16 anos, incapaz de terminar a escola ou de trabalhar, vive em moradias assistenciais com donativos de seus pais, algumas vezes come apenas o que encontra nas lixeiras; e de uma profissional de 40 anos que é dependente por completo de sua mãe e incapaz de recuperar seu peso desde que abandonou seu programa de pós-doutorado, em virtude de um emagrecimento e fraqueza crônicos nos últimos 20 anos. Parece incrível que algumas dessas pacientes vivam por tanto tempo – um testemunho da capacidade adaptativa e da resiliência do corpo humano.

A presença de familiares e amigos acolhedores e cuidadosos, em especial aqueles que podem oferecer apoio emocional, além do financeiro e domiciliar, faz a verdadeira diferença – se ela não está na produção de um resultado bom *versus* ruim, por si só, no mínimo, está na melhora da qualidade do resultado ruim em relação às conveniências diárias da vida e à disponibilização de cuidados médicos.

Bulimia nervosa

Os resultados insatisfatórios são comuns na bulimia nervosa, em especial entre os pacientes que necessitam de hospitalização, sendo até 80% deles relatados como apresentando resultados insatisfatórios (Swift et al., 1987). Apesar da procura por ajuda no início da doença estar sendo favorecida nos últimos anos pela maior conscientização pública da bulimia pelos adolescentes e seus pais, até algumas décadas atrás, um curso crônico nas pessoas que buscavam ajuda para esse transtorno era mais a regra do que a exceção. Clínicas universitárias observaram que, na média, os pacientes apresentavam bulimia há 6 ou 7 anos, a princípio (Hamburg et al., 1989). Em estudos de longa duração, em que os pacientes bulímicos foram acompanhados por mais de uma década, os indicadores mais relevantes de um resultado insatisfatório foram as comorbidades psiquiátricas (Fichter e Quadflieg, 2004; Fichter et al., 2006), a duração do transtorno na apresentação e um histórico de problemas de uso abusivo de substâncias (Keel et al., 1999, 2002). Relatos de médicos, na prática, sugerem que as características da personalidade associadas ao prognóstico insatisfatório para os seus pacientes com transtornos da alimentação implicam, por um lado, em um supercontrole rígido, e, por outro lado, em desajuste emocional com multiimpulsividade (Westen e Harnden-Fischer, 2001).

AUSÊNCIA DE RESPOSTA E RESISTÊNCIA AO TRATAMENTO

Considerando que a *cronicidade* se refere aos sinais, sintomas e deficiências contínuos, resultantes da natureza progressiva do transtorno, a *intratabilidade* implica na ausência de resposta face aos esforços terapêuticos. Em relação à anorexia nervosa, os tratamentos mais atuais envolvem realimentação supervisionada dentro do contexto de uma série de intervenções psicossociais e psicoterapêuticas individuais e familiares, até agora com um mínimo de especificidade estabelecida para as psicoterapias e os regimes medicamentosos. Além disso, os tratamentos na comunidade variam muito de lugar para lugar. Portanto, é prudente reservar o termo *resistência ao tratamento* para aqueles pacientes que não se recuperaram de maneira considerável ao longo do tempo, apesar de receberem cuidados de acordo com as orientações atuais estabelecidas para a melhor prática. A partir dessa perspectiva, muitos pacientes com anorexia nervosa crônica talvez nunca tenham recebido cuidados compatíveis, com base nas orientações adequadas, desde o início e, por consequência, podem ter sido "subtratados". Ao mesmo tempo, embora desejemos acreditar que o tratamento inicial e precoce adequado possa, na realidade, impedir a cronicidade na anorexia, essa hipótese interessante nunca foi testada de forma apropriada.

Sendo assim, o termo *intratável* pode ser um termo genérico que melhor descreve os dois grupos de pacientes: aqueles que estão engajados por completo, mas não respondem ao tratamento ideal, e os que não se comprometem ou não aceitam os tratamentos disponibilizados para eles.

Ausência de resposta em pacientes engajados por completo

Alguns pacientes podem estar em total concordância com o tratamento e bastante engajados na terapia, mas são incapazes de melhorar independentemente dos seus esforços e dos esforços terapêuticos da equipe (Hamburg et al., 1989). A ausência de resposta não é ocasionada pela falta de desejo ou boa vontade por parte deles, mas, ao contrário, é possível que seja pela falta de terapias eficientes, que não estão inseridas nas possibilidades limitadas atuais, para tratar suas deficiências psicobiológicas específicas.

Não adesão dos pacientes relutantes ao tratamento

Pacientes (e seus familiares) podem relutar em participar do tratamento, por razões que tanto podem ser sensatas quanto caprichosas. Os sensatos que não aderem, de forma racional, rejeitam os tratamentos que lhes são oferecidos com base em vários fatores, como experiências anteriores ruins com profissionais ou programas de tratamento, efeitos adversos dos tratamentos, considerações de ordem financeira ou social e uma série de razões idiossincrásicas, que, em regra, não deveriam ocorrer com os profissionais em saúde. Como resultado do insucesso nos tratamentos anteriores, alguns pacientes podem, na verdade, acreditar que são casos perdidos e por isso desistem de buscar a melhora. Alguns deles, que viram, de forma casual, os argumentos do estilo de vida pró-anorexia em sites da Web, podem abraçar suas doenças de uma maneira semelhante à "Síndrome de Estocolmo" – processo de identificação com o agressor. Essas objeções devem ser exploradas e consideradas de maneira responsável para que os planos de tratamento negociados possam ser desenvolvidos.

De forma recíproca, os pacientes que não aderem por capricho podem ser impulsivos, incapazes de superar vergonhas e humilhações profundas, de confiar e/ou sofrer de outros transtornos da personalidade, inibindo a união segura com seus profissionais e sistemas de saúde (Bulik et al., 1999; Fassino et al., 2002). Alguns pacientes, que, por intuição, sentem-se incapazes de controlar e mudar os aspectos obsessivos e compulsivos dominantes dos seus transtornos da alimentação, podem tentar, como alternativa, adquirir um senso de controle dos seus sintomas, convencendo-se de que, de fato, desejam os sintomas. Em face das compulsões comportamentais consideradas inalteráveis, eles se esforçam para reduzir a dissonância cognitiva pela tentativa de interpretar o transtorno e seus sintomas como "egossintônicos", convencendo-se a acreditar que as cognições e comportamentos relacionados à doença são, de fato, coerentes com suas próprias vontades, desejos e identidades.

Alguns podem se sentir tão envergonhados que se recusam a considerar o tratamento por longos períodos de tempo, ao menos no início (Hamburg et al., 1989). A relutância ao tratamento pode estar sendo estimulada pelos sentimentos de pessimismo e de humilhação do paciente, por estar doente e/ou ansioso em relação a se entregar aos sintomas e causar dificuldades aos seus familiares, ao abandono do controle e da autodeterminação, que podem ser resultados da aceitação do tratamento por meio da rendição à decisão dos terapeutas, e ficar vulnerável diante das avaliações "objetivas" indesejadas das autoridades médicas (Goldner, 1989).

De forma semelhante, os familiares podem relutar em aceitar as deficiências graves do paciente, por causa da vergonha e estigma sociais, da raiva para com ele, da preocupação de que o reconhecimento dos problemas do paciente traga culpa e responsabilidade, medo do custo do tratamento e outras razões.

O relato de caso a seguir ilustra algumas das características mais comuns encontradas em pacientes com transtornos da alimentação estabelecido há muito tempo e exemplifica alguns dos desafios clínicos e existenciais intensos impostos por essas condições angustiantes:

Caso clínico

Teresa, 44 anos, solteira, luta contra a anorexia nervosa desde o início da adolescência. Deixou sua família porque foi molestada por seu pai e seu irmão, aos 12 anos; sua mãe era solidária, mas ineficaz, não sendo capaz de protegê-la. Além da anorexia nervosa, do tipo compulsão periódica/purgativo, ela passou a fazer uso abusivo de álcool no meio da adolescência, tornando-se dependente aos 18 anos. Por vários anos, na adolescência, também usou com frequência cocaína e metanfetamina, em parte, como dito por ela, para manter seu peso baixo. Há décadas faz uso crônico e intenso de tabaco sem ser capaz de parar. Já esteve hospitalizada por tentativas de suicídio aos 16, 18, 21 e 28 anos, todas as vezes por *overdoses* de medicamentos prescritos, e em duas ocasiões precisou de tratamento nas unidades de cuidados médicos intensivos. É notável que ela tenha obtido graduação no colegial com boas notas, porém nunca foi capaz de manter um emprego, pelo tempo que fosse. Apesar de ter recebido cuidados psiquiátricos esporádicos, inclusive tratamento para depressão com inibidores seletivos da recaptação de serotonina (ISRSs), ao longo dos anos, e de ter participado, por um mês, de um programa residencial de uso abusivo de álcool e de substâncias há 10 anos, Teresa jamais foi capaz de manter um programa de tratamento de qualquer um dos seus vários transtornos diagnosticados: do humor, de ansiedade, da personalidade e da alimentação. Seus irmãos diziam que ela era "fraca" e mal toleravam seus raros contatos com eles, embora provessem suporte financeiro suficiente para mantê-la afastada das ruas, pelo menos até ela ser considerada incapaz pelo Serviço de Seguro Social, quando se tornaram ainda mais distantes. Ao longo dos anos, Teresa sofreu de subnutrição crônica, fadiga, desconforto gastrintestinal, dor e tosse seca crônicas. No momento, vive de "favor", dormindo no sofá da sala de estar dos amigos, incapaz de manter um domicílio estável. Foi admitida em uma unidade psiquiátrica quando um amigo a arrastou para a sala de emergência, acreditando que estava "desfalecendo". Ela revelou que estava decidida a parar de comer para morrer em poucos meses, enfatizando que "continuar a viver desse jeito é simplesmente insustentável. Tenho tentado e tentado, mas, agora, já chega".

OBJETIVOS TERAPÊUTICOS

Segurança

Como para qualquer situação clínica, a preocupação fundamental visa garantir a segurança do paciente. Para aqueles com transtornos da alimentação refratários, isso significa intervenção e monitoramento frequentes, o suficiente para prevenir danos físicos resultantes da deterioração clínica ou do comportamento suicida, com o objetivo de alcançar o maior benefício médico compatível com os cuidados disponíveis. Tais objetivos são relativamente fáceis de serem estabelecidos para uma deterioração aguda (p. ex., perda de peso súbita ou complicações clínicas no paciente agudo habitual); nesse caso, o objetivo de curto prazo será o de instituir intervenções de segurança à vida, com ou sem a cooperação do doente. Os médicos que trabalham com pacientes com transtornos da alimentação refratários são aconselhados a estabelecer expectativas claras a respeito das circunstâncias que exigirão hospitalização ou outras intervenções orientadas para a segurança e a respeito das consequências que podem ocorrer, caso o paciente se recuse a trabalhar conforme esses planos. De acordo com o que será discutido adiante (veja a seção "Decisão clínica humana para os pacientes refratários"), a decisão clínica pode ser mais complicada com os pacientes que esgotaram a capacidade do sistema médico de fornecer ajuda significativa.

Objetivos de longo prazo

Para os pacientes crônicos e refratários, o médico deve estabelecer objetivos terapêuticos que não superestimem de forma grosseira o que possa ser de fato alcançado, nem subestimem o potencial do indivíduo. Já que os objetivos potenciais são multifacetados, assim como outros transtornos psiquiátricos, os objetivos devem ser norteados por situações específicas, como o aumento (ou ao menos a manutenção) do peso; a redução no número das hospitalizações e das características psicopatológicas como, por exemplo, pensamento obsessivo, comportamentos ritualizados, depressão, comportamentos autodestrutivos, além de episódios de ansiedade e de pânico; de melhoras nos sintomas físicos, nas atividades sociais e vocacionais, entre outras. Embora a melhora em uma área possa favorecer a melhora em outras, não há garantias de que elas abranjam todos os aspectos nem de que ocorram, mesmo quando alguns dos problemas aparentemente centrais, como desnutrição e atitudes anoréxicas em relação à comida, diminuam.

De forma geral, os médicos podem ser classificados em dois grupos, quando confrontados com problemas crônicos: aqueles que se tornam agressivos no âmbito terapêutico e aqueles que se tornam passivos sem justificativas. As diferenças nessas posturas terapêuticas podem estar muito mais associadas às características centrais da personalidade do médico do que aos fatores situacionais reais. Portanto, eles devem monitorar suas tendências terapêuticas e avaliar as suas próprias inclinações para um zelo terapêutico excessivo, por um lado, e, por outro, para uma descrença terapêutica (Kaplan e Garfinkel, 1999; Strober, 2004).

Quando os médicos se defrontam com pacientes com um transtorno realmente crônico e refratário, às vezes, caem na armadilha de atribuírem de imediato o curso insatisfatório do paciente a tratamentos anteriores inadequados, podendo estabelecer objetivos terapêuticos muito altos. São significativos os problemas gerados por esses erros.

Primeiro, expectativas irreais elevadas dos médicos podem gerar, nos pacientes, pressões internas de desempenho maiores do que as já existentes, levando-os a sentirem-se mais desapontados e envergonhados com eles próprios, além de culpados, por causa da falta de êxito em alcançar as metas, e ressentidos com o médico por ter estabelecido uma expectativa exagerada de início. O senso resultante do insucesso e da desmoralização, além de um ônus extra considerável, adicionado àquele que eles já suportam, pode levar a uma "desistência" e, em algumas ocasiões, contribuir para o suicídio do paciente. O relato desse conjunto de eventos é bastante comum entre os pacientes esquizofrênicos jovens.

Segundo, diante do fracasso dos seus pacientes em atingir os objetivos traçados, o médico pode desenvolver um sentimento de falha profissional, descrença na terapêutica, autojulgamento e raiva, além de ressentimentos para com eles. Essas reações podem resultar em observações indesejadas, que assumem a forma de "culpar a vítima" (i. e., o paciente), e em negligência terapêutica associada.

No entanto, estabelecer expectativas muito baixas (i. e., de quase nenhum progresso) pode levá-lo a não prestar atenção adequada nas possibilidades de mudança, a aplicar no paciente energia emocional insuficiente e, talvez de forma inconsciente, silenciar o comportamento deste que, de fato, poderia representar uma transformação positiva.

A tarefa do médico é trabalhar com o paciente, permitindo-lhe que caminhe entre esses dois extremos, estabelecendo e restabelecendo objetivos explícitos, mas bem modestos, de forma gradual. Poucos graus de melhora podem ser objetivados e melhoras adicionais podem ser desenvolvidas a partir das etapas anteriores. Caso nenhuma melhora pareça alcançável, os esforços devem ser direcionados para garantir que todas as pequenas vitórias anteriores sejam mantidas e consolidadas.

Quando os objetivos do paciente diferem daqueles do médico e/ou de seus familiares, a negociação do tratamento se torna mais difícil. Alguns doentes com transtornos refratários desejam apenas ser deixados em paz e evitam o contato com profissionais em saúde, um posicionamento que, com frequência, opõe-se ao desejo da família de uma intervenção mais agressiva. Nas circunstâncias em que o paciente é admitido como satisfazendo os critérios legais de competência, os médicos devem respeitar seus desejos e auxiliar os familiares a entender os aspectos éticos e legais. Caso não corra risco de vida iminente e tenha sido considerado incapaz crônico, no estágio em que há poucas chances de melhora, a atitude mais humana e prática é aceitar os desejos do paciente, mantendo um diálogo aberto como exemplificado pela entrevista motivacional descrita a seguir (veja a seção "Conduta psiquiátrica"). Em situações realmente inalteráveis, como no caso de pacientes terminais de câncer, que estão prontos para morrer, mas seus familiares não suportam a ideia da morte e demandam todas as medidas possíveis para manter a vida, independentemente dos custos, da qualidade de vida ou dos desejos do próprio doente, a melhor intervenção do médico pode ser de auxiliar os familiares a aceitar a real situação, sem forçar o paciente a tolerar um tratamento extenso, indesejado e, em última instância, ineficaz e doloroso.

Entretanto, os médicos devem continuar atentos para os tratamentos, não realizados antes, que podem ser procedentes, caso ajudem de forma razoável nos danos ainda não justificáveis e que apresentem vantagens potenciais que excedam os riscos previstos, devendo levar todas essas considerações para a apreciação do paciente. Nessas situações, quando este e seus familiares estão de acordo com o tratamento e o consentimento formal é assinado, essas intervenções podem ser tentadas. Voltemos ao relato de caso anterior que descreveu o tratamento de Teresa, a senhora de 44 anos que lutou com a anorexia nervosa, do tipo restritivo, desde a adolescência.

> **Caso clínico**
>
> Depois, a equipe hospitalar ofereceu para Teresa a oportunidade de tratamento e acompanhamento direcionados para sua depressão e transtorno da alimentação, sem promessas irreais ou irracionais sobre o que o sistema público, em que ela seria tratada, poderia oferecer ao longo do tempo. Ela concordou com uma "experiência" de internação para cuidado psiquiátrico na unidade que oferecia um programa de tratamento dos transtornos da alimentação. Por várias semanas cooperou com o programa, inclusive com os objetivos de ganho de peso que acordou com a equipe. Também aceitou receber 2,5 mg/dia de olanzapina mais 40 mg/dia de fluoxetina. Contudo, quando atingiu o índice de massa corporal (IMC) 16, "chegou ao seu limite". Concluiu que a ideia de tolerar um ganho de peso adicional era impossível e inaceitável e, a despeito das melhores tentativas dos médicos de convencê-la a permanecer para tratamento adicional, pediu dispensa da unidade, passando a ser atendida por acompanhamento eventual.
>
> Vários meses depois, seus amigos a trouxeram outra vez ao hospital, em um estado ainda mais grave de desnutrição. De novo relutou, mas aceitou um pequeno período de internação para reidratação e estabilização dos seus sinais vitais. No entanto, não concordou com uma nova internação para cuidado psiquiátrico e declarou que lutaria contra uma internação involuntária. Após longas discussões entre a equipe médica e psiquiátrica, um plano foi idealizado para oferecer tratamento "de segurança", enquanto ela e seus amigos julgaram que estava em risco médico iminente. A equipe psiquiátrica também ofereceu sessões regulares de apoio emocional, mas Teresa não aceitou um envolvimento prolongado.

CONDUTA PSIQUIÁTRICA

Os princípios gerais aplicáveis à conduta psiquiátrica para todos os pacientes com transtornos da alimentação também são empregados naqueles com transtornos refratários. O médico deve coordenar os cuidados e colaborar com os outros profissionais da saúde que cuidam do doente, para assegurar que sua segurança, seus interesses psiquiátricos e clínicos gerais, as questões de nutrição e de dieta e que as suas necessidades psicológicas e psicossociais e dos seus familiares sejam avaliadas, monitoradas e atendidas de maneira adequada. Os membros dessa equipe, que estabeleceram o que Hamburg e colaboradores (1989) referiram como "envelope de segurança", devem se comunicar com frequência para garantir que todos os envolvidos saibam das observações e atividades dos demais.

Modelos de intervenção e de cuidados

No tratamento de pacientes com transtornos da alimentação crônicos e refratários, vários modelos de intervenções e cuidados foram propostos em adição às terapias de reabilitação nutricional, de comportamento cognitivo, interpessoal, psicodinâmica e familiar utilizadas para tratar as condições mais agudas. As três abordagens específicas defendidas para esses pacientes são: redução de danos, entrevista motivacional e reabilitação psicossocial, que foram empregadas em conjunto no abrangente Community Outreach Partnership Program desenvolvido na University of British Columbia (http://www.stpaulseatingdisorders.ca/treatrec.htm) para os pacientes com transtornos da alimentação crônicos e refratários. A partir do que segue, fica evidente que esses métodos, mesmo lentos, são estratégias de melhorias orientadas sustentáveis e não cuidados paliativos.

Diminuição de danos

O modelo de diminuição de danos é utilizado de forma ampla no tratamento de pacientes que fazem uso abusivo de substâncias (MacMaster, 2004). Os preceitos básicos desse modelo são "alcançar as pessoas onde elas estão" para ajudá-las a entender as consequências do seu comportamento sobre eles mesmos, sobre a família e sobre a comunidade, e para auxiliá-los a tomar decisões que diminuam os danos.

Entrevista motivacional

A entrevista motivacional, assim como o modelo de diminuição de danos, foi desenvolvida em conjunto com o tratamento de pacientes com problemas de uso abusivo de substâncias, e a abordagem se mostrou eficaz em experimentos clínicos aleatórios com populações de usuários abusivos de substância (Miller et al., 2003). Considerando como certo o fato de que a ambivalência sobre a recuperação é comum, essa entrevista foca os conceitos de boa vontade e de motivação, as atitudes ambivalentes do paciente e as suas perspectivas sobre os prós e contras relativos à conservação dos transtornos. O médico aceita que os transtornos da alimentação existem por uma razão; que o próprio paciente sabe quando a mudança é possível; que as crenças e valores deste são importantes e que merecem uma exploração completa e que grandes mudanças levam tempo e são difíceis de serem alcançadas. O médico evita debates e se esforça para estar sempre do mesmo lado do paciente, interessando-se pelo que está acontecendo, revendo opções sem julgar e auxiliando-o a entender como o transtorno tem sido tratado. O esforço geral é criar um relacionamento confiável que promova a autoconscientização, a autoaceitação e a responsabilidade pela mudança. Na entrevista motivacional, o objetivo é ajudar os pacientes a progredir entre os estágios motivacionais, partindo da *pré-contemplação*, passando pela *contemplação* e chegando à *ação*.

Reabilitação psicossocial

O modelo de reabilitação psicossocial (Sullivan et al., 2005) permite que os médicos auxiliem os pacientes a desenvolver um crescente senso positivo de identificação e de bem-estar, por meio de planos individualizados que tiram proveito dos seus pontos fortes e focam objetivos sustentáveis e sucessos modestos. O objetivo a ser atingido é promover autonomia por intermédio de atividades produtivas e de habilidades para o manejo da vida diária, que ajudem a restaurar o senso de esperança realística e de crença na possibilidade de mudança. Os membros da equipe auxiliam os pacientes em tarefas práticas, como moradia, transporte, relacionamentos sociais, trabalho remunerado, trabalho voluntário e programas educacionais. Quando o foco recai sobre as habilidades sociais e da vida diária, várias abordagens, incluindo terapia comportamental dialética, podem ser empregadas para ajudar o paciente a desenvolver habilidades de autogestão em relação a sua nutrição e sintomas psiquiátricos.

Estratégias específicas de conduta

Nesse contexto, as seguintes orientações, extraídas de um estudo clínico de grande porte e de um consenso, podem ajudar no manejo dos cuidados de pacientes com transtornos da alimentação crônicos e refratários (Goldner, 1989; Hamburg et al., 1989; Kaplan e Garfinkel, 1999; Strober, 2004; Yager, 1992):

1. *Empenhar todos os esforços para estabelecer uma relação franca com o paciente para assegurar uma aliança terapêutica durável e eficaz.* A incapacidade de estabelecer essa ligação – tal relação pode, algumas vezes, ser muito difícil de ser conquistada se a personalidade do paciente for pouco convidativa ou indiferente – trará novas complicações para todas as tentativas terapêuticas. Se o paciente não apresentar um senso de parceria com o médico, os esforços deste podem ser interpretados como controladores e coercitivos. A maioria dos observadores acredita que é importante estabelecer, ao menos, algumas áreas de aliança e concordância (p. ex., "Pelo menos ambos concordamos que você não se sente muito feliz com sua atual condição"), e que, em regra, é contraprodutivo argumentar ou debater, ou tentar amedrontar um paciente de baixo peso refratário crônico. Os princípios da entrevista motivacional descritos na subseção anterior são de auxílio nesse ponto.
2. *Rever, tanto quanto possível, a natureza das tentativas dos tratamentos anteriores psicológico, psicossocial e médico (incluindo psicofarmacológico), e conhecer as percepções anteriores do paciente e dos profissionais em saúde sobre o que falhou e o que deu certo, além das razões prováveis do sucesso e do fracasso.* Se o médico estiver lidando com pacientes refratários por um longo período de tempo e perceber que chegou a um impasse terapêutico, uma revisão similar para atualizar o caso pode ajudar.
3. *Avaliar os objetivos atuais e verdadeiros do paciente.* Ouvir com atenção as declarações que incluem a determinação de manter o estado atual, e tentar avaliar o quanto esses objetivos estão baseados em distorções depressivas ou em julgamentos mais realísticos.
4. *Avaliar a opinião do paciente sobre os tratamentos futuros que funcionarão ou não e o porquê.* Se o desejo do paciente por determinados tratamentos estiverem baseados em uma lógica razoável, é preciso desenvolver um plano de tratamento que contemple esses desejos com uma intervenção de modalidade específica.

5. *Incentivar o paciente a desenvolver um programa comportamental detalhado* com base nas necessidades nutricionais e clínicas imediatas e/ou em pequenos passos direcionados para as questões psicológicas, sociais e vocacionais.
6. *Estabelecer limites básicos relacionados ao peso e à gravidade clínica,* qualquer distanciamento desses limites fará com que a equipe de tratamento insista para que o paciente seja hospitalizado, ao menos, para uma estabilização clínica. Expectativas similares devem ser estabelecidas para outros comportamentos autodestrutivos. Quando intervenções médicas forem necessárias, em nenhuma circunstância o programa deve ser punitivo. Esses programas, se é que funcionam como um todo, funcionam apenas pelo tempo em que são mantidos e após um longo período, em geral, produzem melhoras sintomáticas mínimas com inúmeros resíduos de frustração, ressentimento e sentimentos de impotência tanto para o paciente quanto para a equipe.
7. *Reconsiderar o programa de intervenções psicoterapêuticas do paciente.* Mesmo que tenha sido submetido a tratamento psicoterápico antes, justifica-se uma reavaliação da utilidade potencial de uma abordagem psicoterapêutica específica e/ou um terapeuta. O paciente pode se beneficiar de uma mudança na estratégia psicoterapêutica e/ou mudança de terapeuta. Uma série de modalidades psicoterápica, psicodinâmica, cognitivo-comportamental, experimental, entre outras, é usada com pacientes que sofrem de transtornos da alimentação, e a concepção de uma nova metodologia pode ajudar um determinado paciente mesmo tendo falhado com outros.
8. *Não indicar ao paciente um tratamento caro e de longa duração, ou programas psicoterápicos que não sejam capazes de produzir alguma melhora sustentável; e não insistir em falsas esperanças que não apresentam chances de serem concretizadas.* Embora seja justificável a oferta periódica de cuidados terapêuticos diferentes, a questão aqui é não persuadir, de forma entusiástica, o paciente e os familiares de que a próxima intervenção funcionará. Ao mesmo tempo, as motivações e as esperanças recém-chegadas, mesmo que tarde, devem ser incentivadas e não descartadas. Em todas as ocasiões, durante as conversas, o paciente deve entender que o médico está bastante interessado na sua saúde e que con-

tinuará a explorar todas as possibilidades terapêuticas, não abandonando a esperança de melhorar tanto a sua condição clínica quanto a sua qualidade de vida.

AVALIAÇÃO E TRATAMENTO DA FAMÍLIA

A avaliação, educação e aconselhamento dos familiares devem ser oferecidos, sem exceção, sempre que possível, e a terapia familiar específica deve ser considerada uma opção do tratamento. Em certas situações, o paciente recusará ter sua família envolvida. Nesses casos, os médicos devem avaliar com cuidado as razões dele. Deixar a família fora do tratamento pode fazer sentido se os motivos estiverem baseados em preocupações objetivas relacionadas ao abuso praticado por familiares, ao narcisismo maligno, a psicoses ou a outras situações que podem piorar os problemas. Mas mesmo quando a inclusão da família for um benefício real, o médico deve continuar a discutir os prós e contras, averiguando sempre se o paciente muda seu ponto de vista e, por fim, convidar a família a participar.

Ao tratar pacientes com transtornos da alimentação crônicos e refratários, os familiares costumam ficar inseguros em relação a como devem envolver-se na tarefa de ajudá-lo a comer e a abandonar a purgação e os exercícios. Eles desejam conselhos em relação ao posicionamento que devem adotar quanto à assistência emocional, física e financeira; sentem dificuldades em controlar sua própria raiva e tristeza em relação aos comportamentos do paciente; sentem-se culpados pelas próprias contribuições potenciais para a manifestação e a manutenção do transtorno; nutrem seus próprios questionamentos, sugestões e expectativas em relação aos objetivos e ao tratamento; e temem que ele faleça em consequência de complicações clínicas ou por suicídio. Todas essas questões geram discussões e devem ser tratadas de maneira que os familiares sejam ouvidos e incluídos como participantes da equipe de tratamento, e dessa forma contribuam com soluções e não com problemas.

ESCOLHA DO LOCAL DE TRATAMENTO

Em geral, os pacientes devem ser tratados em um ambiente com a menor restrição possível, capaz de promover recuperação e qualidade de vida excelentes. Uma vez que aqueles com condições crônicas e refratários costumam ter recursos financeiros e benefícios de seguro médico limitados, devido ao esgotamento dessas vantagens durante as hospitalizações anteriores, ou por terem perdido o direito à cobertura do seguro de seus pais após atingir determinada idade em razão da política das seguradoras, ou por contarem apenas com os benefícios limitados dos sistemas de saúde, a realidade financeira acaba sempre influenciando as opções de tratamento de forma fundamental. No entanto, esses pacientes devem ser hospitalizados para garantir a segurança básica. Pode-se observar aqui que o objetivo da hospitalização de pacientes anoréxicas jovens é a restauração de peso apenas próximo do ideal, por ser suficiente para restabelecer o fluxo menstrual e a ovulação, apesar de manifestarem perda de peso grave no primeiro ou segundo episódio. Já para pacientes com desnutrição estabelecida há muito tempo, a restauração do peso a um nível teoricamente ideal pode ser irreal e impraticável, e, portanto, os objetivos da hospitalização podem ser:

1. restaurar o peso para um nível realista e sustentável, o qual o paciente seja capaz de manter sem o declínio imediato para níveis perigosos;
2. interromper os padrões de comportamento autodestrutivo;
3. restaurar as energias físicas, psíquicas e morais até que seja permitido ao paciente retornar a um equilíbrio no período pós-hospitalar.

Uma faixa de peso realista para o determinado paciente pode ser estimada com base na sua história de peso sustentável dos últimos anos.

Dependendo dos objetivos do paciente, do plano de tratamento acordado e dos recursos clínicos e financeiros disponíveis, o estabelecimento de objetivos menos elevados pode variar desde um tratamento residencial intermitente até um tratamento integral de longo prazo, desde programas com hospitalização parcial, programas intensivos ambulatoriais, até tratamentos com um ou mais médicos em consultórios individuais ou clínicas, em instituições públicas ou privadas.

Vários movimentos inovadores no Canadá, patrocinados por fundos municipais e por doações particulares, estabeleceram programas voltados para a comunidade que oferecem visitas médicas domiciliares ou em outros locais não clínicos (ver p. ex., o St. Paul's Hospital Eating Disorders Program da University of British Columbia [http://www.

stpaulseatingdisorders.ca/treatrec.htm]), incluindo locais onde os pacientes com transtornos da alimentação podem reunir-se para conversar e para obter ajuda (ver, p. ex., Sheena's Place em Toronto, Ontário [http://www.sheenasplace.org]).

Dependendo das relações familiares, estilos de comunicação e recursos, os indivíduos com transtornos crônicos refratários podem obter assistência e ajuda médica e apoio emocional enquanto moram com seus pais, ou podem viver melhor com outros parentes ou amigos, ou até mesmo sozinhos. Situações difíceis surgem quando o apoio financeiro e/ou residencial fornecido pelos familiares exige um custo emocional considerável para o paciente, nessas circunstâncias, uma análise criteriosa "do custo-benefício" pode determinar a situação menos prejudicial entre as disponíveis.

MEDICAMENTOS E OUTROS TRATAMENTOS SOMÁTICOS

Os pacientes com transtornos da alimentação crônicos variam muito quanto às suas experiências e expectativas em relação aos medicamentos. A princípio, depois de muitos anos de doença, eles aceitam com relutância que os medicamentos, incluindo os ISRSs e até mesmo os antipsicóticos atípicos, possam oferecer algum tipo de ajuda. As potenciais contribuições dos medicamentos devem ser apresentadas de forma realista e não superestimada, dentro de um ambiente de colaboração. Aos pacientes relutantes devem ser dadas todas as informações disponíveis, sites confiáveis da web e artigos de revistas especializadas, e proporcionada uma discussão informativa e detalhada com seus médicos em relação aos possíveis benefícios e efeitos adversos de quaisquer medicamentos que possam beneficiá-los.

As negociações sobre a utilização de determinados medicamentos (p. ex., antipsicóticos atípicos de doses muito baixas) podem levar semanas ou meses até que o paciente decida tomar apenas um único comprimido. Por isso, quando esses pacientes reconhecem, mesmo que de má vontade, que os regimes medicamentosos oferecem ajuda, os médicos aproveitam para oferecê-los como um recurso, mesmo na ausência de evidências fortes dos estudos aleatórios controlados. As orientações apresentadas nas próximas subseções, oferecidas aqui para suplementar informações em outros capítulos que revisam os medicamentos utilizados no tratamento desses transtornos, ajudam os médicos a lutar contra as limitadas evidências de base.

Inibidores seletivos da recaptação de serotonina

Alguns pacientes com anorexia nervosa refratária são reconhecidos por responder a altas doses de ISRSs (Kaye et al., 2001; Kim, 2003). Neles, a qualidade e a intensidade do tipo quase delirante do pensamento obsessivo e os comportamentos compulsivos associados podem ser melhorados. A resposta eficaz pode ser semelhante àquela algumas vezes observada com altas doses de ISRSs no tratamento do transtorno delirante e do transtorno dismórfico corporal. Nesse caso, séries de 40 a 60 mg/dia de fluoxetina ou seus equivalentes, às vezes, são de auxílio (Gwirtsman et al., 1990). Em um estudo aberto, a venlafaxina foi relatada como sendo tão eficaz quanto a fluoxetina em pacientes com anorexia nervosa atípica (Ricca et al., 1999).

Outros medicamentos antidepressivos

A esparsa literatura a respeito do uso de inibidores da monoaminoxidase (IMAOs) na anorexia não é encorajadora (Kennedy e Goldbloom, 1991), mas alguns pacientes com anorexia nervosa não remissiva responderam muito bem ao uso criterioso de tranilcipromina ou fenelzina, e os IMAOs podem ser eficazes no tratamento da bulimia nervosa (Kennedy et al., 1993). Contudo, é preciso cautela em relação à dieta e pressão sanguínea.

Apesar do relato informal de que alguns médicos utilizam a mirtazapina no tratamento de anorexia nervosa devido a sua propensão ao ganho de peso, seu uso nos transtornos da alimentação ainda não foi avaliado. É claro que com frequência alguns pacientes relutam em receber qualquer medicação que tenha o ganho de peso como efeito colateral.

A bupropiona não é aconselhada para o tratamento desses transtornos por causa do alto risco de convulsões. Uma indicação de tarja preta foi solicitada pela U.S Food and Drug Administration (FDA) em relação ao uso desse fármaco em pacientes com transtornos da alimentação.

Em um pequeno estudo aberto, a reboxetina, um inibidor seletivo da recaptação de noradrenalina, foi eficaz no tratamento da bulimia (Fassino et al., 2004), e também foi sugerido seu possível uso na anorexia. Contudo, apesar de hoje esse medicamento estar disponível em 50 países, em maio de 2005 a FDA retirou a autorização para sua utilização nos Estados Unidos.

Medicamentos antipsicóticos típicos e atípicos

Embora muitos pacientes relutem em receber medicamentos antipsicóticos atípicos devido às suas conhecidas tendências ao ganho de peso, os médicos estão aumentando o uso da olanzapina e da risperidona no tratamento da anorexia nervosa, naqueles que aceitam a prescrição de medicamentos. Eles podem não apenas ter aumento do peso, mas também redução das preocupações anoréxicas, da ansiedade, dos sintomas quase psicóticos e da hiperatividade, mesmo em doses pequenas (Powers et al., 2002; J. Russell, 2004). Alguns médicos descobriram que fracionar os comprimidos e elevar de forma gradual a dosagem aumenta a aceitação. Essa estratégia auxilia pacientes e médicos a encontrar as doses eficazes nas concentrações mais baixas com menos efeitos adversos. Em um estudo aberto, observou-se que doses baixas de haloperidol foram, de forma similar, consideradas eficazes no alívio dos sintomas da anorexia nervosa e no aumento do peso, em um grupo de pacientes ambulatoriais resistentes ao tratamento (Cassano et al., 2003).

Medicamentos derivados do ópio

Com base nas constatações de que os níveis de opioides endógenos podem ficar elevados em pacientes com anorexia nervosa do subtipo compulsão alimentar periódica/purgativo e bulimia nervosa, os antagonistas narcóticos têm sido empregados no tratamento dessas condições com algum sucesso em estudos controlados por placebo, duplos-cegos, aleatórios (Marrazzi et al., 1995). Dosagens de 25 a 75 mg/dia de naltrexona foram utilizadas em pacientes com anorexia nervosa crônica (Luby et al., 1987). Nesses casos, a elevação da enzima hepática requer observação rigorosa. Um único caso interessante relatado (Mendelson, 2001) sugeriu que o opioide sintético tramadol, que se liga aos receptores μ-opioides e que inibe de forma leve a recaptação de norepinefrina e de seratonina, foi eficaz para um paciente com anorexia nervosa refratária, porém, depois desse relato ainda não foram realizados estudos sistemáticos. Entretanto, contemplar sua aplicação na anorexia nervosa crônica é complicado, uma vez que o tramadol é utilizado como droga de consumo abusivo.

Outros medicamentos

Medicamentos já mencionados na literatura, que recebem pouca atenção atual por causa das preocupações associadas aos efeitos adversos e/ou à limitada eficácia, em estudos clínicos aleatórios podem, a despeito disso, provar sua eficácia em pacientes específicos e mesmo assim ser considerados como opções menos populares para aqueles com condições resistentes. Esse grupo inclui agentes como a histamina e a ciproeptadina, antagonista da serotonina, que demonstraram alguma eficácia em pacientes anoréxicos, do tipo restritivo, em um estudo duplo-cego, controlado por placebo (Halmi et al., 1986); o lítio (Gross et al., 1981); os benzodiazepínicos e outros agentes ansiolíticos, se utilizados com muito cuidado para a anorexia nervosa (G. F. M. Russell, 2001), e em pacientes com bulimia nervosa os anticonvulsivantes como o topiramato (Hedges et al., 2003; Hoopes et al., 2003). O tratamento dos transtornos bipolares subjacentes pode ajudar a aliviar os sintomas do transtorno da alimentação em alguns pacientes (Kaplan et al., 1983). Contudo, os médicos devem saber dos riscos associados ao uso do lítio em pacientes com transtorno da alimentação, porque, uma vez desidratados, as alterações eletrolíticas resultantes de exercícios excessivos e de manobras purgativas aumentam o risco de intoxicação por lítio. Para pacientes portadores do transtorno de déficit de atenção comórbidos e de bulimia nervosa, os relatos de casos indicam que o tratamento do transtorno de déficit de atenção com medicação estimulante, como o metilfenidato ou as anfetaminas, pode aliviar os sintomas do transtorno da alimentação (Drimmer, 2003; Schweickert et al., 1997; Sokol et al., 1999). De fato esses estimulantes costumam reduzir o apetite e o peso corporal, por isso a seleção cuidadosa e o monitoramento frequente dos pacientes submetidos a tais intervenções são necessários. É claro que qualquer um dos fármacos mencionados só deve ser utilizado quando considerado seguro do ponto de vista médico e sob constante supervisão. Por fim, em vários estudos de pequeno porte, controlados e aleatórios, o antiemético ondansetrona foi eficaz no tratamento de alguns pacientes com bulimia nervosa não tratável (Faris et al., 2000).

Nutrição enteral e parenteral

Nas circunstâncias em que há risco de vida, a nutrição nasogástrica ou outras formas enterais podem salvar (Alvin et al., 1993). Em um estudo não aleatório com 155 pacientes voluntários, que aceitaram nutrição nasogástrica em adição à nutrição oral, *versus* 226, que receberam apenas nutrição oral, os que receberam nutrição por sonda durante, pelo menos, metade do tempo do tratamento ganharam 1 kg por semana, *versus* 0,77 kg para aqueles que receberam somente nutrição oral. Os autores relataram que os pacientes não apresentaram diferenças na recuperação dos aspectos psicológicos da anorexia, na satisfação com o tratamento ou na frequência das complicações médicas (Zuercher et al., 2003). Alguns indivíduos recebem nutrição enteral ou líquida de boa vontade quando estão com o psicológico alterado sendo incapazes de se autoalimentar via oral. Para pacientes eventuais, o alívio psicológico de receber nutrição parenteral por longo tempo, em especial se introduzidas via intestino delgado, evitando o desconforto gástrico, pode ser preferível a ficarem obsessivos sobre a prática da nutrição oral. Atendi uma paciente que, após seis admissões hospitalares por desnutrição grave e desequilíbrio eletrolítico em um período de dois anos, convenceu um cirurgião a implantar um cateter para nutrição parenteral total. Ela manteve o cateter anticoagulado e – com uma suplementação de no máximo 300 kcal por dia se permitia receber nutrição oral – administrava-se nutrição parenteral total de forma intermitente. Quando a atendi pela primeira vez, ela já mantinha essa estratégia há mais de quatro anos com a assistência do seu médico clínico geral. Após a colocação do cateter, ela não precisou mais de hospitalizações. Forçar uma nutrição enteral contra o desejo do paciente causa complicações éticas e legais, além de acarretar situações clínicas que são um pesadelo. Essas situações são discutidas de forma ampla na próxima seção ("Considerações legais, éticas e humanísticas").

Outras intervenções adicionais

Apesar da literatura esparsa, relatos de casos sugerem que alguns pacientes com anorexia nervosa refratários e portadores de transtorno depressivo maior melhoraram com o emprego da terapia eletroconvulsivante (Ferguson, 1993; Hill et al., 2001). Estudos abertos (Lam et al., 2001) e um estudo duplo-cego, controlado por placebo, aleatório (Braun et al., 1999) mostraram que os sintomas do humor e da compulsão alimentar periódica melhoraram em resposta à fototerapia em pacientes com bulimia nervosa e transtorno do humor com padrão sazonal. Contudo, em um estudo duplo-cego, controlado por placebo, apenas os sintomas do humor melhoraram em resposta à exposição à luminosidade intensa (Blouin et al., 1996).

CONSIDERAÇÕES LEGAIS, ÉTICAS E HUMANÍSTICAS

Todos os médicos experientes encontram pacientes com transtorno da alimentação que, a despeito das boas intenções de todos e dos melhores tratamentos disponíveis, permanecem prisioneiros das suas obsessões, compulsões, comportamentos ritualizados e impulsos associados. Alguns se contentam em permanecer no seu estado debilitado, não querendo fazer um esforço inútil, mas tentam se adaptar e se resignar com sua condição; outros desejam tentar de tudo, inclusive psicocirurgia, para alterar seus sintomas; há ainda aqueles que estão tão cansados, debilitados e desmoralizados e que gostariam apenas de morrer logo. Também existem os que apenas querem ficar sozinhos, mesmo que em condições sociais terríveis, porque acham que tanto seus familiares quanto os terapeutas fazem com que se sintam pior e não melhor. Os médicos devem se perguntar, por questões morais e legais, quando é o momento exato de concordar com isso, oferecendo-lhes uma porta aberta pela qual possam retornar se desejarem, pedindo permissão para manter contato só para saber sobre as condições e o progresso do paciente.

Conforme a literatura legal e ética, complexa e conflitante, sobre o tratamento dos pacientes com transtornos da alimentação refratários que recusam tratamento, esclarece, nenhuma opinião prevalece. Trabalhando de maneira "caso a caso" com pacientes, familiares, eticistas e autoridades legais locais, os terapeutas têm, em algumas situações, optado por empregar intervenções agressivas, indiferentes aos desejos expressos do paciente, ou por ceder aos desejos destes, abstendo-se de utilizar intervenções agressivas involuntárias. Esse assunto é objeto de intensos debates na literatura (Birmingham, 2003; Draper, 1998, 2000, 2003; Giordano, 2003; Oliver, 1997). Enquanto alguns tribunais concordam com o tratamento involuntário de pacientes com anorexia nervosa (Brahams, 1997; Grubb, 1994), outros discordam com a nutrição forçada (Dyer, 1993). De modo geral, as autoridades tendem a favorecer a intervenção sem considerar os desejos do paciente, quando este é julgado incompetente ou portador de um transtorno mental grave. A dificuldade óbvia está em como avaliá-los considerando esses limites. Até que ponto os pacientes com anorexia nervosa crônica e grave estão recusando a continuidade do tratamento como consequência dos seus transtornos mentais graves, e até que ponto poderiam estar recusando "racionalmente" o tratamento depois de anos de esforços para combater uma condição exaustiva e implacável?

Pacientes que recusam tratamento

Quando os médicos estão lidando com pacientes que recusam tratamento, a visão geral primorosa de Goldner (1989) de nada vale. Ele enfatiza, entre outros pontos mencionados antes, os seguintes:

- Identificar as razões do paciente para recusa
- Oferecer uma explicação exata das recomendações para o tratamento
- Estar preparado para a negociação
- Permitir que o paciente mantenha sua autonomia
- Considerar riscos e benefícios da imposição do tratamento, levando em consideração, por exemplo, o grau de comprometimento físico, vulnerabilidade da aliança terapêutica, resultados das intervenções e das não intervenções anteriores, recursos e apoio disponíveis, duração da doença, precisão do julgamento e percepções do paciente e quaisquer outros indicadores de prognóstico
- Evitar conflitos e táticas de terror (que com frequência resultam na progressão dos sintomas e no desgaste da aliança terapêutica)
- Envolver a família
- Obter apoio e orientação legais
- Considerar os meios legais de imposição do tratamento apenas quando a recusa constituir um risco grave
- Conceituar a recusa ou a resistência como um processo evolutivo em que as pessoas, que, a princípio, recusaram o tratamento, possam mudar suas respostas cognitivas e emocionais com o passar do tempo, em especial quando são auxiliadas por indivíduos que as apoiam.

Pacientes em perigo de colapso iminente que recusam tratamento

Para o paciente mais intransigente que está em perigo de colapso iminente, outras medidas podem ser necessárias. Se ele for incapaz de se alimentar com uma dieta regular e a equipe clínica considerar essa situação de risco de vida iminente, devem ser oferecidas alternativas de nutrição oral regular, como suplementos líquidos, de nutrição nasogástrica ou de nutrição parenteral total.

Na presença de inanição aguda com risco de vida iminente e com recusa de alimentos, dependendo do histórico anterior do paciente e outros fatores psiquiátricos, a equipe pode optar por instituir a nutrição nasogástrica por curto período de tempo, como uma "boa" ação, enquanto procura uma tutela legal urgente para a continuação do cuidado. Nesse caso, a intervenção aguda, para tratamento da desnutrição e depressão, com ou sem manifestação de ideia suicida, pode reverter o risco de vida iminente, e por isso é garantida e justificada. Mas sem a cooperação condescendente do paciente, em geral, os planos baseados na nutrição enteral são de vida curta e propensos a falhar. É sabido que pacientes arrancam cânulas implantadas sem o seu consentimento, destinadas à nutrição parenteral total. Contudo, existem casos em que os pacientes que se recusaram a comer e foram forçados a aceitar um ou dois procedimentos de nutrição por sonda passam a concordar com a nutrição oral.

No tratamento de pacientes que recusam a alimentação de maneira crônica e parecem estar em "flerte" contínuo com a morte – vivendo em perigo – a situação legal é semelhante àquela das áreas obscuras existentes no tratamento de pacientes cronicamente suicidas. A esse respeito, dentre várias realidades citamos: primeiro, poucas instituições são capazes de mantê-los hospitalizados por período de tempo indefinido, e poucos pacientes e familiares possuem recursos para pagar por essa assistência tão prolongada. Segundo, para esses pacientes o único benefício que podem esperar desses tratamentos agressivos e, às vezes, muito caros é o prolongamento da vida, que com certeza não impedirão a degeneração da qualidade de vida. Por quanto tempo podem ou poderão continuar os suicidas a viver ou as atitudes letais a ocorrer?

Pacientes suicidas e parassuicidas crônicos

Os médicos não devem favorecer o comportamento suicida, mas aqueles sensíveis podem entender que para alguns pacientes a dor de continuar vivendo é maior do que podem aguentar, que a provação de lutar contra todas as dificuldades é um preço alto a ser pago pela continuidade de uma existência miserável. Semelhante ao que ocorre com os pacientes com câncer terminal ou AIDS, é comum que a equipe de tratamento e os familiares sejam incapazes de aceitar a natureza "racional" dos desejos de morte dos pacientes. Nesses casos, a tarefa terapêutica do médico pode incluir o preparo da equipe e da família para a possibilidade ou probabilidade de um resultado fatal, aumentando a compaixão e a compreensão deles em relação à perspectiva do paciente e, quando o óbito ocorrer, auxiliar a equipe e a família no pós-evento em relação aos mesmos aspectos.

Em alguns casos, as situações mais difíceis são aquelas em que os pacientes são ambivalentes a respeito do suicídio, entregando-se repetidas vezes a atos suicidas ou autodestrutivos quase suicidas, praticados de forma óbvia, fazendo com que a equipe precise salvá-los a todo momento. Para tornar a situação ainda pior, nessas situações é frequente que fiquem petulantes e ingratos por terem sido salvos e, como resultado, os membros da equipe de tratamento, em geral, ficam ressentidos com esses pacientes. Faz parte das estratégias terapêuticas ajudar o paciente a entender as causas subjacentes de seus atos agressivos, auxiliando-o a conquistar maneiras alternativas de enfrentamento que melhor expressem suas emoções e que satisfaçam suas necessidades, desenvolvendo planos e intervenções comportamentais que reduzam o efeito secundário contraprodutivo dessas atitudes. Esses jogos patológicos repetitivos algumas vezes resultam em fatalidades, como na ocasião em que houve um erro de cálculo do paciente e negligência por parte dos membros da equipe por não terem percebido que o paciente ingerira uma *overdose* letal bem debaixo dos seus olhos.

ASPECTOS DE CONTRATRANSFERÊNCIA E SEU MANEJO

A intratabilidade entre os pacientes com transtornos da alimentação, qualquer que seja a causa, pode gerar frustração e atritos entre os médicos envolvidos (Goldner, 1989; Hamburg et al., 1989; Kaplan e Garfinkel, 1999; Strober, 2004; Yager, 1992). A maioria dos problemas comuns de contratransferência já foi mencionada. Os médicos podem se sentir desafiados por um problema clínico fascinante, frustrados e zangados pelo comportamento obstinado e antagônico evidente do paciente e pela falta do seu progresso, culpando-o por não melhorar (culpando a vítima), e cada vez mais incapazes e desobrigados em relação à terapia. O manejo da contratransferência requer uma avaliação contínua das suas atitudes em relação a esses pacientes, procurando consultoria e supervisão para o seu trabalho. Os médicos envolvidos no tratamento do paciente também devem comunicar-se com regularidade para expor suas opiniões e experiências com esses pacientes difíceis de serem tratados e para obter confirmação e/ou redirecionamento a respeito dos seus sentimentos e atitudes.

DECISÃO CLÍNICA COMPASSIVA PARA PACIENTES REFRATÁRIOS

Caso clínico

Mary, uma profissional da área da saúde, aposentada, 50 anos, foi diagnosticada com anorexia nervosa, tipo restritivo, aos 14 anos. Desde a adolescência até os 20 anos ela se submeteu a várias internações hospitalares prolongadas e a sessões terapêuticas extras por muitos meses em programas residenciais de tratamento, mas nunca foi capaz de manter o peso ganho ou as melhoras comportamentais obtidas durante essas oportunidades. Foi capaz de concluir o ensino superior e de trabalhar em uma função limitada por 15 anos, antes de sua fadiga impedi-la de continuar. Sua personalidade tímida, retraída e ríspida não permitiu que desenvolvesse muitas amizades e relacionamentos sociais além dos familiares, e vivia de forma sossegada, semirreclusa, com sua mãe bastante protetora. No momento em que a mãe idosa começou a ter problemas de saúde, o peso corporal de Mary caiu de um IMC 17 para 15. Sua mãe, preocupada com o que pudesse acontecer no futuro quando não mais pudesse fornecer tratamento, insistiu para que a filha outra vez se comprometesse com uma terapia ambulatorial.

O terapeuta de Mary, que a atendia com assiduidade, também atendia a mãe desta em separado ou em conjunto com Mary de tempos em tempos, e tentava de forma gentil motivá-la em relação aos seus comportamentos alimentares e a outros aspectos de sua vida social. Ele relatou que Mary comparecia amável e submissa aos encontros semanais sem faltar, contribuía pouco em matéria de relatos espontâneos e sempre concordava com as questões, ânsias e repreensões brandas do terapeuta. Apesar desse grau de participação, os padrões rígidos e limitados reais do comportamento alimentar e social de Mary permaneciam inalterados. Contudo, com frequência, a paciente assegurava ao terapeuta que as sessões semanais eram importantes e valiosas para ela, resistindo a qualquer intenção do terapeuta de reduzir a frequência dos encontros. Ele reconheceu que a ligação existencial e o "testemunho" de Mary produziram um pequeno, mas significativo, grau de melhora em sua vida desgastada.

As orientações para o tratamento desses pacientes são semelhantes àquelas para o tratamento de doenças crônicas contínuas, que podem levar ao óbito prematuro:

1. *Não cause prejuízos (primum non nocere).* Ante a intratabilidade, os médicos devem evitar o superzelo terapêutico e não sucumbir à tentação de intervenções, ortodoxas ou não, que possam colocar os indivíduos em risco. Pacientes e familiares devem estar bem-informados dos riscos e dos custos óbvios e inesperados, das previsões de não alcançar benefícios potenciais e dos prós e contras de não fazer nada. Os pacientes não podem ser coagidos a aceitar planos de tratamento com poucas chances de produzir benefícios.
2. *As decisões do tratamento devem ser muito mais baseadas na eficácia clínica do que no aspecto financeiro, sempre que possível.* Apesar da capacidade de pagar e das fontes de pagamento determinarem de forma inevitável o acesso aos cuidados médicos e psiquiátricos hospitalares, residenciais ou ambulatoriais, as decisões do tratamento devem ser muito mais baseadas na eficácia clínica do que no aspecto financeiro. Na prática, essas questões estão associadas, mas o custo-benefício das várias opções devem ficar claros para os pacientes e seus familiares, que podem optar por envolver familiares afins, advogados e outros financiadores em potencial nas decisões finais sobre o tratamento.
3. *Evite transmitir otimismo inadequado ou niilismo autoprotetor.* É insano do ponto de vista clínico e injustificável oferecer um otimismo inadequado ou exagerado ou um pessimismo inconveniente. Por exemplo, como defesa contra as frustrações oriundas da impotência terapêutica, os médicos

podem optar por uma posição autoprotetora, sem esperanças e niilista. Nessas situações o terapeuta opta por transmitir para o paciente e familiares o pior cenário – de que o paciente morrerá. Dessa forma, o médico será visto como um profissional competente caso o paciente não melhore, e como um "curandeiro" se o paciente melhorar. Alguns médicos justificam a apresentação aos pacientes e seus familiares de uma descrição abrandada do pior cenário como sendo o resultado mais provável, pelo fato de que esta, às vezes, provoca reações contrárias nos pacientes, que se recusam a ficar mal apenas porque o médico disse que isso aconteceria. Contudo, faltam provas de que esse método, em alguma ocasião, foi bem-sucedido com pacientes crônicos. O perigo desse tipo de mentira é privar os envolvidos do mínimo de esperança que possa favorecer uma melhora.

4. *Compreenda que contatos contínuos com um médico comprometido transmite propósito e esperança.* Quando o paciente aparentar ter alcançado o benefício terapêutico máximo tangível de todas as opções de tratamento disponíveis, ele ainda pode obter um benefício psicológico substancial do contato contínuo com o médico. Nessas circunstâncias este, o paciente e os familiares devem discutir quais contatos previstos serão ou não prováveis de serem realizados. Por exemplo, apesar de as alterações significativas cognitivas ou comportamentais terem poucas chances de ocorrer, o terapeuta pode sempre oferecer contato e companheirismo humanos e existenciais, como alguém que ouve o paciente sem rejeitá-lo, insultá-lo ou depreciá-lo, testemunhando o que ele está passando e sendo esperançoso, porém honesto. O médico deve sempre manter a esperança de que o doente será informado (e talvez beneficiado) dos novos e promissores tratamentos que possam surgir e, em qualquer situação, assegurar a ele que fará o que for possível (exceto eutanásia) para aliviar o sofrimento. Esse relacionamento pode fornecer um critério humano importante para os envolvidos, no qual os pacientes podem ser bastante honestos com eles mesmos ou com qualquer outra pessoa a respeito do que está acontecendo na sua vida e em seus pensamentos, o que diminui a sensação de isolamento humano. Os médicos devem se perguntar se estão preparados para oferecer esse

tipo de serviço de maneira honesta e sem ressentimentos. Alguns acham que esse trabalho é uma perda de tempo ou que sua contratransferência negativa para com esses pacientes, os quais consideram desmotivados, é tão irresistível que eles não vão conseguir trabalhar de boa vontade com eles. Outros abordam essa tarefa com o mesmo enfoque que usam com pacientes terminais que necessitam de alianças e confortos estreitos. Com certeza, na ampla tradição médica existe espaço para esse trabalho, bem como para muitos que o precederam.

5. *Faça uma ampla revisão consultiva e institucional, como se fosse para um protocolo de pesquisa, se qualquer tratamento não ortodoxo for realizado.* Um registro abrangente deve ser anotado na ficha médica e os pacientes e seus familiares devem ser solicitados a assinar o consentimento.

6. *Assegure-se de que o paciente está confortável e sem restrições indevidas (exceto aquela necessária para manter a vida) ou sem imposições.* As necessidades básicas para a vida (p. ex., alimentos, roupas e abrigo) sempre devem estar disponíveis.

7. *Mantenha uma visão de longo prazo.* Por razões ainda inexplicáveis, os sintomas e resistências nos pacientes com transtornos muito crônicos podem mudar ou evoluir com o passar do tempo. Se o médico mantiver um bom relacionamento com o doente, sem afastá-lo por raiva, escárnio ou covardia oriundos da contratransferência, ou por quaisquer outros ataques sutis à autoestima deste, essas mudanças podem ser conduzidas aos poucos para uma direção positiva. Os prognósticos devem sempre conter declarações abrangentes que incluam a possibilidade de mudança, para sustentá-las, o médico pode citar casos de pacientes que mudaram para melhor, mesmo após anos de intratabilidade crônica e de atuações insatisfatórias, por razões que não compreendemos (como as descritas por Ratnasuriya et al., 1991). Ele também pode enfatizar que, por razões que ainda desconhecemos, muitos pacientes com transtornos da alimentação crônicos conseguem sobreviver durante anos mesmo magros ao extremo, e ressaltar que os avanços rápidos no conhecimento científico têm produzido tratamentos mais eficazes não apenas para essas doenças, mas também para os sintomas associados, como depressão, ansiedade,

obsessões e compulsões. Os familiares também devem saber que o fato de o paciente não estar em tratamento, pelo menos por enquanto, não significa ser o pior para ele.

8. *Mantenha o paciente e seus familiares atentos para os benefícios potenciais de se encontrarem com outros pacientes e familiares que estão lutando contra os transtornos da alimentação crônicos.* Pacientes e familiares podem se beneficiar do encontro com outros que também estão lutando contra os transtornos crônicos da alimentação. Esse apoio pode ser oferecido por organizações de autoajuda locais e nacionais envolvidas no trabalho social familiar e orientadas para esses transtornos, como aquelas relacionadas na Tabela 16.3 e as organizações de autoajuda orientadas para a família, como a National Alliance on Mental Illness (antiga National Alliance for the Mentally Ill), que lidam com doenças mentais crônicas e graves. Com o restabelecimento das suas expectativas, pacientes e familiares são capazes de determinar planos e auxílios psicológicos mais realísticos, e viver juntos com menos tensão e frustração, o que não seria possível de outra forma. Ante sintomas debilitantes crônicos e graves, nós, médicos, devemos fazer o máximo dentro das circunstâncias para auxiliar os pacientes a manter a melhor qualidade de vida possível.

Tabela 16.3
Recursos para pacientes com transtornos da alimentação crônicos e refratários e seus familiares

National Eating Disorders Association (NEDA)	http://www.nationaleatingdisorders.org/p.asp?WebPage_ID=337
National Association of Anorexia Nervosa and Associated Disorders (ANAD)	http://www.anad.org/site/anadweb/
Academy for Eating Disorders (para profissionais, pacientes e familiares)	http://www.aedweb.org
Something Fishy (site da web pró-recuperação)	http://www.something-fishy.org/
Gürze Books (especializado em transtornos da alimentação)	http://www.Gurze.com

REFERÊNCIAS

Alvin P, Zogheib J, Rey C, et al: Severe complications and mortality in mental eating disorders in adolescence: on 99 hospitalized patients [in French]. Arch Fr Pediatr 50:755-762, 1993

Birmingham CL: Clinical decision analysis and anorexia nervosa. Int J Law Psychiatry 26:719-723, 2003

Blouin AG, Blouin JH, Iversen H, et al: Light therapy in bulimia nervosa: a doubleblind, placebo-controlled study. Psychiatry Res 60:1-9, 1996

Brahams D: UK compulsory detention for anorexia makes legal history. Lancet 349:860, 1997

Braun DL, Sunday SR, Fornari VM, et al: Bright light therapy decreases winter binge frequency in women with bulimia nervosa: a double-blind, placebo-controlled study. Compr Psychiatry 40:442-448, 1999

Bulik CM, Sullivan PF, Carter FA, et al: Predictors of rapid and sustained response to cognitive-behavioral therapy for bulimia nervosa. Int J Eat Disord 26:137-144, 1999

Cassano GB, Miniati M, Pini S, et al: Six-month open trial of haloperidol as an adjunctive treatment for anorexia nervosa: a preliminary report. Int J Eat Disord 33:172-177, 2003

Dally P: Anorexia Nervosa. New York, Grune & Stratton, 1969, pp 139-147

Draper H: Treating anorexics without consent: some reservations. J Med Ethics 24:5-7, 1998

Draper H: Anorexia nervosa and respecting a refusal of life-prolonging therapy: a limited justification. Bioethics 14:120-133, 2000

Draper H: Anorexia nervosa and refusal of naso-gastric treatment: a reply to Simona Giordano. Bioethics 17:279-289, 2003

Drimmer EJ: Stimulant treatment of bulimia nervosa with and without attention deficit disorder: three case reports. Nutrition 19:76-77, 2003

Dyer C: Court rules against force feeding. BMJ 307:1164-1165, 1993

Faris PL, Kim SW, Meller WH, et al: Effect of decreasing afferent vagal activity with ondansetron on symptoms of bulimia nervosa: a randomised, double-blind trial. Lancet 355:792-797, 2000

Fassino S, Daga GA, Piero A, et al: Dropout from brief psychotherapy in anorexia nervosa. Psychother Psychosom 71:200-206, 2002

Fassino S, Daga GA, Boggio S, et al: Use of reboxetine in bulimia nervosa: a pilot study. J Psychopharmacol 18:423-428, 2004

Ferguson JM: The use of electroconvulsive therapy in patients with intractable anorexia nervosa. Int J Eat Disord 13:195-201, 1993

Fichter MM, Quadflieg N: Twelve-year course and outcome of bulimia nervosa. Psychol Med 34:1395-1406, 2004

Fichter MM, Quadflieg N, Hedlund S: Twelve-year course and outcome predictors of anorexia nervosa. Int J Eat Disord 39:87-100, 2006

Giordano S: Anorexia nervosa and refusal of naso-gastric treatment: a response to Heather Draper. Bioethics 17:261-278, 2003

Goldner E: Treatment refusal in anorexia nervosa. Int J Eat Disord 8:297-306, 1989

Gross HA, Ebert MH, Faden VB, et al: A double-blind controlled trial of lithium carbonate primary anorexia nervosa. J Clin Psychopharmacol 1:376-381, 1981

Grubb A: Treatment without consent (anorexia nervosa): adult-Riverside Mental Health Trust v Fox. Med Law Rev 2:95-99, 1994

Gwirtsman HE, Guze BH, Yager J, et al: Fluoxetine treatment of anorexia nervosa: an open clinical trial. J Clin Psychiatry 51:378-382, 1990

Halmi KA, Eckert E, LaDu TJ, et al: Anorexia nervosa: treatment efficacy of cyproheptadine and amitriptyline. Arch Gen Psychiatry 43:177-181, 1986

Hamburg P, Herzog DB, Brotman AN, et al: The treatment-resistant eating disordered patient. PsychiatrAnnals 19:494-499, 1989

Hedges DW; Reimherr FW, Hoopes SF, et al: Treatment of bulimia nervosa with topiramate in a randomized, double-blind, placebo-controlled trial, Part 2: improvement in psychiatric measures. J Clin Psychiatry 64:1449-1454, 2003

Hill R, Haslett C, Kumar S: Anorexia nervosa in an elderly woman. Aust N Z J Psychiatry 35:246-248, 2001

Hoopes SF, Reimherr FW; Hedges DW; et al: Treatment of bulimia nervosa with topiramate in a randomized, double-blind, placebo-controlled trial, Part 1: improvement in binge and purge measures. J Clin Psychiatry 64: 1335-1341, 2003

Johnson JG, Cohen F, Kasen S, et al: Eating disorders during adolescence and the risk for physical and mental disorders during early adulthood. Arch Gen Psychiatry 59:545-552, 2002

Kaplan AS, Garfinkel PE: Difficul ties in treating patients with eating disorders: a review of patient and clinician variables. Can J Psychiatry 44:665-670, 1999

Kaplan AS, Garfinkel PE, Darby PL, et al: Carbamazepine in the treatment of bulimia. AmJ Psychiatry 140:1225-1226,1983

Kaye WH, Nagata T, Weltzin TE, et al: Double-blind placebo-controlled administration of fluoxetine in restricting – and restricting-purging-type anorexia nervosa. Biol Psychiatry 49:644-652, 2001

Keel PK, Mitchell JE, Miller KB, et al: Long-term outcome of bulimia nervosa. Arch Gen Psychiatry 56:63-69, 1999

Keel PK, Mitchell JE, Davis TL, et al: Long-term impact of treatment in women diagnosed with bulimia nervosa. Int J Eat Disord 31:151-158, 2002

Kennedy SH, Goldbloom DS: Current perspectives on drug therapies for anorexia nervosa and bulimia nervosa. Drugs 41:367-377, 1991

Kennedy SH, Goldbloom DS, Ralevski E, et al: Is there a role for selective monoamine oxidase inhibitor therapy in bulimia nervosa? A placebo-controlled trial of brofaromine. J Clin Psychopharmacol 13:415-422, 1993

Kim SS: Role of fluoxetine in anorexia nervosa. Ann Pharmacother 37:890-892, 2003

Lam RW, Lee SK, Tam EM, et al: An open trial of light therapy for women with seasonal affective disorder and comorbid bulimia nervosa. J Clin Psychiatry 62: 164-168, 2001

Luby ED, Marrazzi MA, Kinzie J: Treatment of chronic anorexia nervosa with opiate blockade. J Clin Psychopharmacol 7:52-53, 1987

MacMaster SA: Harm reduction: a new perspective on substance abuse services. Soc Work 49:356-363, 2004

Marrazzi MA, Bacon JP, Kinzie J, et al: Naltrexone use in the treatment of anorexia nervosa and bulimia nervosa. Int Clin Psychopharmacol 10:163-172, 1995

Mendelson SD: Treatment of anorexia nervosa with tramadol. Am J Psychiatry 158:963-964, 2001

Miller WR, Yahne CE, Tonigan JS: Motivational interviewing in drug abuse services: a randomized trial. J Consult Clin Psychol 71:754-763, 2003

Oliver J: Anorexia and the refusal of medical treatment. Law Rev 27:621-647, 1997

Powers PS, Santana CA, Bannon YS: Olanzapine in the treatment of anorexia nervosa: an open label trial. Int J Eat Disord 32:146-154,2002

Ratnasuriya RH, Eisler I, Szmukler GI, et al: Anorexia nervosa: outcome and prognostic factors after 20 years. Br J Psychiatry 158:495-502,1991

Ricca V; Mannucci E, Paionni A, et al: Venlafaxine versus fluoxetine in the treatment of atypical anorectic outpatients: a preliminary study. Eat Weight Disord 4: 10-14, 1999

Russell GFM: Bulimia nervosa: an ominous variant of anorexia nervosa. Psychol Med 9:429-448, 1979

Russell GFM: Involuntary treatment in anorexia nervosa. Psychiatr Clin North Am 24:337-349, 2001

Russell J: Management of anorexia nervosa revisited. BMJ 328:479-480, 2004

Schweickert LA, Strober M, Moskowitz A: Efficacy of methylphenidate in bulimia nervosa comorbid with attention-deficit hyperactivity disorder: a case report. Int J Eat Disord 21:299-301, 1997

Sokol MS, Gray NS, Goldstein A, et al: Methylphenidate treatment for bulimia nervosa associated with a cluster B personality disorder. Int J Eat Disord 25:233-237, 1999

Steinhausen HC: The outcome of anorexia nervosa in the 20th century. Am J Psychiatry 159:1284-1293, 2002

Steinhausen HC, Boyadjieva S, Griogoroiu-Serbanescu M, et al: The outcome of adolescent eating disorders: findings from an international collaborative study. Eur Child Adolesc Psychiatry 12 (suppl 1):191-198. 2003

Strober M: Managing the chronic, treatment-resistant patient with anorexia nervosa. Int J Eat Disord 36:245-255. 2004

Strober M, Freeman R. Morrell W: The long-term course of severe anorexia nervosa in adolescents: survival analysis of recovery, relapse, and outcome predictors over 10-15 years in a prospective study. Int J Eat Disord 22:339-360, 1997

Sullivan MJ, Feuerstein M. Gatchel R, et al: Integrating psychosocial and behavioral interventions to achieve optimal rehabilitation outcomes. J Occup Rehabil 15: 475-489, 2005

Swift WJ, Ritholz M, Kalin NH, et al: A follow-up study of thirty hospitalized bulimics. Psychosom Med 49:45-55. 1987

Westen D, Harnden-Fischer J: Personality profiles in eating disorders: rethinking the distinction between axis I and axis II. Am J Psychiatry 158:547-562, 2001

Yager J: Patients with chronic, recalcitrant eating disorders, in Special Problems in Managing Eating Disorders. Edited by Yager J. Gwirtsman HE, Eddstein CK. Washington, DC, American Psychiatric Press, 1992, pp 205-232

Zuercher JN, Cumella EJ, Woods BK, et al: Efficacy of voluntary nasogastric tube feeding in female inpatients with anorexia nervosa. JPEN J Parenter Enteral Nutr 27:268-276, 2003

Índice

Os números das páginas impressos em **negrito** referem-se a tabelas ou figuras.

A

Abordagem autorreguladora para transtorno da personalidade *borderline*, **127**
Abordagem de duas rotinas para tratamento da anorexia nervosa, 159-160
Abordagem de equipe para tratamento, 65-68
Abordagem de tratamento comunitário modificado para transtorno da alimentação, 171-172, 198-199
Abordagem prática em rede para terapia psicodinâmica, 354-355
Abordagens psicossociais para tratamento
  da anorexia nervosa, 145-147, 157-158, 165-166
  da bulimia nervosa, 200-201
  da síndrome do comer noturno, 239-240, 343-344
  do transtorno da compulsão alimentar periódica, 227, 229-231
  dos transtornos da alimentação crônicos, 449-450
  pacientes com cirurgia bariátrica e, 262-264
Absorptiometria de dupla emissão de raios X (DEXA), 56-**58**, 401-402
Abstração seletiva, 315
Acamprosato, 123-124
Acarbose, 293-294, **296**
Acompanhamento. *Ver também* Resultados
  em casos crônicos de anorexia nervosa, 170-172
  tratamento da bulimia nervosa e, 188
  tratamento da síndrome do comer noturno e, 244-246
  tratamento do transtorno da compulsão alimentar periódica e, 233-234
Aconselhamento nutricional, 145-146, 149-150, 403-404
Aculturação e identidade étnica, 417-419, 423-424
Adesão. *Ver* Não adesão
Admissão involuntária e anorexia nervosa, 142-143
Adolescentes. *Ver também* Idade
  abordagens psicossociais para anorexia nervosa em, 158-160
  índice de massa corporal ajustado
  IMC ajustado para idade, 55

psicoterapia para, 403-404
terapia familiar para anorexia
  nervosa em, 179-188
transtornos da alimentação na
  ausência de critério diagnóstico
  em, 20-**21**
tratamento com internação
  integral para, 69-70
Afeto
  participação esportiva e, 395-396
  psicoterapia psicodinâmica e
    padrões de, 353-354
Agentes antidiabéticos e regulagem
  do peso, 290-291, 293-294,
  296
Agentes pró-cinéticos e anorexia
  nervosa, 168-169
Aliança terapêutica. *Ver também*
  Transferência
  controle psiquiátrico inicial e
    estabelecimento de, 64-65
  terapia familiar e, 192-193
  transtornos da alimentação
    crônicos e, 449-450
Alta das instituições de internação
  para anorexia nervosa, 146-150
Amenorreia como critério diagnóstico
  para anorexia nervosa, 19-21.
  Ver também Menstruação
Americanas nativas e as questões
  culturais, 424-426, 428-431
Amitriptilina, **204-207**
Amplitude e distorções cognitivas,
  315
Androgênio antagonistas, 210-211
Anfetamina, **296**
Anorexia nervosa
  abordagens psicossociais para,
    145-147, 158-159, 165-166
  atletas e, 401-404
  características clínicas da, 22-25
  comorbidade e, 103-109, **110**,
    111-113
  critério diagnóstico para, 19-21,
    376-379, 382-383

cronicidade e, 28-29, 170-172,
  435-440
diagnóstico diferencial de, 24-25
epidemiologia da, 24-**26**
etiologia da, 25-28
farmacologia para tratamento
  ambulatorial de, 165-170,
  300-301
gênero e, **376**-379
gravidez e, 368, **370**
hospitalização para, 139-140, **141**,
  142-144, 170-172
hospitalização parcial para,
  148-152
recaída e, 27-29, 166-167,
  170-171
resultado de, 27-**31**, 32, 435-**437**
sintomas-alvo e objetivos do
  tratamento no controle
  ambulatorial da, 154-159
terapia familiar para, 145-147,
  158-163, 179, 189-190
tratamento com internação
  integral para, 142-149
Anorexia nervosa do tipo restritivo,
  19-21
Anorexia nervosa reversa, **377**, 379
Anormalidades cardíacas
  atletas e, 390-392, **393**
  avaliação e, 56-57
  da anorexia nervosa, 22-24, 30-**31**
  da bulimia nervosa, **33**-34
  pacientes grávidas com transtornos
    da alimentação e, **371**
Anormalidades eletrolíticas na
  anorexia nervosa, 22-**23**
Anormalidades hematológicas na
  anorexia nervosa, **23**-24
Anormalidades neurológicas na
  anorexia nervosa, **23**-24
Anormalidades renais na anorexia
  nervosa, 22-24
Anticonvulsivantes
  regulação do peso e, 292-293, **296**
  transtorno bipolar e, 116-118

transtorno da compulsão alimentar periódica e, **232**
transtorno da personalidade *borderline* e, 131-132
Antidepressivos. *Ver também* Inibidores seletivos da recaptação de serotonina; Antidepressivos tricíclicos
anorexia nervosa e, 165-167
bulimia nervosa e, **204-207**
regulagem do peso e, 284, 286-290, 292-293, **296**
transtornos crônicos e, 455-456
Antidepressivos tricíclicos (ADTs)
anorexia nervosa e, 165-166
bulimia nervosa e, 201-202
ganho de peso e, 286-287, **296**, 298-299
transtornos do humor comórbidos e, 114-115
Antipsicóticos atípicos. *Ver também* Antipsicóticos
anorexia nervosa e, 147-148, 166-168
comorbidade e, 114-115, 117, **119**, 120-123, 131-132
ganho de peso e, 283-284, 300-301
transtornos crônicos e, 455-457
Antipsicóticos e regulagem do peso, 283-285, 292-293, **296**. *Ver também* Antipsicóticos atípicos
Apresentação física
da anorexia nervosa, 22-**23**
da bulimia nervosa, 30-32
do transtorno da compulsão alimentar periódica, **41**-43
Apresentação psicológica
da anorexia nervosa, **23**-25
da bulimia nervosa, **33**-35
do transtorno da compulsão alimentar periódica, **42**-44
Aripiprazol, **117**-120, 283-284
Ásio-americanas e questões culturais, 421-424, 428-429

Associações de autoajuda e transtornos da alimentação crônicos, 466-**467**, 468
ATHENA (Athletes Targeting Healthy Exercise and Nutrition Alternatives) programa, 406-407
Athletic Milieu Direct Questionnaire, 394-395
Atitudes e avaliação, 60-65. *Ver também* Crenças
Atividade física e regulagem do peso, 281, **282**, 283
Atletas, identificação e avaliação dos transtornos da alimentação em, 389-395
ambientes esportivos e predisposição para, 385-390
participação esportiva para pacientes sintomáticos, 394-395, 400-401
prevenção de, 406-409
risco de alimentação desordenada em, 385
tratamento para, 400-401, 406-407
Atribuição do dever de casa e anorexia nervosa, 146-147
Atrofia cerebral, 372-374, **376**
Autoestima
distorções cognitivas e, 316
pacientes com cirurgia bariátrica e, 262-264
participação esportiva e, 395-396
Automonitoramento e terapia cognitivo-comportamental, 320, 324-**326**
Autopunição e terapia psicodinâmica, 346-349
Autorização e terapia familiar, 180-181
Avaliação. *Ver também* Diagnóstico e critério diagnóstico
casos crônicos e, 449-452
cirurgia bariátrica e, 266-267

comorbidade e, 112-116, 119-133
da família, 63-65, 145-147, 451-452
em atletas, 389-395
processo abrangente para paciente, 51-52, 63-64
questões culturais na, 426-427, 430-431

B

Benzodiazepínicos, 120-121, 456-457
Betabloqueadores, **296**
Bifosfonatos, 169-170
Boston Interview for Gastric Bypass, 268-273
Brofaromina, **205-206**
Bruch, Hilde, 343-344, **377**-379
Bulimia nervosa
　abordagens psicossociais para o tratamento da, 200-201
　atletas e, 404-405
　características clínicas da, 30-35
　casos crônicos de, 439-441
　comorbidade e, 103-108, **110**, 112-114
　critério diagnóstico para, 30-33, **376**-378
　diagnóstico diferencial de, 34-35
　epidemiologia da, 34-37
　etiologia da, 35-38
　exercícios e, 404-405
　gênero e, **376**-378
　gravidez e, 368, **370**
　hospitalização para, 69-71
　monitoramento e acompanhamento do tratamento para, 188
　psicofarmacologia para, 200-201
　questões de nutrição, 203
　recaída e, 37-40, 188, 201-202
　resultados da, 37-40, **41**
　sintomas-alvo e objetivos do tratamento, 203
　terapia cognitivo-comportamental para, 200-201, 211-214, 319-323, **324**, 404-405
　terapia combinada para, 211-**214**
　terapia familiar para, 189-190, 192-194
　transtorno da compulsão alimentar periódica comparada com, 40-**41**
Bulimia nervosa do subtipo não purgativo, 30-**31**
Bulimia nervosa do tipo purgativo, 30-**31**
Bupropiona
　anorexia nervosa e, 166-167
　bulimia nervosa e, 208, **205**
　regulagem do peso e, 287-288, 292-293, **296**
　transtornos crônicos e, 455-456
Buspirona, 120-124, 133-134
Bypass gástrico, 252-**259**
Bypass jejunoileal, 252-**254**

C

Canadá e programas para transtornos da alimentação crônicos, 453-454
Características clínicas
　da anorexia nervosa, 22-23, 65, **67**, 436-440
　da bulimia nervosa, 30-35
　do transtorno da compulsão alimentar periódica, **41**-44
Carbamazepina
　ganho de peso e, 284, 286, **296**
　transtorno bipolar e, 116-**119**
Casamento e terapia marital, 188-190, 275-276
Casos clínicos
　da ausência de resposta e resistência ao tratamento, 442-444
　da influência dos medicamentos no peso, 297-301
　da síndrome do comer noturno, 233-236
　das influências culturais, 418-425
　das modificações no tratamento para comorbidade, **109**-113, 124-126

de cirurgia bariátrica, 253-**259**
de controle ambulatorial da anorexia nervosa, 153-155
de gravidez, 367-368
de hospitalização para anorexia nervosa, 139-143
de pacientes homens, **376**
de pacientes idosos, 373-**374**
de participação esportiva, 399-401
de terapia cognitivo-comportamental, 317-320, **324**-325, 327
de terapia familiar para anorexia nervosa, 182-187
de terapia psicodinâmica, 344-353
de transtornos crônicos, 447-448, 462-464
de tratamento da bulimia nervosa, 198-199
de tratamento do transtorno da compulsão alimentar periódica, 222-223
do diabete, 363-367
Catástrofe e distorções cognitivas, 315
Centros de controle e prevenção de doença, 54
Charcot, Jean-Martin, 176
China e tendências internacionais no comportamento alimentar e dietético, 425-426
CID-10 e critérios diagnósticos para anorexia nervosa, **376**-378
Ciproeptadina
anorexia nervosa e, 147-148, 456-457
efeitos no peso, 289-290, **296**
Cirurgia. *Ver* Cirurgia bariátrica
Cirurgia bariátrica
aumento do uso de, 252-**254**
avaliação psicológica para, 266-267, 271-273
controle psicológico e, 271-273, 276-277
questões psiquiátricas nos candidatos e pacientes, 260-264
resultados psicossociais da, 263-267
síndrome do comer noturno e, 262-266
transtorno da compulsão alimentar periódica, 226-227, 260, 262-266, 274-276
visão geral dos procedimentos, 252-**259**
Cisaprida, 168-169
Citalopram, 210-211, **232**
Clinical Global Impression of Improvement Scale (CGI-I), 244-245
Clomipramina, 121-123
Clorpromazina, 147-148, **285**
Clozapina
características clínicas da, **119**-120
ganho de peso e, 283-285, **296**, 301-302
treinadores e transtornos da alimentação em atletas, 388-390, 406-408
Cocaína, adição, 123-124
Colecistocinina, 35-36
Community Outreach Partnership Program (COPP), 448-449
Comorbidade
avaliação e, 62-64
cirurgia bariátrica e, 260-262, 266-267
local de tratamento e, **75**, 157-158
modificações no tratamento para, **109**-113, 121-123
pacientes idosos e, **376**
prevalência de, 103-104, 109-111, **281**-283
transtorno da compulsão alimentar periódica e, 224
Complicações dentárias da bulimia nervosa, 31-**33**, 34
Complicações médicas. *Ver também* Anormalidades cardíacas; Anormalidades neurológicas; Cuidados médicos e estado clínico; Distúrbios médicos; Sistema gastrintestinal; Sistema reprodutor

da anorexia nervosa, 22-24
da bulimia nervosa, 30-34
da cirurgia bariátrica, 257-**259**
da obesidade, 252
das mulheres grávidas com transtornos da alimentação, 368, 370-**371**
do transtorno da compulsão alimentar periódica, **41**-43
dos transtornos da alimentação comórbidos e diabete, 364-**366**, 367
dos transtornos da alimentação em pacientes idosos, 372-**376**, 378
Complicações orais da bulimia nervosa, **31**-34
Comportamento. Ver também; Comportamento autodestrutivo; Comportamentos alimentares; Comportamentos compensatórios; Comportamentos purgativos; Intervenções comportamentais; Padrões alimentares
avaliação do paciente, 56-61
cognições distorcidas e desajustadas, 313-314, 317-318
Comportamento autodestrutivo, e terapia psicodinâmica, 338-341
Comportamentos alimentares em filhos de pais com transtornos da alimentação, 370-**371**
Comportamentos compensatórios
avaliação e, 60-61
na bulimia nervosa, 30-**31**
no transtorno da compulsão alimentar periódica, 43-44
Comportamentos compulsivos, 316
Comportamentos purgativos
avaliação e, 57, **59**-60
local de tratamento e, 76-**77**
Comportamentos repetitivos, 316
Compulsão alimentar e avaliação, 57

Conflito psíquico, papel da psicoterapia psicodinâmica, 343-346
Consumo energético obrigatório, 280-**282**, 283
Contraceptivos orais, 116-118, 169-170, 290-291
Contrato de tratamento e medicamentos, **303**-304
Contratransferência e transtornos da alimentação crônicos, 461-463, 466-**467**. Ver também Transferência
Controle clínico de apoio não específico (NSCM), 161-162
Controle da equipe interdisciplinar, **67**-68
Controle da separação-individuação, **67**-68
Corrida de cavalos e os transtornos da alimentação em jóqueis, 386-387
Corticosteroides e ganho de peso, 289-290, **296**
Crenças. Ver também Atitudes; Cultura; Religião
avaliação e, 60-63
questões culturais e tradicionais, 428-432
transtornos crônicos e, 450-451
Crianças. Ver também Idade
IMC ajustado para, 55
de mães com transtornos da alimentação, 370-**371**
psicoterapia e, 403-404
transtornos da alimentação na ausência de critério de diagnóstico em, 20-**21**
tratamento com internação completa para, 69-70
Critérios de manutenção da saúde para prática esportiva, 399-401
Cronicidade dos transtornos da alimentação
ausência de resposta e resistência ao tratamento, 440-444

avaliação e tratamento familiar, 451-452
contratransferência e, 461-463
decisão clínica compassiva, 462-463, **467**-468
dimensões clínicas da anorexia nervosa e, 436, 438-440
escolha do local de tratamento, 451-455
estratégias de manejo para, 447-448, 451-452
incapacidade e, 439-440
monitoramento e acompanhamento para anorexia nervosa e, 170-172
objetivos terapêuticos e, 443-448
psicofarmacologia e, 454-459
questões legais, éticas e humanísticas, 458-462
recaída da anorexia nervosa e, 28-29
recursos para pacientes com, **467**-468
resultado na anorexia nervosa e, 435-**437**
resultado na bulimia nervosa e, 439-441
Cuidado com a saúde. *Ver* Cuidados médicos e estado clínico
Cuidadores de pacientes com anorexia nervosa, 436, 438
Cuidados médicos e estado clínico. *Ver também* Complicações médicas; Distúrbios médicos
avaliação para cirurgia bariátrica e, 270-271
hospitalização para anorexia nervosa e, **141**, 144
níveis de orientações para cuidados e, 62-63
para anorexia nervosa, **141**, 144-146
para mulheres grávidas com transtornos da alimentação, **371**-372
transtornos da alimentação crônicos e, 450-451
tratamento ambulatorial para anorexia nervosa e, 154-156
Culpa e avaliação familiar, 64-65
Cultura
ambientes esportivos e, 386-388
avaliação e, 426-427, 430-431
cirurgia bariátrica e, 261-262
epidemiologia nas não brancas e, 415-416
etiologia da anorexia nervosa e, 27-28
etiologia da bulimia nervosa e, 37-38
imagem corporal e comportamentos alimentares em não brancas e, 415-416, 424-426
pacientes homens e, **377**-379, 425-426
prevalência da anorexia nervosa e, 24-26
supervalorização da magreza e, 414-415
tendências internacionais no comportamento alimentar e, 425-426
tratamento e, 430-432

D

Dados sensoriais na psicoterapia psicodinâmica, 350-353
Daniels, Lucy, 332-338, 340-344, 352-357
Dare, Christopher, 180
Denmark e estudo da síndrome do comer noturno, 239-240
Densidade óssea e anorexia nervosa, 22-**23**, 56-57, 144-145, 401-402. *Ver também* Osteopenia e osteoporose
Depressão. *Ver também* Depressão maior
em pacientes diabéticos com transtornos da alimentação, 364-367

perda do apetite em pacientes idosos e, **376**
Depressão maior e comorbidade, 103-104, 224, 260. *Ver também* Depressão
Depressão pós-parto, 368, **370**
Derivação biliopancreática, 349-350
Desempenho e transtornos da alimentação em atletas, 390-391, 407-408
Desipramina
bulimia nervosa e, 204-205, 213-**214**
transtorno da compulsão alimentar periódica e, **232**
Dexfenfluramina, **232**-234
Diabete melito e transtornos da alimentação, 363-367
Diagnóstico diferencial
da anorexia nervosa, 24-25
da bulimia nervosa, 34-35
da perda de peso em pacientes idosos, **375**
do transtorno da compulsão alimentar periódica, 43-44
Diagnóstico e critério diagnóstico. *Ver também* Avaliação; Diagnóstico diferencial; Migração de diagnóstico;
anorexia nervosa e, 19-21, **376**-379, 382-383
bulimia nervosa e, 30-33, **376**-378
gênero e, **376**-379
participação esportiva e, 396-397
síndrome do comer noturno e, 235-237
transtorno da alimentação sem outra especificação e, 39-**41**, 42-43, 221-222, 353, 401-402
transtorno da compulsão alimentar periódica e, 40-41, **42**, 43, 221-222
Diários
síndrome do comer noturno e, 235-237, 240, 343-344

terapia cognitivo-comportamental, 320, 324-325, **326**
Dieta. *Ver também* Padrões alimentares
avaliação do humor e, 112-114
imagem corporal em mulheres não brancas e, 415-416, 424-425
transtorno da compulsão alimentar periódica e, 44-47, 224-227
Dismorfia muscular, **377**, 379
Dissulfiram, 123-124
Distimia, 103-104
Distorções cognitivas. *Ver também* Crenças; Pensamentos e conceitos
anorexia nervosa e, 145-146
aplicações, 318-319, 325, 327
avaliação e, 60-63
comportamentos desajustados nos transtornos da alimentação e, 313-318
Distorções da percepção sobre o tamanho do corpo, 313-315
Distúrbios médicos. *Ver também* Complicações médicas; Cuidados médicos e estado clínico
avaliação e, 63-64
diagnóstico diferencial da anorexia nervosa, 24-25
diagnóstico diferencial da bulimia nervosa e, 34-35
diagnóstico diferencial do transtorno da compulsão alimentar periódica e, 43-44
Documentação do tratamento de pacientes com transtornos da alimentação refratários, 466-**467**
Doença intestinal inflamatória, 298-299
Domaperidone, 168-169
DSM-IV, e transtorno da alimentação, 40-**41**
DSM-IV-TR

critério diagnóstico para anorexia
    nervosa, 20-21, **376**-378,
    382-383, 401-402
critério diagnóstico para transtorno
    da alimentação sem outra
    especificação, **41**-43, 401-402
critério diagnóstico para transtorno
    da compulsão alimentar
    periódica, **42**-43
subtipos de anorexia nervosa no,
    19-21
subtipos de bulimia nervosa no,
    30-**31**
tendência de gênero e, **376**-379

E

Eating Attitudes Test, **377**, 379,
    421-423
Eating disorder assertive comunity
    treatment (EDACT), 171-172
Eating Disorder Inventory, 377, 379,
    393-394, 423-425
Eating Disorder Questionnaire (EDQ),
    51-53, 81, 102, 267-**269**,
    394-395, 418-419
Educação. *Ver também* Associações de
    autoajuda; Livros de autoajuda;
    cirurgia bariátrica e, 271-275
    para pacientes com anorexia
        nervosa, 146-147, 160-161
    para pacientes com transtornos da
        compulsão alimentar periódica,
        227, 229
    para prevenção dos transtornos
        da alimentação em atletas,
        406-408
    terapia cognitivo-comportamental
        e, 113-114, 320, **324**-325
Eisler, Ivan, 180
Eletrocardiogramas, 22-23, 56-57,
    58, 401-402
Emaranhamento
    terapia familiar e, 179
    terapia psicodinâmica e, 343-344

Entrevista clínica e avaliação para
    cirurgia bariátrica, 267-273
Entrevista de diagnóstico para
    borderlines (EDB), 127, **129**-130
Entrevista motivacional, 448-449
Epidemiologia. *Ver também*
    Prevalência
    da anorexia nervosa, 24-27
    da bulimia nervosa, 34-37
    do transtorno da alimentação em
    do transtorno da compulsão
        alimentar periódica, 43-47
    populações não brancas, 415-416
Equilíbrio energético, e regulação do
    peso, 280-**282**
Escutando e psicoterapia
    psicodinâmica, 337-339
Esportes. *Ver também* Atletas
    ambientes para/de risco dos
        transtornos da alimentação,
        385-386, 389-390
    participação para pacientes
        sintomáticos, 394-395, 400-401
Estabilidade no curso clínico da
    anorexia nervosa, 436, 438
Estabilizadores do humor.
    Ver também Lítio
    anorexia nervosa e, 167-169
    ganho de peso e, 283-284, 286,
        296
Estado físico e avaliação, 54-57.
    Ver também Peso
Estratégias de enfrentamento
    na bulimia nervosa, 36-37
    psicoterapia psicodinâmica e,
        339-340
Estratégias de resolução de
    problemas
    família de paciente com anorexia
        nervosa e, 179
    transtornos da alimentação e, 227,
        229
Estresse
    avaliação do paciente e, 54
    avaliação familiar e, 64-65

diabete e, 364-**366**
etiologia da anorexia nervosa e, 26-27
local de tratamento e, 76-**77**
Estrogênio, 168-170
Estudos químicos do sangue e avaliação, **58**
Etiologia
da anorexia nervosa, 25-28
da bulimia nervosa, 35-38
do transtorno da compulsão alimentar periódica, 44-47
Etnicidade e epidemiologia dos transtornos da alimentação, 415-416. *Ver também* Cultura
European Collaborative Longitudinal Study on Eating Disorders, 353-354
Evitação do conflito e terapia familiar, 179
Exenatide, 290-**296**
Exercícios
anorexia nervosa e, 155-156
atletas como pacientes e, 401-404
avaliação do paciente e, 57
cirurgia bariátrica e, 274-275
local de tratamento e, **75**
Expectativas
cirurgia bariátrica e, 270-273
tratamento dos transtornos crônicos e, 444-446

F

Família. *Ver também* Parentais; Terapia familiar
atletas com transtornos da alimentação e, 407-409
avaliação da, 63-65, 145-147
como objetivos do tratamento, 176-177
etiologia da bulimia nervosa e, 36-37
relutância ao tratamento e, 442-443
transtornos da alimentação não tratáveis e, 466-468
tratamento de pacientes com

Famotidina, 293-294
Fatores biológicos. *Ver também* Genética
na anorexia nervosa, 25-27
na bulimia nervosa, 35-36
Fatores não específicos na terapia cognitivo-comportamental, 318-320
Fatores psicológicos
na etiologia da anorexia nervosa, 26-28
na etiologia da bulimia nervosa, 35-37
Fatores socioculturais na etiologia dos transtornos da alimentação, 27-28, 37-38. *Ver também* Cultura
Felbamato, **296**
Fenelzina
bulimia nervosa e, **205-206**
efeitos no peso da, 289-290, **296**, 455-456
Fenfluramina, 233-234
Fiji, e mudanças culturais, 414-416
Fisiologia
da regulagem do peso, 280-283
triagem para transtornos da alimentação em atletas e, 394-395
Flufenazina, **285**
Fluoxetina
anorexia nervosa e, 166-167
bulimia nervosa e, 176, 207, 213, **214**, 404-405
regulagem do peso e, 286-288, 292-293, 297-298
transtorno da compulsão alimentar periódica e, **232**
transtornos crônicos e, 455-456
Flutamida, 210-211
Fluvoxamina, **232**, 286-287
Fórmulas líquidas para reabilitação nutricional, 144-145
Fototerapia, 458-459
Função social-36 (SF-36), **269**
Fusão pensamento-imagem corporal, 315

G

Gabapentina
  características clínicas de, 117-**119**
  efeitos no peso, 289-290, **296**
  transtornos de ansiedade e, 120-121
Gastroplastia horizontal, 252-**255**
Gastroplastia por banda vertical, 252-**255**, 257
Gastroplastia por banda, 257-**259**
Gênero. *Ver também* Homens
  conflitos de papéis e etiologia da anorexia nervosa, 27-28
  critérios diagnósticos para transtornos da alimentação e, **376**-379
  modificação no tratamento e, **377**, 379
Genética
  da anorexia nervosa, 25-26
  da bulimia nervosa, 35-36
  desempenho atlético e, 390-391
  do transtorno da compulsão alimentar periódica, 44-45
Globalização e mudanças culturais, 414-416, 425-426
Gravidez e transtornos da alimentação, 367-**371**, 372
Grupo de estudos colaborativos, 176
Grupos de múltiplas famílias, 194-195
Gull, William, 176

H

Haloperidol, **285**, 456-457
Hiperemese gravídica, 368, 370-**371**
Hiperfagia noturna, 235-237
Hiperglicemia, 365-**366**
Hipocalemia, **371**
Hipoglicemia, 364-**366**
Hipótese focal na terapia psicodinâmica, 352-353
História da dinâmica familiar, 63-65
Histórico do paciente e avaliação, 53, 449-451

Homens. *Ver também* Gênero
  como população especial nos transtornos da alimentação, **376**
  prevalência da anorexia nervosa em, 24-25
  transtorno da alimentação em, 43-44
  transtornos da alimentação em não brancos, 425-426
Hormônio da tireoide e uso abusivo, 297-298
Hospitalização. *Ver também* Tratamento com internação
  comorbidade e, 114-115, **117**-121, 124-125, 131-133
  fatores que influenciam a escolha da, 68-70, 453-454
  para anorexia nervosa, 139-**141**, 143-144, 170-172
  para bulimia nervosa, 69-71

I

Idade. *Ver também* Adolescentes; Crianças; Idade no início; Pacientes idosos
  apresentação física da anorexia nervosa e, 22-**23**
  psicoterapia e, 403-404
Idade no início dos transtornos da alimentação, 24-25, 30-**31**, 34-36
Identidade. *Ver também* Cultura; *Self*
  crenças centrais e, 62-63
  etnicidade e, 417-419
  participação esportiva e, 395-396
Idioma e pacientes que não falam inglês, 431-432
IGF, hormônio de crescimento recombinante humano, 169-170
Imagem corporal. *Ver também* Peso
  comportamentos alimentares nas mulheres não brancas e, 415-416, 424-425
  distorções da percepção e, 313-315
  transtorno da compulsão alimentar periódica e, **42**-43

IMC. *Ver* Índice de Massa Corporal
Imipramina
  bulimia nervosa e, **204-205, 213**
  ganho de peso e, 286-287
  transtorno da compulsão alimentar e, **232**
Incapacidade e transtornos da alimentação crônicos, 439-440
Índice de massa corporal (IMC)
  anorexia nervosa e, 54-55, 145-146, 155-156, 399-400
  para mulheres negras, 418-419
Infertilidade e o impacto dos transtornos da alimentação, 367-368, **370**
Inibidores da monoaminoxidase (IMAOs)
  bulimia nervosa e, 201-202
  regulagem do peso e, 289-290
  transtornos crônicos e, 455-456
  transtornos do humor comórbidos e, 114-115
Inibidores seletivos da recaptação de serotonina (ISRSs)
  bulimia nervosa e, 176
  comorbidade e, 114-115, 120-123, 131-134
  controle ambulatorial da anorexia nervosa e, 157-158, 165-167
  diabete e, **365**-367
  regulação do peso e, 286-288, 292-293
  síndrome do comer noturno e, **242**, 244
  transtorno da compulsão alimentar periódica e, 230-231, **232**
  transtornos crônicos e, 454-456
Instituição especializada em transtornos da alimentação, 142-143
Instituições ambulatoriais
  abordagens farmacológicas para anorexia nervosa e, 165-170
  abordagens psicossociais para anorexia nervosa e, 158-159, 165-166
  como escolha inicial para o tratamento, 70-71, 78-79
  sintomas-alvo e objetivos da anorexia nervosa, 154-159
  transtornos da alimentação em atletas e, 402-403
Instrumento de triagem para transtorno da personalidade *borderline* McLean (MSI-BPD), 127, **129**-130
Insulina
  ganho de peso e, 289-291, **296**-299
  transtornos da alimentação em pacientes diabéticos e, 364-**366**
Intervalo QT prolongado, 391-**393**
Intervenções comportamentais. *Ver também* Terapia cognitivo-comportamental
  para pacientes com cirurgia bariátrica, 271-274
  para transtornos da alimentação crônicos, 450-451
Intervenções pré-cirúrgicas na cirurgia bariátrica, 273-277
Intratabilidade e não responsividade ou resistência ao tratamento, 440-444
Inventário
  de automutilação (SHI), 127-128, **129**-130
  de Depressão de Beck (BDI), **269**
  do peso e estilo de vida (WALI), 267-268
Isocarboxazida, **205-207**, 289-290, **296**

K

Kentucky Derby Museum, 386-387

L

Lamotrigina, 116-**119**, 284, 286
Latino-americanos e as questões culturais nos transtornos da alimentação, 419-423, 427-429

programa LEARN, 225-226
Leseque, Charles, 176
Lítio
  anorexia nervosa e, 168-169
  características clínicas do, 117-**119**
  regulagem do peso e, 283-284, 286, **296**
  transtorno bipolar e, 115-118
  transtornos crônicos e, 456-458
Livros de autoajuda, 66-67, 328-**329**
Local do tratamento. *Ver também* Hospitalização; Instituições ambulatoriais
  escolha inicial do, **67**-68, 78-79
  transtornos da alimentação crônicos e, 451-455
Luta livre e transtornos da alimentação em atletas, 388

M

Maudsley Hospital (Londres), 180, 192-193, 352-353
Medicamentos. *Ver* Agentes antidiabéticos; Contraceptivos orais; Medicamentos anti-hipertensivos; Psicofarmacologia; Medicamentos estimulantes
Medicamentos anti-hipertensivos e regulagem do peso, 290-292, **296**
Medicamentos estimulantes.
  Ver também Psicoestimulantes
  perda de peso e, 291-292, 301-302
  transtornos crônicos e, 457-458
Medicamentos relacionados ao ópio e transtornos da alimentação crônicos, 456-457
Menstruação e avaliação, 54.
  Ver também Amenorreia
Mesoridazina, **285**
Metformina, 290-291, 293-294, **296**
Metilfenidato, **296**
Metoclopramida, 291-292, **296**, 301-302

Mianserina, **205**
Mídia
  fatores socioculturais na etiologia da bulimia nervosa e, 37-38
  influências culturais na alimentação e, 414-416
  transtornos da alimentação em atletas e, 388
Miglitol, 293-294, **296**
Migração de diagnóstico
  anorexia nervosa e, 28-29
  bulimia nervosa e, 39-40
  transtorno da compulsão alimentar periódica e, 45-47
Minuchin, Salvador, 176, 179-180
Mirtazapina
  anorexia nervosa e, 166-167
  efeitos no peso, 287-288, **296**
  transtornos crônicos e, 455-456
  transtornos de ansiedade e, 121-123
Moclobemida, **205-206**
Modafinil, 291-292, **296**
Modell, Arnold, 342-343
Modelo de redução de danos, 448-449
Modelo de restrição dietética da bulimia nervosa, 35-36
Modelo de transdiagnóstico, 313-314
Modelo transteórico de mudança, 163-164
Modelos de cuidados para transtornos da alimentação crônicos, 447-450
Molindona, 285, 292-293, **296**
  estudo MONICA (Dinamarca), 239-240
Monitoramento. *Ver também* Automonitoramento
  anorexia nervosa crônica e longo prazo, 170-172
  participação esportiva e, 395-396
  tratamento ambulatorial da anorexia nervosa e, 70-71
  tratamento da bulimia nervosa e, 188

tratamento da síndrome do comer noturno e, 244-246
tratamento do transtorno da compulsão alimentar periódica e, 233-234
Mortalidade. *Ver também* Óbito
 na anorexia nervosa, 28-**31**, 435-436
 na bulimia nervosa, 39-40
Morte súbita cardíaca, 390-**393**
Motivação
 avaliação e, 62-63, 270-271
 cirurgia bariátrica e, 270-271
 local de tratamento e, **74**
 participação esportiva e, 396-399

N

Naltrexona
 abuso de álcool e, 123-124
 bulimia nervosa e, **204-205**, 211-212
 transtorno da compulsão alimentar periódica e, **232**
 transtornos crônicos e, 456-457
Não adesão a regimes medicamentosos, 297-300, **366**-367, 441-444
Não responsividade ao tratamento em casos crônicos, 440-444
Nateglinida, 290-291
National Alliance on Mental Illness, 298-300, 466-**467**
National Collegiate Athletic Association, 406-407
National Comorbidity Survey Replication Study, 34-35, 44-45
National Institute of Mental Health, 167-168
Nefazedona, 287-288
Negras
 avaliação considerando os aspectos culturais das, 427-428
 imagem corporal e comportamento alimentar nas, 418-420

prevalência da anorexia nervosa nas, 25-26
Neuroquímica e etiologia dos transtornos da alimentação, 25-27, 35-36
Neutralidade e terapia psicodinâmica, 338-339
Night Eating Syndrome Scale (NESS), 240, 343-344
Níveis de serotonina na anorexia nervosa, 25-27
Nizatidina, 293-294
Nortriptilina, 298-299
Nutrição e renutrição orais, 457-458
Nutrição enteral e parenteral, 457-459
Nutrição por sonda gástrica nasal, 142-143, 457-461

O

Obesidade
 aumento nas taxas da, 252, 414-415
 complicações médicas da, **41**-43, 252
 genética da, 44-45
 qualidade de vida e, 263-264
 síndrome do comer noturno e, 221-222
 transtorno da compulsão alimentar periódica e, 45-47, 222-224
Óbito. *Ver também* Mortalidade
 anorexia nervosa e causas de, 30-**31**
 pós-evento para a equipe e familiares, 461-462
"Objeto mau" na terapia psicodinâmica, 349-351
Olanzapina
 anorexia nervosa e, 167-168
 características clínicas da, **119**-120
 ganho de peso e, 117-119, 283-285, **296**, 300-302
 transtornos crônicos e, 455-456
Ondansetrona, 208-210, 457-458

Orientações. *Ver também*
Recomendações clínicas
para nível de cuidado, 72-**77**
para tratamento de pacientes
refratários com transtorno da
alimentação, 463-468
Orlistate, 231 , **232**, 233, 297-298
Osteopenia e osteoporose, e
anorexia nervosa, 22-23, 168-170,
391, **393**. *Ver também* Densidade
óssea

P

Pacientes idosos e as questões
especiais nos transtornos da
alimentação, 373-**376**, 377-379
Padrão circadiano e síndrome do
comer noturno, 236-237
Padrões alimentares. *Ver também*
Dieta; Questões de nutrição
avaliação do paciente e, 57
avaliação para cirurgia bariátrica
e, 268-271
família e, 176-177
imagem corporal em mulheres não
brancas e, 415-416, 424-425
síndrome do comer noturno e,
236-237
tendências internacionais, 425-426
Parentais e mães com transtornos da
alimentação, 370-**371**
Paroxetina, 286-288, **296**
Pensamento de "tudo ou nada", 315
Pensamento supersticioso, 315
Pensamentos e conceitos, síndrome
do comer noturno e disfunção,
237, **238**, 239. *Ver também*
Crenças; Distorções cognitivas
Perda e terapia psicodinâmica,
335-338
Perfeccionismo, 53, 61-62, 315.
Ver também Personalidade
Personalidade. *Ver também*
Perfeccionismo

anorexia nervosa e, **23**-24, 26-27
bulimia nervosa e, **33**-35
pacientes com cirurgia bariátrica e,
261-262
transtornos da alimentação em
atletas e, 391, **393**-394
Personalização autorreferenciada, 315
Peso. *Ver também* Imagem corporal;
Índice de massa corporal;
Quadro de peso
anorexia nevosa e objetivo,
144-145
atletas com transtornos da
alimentação e restauração do,
401-402
avaliação e medição, 54-55, 268-270
diagnóstico diferencial de perda
em pacientes idosos, 375,
377-379
fisiologia da regulagem do,
280-283
hospitalização e perda aguda
versus crônica de, 170-171
local de tratamento e, 68-69, **74**
medicamentos que afetam o,
283-284, 302-304
transtornos da alimentação
crônicos e, 450-451
Pesos saudáveis estimados de modo
individual, 68-69
Philadelphia Child Guidance Center,
179
Pioglitazona, 290-291
critérios PISIA para transtorno da
personalidade *borderline*, 127,
129-130
Planejamento de cada sessão
para terapia cognitivo-
comportamental, 320, **324**-325
Plano de refeições para anorexia
nervosa, 145-146, 149-150,
157-158. *Ver também*
Questões de nutrição
Populações especiais e transtornos
da alimentação. *Ver também*
Atletas

diabete melito e, 363-367
gravidez e, 367-**371**, 372
pacientes idosos e, 373-**376**
Practice Guideline for the Treatment of Patients with Borderline Personality Disorder (American Psychiatric Association, 2001), 127, **129**-132
Pramlintide, 290-294, **296**
Pregabalina, 289-290, **296**
Preparados herbáceos e cirurgia bariátrica, 268-270
Prevalência
 da anorexia nervosa, 24-27
 da bulimia nervosa, 34-37
 da comorbidade nos pacientes com cirurgia bariátrica, 260, 266-267
 da comorbidade nos pacientes com transtornos da alimentação, 103-104, 109-111, **281**-283
 da psicopatologia em pacientes com cirurgia bariátrica, 261-263
 do transtorno da compulsão alimentar periódica, 44-45, 47
 dos transtornos da alimentação em mulheres negras, 419-420
 dos transtornos da alimentação em pacientes diabéticos, 364-**366**
 dos transtornos da alimentação em pacientes homens, **377**-379
 dos transtornos da alimentação sem outra especificação, 39-40, 221
Prevenção dos transtornos da alimentação em atletas, 406-409
Programa para transtornos da alimentação do Hospital St. Paul, 453-454
Programas de doze etapas, 124-125
Programas de hospitalização parcial, 70-71, 148-152
Projeto EAT, 418-419, 421-424
Providências de vida para pacientes com transtornos da alimentação, 188

Psicoestimulantes, 123-124.
 Ver também Medicamentos estimulantes
Psicofarmacologia. *Ver também* Anticonvulsivantes; Antidepressivos; Antipsicóticos; Betabloqueadores; Estabilizadores do humor; Inibidores da monoaminoxidase; Inibidores seletivos da recaptação de serotonina; Medicamentos estimulantes, Tratamento; Terapia combinada;
 anorexia nervosa e, 147-148, 165-170, 300-301
 bulimia nervosa e, 200-201
 comorbidade e, 114-125, 131-134
 medicamentos que afetam o peso e, 283-284, 305
 não adesão e, 297-300, **366**-367, 441-444
 síndrome do comer noturno e, **242**, 244-246
 transtorno da compulsão alimentar periódica e, 230-234
 transtornos da alimentação crônicos e, 454-455, 458-459
Psicoterapia. *Ver também* Psicoterapia interpessoal; Terapia cognitivo-comportamental; Terapia de grupo; Terapia familiar; Terapia psicodinâmica;
Psicoterapia de apoio, 113-114
Psicoterapia interpessoal
 anorexia nervosa e, 161-162
 depressão e, 113-114
 para transtorno da compulsão alimentar periódica, 229-231
 perda aguda e, 336-337
Psicoterapias de terceira geração para anorexia nervosa, 162-166
Psychological Screening Test for Eating Disorders/Disordered Eating among Female Collegiate Athletes, 394-395

Psychosomatic Families: Anorexia Nervosa in Context (Minuchin et al., 1978), 180

Q

Quadro de crescimento, 54. *Ver também* Quadro de peso
Quadro de peso para tratamento da anorexia nervosa baseado na família, **186**. *Ver também* Quadro de crescimento
Qualidade de vida
  cirurgia bariátrica e, 265-267
  obesidade e, 263-264
Qualidade de vida relacionada à saúde (QVRS), 210-211, 263-267
Questionário do impacto do peso na qualidade de vida (IWQOL-Lite), 263-264, **269**
Questionário dos Padrões de Alimentação e de Peso – Revisado (QEWP-R), **269**
Questionário dos Três Fatores da Alimentação (TFEQ), **269**
Questionário para Diagnóstico da Personalidade – 4 (PDQ-4), 127, **129**-130
Questionários de autorrelato, 127, 129-130, 266-**269**
Questões de desenvolvimento na avaliação, 53-54. *Ver também* Adolescentes; Crianças
Questões de nutrição. *Ver também* Dieta; Padrões alimentares; Plano de refeições
  aconselhamento nas, 145-146, 149-150, 403-404
  na bulimia nervosa, 203
  na síndrome do comer noturno, 239-240
  no transtorno da compulsão alimentar periódica, 225-229
  reabilitação para anorexia nervosa e, **141**, 144-146, 155-156

Questões éticas em casos crônicos de transtornos da alimentação, 171-172, 458-462
Questões legais
  segurança do paciente e, 70-71
  transtornos da alimentação crônicos e, 458-462
Quetiapina, **119**-120, **296**, 300-301

R

Reboxetina, 210-211, 455-456
Recaída
  na anorexia nervosa, 27-29, 166-167, 170-171
  na bulimia nervosa, 37-40, 188, 201-202
  no transtorno da compulsão alimentar periódica, 45-47, 229-230
  pacientes com cirurgia bariátrica e, 276-277
  psicoterapia psicodinâmica e, 340-342
Recomendações clínicas sobre os medicamentos que alteram o peso, 302-305. *Ver também* Orientações
Recursos de Internet nos transtornos da alimentação, 65, 67, 327, **329**
Recursos financeiros e tratamento dos transtornos crônicos, 453-455, 463-464
Recusa do tratamento, 459-462
Reestruturação cognitiva e cirurgia bariátrica, 275-277
Relação terapeuta-paciente. *Ver também* Transferência
  na terapia psicodinâmica, 353-354
  pacientes com transtornos da alimentação refratários e, 465-**467**
Relações pessoais e avaliação para cirurgia bariátrica, 271-276. *Ver também* Casamento e

terapia marital; Família;
Sistemas de apoio
Relaxamento muscular progressivo
(RMP) e síndrome do comer
noturno, 240, 343-344
Religião e "anorexia sagrada",
414-415. *Ver também*
Zen-budismo
Relutância e tratamento dos
transtornos crônicos, 440-444
Repaglinida, 290-291
Repetição dos temas na terapia
psicodinâmica, 348-349
Resistência ao tratamento e terapia
cognitivo-comportamental, 325,
327, **329**-330
Resultados
cirurgia bariátrica e psicossocial,
263-267
para anorexia nervosa, 27-32,
435-436, **437**
para bulimia nervosa, 37-**41**
para transtorno da compulsão
alimentar periódica, 45-48
para transtornos da alimentação
na gravidez, **369**
psicossociais da cirurgia bariátrica,
263-267
Risedronato, 169-170
Risperidona
características clínicas da, **119**-120
regulagem do peso e, 283-285,
296, 300-302
transtornos bipolares e, 117-**119**
transtornos crônicos e, 455-456
Russell, Gerald, 180

S

Segurança
avaliação e, 54
intervenções legais e, 70-71
participação esportiva e, 395-396
transtornos da alimentação
crônicos e, 443-444, 453-454
Self. Ver também
Autoestima; Identidade
crenças centrais e, 61-63
terapia psicodinâmica e, 342-344
Separação/individualização e a
psicoterapia psicodinâmica,
335-338, 353-354
Sequelas endócrinas da anorexia
nervosa, 22-**23**, 24
Sertindole, **285**
Sertralina
regulagem do peso e, 286-288
síndrome do comer noturno e,
242, 244-246
transtorno da compulsão alimentar
periódica, **232**
Sexualidade e psicoterapia para
pacientes homens, 353
Sibutramina, 231, **232**, 233
Síndrome do comer e da sede
noturna (SFSN), 237, 239
Síndrome do comer noturno (SFN)
cirurgia bariátrica e, 262-263,
265-266
obesidade e, 221-222
tratamento da, 233-234, 245-246
Sintomas neurológicos
diagnóstico diferencial da bulimia
nervosa e, 34-35
diagnóstico diferencial do
transtorno da compulsão
alimentar periódica e, 43-44
Sistema gastrintestinal. *Ver também*
Cirurgia bariátrica
anatomia normal do, 253, **256**
anorexia nervosa e, 22-**23**, 24
bulimia nervosa e, **31**-35
Sistema reprodutor. *Ver também*
Amenorreia, Contraceptivos
orais; Gravidez
anorexia nervosa e, 22-24
bulimia nervosa e, **33**-34
taxas de fertilidade e tratamento
da infertilidade, 367-368, **370**
Sistemas de apoio. *Ver também*
Família; Relações pessoais
avaliação para cirurgia bariátrica,
271-273

participação esportiva e, 395-396
terapia psicodinâmica, 335-338
Situação socioeconômica e
 prevalência da anorexia
 nervosa, 25-26
Situação terapêutica e transtornos da
 alimentação crônicos, 444-446,
 463-466
Subtipos
 de anorexia nervosa, 19-20
 de bulimia nervosa, 30-**31**
Suicídio e tendência suicida
 anorexia nervosa e, 28-**31**
 avaliação de, 54
 hospitalização e, 131-133
 nível das orientações de cuidados
  e, **73**
 transtornos da alimentação
  crônicos e, 443-444, 460-462
Sulfasalazina, 298-299
Sulfonilureas, 290-291, **296**
Supergeneralização e distorções
 cognitivas, 315
Superproteção e familiares de
 pacientes com anorexia
 nervosa, 179
Systems Training for Emotional
 Predictability and Problem
 Solving (STEPPS), **129**-130

T

Tamoxifeno, 290-291
Taxa metabólica basal e regulagem
 do peso, **281**-283
Taxas de desistência
 de hospitalização parcial para
  anorexia nervosa, 148-149
 de pacientes internados com
  anorexia nervosa, 142-143,
  160-161
TCAP. *Ver também* Transtorno da
 compulsão alimentar periódica
TCC focada em esquemas, 327, **329**
Técnicas de exposição e prevenção de
 resposta, 146-147

Teoria dos estágios da vida na terapia
 psicodinâmica, 353-354
Teoria dos sistemas familiares e
 anorexia nervosa, 26-28
Terapia cognitiva integrativa (TCI),
 129-130
Terapia cognitivo-analítica, 160-162,
 329-330
Terapia cognitivo-comportamental.
 Ver também Intervenções
  comportamentais
 anorexia nervosa e, 146-147,
  157-163
 bulimia nervosa e, 200-201,
  211-214, 319-323, **324**,
  404-405
 comorbidade e, 113-114
 manuais para, 328-**329**
 resistência ao tratamento e, 325,
  327, **329**-330
 seleção de pacientes para,
  317-319
 síndrome do comer noturno e,
  240, **241**-244, 343-344
 transtorno da compulsão alimentar
  periódica e, 227, 229-231, 233
Terapia combinada
 para bulimia nervosa, 211-**214**
 para transtorno da compulsão
  alimentar periódica, 231, 233
Terapia comportamental dialética
 (TCD), **129**-130, 230-231,
 325, 327
Terapia de grupo para anorexia
 nervosa, 146-147, 162-163
Terapia de reposição hormonal para
 osteoporose, 168-170
Terapia eletroconvulsivante, 458-459
Terapia familiar
 anorexia nervosa e, 145-147,
  158-163, 179-190
 apoio empírico para eficácia da,
  190-194
 atletas com transtornos da
  alimentação e, 403-404
 bulimia nervosa e, 189-190,
  192-194

direções futuras, 193-195
tipos de, **178**
transtornos crônicos e, 451-452
Terapia motivacional, 162-166, 325, 327
Terapia psicodinâmica
  apoio e trabalho pela, separação e perda, 335-338
  aspectos-chave da, 333-334
  autopunição e, 346-349
  comportamento autodestrutivo e, 338-341
  conflito e, 343-346
  crescimento do *self* e, 342-344
  dados sensoriais, 350-353
  fraqueza percebida e, 340-342
  pesquisa da, 352-355
  repetição de temas na, 348-349
  senso de estar sendo ouvido, 337-339
  transferência e, 349-351
Termogênese adaptativa sem exercícios, 281, **282**, 283
Teste para bulimia – Revisado, **393**-394
Testes laboratoriais
  anorexia nervosa e, 22-24, 144-145
  atletas com transtornos da alimentação e, 401-402
  avaliação e, 56-**59**, 60
  pacientes grávidas com transtornos da alimentação e, **371**-372
  pacientes idosos e, **377**-379
Testosterona, **377**, 379
Tiagabina, 117-**119**
Tiazolidinedionas, 290-291, **296**
Tioridazina, **285**
Topiramato
  bulimia nervosa e, 209-211
  regulagem do peso e, 292-293, **296**-298, 301-302
  síndrome do comer noturno e, 244-245
  transtorno bipolar e, 116-118, **119**
  transtorno da compulsão alimentar periódica e, 231, **232**, 233
  uso abusivo de álcool e, 123-125
Tramadol, 456-457
Tranilcipromina, 289-290, 455-456
Transferência e terapia psicodinâmica, 339-340, 349-351. *Ver também* Aliança terapêutica; Contratransferência
Transtorno bipolar, e comorbidade com transtornos da alimentação, 103-104, 114-115, **119**-120
Transtorno da alimentação relacionado ao sono (TARS), 237, 239
Transtorno da alimentação sem outra especificação (TASOE)
  diagnóstico de, 39-**41**, 42-43, 221-222, 353, 401-402
  prevalência de, 39-40, 221
  tratamento de, 245-247
Transtorno da compulsão alimentar periódica (TCAP)
  anorexia nervosa, tipo compulsão alimentar periódica/purgativo, 19-20
  atletas e, 404-407
  bulimia nervosa comparada com, 40-**41**
  características clínicas do, **41**-44
  cirurgia bariátrica e, 226-227, 260, 262-266, 274-276
  critério diagnóstico para, 41, **42**-43, 221-222
  diagnóstico diferencial do, 43-44
  epidemiologia do, 43-47
  etiologia do, 44-47
  resultado do, 45-48
  síndrome do comer noturno e, 236-237
  tratamento do, 222-234
Transtorno da personalidade *borderline* (TPB), e

Índice 493

comorbidade, **109**-111, 115-116, 121-126, 132-133
Transtorno da personalidade dependente, **109**-111
Transtorno da personalidade esquiva (por evitação), **109**-111
Transtorno da personalidade histriônica, **109**-111
Transtorno da personalidade obsessivo-compulsiva, 109-111, **393**-394
Transtorno de ansiedade generalizada, 105-106
Transtorno de pânico, 105-106
Transtorno do déficit de atenção/hiperatividade (TDAH), 301-302
Transtorno do estresse pós-traumático, 107-108, 131-132
Transtorno do humor com padrão sazonal, 458-459
Transtorno obsessivo-compulsivo
 comorbidade e, 105-107, 120-124, 132-134
 controle ambulatorial da anorexia nervosa e, 157-158
 transtornos da alimentação em atletas e, **393**-394
Transtornos da adaptação, 260
Transtornos da alimentação.
 Ver também Anorexia nervosa; Bulimia nervosa; Transtorno da alimentação relacionado ao sono; Transtorno da alimentação sem outra especificação; Transtorno da compulsão alimentar periódica;
 aplicações da terapia cognitivo-comportamental, 318-319, 325, 327
 atletas e, 385-413
 avaliação abrangente dos, 51-54
 avaliação familiar e, 63-65
 avaliação laboratorial para, 56-60
 características dos, 19-20
 comorbidade dos transtornos psiquiátricos, 62-64
 comportamento alimentar e avaliação dos, 56-57, **59**-61
 crenças centrais e atitudes associadas com, 60-63
 diabete melito e, 394-395
 distorções cognitivas e comportamentos desajustados nos, 313-318
 estado físico e avaliação dos, 54-57
 fatores culturais nos, 414, 432-433
 gravidez e, 367-372
 história de conceito para, 19-20, 176
 livros de autoajuda e recursos da Internet sobre, 65-67, 327-329, **467**-468
 medicamentos que alteram o peso e, 280-**281**, 295-305
 nível das orientações de cuidados para pacientes com, 72-**77**
 pacientes homens e, **376**
 pacientes idosos e, 373-**376**, 379
Transtornos da personalidade e comorbidade, 109, **110**, 111, 261-262
Transtornos de ansiedade e comorbidade, 105-107, **119**-121, 260
Transtornos do humor e comorbidade, 103-104, 112-115
Transtornos do humor e comorbidade, 103-104, 260
Transtornos do uso abusivo de substâncias. *Ver também* Uso abusivo ou dependência de álcool
 bulimia nervosa e, **33**-34
 comorbidade em pacientes com transtorno da alimentação, 106-108, 121-125
 pacientes com cirurgia bariátrica e, 260

Tratamento
  atletas com transtornos da
    alimentação e, 403-404
  comorbidade e modificação do,
    114-116, 119-124, 127, **129**-134
  pacientes homens e, 353
  transtornos da alimentação
    crônicos e, 450-451
  Tratamento baseado na família
    (TBF), 182-193
  Tratamento com internação.
    Ver também Hospitalização
    da anorexia nervosa, 142-143,
      148-149
    dos transtornos da alimentação em
      atletas, 402-403
  Tratamento com psicoterapia focal,
    para anorexia nervosa, 160-161
  Tratamento dos transtornos
    da alimentação. *Ver
    também* Terapia familiar;
    Hospitalização; Tratamento
    com internação;
    Instituições ambulatoriais;
    Psicofarmacologia; Abordagens
    psicossociais; Psicoterapia;
    Local do tratamento;
    transtornos específicos
    abordagem inicial para controle
      psiquiátrico, 64-68
    comorbidade e modificações de,
      109-113, 124-125
    cronicidade e não responsividade
      ou relutância, 440-444
    decisão compassiva para pacientes
      com transtornos da alimentação
      refratários, 462-463, **467**-468
    escolha inicial do local para, **67**-68,
      78-79
    estratégias de controle para casos
      crônicos, 447-448, 451-452
    hospitalização parcial para
      anorexia nervosa, 148-149,
      151-152
  necessidades específicas do gênero,
    377, 379-353
  objetivos terapêuticos para casos
    crônicos e, 443-444, 447-448
  pacientes com cirurgia bariátrica e,
    271-273, 276-277
  para atletas com transtornos da
    alimentação, 400-401, 406-407
  participação esportiva e progresso,
    399-400
  questões culturais, 430-432
  recusa, 459-462
Trazodona, **205**, 289-290
Treinamento intenso, **377**, 379
Treinando habilidades relacionadas
  ao esporte, 402-403
Tríade atleta feminina, 401-404
Triagem
  para transtornos da alimentação
    em atletas, **393**-395
  para transtornos da alimentação
    em mulheres grávidas,
    371-372
Tustin, Francis, 350-351

U

University of British Columbia,
  448-449, 453-454
Uso abusivo de *cannabis*, 106-107
Uso abusivo ou dependência de
  álcool, 106-108, 123-124.
  Ver também Transtornos do uso
  abusivo de substâncias

V

Validade dos critérios diagnósticos
  para anorexia nervosa, 19-20
  para bulimia nervosa, 30-32
  para transtorno da compulsão
    alimentar periódica, 221-222
Valores. *Ver* Cultura
Valproato, 117-119, 284, 286, **296**

Variantes sublimiares da anorexia
nervosa, 20-**21**
Variáveis psicossociais no transtorno
da compulsão alimentar
periódica, 44-45
Venlafaxina, 287-288, 455-456
Vergonha e relutância ao tratamento,
442-443
Vigabatrina, **296**

W

*With a Women's Voice: A Writer's
Struggle for Emotional Freedom*
(Daniels, 2001), 332-334

Z

Zen-budismo, 230-231
Ziprasidona, 117-120, **285**
Zolpidem, 301-302
Zonisamida, 231, 233, 292-293, **296**

RR DONNELLEY

IMPRESSÃO E ACABAMENTO
Av Tucunaré 299 - Tamboré
Cep. 06460.020 - Barueri - SP - Brasil
Tel.: (55-11) 2148 3500 (55-21) 2286 8644
Fax: (55-11) 2148 3701 (55-21) 2286 8844

IMPRESSO EM SISTEMA CTP